TRAITÉ PRATIQUE

DES

MALADIES DE LA PEAU

ET DE

LA SYPHILIS.

OUVRAGES DU MÊME AUTEUR.

Réflexions sur la médecine moderne (Thèse, 1822).

Mémoire sur les fièvres (1825).

Considérations sur l'hippocratisme et l'anatomisme (Thèse, 1833).

Dictionnaire de médecine usuelle et domestique (rédaction principale, 1836).

Mémoire sur les ulcérations du col de la matrice (1837).

Sur les altérations du sang (Thèse, 1840).

Généralités sur les maladies de la peau (1840, 41, 43, 45, etc.).

Sur le sirop de deutoïodure ioduré dans la syphilis et les maladies de la peau (1841).

Action thérapeutique des spécifiques mercuriels dans les maladies de la peau et la syphilis (1846).

Prophylaxie de la syphilis (1847).

Sur les maladies des femmes et les lésions utérines (trois Mémoires, 1845, 48 et 54).

Mémoire sur les syphilides (2e édition, 1847).

De l'iodure de potassium considéré comme antisyphilitique (1845).

Fragments de thérapeutique et de médecine pratique (1846).

Emploi médical de l'arsenic, particulièrement dans les maladies de la peau (1850).

De l'hydrothérapie (1855).

Paris. — Typographie Henri Plon, rue Garancière, 8.

TRAITÉ PRATIQUE

DES

MALADIES DE LA PEAU

ET DE

LA SYPHILIS

PAR

C. M. GIBERT

De l'Académie de médecine, médecin à l'hôpital Saint-Louis.

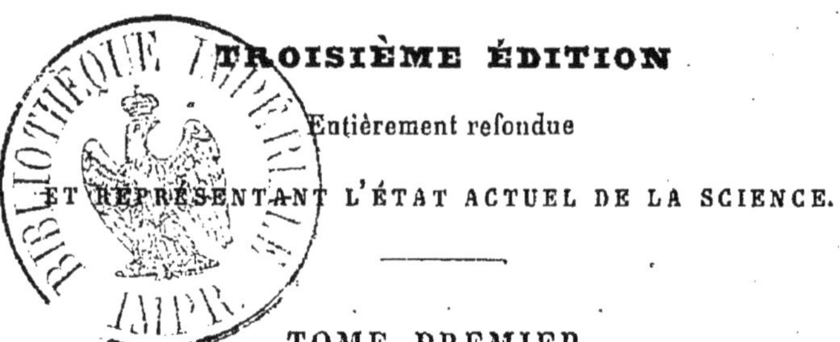

TROISIÈME ÉDITION

Entièrement refondue

ET REPRÉSENTANT L'ÉTAT ACTUEL DE LA SCIENCE.

TOME PREMIER.

MALADIES DE LA PEAU.

PARIS

HENRI PLON, IMPRIMEUR-ÉDITEUR,

RUE GARANCIÈRE, 8.

1860

PRÉFACE.

Les cours pratiques sur les *maladies de la peau,* que je professais depuis l'année 1827; l'observation attentive des nombreux malades soumis à l'examen des élèves et des médecins qui suivaient ces cours; les recherches bibliographiques et scientifiques auxquelles je n'avais cessé de me livrer sur le même sujet; le complément d'instruction puisé dans un service de femmes *vénériennes*, à l'hôpital de Lourcine (dont je fus en 1836 le premier médecin) : tels étaient les titres que je présentais au public médical en publiant la seconde édition de cet ouvrage en 1839. Appelé dès l'année suivante à recueillir à l'hôpital Saint-Louis la succession d'*Alibert*, j'ai dû y continuer, pendant plusieurs années, l'enseignement spécial que sa mort avait interrompu.

Comme lui, dans les jardins de l'hôpital, je fis d'abord, durant la saison d'été, un cours théorique et pratique annuel de pathologie cutanée spéciale.

Or on ne saurait nier, sans injustice, l'impulsion puissante donnée en France à l'étude des maladies de la peau par l'enseignement spécial créé par le profeseur *Alibert*, mon prédécesseur. C'est en grande partie à ses leçons, faites le plus souvent à la manière des philosophes de la Grèce antique, *sub Jove*, dans les jardins de l'hôpital Saint-Louis, que cet hôpital a dû de conquérir une renommée européenne.

Les étrangers nous envient à bon droit cet établissement unique, ouvert, comme le disait pompeusement *Alibert*, aux misères de la ville et de l'univers (*urbi et orbi*), établissement modèle que la direction éclairée du conseil général des hôpitaux et le zèle des médecins avaient rendu, comme au temps du bon Henri, l'asile des lépreux et des dartreux de toutes les parties du monde.

Pour avoir une idée de la renommée de notre hôpital, il faut non-seulement observer les maladies nombreuses et variées qui sont traitées dans l'intérieur de l'établissement, mais encore jeter un coup d'œil sur la foule qui se presse aux consultations du dehors et qui vient y demander du secours contre les plus graves infirmités.

Quant aux médecins nationaux et étrangers qui viennent y étudier les maladies chroniques qu'on y voit traitées en si grand nombre, quelle facilité ne leur offre pas pour cette étude, et pour celle en particulier des *maladies cutanées*, la réunion sur un seul point de toutes les formes de ces maladies! On ne peut se le dissimuler, l'étude fructueuse des maladies de la peau demande nécessairement cette réunion et cette agglomération des espèces. Ce qui fait qu'un grand nombre de médecins connaissent si peu ce genre de maladies, c'est précisément cette indispensable nécessité de l'observation directe exercée sur un nombre suffisant d'exemples vivants.

Et qu'on ne croie pas que les classifications et les nomenclatures introduites dans cette étude sont de purs artifices théoriques qu'un praticien peut se dispenser de connaître, sous prétexte qu'en définitive, comme le disait *Lorry*, à l'occasion du genre *herpes*, les maladies dartreuses, quoique de formes diverses, ont la même nature et réclament à peu près les mêmes moyens de traitement; car d'abord cela n'est vrai que d'un certain nombre d'espèces, et ensuite le *traitement*, qui est sans contredit la partie importante de notre art, n'en est cependant pas la partie unique. Le médecin appelé près d'un malade n'est pas seulement mandé pour le guérir, mais encore pour l'éclairer sur toutes les circonstances de son état. L'homme de l'art doit savoir reconnaître le mal, le distinguer des autres affections qui peuvent s'en rapprocher pour la forme, juger si ce mal est ou non susceptible de se transmettre soit par contact, soit par génération; s'il tient à une cause générale ou locale; s'il est accidentel ou constitutionnel; s'il est dû à des influences hygiéniques qui peuvent être modifiées, telles que le climat, l'habitation, la profession, le régime, etc. Il doit prévoir quelles seront la marche, la durée de la maladie, si elle est de nature à récidiver; en un mot, dans la pathologie cutanée comme dans tout le reste de la pathologie, le vrai médecin, celui que son savoir, son expérience et son jugement distingueront toujours de l'empirique pur, doit pouvoir réunir, pour le cas particulier qu'il a sous les yeux, tous les éléments de cette *prognose hippocratique* trop longtemps négligée par les partisans de l'*anatomisme* et des doctrines localisatrices et iatro-chimiques modernes, quoiqu'elle constitue sans aucun doute la base la plus solide de la science, celle qui soutient encore aujourd'hui l'antique renommée du père de la médecine.

Or, je te demande, comment s'élever à cette *prognose* qui embrasse tous les points de l'histoire de la maladie, si d'abord on n'en possède le premier et le principal élément, savoir : un *diagnostic* assuré de l'espèce morbide qu'on a sous les yeux? N'est-il pas indispensable que le médecin auquel s'offre une maladie du cuir chevelu, par exemple, sache bien que l'on a désigné vaguement sous le nom de *teigne* des affections de forme, de marche, de cause et de nature fort différentes? que tandis que les unes, comme certaines éruptions humides et croûteuses de l'enfance, du genre de l'*impetigo,* sont dépuratoires, innocentes, non contagieuses, et disparaissent spontanément ou à l'aide d'un régime et de remèdes fort simples, une autre, sèche, tenace, du genre *favus*, est regardée à bon droit comme contagieuse, et résiste opiniâtrément aux traitements les plus actifs, tant qu'on n'a pas recours à la cure *spéciale* qu'elle nécessite?

Qu'une affection prurigineuse des mains et des membres supérieurs vienne à se montrer au sein d'une famille, chez un domestique, par exemple, aussitôt la *gale* se présente à l'esprit, et une grande importance s'attache au jugement que va prononcer le médecin ; car il ne s'agit de rien moins que de porter le trouble ou de rétablir l'ordre et la paix dans une maison. Combien il est indispensable alors que le praticien connaisse les formes spéciales qu'affecte l'éruption vésiculeuse de la gale, comparées à celles de l'*eczema simplex*, de l'*impetigo*, de l'*herpes,* du *lichen,* du *prurigo,* qui s'accompagnent aussi d'une démangeaison plus ou moins vive, et qui peuvent également siéger aux mains et aux membres supérieurs! Et il y a des cas où ce n'est pas trop des lumières du médecin le plus versé dans l'étude de la pathologie cutanée spéciale pour dissiper toutes les obscurités, faire cesser toutes les incertitudes.

Les éruptions *syphilitiques* et *scrofuleuses*, les maladies purement *dartreuses* elles-mêmes, prêteraient facilement matière à des considérations du même genre; mais ces considérations se présenteront naturellement à mesure que nous entrerons dans la description des espèces.

C'est donc incontestablement un immense service rendu à la science et à l'art que la fondation d'un enseignement pratique du genre de celui-ci. Toutefois, d'après cette maxime célèbre : *On doit des égards aux vivants*, *on ne doit aux morts que la vérité*, je pourrais facilement me constituer juge des mérites du professeur auquel j'ai succédé; je pourrais encore chercher à établir entre lui et une lumière de cet hôpital, bientôt éteinte après lui, un parallèle critique.

Mais, d'une part, je goûte peu la critique des élèves envers les maîtres dont ils sont devenus les émules; et de l'autre, je ne fais pas grand cas de ces éloges académiques dont l'exagération blesse trop souvent les droits sacrés de la vérité.

Je me bornerai à dire que je m'étais éloigné sous plus d'un rapport, dans mon enseignement, des traditions laissées dans le même lieu par le professeur *Alibert*, et de la méthode suivie dans les leçons cliniques de *Biett*, son ancien élève et mon premier maître.

Alibert, trop préoccupé du désir de plaire à ses auditeurs, non moins que du désir, bien naturel sans doute, de faire prévaloir une classification et une nomenclature dont il avait vu la première édition si favorablement accueillie et si promptement popularisée en France, a dû plus d'une fois s'exposer à paraître léger et superficiel aux médecins sérieux et réfléchis qui recueillaient ses paroles.

Biett, trop jaloux peut-être d'opposer en toute occasion les produits de la science d'outre-mer aux fruits du labeur de notre compatriote, s'est laissé entraîner parfois à quelque partialité en faveur des provenances exotiques.

Le premier, peu varié dans ses médications, négligeant même parfois tout remède intérieur, s'est tenu presque constamment circonscrit dans les limites des préparations sulfureuses auxquelles il avait joint plus tard la cautérisation avec le nitrate d'argent, appliquée par lui comme une sorte de panacée à toutes les maladies dartreuses.

Le second, au contraire, semblait avoir à cœur de multiplier ses essais thérapeutiques et attachait une extrême importance aux médications héroïques vantées par les médecins étrangers. Le zèle déployé par Biett sous ce rapport a bien pu l'exposer à présenter comme complètes et radicales des cures qui, trop souvent, n'étaient que palliatives, imparfaites et temporaires; toujours est-il du moins que, grâce à ce zèle et à cette émulation, de nouveaux remèdes ont pris rang dans la thérapeutique des maladies de la peau et de la syphilis.

A ces maîtres de la science ont succédé d'autres médecins également zélés et instruits, dont j'aurai bientôt à citer les noms et à mentionner les travaux.

Mais avant de commencer l'étude approfondie de cette classe de maladies dont nous comptons parcourir tous les détails, nous avons jugé utile de jeter un coup d'œil rapide et général sur quelques-uns des remèdes préconisés tour à tour comme *spécifiques* dans le traitement des *dartres*.

Comme je ne veux parler ici que d'après ma propre expérience, je dois confesser d'abord qu'à mon avis ces remèdes laissent encore beaucoup à désirer.

En effet, bien que, livré depuis longues années à l'enseignement pratique de la pathologie cutanée spéciale, j'aie pu vérifier sur un nombre immense de malades l'action des remèdes les plus vantés, je n'ai pas toujours obtenu des résultats thérapeutiques aussi brillants et aussi absolus que ceux annoncés par mes illustres prédécesseurs; je les exposerai du moins avec une entière candeur.

J'ai vu sans doute guérir un grand nombre de *maladies de la peau;* mais, dans certaines de ces guérisons, quelle est la part de la nature, quelle est la part rigoureuse de l'art? Si la plupart des *érythèmes,* un certain nombre d'*herpes*, de *lichen*, d'*eczema*, d'*impetigo*, guérissent avec une assez grande facilité, et, pour ainsi dire, d'eux-mêmes, combien ne voit-on pas d'exemples d'*eczema constitutionnels*, de *lepra*, de *pityriasis*, qui résistent à tous les modes de traitement, ou ne disparaissent pendant un certain temps que pour se reproduire plus tard avec une intensité toujours nouvelle! Combien d'éruptions pustulo-tuberculeuses du genre de l'*acne* ou du *sycosis,* combien d'affections tuberculeuses rongeantes, entretenues par le vice scrofuleux ou vénérien, se montrent opiniâtres et rebelles! Combien de prétendues guérisons obtenues à l'aide de certains remèdes héroïques, tels que les préparations *iodurées* ou *arsenicales,* n'ont été que des cures palliatives et incomplètes, à la suite desquelles le mal n'a pas tardé à reparaître et à faire de nouveaux progrès!

Quoi qu'il en soit, loin de nous laisser décourager par d'aussi nombreux revers, nous persévérerons dans la tâche sacrée du médecin, qui doit être, *avant tout*, comme le disait si justement le père de la médecine, de travailler à la guérison du malade, et nous ne craindrons pas de tracer en peu de mots, par avance, notre jugement sur les principaux spécifiques soumis jusqu'ici à notre observation. (*Voir* plus loin l'*Introduction.*)

Je répéterai d'ailleurs ici ce que je disais en publiant la première édition de mon livre, savoir, que, dans mon enseignement comme dans mes écrits, mon but principal avait été de bien faire connaître les maladies de la peau *spéciales* et usuelles, celles que tout praticien est appelé journellement à traiter et dont trop souvent il ignore même le nom. J'ai pris soin d'éviter les redites et tout double emploi, en élaguant de mon cadre les descriptions qui se rapportent à des maladies bien connues et bien étudiées dans tous les livres et dans tous les hôpitaux ; j'ai rejeté comme superflues pour le praticien bien des notions relatives aux maladies exotiques, rares, ou sur lesquelles il règne encore beaucoup d'incertitude et d'obscurités. J'ai laissé de côté bien des détails relatifs aux dépendances de la peau. Enfin, je me suis attaché avant tout au côté pratique du sujet, renvoyant aux ouvrages publiés par de plus savants que moi ceux qui voudront approfondir davantage une étude aussi intéressante. J'ai insisté, au contraire, avec un soin tout particulier sur les détails thérapeutiques, et j'ai pensé qu'on serait bien aise de trouver dans mon livre les formules les plus usitées à l'hôpital Saint-Louis : encore que je n'attache à ces formules qu'une importance secondaire, je sens tout le prix qu'elles doivent avoir aux yeux des jeunes médecins qui n'ont point acquis l'habitude du traitement des maladies de la peau. Persuadé, enfin, que l'on éviterait beaucoup de redites, beaucoup d'erreurs, et que l'on ferait des progrès plus assurés en médecine, si l'on s'attachait toujours, avant de marcher en avant, à bien connaître ce qu'on laisse en arrière, je n'ai pas négligé de rappeler ce que les auteurs qui nous ont précédés nous ont appris sur les *maladies de la peau*, et en particulier sur le *traitement* de ces maladies. Là, comme ailleurs, il est facile de se convaincre que beaucoup de prétendues découvertes dont nous nous enorgueillissons sont aussi vieilles que l'histoire de la science elle-même, et que dans bien des cas où nous triomphons des *lumières* du jour, il y aurait peut-être lieu de rougir de cette ignorance du passé qui a trop signalé les premières années de ce siècle.

Peut-être s'étonnera-t-on, à une époque où le *pittoresque* a tout envahi, que nous ayons négligé d'ajouter des planches à ce Traité. Dans ce temps de déceptions et de mensonges, nous aurions pu, comme tant d'autres, chercher à exploiter la crédulité publique en promettant à la fois *bon marché*, luxe et abondance ; mais, d'une part, les figures, même les plus soignées et les plus chères, ne nous ont pas toujours satisfait, et, d'autre part, nous n'aurions pas voulu salir notre ouvrage de ces images grossières et ridicules commandées par le génie industriel de l'époque.

Quant aux planches de luxe, qui peuvent avoir quelque utilité, cette addition aurait trop élevé le prix d'un livre destiné surtout aux élèves et aux praticiens.

Nous ne craignons pas de le dire franchement à nos lecteurs : on a beau se débattre contre cette dure nécessité, en médecine, et particulièrement en pathologie *cutanée,* pour bien connaître les choses, il faut les avoir *vues :* rien ne saurait suppléer cette observation directe qui peut seule faire le bon praticien.

Je me suis attaché, dans cette *troisième édition,* à perfectionner de plus en plus la partie usuelle et pratique de cet ouvrage. Une expérience clinique plus étendue m'a permis de me prononcer plus hardiment sur les questions de thérapeutique qui y sont exposées, et les études microscopiques nouvelles sont venues éclairer et compléter les points restés obscurs dans les précédentes éditions.

Enfin, j'ai refondu et réuni dans ce volume mes deux traités de pathologie cutanée et de pathologie vénérienne[1], jusqu'ici publiés séparément.

La *syphilis* est devenue, dans ces dernières années, l'objet de recherches et d'expériences dont il nous faudra tenir compte. Toutefois, nous nous restreindrons sur ce sujet dans des limites analogues à celles que nous nous sommes posées dans le champ de la pathologie cutanée. Bien connaître les formes de la maladie, arriver à la distinguer de toutes celles qui peuvent la simuler, lui opposer les modes de traitement les plus efficaces, voilà le but de notre enseignement oral comme celui de notre enseignement écrit. Notre ambition ne vise pas plus haut.

[1] *Manuel des Maladies vénériennes.* 1 vol., Paris, 1837; chez Germer-Baillière, libraire éditeur.

PREMIÈRE PARTIE.

TRAITÉ PRATIQUE

DES MALADIES SPÉCIALES

DE LA PEAU.

CONSIDÉRATIONS GÉNÉRALES.

Malgré l'extension qu'a prise en France depuis plusieurs années l'étude des maladies spéciales de la peau, on ne peut se dissimuler que non-seulement le vulgaire des médecins, mais même la plupart des sommités de l'art, n'ont, sur ce genre de maladies, que des notions fort inexactes et tout à fait superficielles. Cela n'a rien de bien étonnant, quand on songe aux difficultés qu'offre cette étude, et à la nécessité indispensable d'observer par soi-même un assez grand nombre de malades pour se bien pénétrer des caractères parfois assez difficiles à saisir de cette classe d'affections. Rebutés par ces difficultés, beaucoup de médecins négligent l'étude des maladies de la peau; quelques-uns même affectent d'en faire peu de cas, interprétant au profit de leur ignorance cette sentence du docte *Lorry :* « *Morbi omnes isti affines inter se et ex eâdem oriundi prosapiâ, plus gradu et nomine differunt, quàm naturâ.* » Toutes ces maladies sont, pour ainsi dire, de la même famille, et tirent leur origine de la même source; elles présentent plutôt des différences de nom et de degré que de *nature.* »

D'autre part, les savants les plus versés dans l'étude des maladies cutanées, à force de s'appesantir sur les caractères différentiels qui servent à les classer en genres et en espèces, ont fini par méconnaître jusqu'à un certain point les liens qui unissent entre elles plusieurs de ces affections, différentes de forme, si l'on veut, mais reconnaissant au fond les mêmes causes et réclamant le même traitement.

Si les subtilités de ces derniers avaient des inconvénients, combien l'ignorance des premiers ne les expose-t-elle pas aux erreurs pratiques!

La *gale*, affection si commune, et, ce semble, si bien connue, devient, par exemple, dans beaucoup de circonstances, une pierre d'achoppement pour le médecin qui n'a pas fait une étude spéciale des maladies de la peau. Ainsi, qu'une éruption prurigineuse survienne aux mains chez un individu d'ailleurs bien portant, aussitôt elle éveille à un haut degré l'attention du sujet et de tout ce qui l'entoure. Le médecin consulté, novice en pathologie cutanée, ignore-t-il les caractères différentiels des éruptions d'*eczema simplex*, de *lichen*, d'*impetigo*, qui peuvent aussi se montrer aux mains, il s'expose à porter le trouble et l'effroi dans une famille, à faire renvoyer un domestique, à priver un ouvrier de son pain quotidien, en proclamant l'existence de la *gale*; il expose en outre le malade à voir les papules excoriées du *lichen agrius*, les vésicules de l'*eczema*, les pustules enflammées de l'*impetigo* se développer, se multiplier et s'étendre sous l'influence des topiques irritants employés pour combattre la gale. Est-il, au contraire, imbu de ces demi-lumières si communes au temps où nous vivons, et, désireux de faire briller son savoir, s'élève-t-il contre la supposition de l'existence de cette maladie vulgaire, pour faire prévaloir celle plus scientifique et plus progressive de la présence d'un *eczema* ou d'un *herpes* confondu à tort avec la gale, il peut arriver que le sujet, étant bien réellement galeux, voie son mal s'étendre et s'invétérer par le défaut d'un traitement spécial, et que les personnes qui l'approchent acquièrent tôt ou tard, à leurs dépens et à la honte du médecin auquel elles avaient remis le soin de leur santé, la conviction de la nature contagieuse de l'éruption. Que temporairement les caractères de cette éruption soient obscurcis par une circonstance accidentelle, telle que la complication de l'une des affections citées plus haut, le développement d'une maladie aiguë qui suspend pendant quelque temps la marche de l'éruption ou la supprime même tout à fait, le médecin le plus habile et le plus exercé peut commettre une erreur de diagnostic ou du moins éprouver quelque embarras et quelque incertitude. Enfin, il est des monomaniaques d'une espèce particulière qui se préoccupent à tel point de l'existence de cette maladie contagieuse, soit d'ailleurs (ce qui est le cas le plus commun) qu'ils en aient été atteints à une certaine époque de leur vie, soit qu'ils aient confondu avec elle quelques boutons insignifiants (ce qui n'est pas très-rare non plus), que rien ne peut détruire chez eux cette triste préoccupation et qu'ils réussissent parfois à faire partager leur erreur au médecin qu'une expérience suffisamment éclairée n'a pas mis en garde contre de pareilles suppositions. Les *syphilides* sont encore des éruptions très-communes et qui deviennent tous les jours des occasions de méprises et d'erreurs dont les conséquences sont fâcheuses tant pour le malade que pour le médecin. Aussi ne saurions-nous trop insister auprès de nos confrères sur la nécessité de connaître au moins les maladies de la peau qui se présentent le plus fréquemment dans la pratique.

Avant de faire l'histoire de chacune de ces maladies en particulier, il nous a paru utile de présenter quelques considérations générales sur celles de ces affections que le vulgaire connaît sous le nom de *dartres*, et qui offrent en effet entre elles beaucoup de points de contact. Nous suivrons dans ces considérations le même ordre qui nous servira plus tard à l'étude particulière de chaque maladie de la peau, c'est-à-dire que nous nous occuperons successivement de la *définition* et de l'*étymologie*, de l'*historique*, des *causes*, des *symptômes* et de la *marche*, des *terminaisons*, du *dia-*

gnostic, du *pronostic* et du *traitement;* nous diviserons ce dernier en hygiénique et pharmaceutique, général et local.

Après avoir rapidement esquissé ces considérations générales, nous poserons les bases de la *classification* que nous avons cru devoir adopter; enfin, nous passerons à l'histoire particulière des affections qui nous ont paru devoir entrer dans le cadre assez circonscrit que nous nous sommes tracé.

§ Ier. — On a réuni, sous le nom vague de *maladies de la peau,* une foule d'altérations diverses de couleur et de texture, de lésions fonctionnelles des téguments, dont quelques-unes même ne constituent point, à proprement parler, un état morbide. Parmi cette multitude d'affections, dont le seul caractère commun et générique est d'avoir le même siége, on trouve des maladies aiguës et chroniques, ou même qui participent à la fois de l'un et de l'autre caractère, des maladies contagieuses en petit nombre, beaucoup d'autres qui n'ont pas cette propriété redoutable, des maladies qui se rapprochent ou se séparent par leur forme, leur marche, leurs terminaisons, leur mode de traitement. Comme nous l'avons déjà dit, nous n'étudierons que les maladies cutanées *spéciales,* celles qui sont rangées par le vulgaire et par beaucoup de médecins sous les titres généraux de *dartres, teignes, gale,* etc., laissant de côté les affections générales aiguës connues sous le nom de *fièvres éruptives,* telles que la rougeole, la scarlatine, la variole, etc., que l'on trouve décrites avec soin dans tous les traités généraux de pathologie.

Nous désignerons donc plus particulièrement sous le nom de *maladies de la peau* des affections morbides qui altèrent la couleur, la texture, les fonctions des téguments, qui se présentent sous des formes variées (taches, plaques, vésicules, pustules, etc.), qui donnent souvent lieu à la production d'écailles, de croûtes, etc., s'accompagnent le plus communément de prurit, de douleur, de cuisson, ont généralement une assez longue durée, une grande tendance à s'étendre et à se reproduire, paraissent liées dans plusieurs cas à une sorte de *diathèse*, soit générale, soit locale (encore qu'elles permettent le plus souvent l'exercice libre et régulier de toutes les fonctions de nutrition et de relation); enfin, réclament, pour la plupart, des moyens de traitement spéciaux, parmi lesquels les *topiques* tiennent un rang distingué.

§ II. — Connues dès la plus haute antiquité, comme on en peut facilement juger par divers passages des livres sacrés, les *maladies de la peau* paraissent cependant avoir été moins communes chez les anciens que de nos jours, autant du moins qu'on peut le conjecturer d'après les écrits des princes de la médecine grecque. Un régime de vie généralement plus sobre, des règles hygiéniques plus sages dans la manière de vivre, et surtout l'usage habituel des bains dans l'antiquité païenne, rendraient peut-être raison de cette différence, si elle était suffisamment constatée.

Quoi qu'il en soit, *Hippocrate* a mentionné dans divers points de ses ouvrages plusieurs maladies cutanées, mais il les a trop succinctement décrites pour qu'on puisse sûrement appliquer les noms qu'il emploie à telle ou telle forme retracée sous des titres analogues ou différents par les auteurs qui l'ont suivi.

Toutefois, comme l'a remarqué avec raison un dermatologiste allemand, le professeur *Rosembaum* : « Les anciens, distingués par un esprit d'intuition (pourquoi pas plus simplement d'*observation?*) de la nature aussi élevé que fidèle, considéraient les maladies cutanées, en tant qu'elles n'avaient pas été produites par des influences extérieures agissant directement..., comme des efflorescences ayant leur germe, leur racine dans l'intérieur de l'organisme. » Aussi est-ce à *Hippocrate* qu'il faut rapporter cette distinction fondamentale et si éminemment pratique des maladies de la peau en celles qui proviennent de cause externe et celles dites *spontanées*, ou de cause interne, et qui se montrent au dehors comme une sorte de *dépôt* (ἀπόστασις). Et cette distinction est bien importante à rappeler à ces classificateurs modernes qui avaient cru trouver les bases d'une classification *rationnelle*, et propre à donner la clef des indications thérapeutiques, dans des considérations de siége anatomique qu'ils avaient proclamées le progrès par excellence : tandis que l'observation clinique montre tous les jours que des éruptions qui ont la même forme et le même siége diffèrent de nature et réclament une thérapeutique différente, suivant qu'elles se rattachent à l'une ou à l'autre des deux grandes divisions établies par le père de la médecine.

Arétée a brièvement indiqué quelques affections de la peau; il a décrit avec beaucoup de détails l'*éléphantiasis*, connu aujourd'hui de beaucoup de médecins français sous le nom de *lèpre tuberculeuse.*

Celse a succinctement tracé les caractères d'un assez grand nombre de maladies de la peau; mais les noms sous lesquels il les désigne sont loin de correspondre toujours exactement à ceux dont se sont servis des auteurs plus récents pour désigner les mêmes affections.

Galien a étendu et développé les doctrines d'Hippocrate; et quoiqu'il n'ait point négligé de décrire les formes des maladies, il s'est surtout attaché à rechercher leur étiologie humorale, et à exposer les ressources thérapeutiques que l'art possède pour les combattre.

Les maladies cutanées, devenant plus communes à mesure que les mœurs perdaient de leur austérité, furent aussi mieux connues et décrites avec plus de détails par les auteurs qui écrivirent dans un âge plus avancé de l'empire romain, et surtout par ceux qui vécurent après la translation du siége de cet empire à Constantinople, où l'influence du climat, le relâchement des mœurs asiatiques, durent singulièrement favoriser la propagation de ces sortes de maladies.

Aétius d'Amide, qui vivait vers la fin du cinquième siècle, empruntant beaucoup à Galien, écrivit assez longuement sur les maladies de la peau, qu'il exposa à peu près sans ordre, sous les noms anciens, *pityriasis* ou *porrigo* des Latins, *phtiriasis*, ou maladie pédiculaire, *achores*, *psora*, ou *scabies* des Latins, *ficus*, *impetigo*, *pruritus*, *herpes*, etc. Mais une description très-abrégée, ou mieux une exposition succincte des signes de la maladie, est suivie, dans son volumineux ouvrage, de l'indication d'une foule de remèdes, et surtout d'une multitude de formules de topiques divers, en sorte qu'il n'est pas toujours facile de démêler, au milieu de ce luxe de thérapeutique, à quelles maladies connues de nos jours répondent exactement celles qu'on trouve mentionnées dans les écrits d'*Aétius* sous des noms distincts. D'ailleurs, cet arsenal thérapeutique n'est point à dédaigner. Outre qu'il offre un assez grand intérêt historique, on peut y puiser encore aujourd'hui des remèdes d'une efficacité très-réelle.

Paul d'Égine, qui vivait dans le septième siècle, et qui, comme le précédent, a écrit en grec, a également surchargé son livre de recettes et de remèdes : pourtant il a exposé avec plus de détails que les auteurs qui précèdent les principaux caractères des maladies qu'il a décrites : l'affection squammeuse vulgaire, dite *lèpre des Grecs*, est notamment caractérisée avec précision par cet auteur.

Avicenne, auteur arabe du onzième siècle, a reproduit dans ses ouvrages la doctrine des anciens, Grecs, Latins, Grecs de l'empire d'Orient, et il a renchéri encore sur les détails thérapeutiques de ses prédécesseurs. Or, si, comme l'a dit le père de la médecine, le médecin doit, *avant tout*, s'occuper de guérir le malade, on ne saurait se dissimuler que, sous ce rapport, les anciens ne nous aient laissé de précieux enseignements.

Les peuples occidentaux, les Germains et les Gaulois, ne commencèrent guère à connaître et à étudier les maladies de la peau qu'après les communications fréquentes qu'ils eurent avec les Sarrasins, chez lesquels elles étaient communes, surtout chez ceux qui, habitant les marais et les bords de la mer, se nourrissaient presque exclusivement de poisson. Tout le monde sait combien les guerres des croisades favorisèrent la propagation de ces maladies chez les Européens, et en particulier chez les Français. C'est à cette époque que, d'après le témoignage des historiens, on put compter en France jusqu'à deux mille léproseries, et qu'un ordre spécial de chevalerie fut créé pour le soulagement et le traitement des lépreux. Depuis lors, la véritable lèpre est devenue, à la vérité, de plus en plus rare; mais les autres maladies de la peau n'ont pas cessé de se propager et de s'étendre, surtout dans les classes de la société où les règles de l'hygiène sont le plus négligées.

En somme, ce qui a trait à l'historique des maladies de la peau peut être rapporté à sept époques principales :

1° Antiquité grecque et latine, en tête de laquelle se trouvent *Hippocrate*, *Celse* et *Galien*. Des noms grecs, latins ou latinisés, sont imposés aux diverses *espèces*, et la tradition les conserve jusqu'à nos jours; les mots *psora*, *lepra*, *lichen*, *herpes*, *exanthème*, *pruritus*, *scabies*, *impetigo*, etc., se trouvent encore aujourd'hui dans le langage de la science, mais avec une acception précisée par les modernes, et qui n'est peut-être pas toujours celle qu'ils avaient dans l'antiquité.

De cette époque aussi date cette distinction importante, et fondée sur une observation incontestable, entre les maladies de la peau locales ou idiopathiques et celles qui reconnaissent une cause interne (soit sympathiques, soit symptomatiques); et qui nécessitent par conséquent d'autres remèdes que les remèdes locaux. La découverte moderne de l'étiologie *parasitaire* d'un certain nombre de maladies rangées à tort, par nos prédécesseurs, dans cette seconde catégorie, est venue jeter une vive lumière sur la thérapeutique de ces affections.

2° Grecs du second ordre qui écrivirent après la translation du siége de l'empire romain à Constantinople. Les principes généraux de la science étaient posés; on commençait à s'occuper davantage des détails, et l'on donnait plus d'étendue et plus de précision à l'indication des symptômes. *Aëtius d'Amide* et *Paul d'Égine* se distinguent dans cette période, comme ayant ajouté à la médecine antique des développements et des perfectionnements dus à une observation plus minutieuse. Les caractères de la *lèpre des Grecs*, ou lèpre vulgaire, maladie sur laquelle a régné plus tard tant de confusion et d'obscurité, sont bien clairement exprimés dans les écrits de Paul d'Égine.

3° Auteurs arabes, parmi lesquels il faut signaler surtout *Rhazes* et *Avicenne*. Outre les développements donnés à la thérapeutique par les écrivains de cette époque, on doit aux auteurs arabes non-seulement la conservation des traditions de la médecine grecque (défigurées et altérées parfois à la vérité), mais encore la description de maladies inconnues à l'antiquité, et notamment celle des fièvres éruptives (la *variole* et la *rougeole*). Une affection à peine indiquée jusque-là, et à laquelle le nom d'*éléphantiasis* s'appliquait à merveille, vint jeter de la confusion sur l'espèce différente à laquelle les Grecs avaient donné le même nom, et embrouiller les descriptions de quelques écrivains postérieurs qui ne surent pas toujours distinguer l'affection lymphatique et souvent partielle connue aujourd'hui sous les noms de maladie glandulaire des Barbades, jambe des Barbades, *éléphantiasis des Arabes*, de l'affection cutanée grave, à forme *tuberculeuse*, envahissant plus ou moins vite toute l'étendue des téguments, qui est proprement l'*éléphantiasis des Grecs*, et que les modernes ont eue plus particulièrement en vue dans la description qu'ils ont donnée de la lèpre tuberculeuse.

4° Moyen age. La science, repoussée dans les cloîtres par le fer des hommes d'armes, disputait péniblement à la piété et à la charité le temps de quelques clercs plus ou moins lettrés. Défigurées par des traductions et des commentaires, les doctrines antiques reçues des Arabes (les écrits originaux étant perdus depuis l'incendie de la bibliothèque d'Alexandrie) se corrompaient encore par les variantes des traducteurs et les difficultés d'une critique suffisamment éclairée par l'observation directe et attentive de la nature elle-même. Les croisades, en déplaçant des multitudes d'hommes et les lançant sur l'Asie, au milieu de mille perturbations hygiéniques accrues par les influences d'un climat favorable à la production des maladies de la peau, devinrent l'occasion de la propagation rapide de ce genre de maladies et de l'invasion en Europe d'un fléau jusque-là presque inconnu aux peuples occidentaux : je veux parler de l'éléphantiasis grec et de l'éléphantiasis arabe. Ces deux espèces, et surtout la première, vulgairement désignées sous le nom de *lèpre*, furent souvent confondues avec des affections cutanées toutes différentes, en sorte qu'on en vint bientôt à désigner sous le nom de *lépreux*, et à entasser dans les ladreries qui s'élevaient de toutes parts, tous les individus atteints de maladies de la peau graves et invétérées, quelles que fussent d'ailleurs la forme ou la nature de ces maladies.

Cette erreur et cette confusion, au témoignage de plusieurs écrivains célèbres (*Grégoire Horstius* de Ulm, *Forestus* de Hollande, *Rieldinus* de Vienne), avaient été signalées par quelques observateurs du temps.

5° Époque de la renaissance des lettres. Éclairée de nouveau par l'observation clinique et par la lecture des écrits originaux des princes de la médecine, que l'on pouvait comparer aux versions arabes et aux traductions latines de ces versions, cette époque se distingue par une tendance générale à des études plus solides et plus approfondies, entachées, il est vrai, d'une soumission et d'un enthousiasme aveugles pour les maîtres de l'art.

L'invasion d'une nouvelle série de maladies de la peau, dues au vice syphilitique, vient signaler les dernières années du quinzième siècle, et donne lieu dès lors parmi les érudits à des débats renouvelés de nos jours sur la question de savoir si la syphilis est, en effet, une maladie nouvelle et entièrement inconnue aux âges antérieurs, ou si elle offre de l'analogie avec les lésions génitales et les affections cutanées décrites par Hippocrate, Galien, Celse, Arétée, Paul d'Égine, Avicenne, etc. En 1497, *Leonicenus*, célèbre médecin de Vicence, consacre à cette question un opuscule rempli d'érudition, où il s'efforce de démontrer : 1° que l'*éléphantiasis des Grecs* est une maladie différente de l'*éléphantiasis des Arabes*, et que ni l'un ni l'autre ne peuvent être confondus avec la maladie vénérienne; 2° que le nom de *lèpre*, donné par les modernes à diverses maladies graves de la peau, et notamment à l'*éléphantiasis*, a été pris dans un sens tout différent de celui qu'il offre dans les écrits de la médecine grecque, où ce mot désigne une affection squammeuse particulière qui règne encore de nos jours; 3° que le *lichen* des Grecs, qui, selon lui, est la même chose que l'*impetigo* des Latins barbares, n'offre, non plus que la *lèpre*, aucune ressemblance avec les *syphilides*; 4° que le mot *papula* de Celse répond parfaitement au *lichen* des Grecs...; 5° enfin, qu'aucune de ces maladies cutanées, non plus que plusieurs autres qu'il mentionne d'après les écrivains antérieurs, ne peut être comparée à la *syphilis*. Il est curieux de voir, après cette discussion raisonnée et détaillée, le même auteur travailler néanmoins à trouver quelque ressemblance entre l'épidémie du quinzième siècle et les affections génitales signalées par Hippocrate, comme épisode de certaines fièvres épidémiques; plus curieux encore de voir *Astruc*, trompé par la construction un peu embrouillée d'une phrase de longueur démesurée, citer *Leonicenus* comme autorité en faveur de la nouveauté de la syphilis [1]. Le fait est que ce médecin érudit, quoique forcé de reconnaître que les *syphilides* ne ressemblaient point aux maladies cutanées décrites par les anciens, supposait cependant que la *syphilis* ne pouvait être un mal nouveau et tout à fait

[1] Voir plus loin l'histoire de la *syphilis*.

inconnu, ni même une *épidémie* plus violente qu'aucune de celles observées jusque-là. Cette opinion n'était toutefois qu'une conjecture dénuée de preuves, et que tendait réellement à contredire la dissertation même du savant professeur du quinzième siècle.

Jér. Mercurialis publia, dans le seizième siècle, un petit ouvrage assez estimé sur les maladies de la peau : on y voit ces maladies partagées en divers ordres, suivant qu'elles altèrent seulement la couleur de la peau, qu'elles rendent la surface de cette membrane inégale et hérissée d'aspérités, ou qu'elles forment des saillies plus prononcées, des tumeurs véritables. L'auteur les distingue, en outre, d'après leur siége, en celles qui occupent la tête et celles qui se montrent sur les autres parties du corps. Il traite des affections *exanthémateuses*, de la *vitilige* ou *alphos* des anciens, du *pruritus*, du *scabies* ou ψώρα des Grecs, de l'*impetigo*, de la *lèpre*, de la *teigne*, etc. Mais, ce qui est assez remarquable, il ne fait point mention de l'*herpes*, mot qui est devenu plus tard un terme générique.

6° Époque moderne, qui comprend le dix-huitième siècle et la première moitié du dix-neuvième siècle. Dans cette époque, nous avons à signaler comme l'ouvrage le plus remarquable, le plus important et le plus propre à faire fructifier dans le présent les richesses du passé, celui que *Lorry* a publié à Paris, dans le siècle dernier, sous le titre de *Tractatus de morbis cutaneis*. Les maladies de la peau y sont décrites avec détail sous les noms génériques des anciens; mais elles sont exposées dans un ordre peu satisfaisant, et leur histoire offre parfois une confusion qu'il était d'ailleurs fort difficile d'éviter à cette époque. Plus tard, *Plenck*, s'efforçant de ramener à des principes fixes la doctrine des anciens, publia une exposition de la pathologie cutanée, divisée en quatorze classes de maladies, d'après la considération des formes particulières propres à chaque groupe. L'idée mère de cette classification a été fécondée par *Willan*, au commencement de ce siècle, et *Bateman* a reproduit, dans un *Abrégé*, l'exposé succinct des maladies de la peau décrites dans l'ordre proposé par son compatriote. En même temps qu'en Angleterre, Willan prenait ainsi pour base de sa classification les formes élémentaires constantes sous lesquelles se montrent les maladies cutanées, notre célèbre professeur *Alibert* mettait au jour le magnifique ouvrage dont une édition nouvelle et entièrement refondue a paru peu avant la mort de l'auteur. Enfin des livres classiques sur le même sujet ont été publiés plus récemment par M. *Rayer*, médecin de l'hôpital de la Charité, et par les docteurs *Cazenave* et *Schedel*, élèves de M. *Biett* [1]. Le *Traité théorique et pratique* de M. Rayer, accompagné aujourd'hui d'un atlas fait avec le plus grand soin (et cependant assez souvent infidèle, comme tous les atlas du même genre), comprend toute la pathologie de la peau et de ses dépendances, et se recommande en particulier par l'abondance et la richesse de la littérature médicale qu'on y remarque. L'*Abrégé pratique* de MM. Schedel et Cazenave offre la fidèle expression des doctrines de M. Biett, auquel revient la gloire d'avoir naturalisé en France et singulièrement perfectionné la classification de Willan. Moi-même, dans la première édition de ce livre, publiée en 1834, j'ai eu soin, autant que le comportait le cadre que je m'étais tracé, de présenter le tableau de l'état actuel de la science en ce qui concerne la pathologie cutanée spéciale. Mais surtout je me suis appliqué à atteindre le but d'utilité pratique qui doit faire l'objet de tous les travaux du médecin, et j'espère réussir, en un espace de temps assez court, à mettre ceux qui liront ce Traité, et suivront mes leçons cliniques, en état de connaître et de distinguer avec facilité les nuances diverses que peuvent offrir les maladies de la peau, et de

[1] C'est également dans les salles de l'hôpital Saint-Louis, et sous les auspices de M. Biett, qu'a eu lieu ma première initiation à l'étude des maladies de la peau.

leur appliquer sans hésitation les dénominations qui leur conviennent.

Ce n'est pas tout à fait dans le même esprit qu'ont été conçus le Traité plus moderne de M. *Baumès*, de Lyon, le Traité publié par notre collègue M. *Devergie*, les Leçons générales de notre collègue M. *Bazin*, celles de M. *Hardy*...; enfin quelques autres écrits que nous ne jugeons pas nécessaire de mentionner ici.... Les auteurs de ces divers ouvrages se sont trop préoccupés, selon nous, de l'utilité de classifications rationnelles, au point de méconnaître parfois le but principal de notre enseignement, qui est, avant tout, d'exercer le praticien au diagnostic clinique, et de lui faire éviter les erreurs qu'entraîne un défaut de précision suffisante dans la distinction des espèces. Nous aurons d'ailleurs plus d'une fois l'occasion, dans le cours de ce livre, de signaler les progrès dus aux recherches particulières de quelques-uns des auteurs que nous venons de citer, et, en particulier, aux études microscopiques de M. *Bazin*. Il faut, sans contredit, signaler comme la découverte la plus importante de notre époque la révélation, à l'aide du microscope, de la présence d'un végétal parasite dans certaines espèces de *teignes* et de *dartres*, découverte dont l'honneur revient en premier lieu au professeur *Gruby*, de Vienne, mais qui a été singulièrement fécondée dans ses applications pratiques par notre savant collègue de l'hôpital Saint-Louis le docteur *Bazin*. — Cette découverte, sur laquelle nous reviendrons en parlant ci-après de la *cure radicale des dartres*, nous paraît assez importante pour constituer une septième époque dans l'histoire de la dermatologie.

§ III. — La vaste étendue de la peau, sa structure éminemment celluleuse, vasculaire et nerveuse, les fonctions importantes qu'elle remplit, les liens de continuité et de sympathie qui l'unissent au tégument interne et à plusieurs viscères importants, son exposition continuelle à l'influence des agents extérieurs, rendent facilement raison du nombre et de la fréquence des maladies auxquelles elle est sujette. Cette fréquence a été observée de tout temps : cependant il y a lieu de croire qu'un régime généralement assez sobre, l'usage habituel des bains et des ablutions mis à la portée de toutes les classes de la société, rendaient ces maladies moins communes et moins graves chez les anciens, et en particulier chez les Grecs contemporains d'Hippocrate.

Lorry conjecture, non sans quelque apparence de raison, que la *lèpre* dont il est tant parlé dans les livres sacrés (fort différente de la *lèpre vulgaire* des Grecs) fut une maladie particulière aux Hébreux et que l'on ne rencontre plus de nos jours. D'autres ont cru y voir quelque ressemblance avec l'*alphos* et le *leuce*, maladies presque aussi inconnues aujourd'hui que la lèpre des Juifs. Quoi qu'il en soit, nous avons vu des espèces nouvelles se produire à diverses époques et s'ajouter aux affections connues de l'ère hippocratique. Ainsi d'abord l'éléphantiasis grec, décrit par *Arétée* et par *Galien*, et que l'on croit originaire des bords du Nil, s'est propagé dans l'empire romain du temps du grand Pompée. Un siècle plus tard a sévi en Italie la fameuse *mentagre* de Rome, si énergiquement dépeinte par Pline (sous le règne de Claude, premier siècle de notre ère) : cette affection n'offre avec celle que nous nommons aujourd'hui mentagre que de bien faibles traits de ressemblance. Au dixième siècle, nous voyons une nouvelle forme d'*éléphantiasis* bien différente de celle observée par *Arétée*, décrite pour la première fois par les auteurs arabes. A peu près dans le même temps apparaissent sur la scène du monde les fièvres éruptives, qui étaient inconnues à l'ère hippocratique. Au moyen âge, la *lèpre* se communique des peuples orientaux à ceux de l'Occident ; suivant la plupart des auteurs, on voit se reproduire alors les traits de la lèpre des livres sacrés, de l'*alphos* et du *leuce* des Grecs (ou *vitiligo* des Latins), et sévir surtout d'une manière incroyable l'*éléphantiasis* grec et l'éléphantiasis *arabe*... Toutes ces maladies réunies sous le nom commun d'affections *lépreuses*, et regardées par plusieurs auteurs comme des degrés seulement ou des variétés du même mal.

Dans les dernières années du quinzième siècle naissent et se propagent les éruptions particulières qui constituent l'une des formes les plus communes et les plus frappantes de la maladie vénérienne. A cette époque déjà étaient devenus rares l'éléphantiasis des Grecs et l'éléphantiasis des Arabes, que les expéditions orientales des Européens avaient propagés et rendus universels au temps des croisades. Aujourd'hui ces graves affections ne s'observent plus que comme maladies rares, exotiques, concentrées dans certaines localités, et ne se produisant que sous l'empire de certaines circonstances climatériques tout à fait spéciales. Enfin une forme nouvelle de maladie cutanée (l'*érythème des extrémités*) s'est montrée de nos jours, et a régné d'une manière épidémique à Paris en 1828 et 1829 [1].

Parmi les maladies qui affectent la peau, les unes, assez superficielles, paraissent avoir leur siége dans le tissu réticulaire ou réseau vasculaire de Malpighi, sorte de lacis vasculaire qui recouvre le derme, et qui semble lui-même recouvert par un léger enduit, nommé corps muqueux, dont quelques anatomistes célèbres ont nié l'existence. (C'est dans cet enduit qu'on croit que réside la matière colorante qui donne à la peau des nègres la couleur qui lui est propre.) D'autres affections, plus légères encore, paraissent effleurer à peine la surface de ce réseau vasculaire, et donnent lieu seulement à une légère desquamation de l'épiderme, membrane dénuée de vaisseaux et presque inorganique, qui protége les couches vivantes de la peau. D'autres maladies cu-

[1] L'éruption cutanée et muqueuse (de forme *pustuleuse*), qui constitue le caractère le plus saillant de la *morve* communiquée à l'homme, est une affection plus moderne encore, ou du moins dont la description a été faite pour la première fois par les observateurs de nos jours (MM. *Rayer*, *Andral*, etc.). Mentionnons encore ici la *pellagre*, que personne avant nous n'avait signalée à Paris.

tanées, au contraire, paraissent altérer plus profondément que les premières la structure des téguments, elles envahissent les follicules sébacés, les bulbes des poils. D'autres, enfin, pénètrent plus fortement encore dans les mailles celluleuses et fibreuses du derme, qui sont elles-mêmes attaquées, en sorte que la peau est malade dans toute son épaisseur.

La plupart des maladies connues sous le nom de *dartres* paraissent avoir leur siége dans le tissu réticulaire. Quelques espèces de pustules siégent spécialement dans les glandes cutanées, telles sont les pustules de l'*acné*, connues aussi sous le nom de *dartre pustuleuse disséminée*. Quelques teignes envahissent les bulbes des poils : une production parasite enveloppe le poil ou se dépose à l'intérieur même de la gaîne bulbeuse. La *dartre rongeante* altère plus ou moins dans ses progrès la texture du derme lui-même, et finit par envahir les parties sous-jacentes, etc., etc.

§ IV. — Nous ignorons complétement quelle est la cause *prochaine* d'un grand nombre de maladies cutanées, et surtout de celles que le vulgaire connaît le plus généralement sous le nom de *dartres*. Les anciens croyaient, depuis *Galien* surtout, pouvoir les attribuer à des altérations et à des dégénérations humorales, à l'altération du sang, de la bile, de la lymphe ou pituite. Toutefois, et principalement dans les siècles postérieurs à *Galien*, ils pensaient que cette altération humorale était souvent locale et dépendante d'un vice de la partie elle-même où siégeait le mal, en sorte que celui-ci pouvait, dans beaucoup de cas, être attaqué exclusivement par des topiques. *Lorry*, dans le siècle dernier, crut pouvoir partager les maladies de la peau, sous ce rapport, en celles qui reconnaissent pour cause une altération cachée des humeurs, un vice interne, une disposition morbide particulière, soit de la constitution générale de l'économie, soit de quelques-uns des principaux viscères, et en celles qui sont purement *locales* et qui ne dépendent que d'une affection de la peau elle-même. De nos jours, où l'on est très-porté à n'admettre que ce qui tombe sous les sens, plusieurs médecins n'hésitent point à regarder les *dartres* comme une forme de phlegmasie particulière de la peau, et à les traiter d'après cette idée.

Là, comme ailleurs, les théories se sont succédé pour expliquer un fait souvent inexplicable, et les vicissitudes de la science ont fait admettre tour à tour, suivant la préoccupation particulière des esprits, une altération des quatre humeurs principales du corps, un principe âcre, acide, alcalin, salin, dans le sang ou dans la lymphe, un vice dartreux, une lésion inflammatoire des solides, une révulsion ou une fluxion, suivant que les théories galéniques, arabistes, chimiques, vitalistes, solidistes, anatomo-pathologiques, physiologiques, ont régné en médecine. L'humorisme, aidé de l'analyse chimique et du microscope, reparaît aujourd'hui; le microscope a fait découvrir de nouveaux produits parasites, et déjà nous voyons quelques expérimentateurs s'efforcer de tirer de leurs recherches des conséquences pathogéniques et thérapeutiques, généralisées quelquefois un peu prématurément.

Le plus sage est de s'en tenir encore au produit direct de l'observation, qui a montré aux médecins de tous les temps que les maladies de la peau étaient souvent liées à une diathèse spéciale qui les provoquait, les entretenait et les reproduisait. La difficulté est de discerner les cas où elles sont purement locales de ceux où elles sont entretenues par des causes plus ou moins cachées ou plus ou moins générales, et sous ce rapport on doit louer les efforts du savant Lorry, encore qu'ils n'aient pas eu tout le succès qu'il en espérait. Il est évident, par exemple, que certains *érythèmes* des enfants et des personnes grasses, que la *gale* ainsi que certaines éruptions entretenues par la présence d'un végétal parasite, que l'*herpes labialis* dans beaucoup de circonstances, que le *zona* lui-même, ne constituent qu'une maladie locale et nécessitant seulement des remèdes locaux, encore que quelques-unes de ces affections puissent se montrer comme crise ou comme épiphénomène d'un état général. D'autre part, l'*eczema*, l'*impetigo*, les *pseudoteignes* des enfants à la mamelle ou en travail de dentition, se montrent comme affections dépuratoires liées à certaines conditions générales qui doivent être prises en grande considération : tandis que c'est l'étiologie locale qui domine dans les cas où un corps parasite, animal ou végétal, est venu se déposer sur la peau et y produire les vésicules et les sillons de la *gale*, les cercles vésiculo-furfuracés de l'*herpes circiné*, les petites squammules accompagnées d'alopécie partielle de la teigne *furfuracée* ou de la teigne *décalvante*, les croûtes arrondies et déprimées en godet du *favus*, etc.

La pléthore, soit générale, soit locale, l'état saburral des premières voies, les fluxions nerveuses et circulatoires liées aux révolutions des âges, et beaucoup d'autres circonstances bien connues du praticien, provoquent l'apparition d'*exanthèmes*, de pustules d'*impetigo*, d'*acné* ou de *couperose* et de diverses espèces d'affections de la peau dont la cause est ailleurs que dans le lieu où siége le mal apparent. La débilité lymphatique favorise le développement du *favus* ou teigne vraie, le vice scrofuleux produit souvent le *lupus* ou dartre rongeante, le vice syphilitique a sous sa dépendance des formes spéciales de maladie cutanée. Il est donc bien évident que l'état local ne doit jamais être considéré isolément de l'état général dans l'étude de cette branche de la pathologie.

Aussi, quand on observe le développement spontané d'un très-grand nombre de dartres, l'hérédité manifeste de quelques-unes, la résistance qu'elles opposent aux traitements les mieux dirigés, la facilité et je dirais presque l'opiniâtreté avec laquelle elles se reproduisent, les effets fâcheux qui suivent parfois leur suppression, etc., etc., il paraît difficile de rejeter absolument cette opinion ancienne, qui a passé des médecins au vulgaire, sur l'existence d'un vice interne, d'une diathèse particulière qui produit et entretient, dans beaucoup de cas, les maladies de la peau. Seulement il faut faire tous ses efforts pour remonter, s'il est possible, à la connaissance de cette disposition organique, et ne pas se contenter, à défaut de cause palpable ou probable, d'hypothèses semblables à celles que nous avons énumérées plus haut, dans la crainte de se laisser entraîner sans nécessité à l'administration de remèdes dont l'emploi ne serait pas fondé sur des indications précises et légitimes. Nous aurons d'ailleurs occasion de revenir sur ce point de doctrine, traité peut-être avec trop de dédain par les célébrités dermatologues du jour.

Bornons-nous pour le moment à constater ce fait important qu'une différence radicale existe entre les maladies de la peau *constitutionnelles*, de cause interne, et les affections *accidentelles* et de cause externe.

Nous avons présenté à notre clinique de l'hôpital Saint-Louis bien des exemples propres à faire ressortir cette différence. Nous avions notamment dans nos salles, en mai 1840, deux malades atteints, l'un d'un *ecthyma* de la région lombaire, l'autre d'un *impetigo* de l'avant-bras, qui furent guéris tous deux en peu de jours, presque sans traitement, tandis que plusieurs autres individus affectés d'éruptions de forme analogue, quoique soumis depuis plusieurs mois à des traitements variés et plus ou moins actifs, étaient encore loin d'être guéris. Mais chez ces derniers, l'*ecthyma* ou l'*impetigo* étaient spontanés, de cause interne, entretenus par une diathèse générale; chez les deux premiers, au contraire, l'éruption était purement accidentelle, provoquée, chez l'un, par des frictions irritantes avec l'essence de térébenthine; chez l'autre, par l'application d'un emplâtre émétisé. Ce simple fait, de l'observation la plus commune et la plus vulgaire, ne suffit-il pas pour faire voir combien se sont égarés de la droite voie médicale ceux qui, depuis une vingtaine d'années, ne se proposent pas d'autre but dans leurs travaux et dans leurs écrits que la précision rigoureuse d'un diagnostic *topographique* étayé de tous les perfectionnements apportés de nos jours à l'exploration matérielle du malade? Ont-ils donc oublié ces partisans d'une école qui se dit *organique* que dans plus d'un cas la lésion locale peut offrir des conditions matérielles en apparence semblables, et cependant la maladie différer par la cause et par la nature, différence sur laquelle se fondent, en dernière analyse, presque toutes les indications thérapeutiques?

Malheureusement, comme nous l'avons déjà dit, en pathologie cutanée, la nature et la cause prochaine de la maladie sont très-souvent fort difficiles à pénétrer : d'où la facilité des récidives et les difficultés d'une cure radicale.

Les causes *occasionnelles* des affections cutanées ne sont pas toujours elles-mêmes faciles à découvrir; et si, dans quelques cas, il est aisé de se rendre compte, par exemple, de l'apparition d'un *érythème* ou d'une affection *papuleuse*, sous l'influence d'une cause irritante externe, combien plus souvent ne voit-on pas le *prurigo*, le *psoriasis*, la *lèpre vulgaire*, l'*eczema* lui-même, survenir sans qu'on puisse attribuer leur développement à aucune circonstance connue! Bien plus, il n'est pas rare de voir ces maladies se reproduire et s'étendre avec rapidité au moment même où l'on se croyait sur le point d'obtenir une guérison complète, sans que rien ait été changé dans les habitudes du malade, sans qu'on ait discontinué l'usage des moyens de traitement qui paraissaient avoir réussi! Cependant certaines influences ont été regardées de tout temps comme propres à favoriser d'une manière spéciale le développement des maladies de la peau. Nous allons les examiner successivement.

1° *Hérédité*. — Le principe dartreux paraît, dans quelques cas, pouvoir se transmettre par voie de génération, ou mieux, la modification constitutionnelle favorable à la production des maladies cutanées se transmet quelquefois des parents aux enfants. Le professeur *Alibert* cite, dans son ouvrage, l'exemple d'une famille dont trois membres, du sexe masculin, étaient atteints de la dartre pustuleuse mentagre, et deux, du sexe féminin, de la pustule disséminée. J'ai rencontré moi-même un assez grand nombre d'exemples de maladies de la peau héréditaires. L'*ichthyose*, le genre *lepra*, l'*impetigo*, l'*eczema* [1]; mais bien plus encore le *lupus*, l'*éléphantiasis grec*, peuvent se transmettre du père ou de la mère à un ou à plusieurs de leurs descendants. Toutefois, il faut bien se garder de juger cette transmission infaillible : heureusement, le plus grand nombre des dartreux (si l'on en excepte les cas de *lupus* scrofuleux et d'*éléphantiasis*) procréent des enfants que des soins hygiéniques convenables peuvent mettre à l'abri de l'infirmité paternelle ou maternelle.

2° *Contagion.* — Quelques affections cutanées sont susceptibles de se transmettre par contagion. Ce fait est du moins hors de doute pour la *gale*, pour la vraie *teigne* et pour quelques autres affections déterminées par la présence d'un animal ou d'un végétal parasite. Certaines *syphilides* sont contagieuses dans des circonstances données. Il n'en est pas de même pour les *dartres* proprement dites. On voit tous les jours les communications les plus répétées et les plus intimes s'établir entre des individus dartreux et des individus sains sans que ces derniers en éprouvent aucun préjudice. Le professeur Alibert et ses élèves ont, sans

[1] J'ai été consulté, en 1844, par un homme d'une belle constitution en apparence, à cheveux bruns, qui était sujet à un *eczema* chronique des bourses et de l'anus, affection qui existait aussi chez son père et chez deux de ses oncles paternels. Plus d'une fois, nous avons eu à traiter en même temps la mère et la fille, ou la sœur et le frère, ou plusieurs enfants d'une même famille, affectés d'*eczema*, d'*eczema impetiginodes*, ou d'*eczema*. D'autres fois, c'est à des époques diverses de la vie que les individus issus de parents dartreux voient se produire des éruptions chroniques de diverses formes, qui peuvent se rattacher à la disposition héréditaire que l'on avait pu se flatter pendant un temps plus ou moins long de voir demeurer sans effet.

succès, tenté plusieurs fois l'application de l'humeur de quelques dartres sur diverses parties du corps, etc. Il faut d'ailleurs prendre garde de s'en laisser imposer par de simples coïncidences. Plusieurs fois, par exemple, nous avons vu les taches safranées du *pityriasis versicolor*, les excoriations squammeuses de l'*eczema*, etc., se développer à des époques différentes chez le mari et la femme, de manière qu'on pût croire que l'affection cutanée s'était communiquée de l'un à l'autre. Mais il suffisait bien de l'analogie de régime, d'habitudes, et surtout de constitution et de tempérament, pour expliquer le fait, sans avoir recours à la contagion : bien que la contagion des *éphélides hépatiques* soit possible, puisque l'existence d'un champignon a été constatée dans cette sorte de *pityriasis* pigmentaire.

3° *Causes anatomiques et physiologiques.* — C'est surtout dans l'organisation de la peau elle-même qu'il faut chercher les conditions qui favorisent le développement des dartres. Une peau fine, délicate, et qui se laisse facilement pénétrer par le sang, est celle que ces maladies atteignent le plus fréquemment. D'un autre côté, une peau terne, flétrie, huileuse, faisant mal ses fonctions, comme cela s'observe chez quelques sujets d'un tempérament bilieux, par exemple, dispose aux éruptions papuleuses et autres, etc. Aussi voit-on souvent les affections cutanées se développer, dans l'enfance, chez les femmes, chez les sujets d'un tempérament lymphatico-sanguin, dont les cheveux sont blonds, la peau colorée, etc.

Toutefois, aucune constitution n'est absolument à l'abri de ces maladies, et même, comme le remarque fort bien le professeur Alibert, certaines espèces de dartres paraissent appropriées à certains tempéraments : ainsi les individus lymphatiques et lymphatico-sanguins sont principalement sujets à la dartre furfuracée et à la dartre squammeuse; les sujets sanguins et sanguins-lymphatiques sont assez souvent atteints de dartres crustacées flavescentes; les sujets bilieux et mélancoliques sont exposés aux dartres pustuleuses et squammeuses, etc.

Les révolutions qu'opèrent les *âges* ont aussi une influence très-marquée sur la production des maladies de la peau. Certaines affections des téguments de la tête et de la face sont à peu près exclusives à l'enfance. Certaines pustules se montrent souvent au front à l'époque de la puberté; cette époque elle-même amène quelquefois la guérison des maladies de la peau rebelles jusque-là aux secours de l'art. L'âge mûr et surtout l'époque critique chez les femmes voient souvent se développer des maladies cutanées opiniâtres et qui persistent dans un âge plus avancé. Les vieillards, chez lesquels les fonctions de la peau s'exécutent en général avec assez de difficulté, sont assez sujets aux maladies chroniques des téguments, à la dartre squammeuse, au prurigo, etc.

4° *Causes hygiéniques.* — Les climats chauds favorisent singulièrement la production des maladies de la peau; nous avons déjà dit que c'était principalement à la suite des relations des habitants des pays tempérés avec ceux des contrées plus chaudes, et surtout des voyages des premiers dans l'Orient et le Midi, que les maladies de la peau s'étaient rapidement propagées chez eux. *Lorry* va jusqu'à regarder comme principaux foyers de ces maladies les Africains et les Arabes qui habitent les bords de la mer, les lieux marécageux, et qui, de plus, se nourrissent de poisson. Certaines affections sont tout à fait particulières à certains climats; exemple : la *pellagre* de Lombardie, la *radesyge* de Norvége, le *molluscum* d'Amboine, le *pian* des colonies, l'*éléphantiasis*, etc.

Les *saisons* ont encore une influence très-marquée sur les maladies cutanées; il est d'observation vulgaire que c'est surtout dans le printemps et l'été que se développent et que renaissent ces maladies. M. Alibert cite dans son ouvrage une jeune fille, âgée de treize ans, qui voyait revenir régulièrement, chaque année, dans les premiers jours des mois de mars et de septembre, une dartre furfuracée à laquelle elle était sujette [1].

Le défaut de propreté est une des causes les plus communes de la production des dartres. *Willan* n'hésite pas à attribuer à la malpropreté et au défaut de bains publics la fréquence des maladies cutanées qui attaquent les classes inférieures du peuple de Londres. Malgré le nombre immense des bains gratuits qui se délivrent à Paris, dans l'hôpital Saint-Louis, la même cause y produit des effets analogues. On sait combien ces maladies sont communes dans les prisons, chez les mendiants, les galériens, etc.

Les applications irritantes sur la peau, lorsqu'elles son répétées et continuées, déterminent souvent des inflammations chroniques et des dartres. On peut surtout vérifier ce fait dans les professions où certaines parties du corps sont spécialement exposées à ces influences malfaisantes, comme chez les épiciers, les boulangers, etc.

Tout le monde connaît les éruptions diverses que provoquent la pommade d'Autenrieth, l'onguent mercuriel, l'huile rance, etc. Beaucoup de plantes mises en contact avec les téguments les rougissent, y font naître des rougeurs, des phlyctènes, etc. *Joseph Frank* cite, entre autres, les renoncules, l'euphorbe, divers *arum*, le *rhus radicans*, l'*iris germanica*, le *daphne mezereum*, le colchique d'automne. Qui n'a eu plus d'une fois l'occasion de ressentir les effets de l'ortie?

[1] La période du nycthémeron elle-même paraît influer sur les dartres, et l'on voit souvent le prurit, les douleurs que ressentent les sujets qui en sont affectés, augmenter la nuit et causer l'insomnie, soit que cet effet doive être uniquement attribué à l'excitation de la veille et à la chaleur du lit, soit qu'il puisse se rapporter encore à quelque autre cause plus cachée. Il y a d'ailleurs des affections cutanées qui s'exaspèrent l'hiver, d'autres même qui ne paraissent que dans cette saison. J'ai observé un malade déjà traité avant moi par plusieurs médecins célèbres, qui, tous les ans, au mois de janvier, voyait reparaître un *pityriasis capitis*, dont la guérison temporaire avait été plusieurs fois obtenue par des moyens divers, mais dont je ne pus, pas plus que ceux qui m'avaient précédé, obtenir la guérison définitive.

Les *animalcules* ou les champignons *parasites* dont la présence n'a été constatée jusqu'ici que dans un certain nombre d'espèces morbides (la *gale*, l'*herpes circiné*, la *mentagre*, la *teigne*, le *pityriasis versicolor*) agissent à la manière des causes irritantes locales et accidentelles que nous venons de signaler. Cependant, il faut admettre que la *diathèse* exerce ici une influence beaucoup plus prononcée, en sorte que l'on rencontre, d'un côté, des sujets facilement accessibles au développement du *parasite*, et d'autres, au contraire, qui y sont réfractaires. Cela est surtout vrai du végétal parasite, car pour l'animalcule de la gale, il peut attaquer facilement tous les sujets [1].

Dès la plus haute antiquité, on a signalé l'influence toute-puissante du régime alimentaire sur la production des maladies de la peau. Ne voit-on pas tous les jours certains poissons, certains coquillages, déterminer presque subitement des exanthèmes, et en particulier l'*urticaire?* Ne sait-on pas aussi combien les liqueurs spiritueuses favorisent la pro-

[1] Ce n'est que dans la *gale* qu'on a trouvé un animalcule microscopique, l'*acarus*. Cette découverte (déjà ancienne, mais renouvelée de nos jours) avait donné lieu au chimiste *Raspail* (qui s'y était associé par la publication d'un mémoire sur l'*acarus scabiei*, étudié au point de vue de l'histoire naturelle) de fonder une théorie et une thérapeutique nouvelles des dermatoses. Un empirique, marchant sur ses traces, publiait en 1842 (sans se soucier le moins du monde de l'étayer de preuves ni de démonstrations physiques) l'assertion suivante :

« *Toutes les maladies anciennement connues sous le nom de dartres,* » *de teigne,* etc., *aujourd'hui rangées sous les dénominations de* phlegmasies exanthémateuses, vésiculeuses, bulbeuses, pustuleuses, papuleuses, squammeuses, etc., *comme la gale, sont dues à des parasites* » *cutanés. Ces maladies, dont la cause est identique, se guérissent par des* » *remèdes semblables : l'intoxication des animalcules qui les produisent.* »

L'eau de chaux, la solution de deutochlorure de mercure, des savons médicamenteux à base de soude, tels sont les topiques spéciaux dont l'auteur vante l'efficacité. Il cite notamment la *mentagre* comme l'affection qui cède le plus promptement aux ablutions à l'eau de chaux, ou aux lotions avec la solution de deutochlorure de mercure, ou bien encore aux embrocations avec un savon composé qu'il nomme *dermophyle*, et dans la composition duquel entrent la soude, le soufre et le sulfure de mercure.

duction de la *couperose*, de la *mentagre*, etc.? Le genre d'affection squammeuse désigné sous le nom de *lepra vulgaris* reconnaît fréquemment cette origine. Nous avons vu, entre autres, un homme de vingt-huit ans qui, depuis dix ans déjà, était sujet à cette éruption par suite de l'abus quotidien qu'il avait fait, dès son enfance, de l'eau-de-vie et du rhum. L'éruption était générale. Traitée à plusieurs reprises par des remèdes divers, notamment par les préparations arsenicales, et plus tard par les bains de sublimé, la maladie de la peau n'avait jamais complétement cédé, et s'était constamment reproduite à intervalles plus ou moins éloignés. Quand nous vîmes ce malade, la récidive datait de six mois, et il affirmait s'être astreint à un régime sobre depuis environ un an et peut-être davantage.

Presque tous les auteurs se sont accordés à regarder comme une cause très-active de maladies de la peau l'usage des substances âcres, salées, fumées, des poissons échauffants, des liqueurs fermentées, etc. Tout le monde sait que le baume de copahu, administré à l'intérieur contre la gonorrhée, provoque assez facilement des éruptions exanthématiques. *Lorry* (Introduct., p. 39 et suiv.) dit avoir eu plusieurs fois occasion d'observer, dans le cours de sa pratique, des éruptions prurigineuses, squammeuses, miliaires, accidentellement déterminées par l'usage des médicaments aromatiques, des sudorifiques, des huiles essentielles. Il cite l'exemple d'un homme vigoureux chez lequel l'usage habituel d'un vin fort avait amené le développement de dartres accompagnées de démangeaisons insupportables au visage et aux membres. La substitution d'un vin faible et mêlé d'eau au vin fort dont se servait le malade suffit pour amener la guérison. J'ai souvent rencontré des cas analogues : je citerai notamment celui d'un homme sanguin et dans la force de l'âge, qui, par suite d'un régime restaurant, secondé de l'usage habituel des spiritueux, avait vu se développer sur les avant-bras une éruption prurigineuse si intense qu'il ne pouvait cesser de se gratter jour et nuit. Une émission sanguine et l'abstinence complète de vin, observée pendant plusieurs semaines, firent disparaître cette éruption. Le même auteur parle d'un individu chez lequel un seul verre de vin d'Espagne suffisait pour déterminer l'apparition de pustules. Par contre, il cite deux cas où l'usage du vin guérit une maladie de la peau du même genre. L'un de ces deux sujets était un jeune religieux fort adonné à l'étude, et qui, ne buvant que de l'eau, s'indignait de porter au front des pustules semblables à celles des ivrognes. L'autre était un médecin livré aux travaux de cabinet, et qui, dans l'ardeur du travail, s'abreuvait d'eau pure; il lui vint au visage de hideuses pustules qui cédèrent à l'usage du vin joint à la suspension de ses études. M. *Alibert* rappelle qu'à Paris, lors de la disette amenée par les tempêtes révolutionnaires, le peuple ayant été réduit à faire usage de viandes gâtées, de pain mal préparé, d'aliments insalubres, on vit régner les maladies de la peau avec beaucoup d'intensité.

On voit constamment les dartreux éprouver un accroissement dans l'intensité de leur mal lorsqu'ils se livrent à quelque excès de table, ou lorsqu'ils font usage de quelque nourriture malsaine, de quelque boisson échauffante, etc.

Le café à l'eau est particulièrement nuisible aux dartreux. J'ai vu une dame, soumise à de vives contrariétés, faire abus de café à l'eau pendant un assez long temps pour se donner une excitation factice qui l'aidât à les supporter; cette stimulation quotidienne provoqua des démangeaisons à la peau, et l'éruption d'un *eczema rubrum* (dartre squammeuse humide d'*Alibert*), qui envahit une grande étendue des membres supérieurs et inférieurs, et se prolongea sous la forme chronique.

Le libre entretien des fonctions de la peau est un des plus sûrs préservatifs contre l'invasion des maladies cutanées, de même que le trouble de ces fonctions, soit spontané, soit provoqué, est une des causes déterminantes les plus efficaces. Nous avons déjà parlé de l'influence fâcheuse de la malpropreté et des applications irritantes; l'exposition à une chaleur vive, la suppression de la transpiration cutanée ont souvent provoqué le développement des maladies de la peau. En général, chez les sujets dartreux cette dernière fonction est fort affaiblie ou annulée, et M. *Alibert* a constaté que chez ces individus l'abondance de la transpiration pulmonaire suppléait en quelque sorte au défaut de cette exhalation.

C'est d'ailleurs une chose fort notable que le peu d'influence exercée sur la santé générale par la cessation de la transpiration cutanée chez un grand nombre de sujets atteints d'*ichthyose*, de *psoriasis*, etc. La peau couverte de squammes, et sèche dans sa presque totalité chez plusieurs de ces sujets, reste évidemment impropre à la transpiration; et cependant leur santé générale reste intacte et quelquefois robuste. Ce fait clinique si vulgaire constitue une objection contre les systèmes étiologiques qui attribuent tous les dérangements de la santé, depuis l'indisposition la plus légère jusqu'aux lésions organiques les plus graves, à la suppression de la transpiration. Ces systèmes ont été renouvelés de nos jours par les médecins partisans outrés de l'*hydrothérapie*[1], et par un habile expérimentateur, le docteur *Fourcault*[2]. Ce dernier, s'appuyant sur les phénomènes observés chez des animaux dont la peau a été enlevée ou revêtue d'enduits imperméables, phénomènes qui révèlent de graves désordres dans la circulation, la composition du sang, la respiration, etc., attribue toutes les maladies aiguës et chroniques, toutes les lésions organiques, et notamment la phthisie pulmonaire, à la suppression de la transpiration cutanée! Comment se fait-il donc que beaucoup de nos dartreux se portent bien et arrivent à un âge avancé, quoique les téguments restent habituellement chez eux dans un état d'altération telle,

[1] *Manuel d'hydrothérapie* (méthode de Priessnitz), du docteur *Bigel*, 1 vol., Paris.

[2] *Gazette médicale de Paris*, an 1848, p. 459 et suiv.

qu'ils deviennent complétement impropres à l'accomplissement de la transpiration cutanée?

Les individus dont les cheveux sont roux, dont la transpiration est odorante, sont fort sujets aux maladies de la peau. On a vu souvent la suppression brusque de la transpiration habituelle d'une partie du corps, comme celle des pieds, par exemple, être suivie du développement des dartres aux oreilles ou en d'autres lieux. C'est d'une manière analogue que la suppression de certains flux muqueux peut déterminer l'apparition de divers exanthèmes à la surface du corps et *vice versà;* tout le monde connaît l'étroite sympathie qui lie entre eux les téguments interne et externe. *Houllier,* écrivain du seizième siècle, rapporte qu'il a vu une éruption des plus graves, et qu'il dit semblable à la *lèpre,* causée par la suppression intempestive d'une dysenterie. (*Comment. in Coac. Hippocrat.*) L'écoulement menstruel, le flux hémorrhoïdal supprimés peuvent aussi donner lieu à la production des dartres. On lit dans l'ouvrage de M. Alibert l'observation d'une jeune fille, âgée de vingt-quatre ans, qui fut atteinte d'une dartre furfuracée générale, par suite de la suppression des règles opérée par une vive frayeur : au bout de huit mois les fonctions de l'utérus se rétablirent, et la maladie de la peau disparut sans retour. Les excès vénériens, la masturbation surtout, ont une influence assez marquée sur le développement de certaines affections pustuleuses. On voit, par contre, chez quelques sujets, la continence favoriser le développement de pustules d'*acné,* que le vulgaire désigne, en pareil cas, sous le nom de boutons de sagesse.

S'il faut en croire *Joseph Franck,* les eunuques semblent jouir d'une certaine immunité relativement aux maladies de la peau. Du moins, sur un grand nombre d'individus de cette sorte que le célèbre professeur de Wilna eut occasion de voir en Italie, il dit n'avoir jamais observé d'affection cutanée[1].

[1] *Pathologie médicale*, t. II, p. 7. (*Encyclop. des sciences méd.*)

Certaines professions prédisposent singulièrement aux maladies de la peau : et d'abord l'on conçoit que toutes celles dans lesquelles cet organe est maintenu dans un état de malpropreté ou exposé à des causes irritantes sont une occasion fréquente de dartres. Le *prurigo* s'observe très-fréquemment chez les mendiants ; une sorte d'affection papuleuse des mains est très-fréquente chez les épiciers, parmi lesquels elle est désignée en Angleterre sous le nom de *gale des épiciers ;* les boulangers ont assez souvent la face dorsale des mains envahie par une affection analogue. D'autres professions, au contraire, assez malsaines d'ailleurs sous d'autres rapports, exposent le corps à des émanations qui paraissent peu favorables au développement des dartres. C'est ainsi que les vidangeurs, les mineurs, en sont rarement atteints. Les professions sédentaires, celles dans lesquelles on se livre aux travaux de cabinet, en même temps qu'on use d'un régime échauffant, exposent à diverses affections cutanées, et particulièrement aux dartres pustuleuses et squammeuses, aux affections prurigineuses du siége, des parties génitales, etc.

Les passions tristes de l'âme ont une influence très-marquée sur la production des dartres. M. *Alibert* cite dans son ouvrage plusieurs exemples qui mettent cette influence hors de doute. Une femme fut subitement atteinte d'une affection dartreuse générale par suite du violent chagrin que lui causa la mort d'un enfant qu'elle nourrissait. Un domestique vit soudainement son corps se couvrir d'une dartre furfuracée par l'effet de l'impression vive qu'il éprouva en voyant traîner son maître au supplice, lors des exécutions révolutionnaires de 93. Nous avons observé à l'hôpital Saint-Louis un vieillard qui fut subitement affecté d'un *pityriasis* général des plus intenses par suite du saisissement que lui causa la mort subite et imprévue de sa femme. Nous y avons vu aussi une jeune femme délicate et nerveuse chez laquelle les émotions de terreur produites par les événements de juillet 1830 avaient déterminé la brusque apparition d'un *pithyriasis rubra* général, qui résistait depuis près de dix ans, lorsque nous l'observâmes, aux divers modes de traitement conseillés par d'habiles praticiens. Au contraire, chez un homme atteint d'*eczema impetiginodes* du cuir chevelu, des oreilles, du cou et des épaules, à la suite de la profonde sensation que lui causa la nouvelle de la mort de son enfant qui s'était noyé, la maladie de la peau prit une marche aiguë et se dissipa sans retour dans l'espace d'environ six semaines. De même chez une femme qui avait dépassé l'âge critique, et chez laquelle survint pour la première fois une maladie de la peau (*impetigo*), à la suite de la vive impression qu'elle ressentit de la disparition de son fils arrêté, à son insu, dans une émeute populaire, l'éruption croûteuse qui occupait une grande étendue du visage, du tronc et des membres, était guérie après six semaines seulement de séjour à l'hôpital. Une autre femme, à peu près du même âge, et admise presque en même temps, offrait une éruption analogue survenue accidentellement et brusquement à la suite de frayeurs causées par les événements politiques de décembre 1851. Mais celle-ci, d'une constitution molle, lymphatique, débilitée, ne fut guérie qu'après une récidive subaiguë et un séjour à l'hôpital de près de quatre mois.

Rien de plus commun que de rencontrer des individus qui rapportent l'origine des maladies de la peau dont ils sont atteints aux émotions morales qu'ils ont ressenties, aux *révolutions* (suivant l'expression favorite du vulgaire) qu'ils ont éprouvées, soit que ces émotions tiennent à des chagrins concentrés et de longue durée qui ont pu amener dans toutes les fonctions, et notamment dans la nutrition, des changements profonds, soit que des impressions subites et violentes aient momentanément bouleversé tout le système nerveux de l'organisme.

Tout le monde sait combien l'*ictère* ou jaunisse est fréquemment produit par la contrariété, le chagrin ou la colère.

L'*urticaire* ou éruption ortiée reconnaît souvent une cause du même genre[1].

5° *Causes pathologiques*. Les scrofules et la syphilis sont une source fréquente de maladies de la peau. La dartre rongeante paraît spécialement devoir être attribuée à la première cause; la seconde donne lieu à des formes très-diverses de maladies cutanées, que nous aurons soin d'indiquer plus tard. En outre, l'altération constitutionnelle produite par le vice scrofuleux et par le virus syphilitique, même après que ces vices ont été suffisamment combattus par les moyens appropriés, disposent singulièrement certains sujets aux maladies de la peau, et ce serait une grande erreur, par exemple, de croire, avec certains praticiens routiniers, que toutes les affections dartreuses qui se montrent chez les sujets qui ont été entachés du virus vénérien, réclament l'usage des préparations mercurielles.

La disposition *scrofuleuse* favorise particulièrement le développement de l'*eczema* et de l'*impetigo*, de la gourme, des pseudoteignes, des affections vésiculo-squammeuses, ou pustulo-croûteuses du cuir chevelu, de la face, des paupières, du nez, des oreilles et des autres parties du corps. Beaucoup de dartreux, surtout dans nos grandes villes, présentent les traits bien exprimés de la constitution lymphatique.

La goutte, le rhumatisme, ont paru quelquefois favoriser le développement de certaines affections cutanées, ou alterner avec elles. La cachexie scorbutique amène des altérations bien connues dans la couleur et la texture de la peau[2].

[1] On trouvera dans la *Revue médicale*, an 1852, quelques nouveaux exemples, recueillis à notre clinique de l'hôpital Saint-Louis, d'éruptions dartreuses accidentelles provoquées par des causes morales.

[2] « ..... Les maladies de la peau sont aujourd'hui une classe très-nombreuse. Les anciens ont pris beaucoup de peine pour les distinguer les » unes des autres, et ont traité cette matière fort au long. Mais les mo- » dernes les ont rangées presque toutes, depuis le plus haut degré de la » lèpre jusqu'à la gale et aux dartres ordinaires, sous le nom de scorbut.

Les maladies cutanées elles-mêmes se provoquent mutuellement, pour ainsi dire; et quoiqu'il soit très-commun d'observer des individus qui ne sont affectés que d'une seule espèce de dartre, il n'est pas rare de voir chez quelques autres diverses maladies de la peau se succéder ou se manifester à la fois. Mais une remarque pratique à laquelle nos prédécesseurs attachaient une haute importance, et que nous ne devons pas négliger ici, malgré l'oubli profond dans lequel elle paraissait tombée naguère, c'est la liaison intime qui existe, dans beaucoup de cas, entre les organes internes et les affections des téguments, et le danger que l'on court à supprimer trop brusquement, ou même parfois à guérir méthodiquement, chez certains individus, les maladies cutanées auxquelles ils sont sujets.

§ V. — Les maladies de la peau donnent lieu à des phénomènes qui varient trop dans les diverses espèces (quoique quelques auteurs aient cru pouvoir tous les rattacher aux nuances d'un travail inflammatoire primordial) pour qu'on puisse en tracer un tableau général satisfaisant. Déjà les anciens s'étaient occupés à étudier les formes principales qu'elles affectent, et avaient désigné ces formes élémentaires sous les noms de *papules*, de *vésicules*, de *pustules*, etc. Les modernes ont apporté plus de soin encore dans cette étude, et c'est sur elle qu'est fondée la classification de *Willan*, dont nous ferons plus loin une exposition détaillée. Nous nous bornerons à dire ici que tantôt l'épiderme se

» Le docteur Pringle observe avec raison que c'est très-improprement » que ce nom est devenu ainsi un terme générique. Il remarque que la » gale est inconnue dans les endroits marécageux des Pays-Bas, où le » véritable scorbut est très-fréquent et très-mauvais. Dans le véritable » scorbut, dit-il, il y a toujours une putréfaction des humeurs lente, mais » générale, au lieu que la gale et les dartres affectent les personnes dont » les humeurs sont très-différemment constituées. Les véritables taches » scorbutiques sont d'une couleur livide, ne sont point couvertes de » croûtes, ne s'élèvent point au-dessus de la peau, etc. » (LIND, *Traité du scorbut*. Ire part., fin du chap. III.)

résout en écailles furfuracées légères, que d'autres fois des rougeurs plus ou moins étendues colorent les téguments, que souvent de petites saillies en hérissent la surface; que dans quelques cas ces saillies sont vésiculeuses, que dans d'autres elles sont pustuleuses, c'est-à-dire composées d'une base rouge et d'une vésicule purulente; que le plus souvent l'humeur fournie par les vésicules et les pustules se concrète en *squammes* ou en *croûtes* plus ou moins épaisses, que quelquefois même des *ulcérations* plus ou moins étendues sillonnent les téguments, etc. Ordinairement, un prurit plus ou moins marqué, ou même un sentiment de brûlure ou de cuisson accompagne ces affections; dans plusieurs pourtant la peau n'est le siége d'aucune sensation incommode. La transpiration cutanée est supprimée dans les lieux malades, soit qu'elle soit remplacée par l'exhalation morbide qui s'opère en ce point, soit que la peau reste tout à fait sèche. Dans beaucoup de cas, toutes les fonctions de l'économie continuent à s'exercer librement, si ce n'est lorsque la maladie cutanée est intense, invétérée, etc., et alors elle peut amener à sa suite le marasme, le dépérissement, le dérangement des digestions, etc.

§ VI. — A quelques exceptions près, la marche des maladies cutanées est généralement lente; assez souvent on observe, dans le cours de ces maladies, des exacerbations plus ou moins vives, que le vulgaire connaît sous le nom de *crises dartreuses*, et qu'il n'est pas toujours facile de rapporter à des causes évidentes.

Les eaux thermales, et en particulier les eaux thermales sulfureuses, provoquent souvent ces sortes de *crises*, plus connues, en pareil cas, sous le nom de *poussée*. Chez les malades atteints d'affections dartreuses, la poussée peut consister seulement dans l'exaspération temporaire de la maladie existante, mais elle peut aussi se produire, comme chez les sujets non dartreux, sous la forme d'une éruption papuleuse plus ou moins générale qui se rapporte au *lichen*. Cette éruption, d'ailleurs, ou cette exacerbation, indice de l'action efficace des eaux, n'est pas considérée comme un inconvénient; elle n'oblige même pas à interrompre le traitement, lorsqu'elle n'est point trop intense. Mais dans nos salles d'hôpital et dans le cours de nos traitements par les eaux minérales factices et par les topiques stimulants, nous jugeons plus prudent, en pareil cas, de suspendre ou de cesser l'emploi des médications actives.

Les affections dartreuses ont, en général, une tendance manifeste à s'étendre, à ramper d'une partie à une autre, pour ainsi dire, et c'est probablement de là qu'est venu le nom d'*herpes* des Grecs, *serpigo* des Latins. Il n'est pas très-rare, d'après les auteurs, de les voir se terminer par *métastase*, soit que leur suppression entraîne l'affection d'un autre organe que la peau, soit que cette affection elle-même, préexistant, devienne assez intense pour amener la disparition de la maladie cutanée, soit enfin que dans quelques cas il faille admettre le transport de cette espèce de principe mobile que nos prédécesseurs n'hésitaient pas à désigner, à tort ou à raison, sous le nom de principe dartreux. La plupart des maladies aiguës et chroniques peuvent s'observer à la suite de la disparition des dartres [1], qu'elles soient ou non dépendantes de cette suppression, ce qui n'est pas toujours aussi facile à établir dans la pratique qu'on pourrait le croire au premier abord. Toutefois est-il vrai de dire que des exemples d'*aliénation mentale*, d'*épilepsie*, d'*arachnitis*, de phlegmasies internes et de lésions organiques diverses survenues plus ou moins promptement après la cessation brusque de diverses maladies cutanées, doivent rendre le médecin très-prudent dans le traitement de ces maladies lorsqu'elles paraissent constitutionnelles, c'est-à-dire dépendant d'une modification générale et bien

[1] *Verum quidem est quod maximum periculum imminet si vetus herpes sponte evanescat, vel arte retrocedat.* (Lieutaud.)

caractérisée, soit de tel ou tel viscère en particulier, soit de l'économie tout entière, que cette modification elle-même soit d'ailleurs originelle ou accidentelle[1].

Il est bien rare que les maladies cutanées se terminent d'une manière funeste; cette fâcheuse terminaison ne s'observe guère que dans les cas de complications. Toutefois, outre que ces complications peuvent être amenées par la *cachexie* qu'entraîne une maladie de la peau intense, ancienne et rebelle, il est certaines espèces, telles que le *pemphigus confluent*, le *pityriasis rubra* et quelques autres, qui ne sont très-probablement que le phénomène le plus apparent d'une cachexie générale des plus fâcheuses.

Au contraire, il est malheureusement trop commun de voir les affections cutanées résister aux moyens de traitement que l'on emploie, ou se reproduire avec une grande facilité après avoir paru guéries.

Quelquefois des espèces de *crises* peuvent s'observer dans ces maladies[2]. On voit dans quelques cas une fièvre, une phlegmasie interne, un flux sanguin ou muqueux (surtout s'il avait été antérieurement supprimé) déterminer par son apparition subite la cessation de la maladie cutanée préexistante. Quelquefois encore on voit l'apparition d'un exanthème, d'une affection dartreuse, ou le retour d'une maladie

[1] Fr. HOFFMANN (*Syst. méd.*, t. III, p. 182 et suiv.) a rassemblé beaucoup de faits de cette nature. Tout récemment, le réformateur HAHNEMANN (*Doctr. des malad. chron.*) a poussé cette idée jusqu'au délire, en attribuant à une *gale* rétrocédée la presque totalité des maladies chroniques, mais toujours est-il qu'il a accumulé dans son livre une foule de citations qui tendent à démontrer qu'il y a quelque chose de fondé dans l'opinion généralement répandue dans le siècle dernier, mais aujourd'hui peu goûtée par quelques dermatologues français, relativement au danger de la suppression des dartres.

[2] La modification rapide imprimée à la circulation et à la nutrition des téguments par une phlegmasie aiguë, telle qu'un *érysipèle*, une *variole*, etc., peut amener la disparition de dartres plus ou moins anciennes. M. Alibert en cite plusieurs exemples; tous les médecins qui s'occupent de pathologie cutanée ont été à même d'en observer. Des accès de fièvre même sans éruption peuvent avoir le même résultat.

cutanée supprimée, servir de crise à une phlegmasie interne. « *Alvi affectiones, ut diarrheæ, colicæ,* etc., *in cutis affectiones migrant,* » a dit Baglivi. On connaît les succès obtenus par quelques praticiens de l'inoculation de la *gale*, de l'usage des moyens sudorifiques, de l'application de pommades irritantes, ou de vésicatoires, dans des cas où des maladies internes plus ou moins graves étaient survenues chez des sujets antérieurement atteints de maladies de la peau. M. *Alibert* rapporte qu'une affection grave des voies aériennes déterminée par la répercussion d'une éruption dartreuse opérée par un bain froid céda au retour de cette éruption provoqué par l'usage des diaphorétiques et l'application d'un large vésicatoire sur la poitrine.

On lit dans la *Gazette médicale* du 14 avril 1838 l'observation suivante extraite du *Giornale delle scienze mediche di Torino :* « Amaurose incomplète guérie à l'aide de l'urtication, par M. Polto. — Une femme âgée de trente-cinq ans, habituellement bien portante, eut, en septembre 1835, à la suite de sa dernière couche, un exanthème farineux sur tout le corps. S'étant exposée au froid, cet exanthème a disparu complétement; de là malaise général, dérangement des voies digestives, *obscurcissement de la vue,* et enfin bronchite. Cet état se prolonge jusqu'au mois de janvier 1837. M. Polto, ayant été appelé, trouva la malade au lit, *aveugle,* languissante et toussant continuellement: elle pouvait à peine distinguer un rayon de lumière; tous les corps lui paraissaient couverts d'un brouillard épais; la pupille était nette, mais immobile. M. Polto prescrivit d'abord l'usage de boissons chaudes et diaphorétiques (gaïac, fleurs de sureau, sassafras, etc.), puis des frictions sèches sur la peau, des sinapismes volants, des vésicatoires, la pommade d'Autenrieth. Amélioration; la toux est moins vive, les forces plus animées; l'âpreté de la peau et l'amaurose persistent; plusieurs collyres anti-amaurotiques sont mis en usage sans plus de succès. Arrivé vers la moitié du mois de juin, M. Polto a pensé à soumettre la malade à l'urtication et à la flagellation : il a donc fait cueillir des orties vertes et longues et en a fait faire des bottes; il a opéré de la manière suivante : La malade, couchée nue sur le lit, l'opérateur a commencé à la frapper avec les orties aux pieds, puis aux jambes, aux cuisses, aux fesses, au tronc, aux bras, au cou; la tête seule a été épargnée. On conçoit quelle a dû être la souffrance de cette malheureuse, livrée à une si cruelle torture! Aussitôt après, M. Polto l'a fait coucher entre deux couvertures de laine, lui a appliqué deux sinapismes aux pieds, et fait prendre des boissons chaudes. La nuit a été agitée, mais le lendemain la peau ne présentait aucune réaction éruptive. On répète la flagellation pendant cinq jours, le matin et le soir. La peau saigne sur plusieurs points par l'action des orties; elle devient ensuite très-sensible, enfin elle se couvre d'une éruption de forme mixte, ici érysipélateuse, là papuleuse, à côté purpurique, plus loin vésiculeuse, sur quelques points phlegmoneuse, sur d'autres érythémateuse, etc. L'excitation de la peau devient excessivement vive; fièvre, rougeur oculaire, céphalalgie, tintement auriculaire; pouls plein, oppression, urines rares. On pratique une saignée; infusion de digitale, vin émétique. Les accidents déclinent, l'éruption s'exfolie, mais le purpura dure pendant neuf jours; quelques papules suppurent. Au moment même de la réaction cutanée, la vue a commencé à s'éclaircir; la malade distingue les personnes qui l'approchent, et enfin les fonctions oculaires sont revenues tout à fait à l'état normal. »

M. *Fizeau* a vu un jeune homme, guéri par des topiques répercussifs, d'une petite dartre à la main, être pris de crachement de sang, bientôt suivi de tous les indices d'une phthisie imminente, qui ne se dissipèrent que lorsqu'on eut réussi, par l'application d'un vésicatoire, à rappeler à la main l'affection dartreuse supprimée.

Ces cures, que l'on peut à la rigueur expliquer par la

théorie de la *révulsion*, nous ramènent naturellement à la grande question de la *répercussion des dartres* que nous avons déjà effleurée ci-dessus.

Autant on exagérait les dangers de cette répercussion dans les siècles qui ont précédé le nôtre, autant on s'est montré disposé à les amoindrir et presque à les annihiler dans l'école dermatologique moderne.

Il est vrai que beaucoup de cas cités comme exemples de *répercussion* nous paraissent avoir été mal interprétés. Du moins pouvons-nous affirmer que, sur plus de douze mille malades dont nous avons exactement noté l'entrée et la sortie dans nos salles de l'hôpital Saint-Louis, c'est à peine si nous avons eu à signaler trois ou quatre faits bien avérés et bien incontestables de répercussion.

Nous sommes très-porté à croire que beaucoup d'observateurs s'en sont laissé imposer par les apparences, et qu'ils ont pris pour des exemples de répercussion des faits qui doivent être rattachés à un ordre tout différent. Ainsi, toutes les fois que chez un sujet atteint d'une maladie chronique de la peau il survient un trouble un peu violent ou un peu durable, soit de la circulation et de l'innervation, comme dans la fièvre, soit de fonctions viscérales un peu importantes, comme dans diverses maladies aiguës ou chroniques, soit du tégument interne, soit de quelque organe particulier, tel que le poumon, l'estomac, l'intestin, etc., il y a diminution, suspension ou même suppression de la maladie de la peau, et alors on est disposé à regarder comme cause ce qui n'est réellement qu'un effet. Ainsi, nous avions à la fois dans notre pavillon Gabrielle, à l'hôpital Saint-Louis, au mois de mai 1843, trois jeunes femmes convalescentes de fièvre catarrhale grave; chez toutes trois la maladie générale avait fait disparaître l'affection des téguments, qui consistait en un prurigo compliqué de gale chez l'une, et en un eczéma du cou ou des mains chez les deux autres. Évidemment chez ces trois malades on ne pouvait pas dire qu'il y eût eu répercussion.

La même chose a lieu, quoique moins évidente, dans beaucoup de cas où une affection viscérale chronique, la phthisie pulmonaire, par exemple, paraît alterner dans sa marche avec une affection dartreuse. Celle-ci se suspend par le fait des exacerbations de la maladie interne, et se reproduit quand le trouble causé par ces exacerbations passagères s'est calmé. Il n'en est pas moins vrai pourtant qu'il y a des circonstances où la maladie de la peau peut être regardée comme une sorte de mouvement critique et dépuratoire de l'économie; bien plus, il est incontestable que des accidents graves et dus manifestement à une sorte de *répercussion* peuvent survenir dans ces cas, lorsque l'action des réfrigérants ou des perturbateurs tend à faire brusquement disparaître les phénomènes d'excitation et d'exhalation qui s'opèrent à la surface du corps. Mais ce genre d'accidents est infiniment plus rare que ne l'ont proclamé nos devanciers, et surtout beaucoup plus difficile à produire par l'emploi des remèdes topiques ou autres, qu'on ne pourrait le croire d'après le grand nombre d'observations publiées à ce sujet dans les siècles antérieurs au nôtre.

Ce qui se voit le plus souvent, c'est une sorte de substitution ou d'alternation qui fait que chez certains individus atteints particulièrement d'éruptions papuleuses, vésiculeuses ou pustuleuses, des névroses cérébrales ou thoraciques, des affections des bronches ou des poumons, la migraine, la mélancolie, l'asthme, l'hémoptysie, la toux, des affections spasmodiques diverses, etc., etc., se développent quand l'éruption s'éteint, et cèdent quand celle-ci vient à reparaître. Diverses explications ont été données de ce fait, sur lequel nous aurons plus d'une fois l'occasion de revenir.

§ VII. — A la mort des sujets affectés de maladies cutanées chroniques, on trouve souvent, à l'ouverture du corps, les traces de phlegmasies internes ou de lésions organiques qui ont compliqué la maladie cutanée, ou qui sont la conséquence de la cachexie, terminaison fatale de la diathèse dartreuse elle-même. Ce sont surtout des phlegmasies des organes de la respiration, et des phlegmasies ou des lésions organiques des organes digestifs; le foie est souvent à l'état *gras;* fréquemment aussi chez les femmes qui sont arrivées à l'âge critique, l'utérus est malade; les altérations de la peau elle-même varient suivant les espèces de maladies qui peuvent attaquer cette membrane; on trouve quelquefois le tissu réticulaire rougi et injecté, les cellulosités du derme elles-mêmes atteintes de phlegmasie, etc. L'analyse chimique des produits croûteux a montré qu'ils contenaient de l'*albumine,* de la *gélatine,* un peu de phosphate de chaux, du muriate de soude, du sulfate de soude et du carbonate de chaux.

Dans plusieurs cas, il y a tout lieu de croire que la mort a été le résultat de la propagation de l'état morbide de l'extérieur à l'intérieur, ou, si l'on veut, du tégument externe au tégument interne; mais cette opinion doit être aujourd'hui restreinte dans des limites beaucoup plus étroites que celles qui lui étaient assignées dans le siècle dernier. Quelques sujets succombent aussi dans un état *cachectique* qui paraît avoir sa source dans une dépravation soit primitive, soit consécutive, des humeurs; le sang est fluide ou transformé en une sorte de gelée liquide analogue à une gelée de groseilles mal prise; des pétéchies existent sur les téguments, etc., et alors on ne trouve pas toujours dans les solides l'explication de la mort. Celle-ci est survenue inopinément, sans accident nouveau, chez des individus qui ont succombé à un épuisement général. Nous aurons occasion de revenir sur ce point de doctrine, en traitant des espèces où la mort peut être regardée comme la terminaison naturelle de la maladie, telle que la *pellagre,* le *pemphigus confluent,* le *pityriasis rubra* général, etc.

§ VIII. — Le *diagnostic* des affections de la peau offre souvent d'assez grandes difficultés à l'observateur qui veut reconnaître et dénommer d'une manière précise la forme unique ou multiple de la maladie qu'il a sous les yeux, et qui ne se contente pas du nom vague d'*affection dartreuse* ou d'*éruption anomale*. C'est surtout à éclairer ce diagnostic comparatif et à préciser les caractères de chaque espèce de maladie cutanée que se sont attachés nos prédécesseurs *Alibert* et *Biett*; nous nous efforcerons, en marchant sur leurs traces, d'établir ce diagnostic sur des bases solides, et d'en faire sentir l'importance. Cette importance a été trop méconnue par les dermatologues qui ont voulu établir des classifications prétendues rationnelles.

§ IX. — Si, comme nous l'avons déjà dit, le *pronostic* des dartres est généralement peu fâcheux sous le rapport des dangers directs qu'elles entraînent, puisque ce n'est que dans des cas exceptionnels que la mort arrive, ou même que la santé générale s'altère, il l'est beaucoup plus sous le rapport de la guérison définitive et des récidives du mal. La plupart des dartres ont une grande tendance à s'étendre et à se reproduire, et, sauf les exceptions propres à quelques espèces de maladies cutanées et à certaines conditions de siége, d'âge, de tempérament, de régime, d'habitudes, etc., on peut dire, en général, que la guérison définitive et sans retour est souvent difficile et même parfois impossible à obtenir. Mais ce sont de ces vérités que le praticien prudent ne répand que *parca manu*.

§ X. — On observe souvent isolées les diverses espèces de maladies de la peau; mais dans d'autres cas aussi on les voit s'unir et se compliquer en plus ou moins grand nombre chez le même sujet. C'est ainsi que l'*eczema* peut s'unir à l'*impetigo*, que l'*ecthyma* complique souvent la *gale* ou le *prurigo*, etc.

Nous avons déjà parlé des complications des dartres avec diverses maladies internes. La syphilis, le scorbut, la goutte, le rhumatisme, etc., peuvent aussi les compliquer.

§ XI. — THÉRAPEUTIQUE. — Avant d'énumérer les nombreux remèdes que l'art met en usage dans le traitement des affections dartreuses, tâchons d'abord d'élucider la question tant de fois débattue *de la cure radicale des dartres*.

Que doit-on entendre par cure *radicale* des dartres? Évidemment celle qui, s'attaquant à la *cause* (lorsqu'elle est connue et curable), détruit, sans récidives, la maladie cutanée; ou bien, dans le cas où l'étiologie reste obscure, ce qui malheureusement n'est pas rare, la cure qui apporte dans toute l'économie des modifications assez profondes pour rétablir l'harmonie des fonctions dont le trouble avait amené la nécessité d'une sorte de crise à la peau. Il est, en effet, d'observation *et de tradition* qu'un grand nombre de maladies cutanées, et notamment celles que la plupart des médecins, d'accord en cela avec les gens du monde, désignent sous le nom de *dartres* (telles que l'*eczema* ou dartre squammeuse humide d'*Alibert*, l'*impetigo* ou dartre crustacée, auquel se rapportent les gourmes et beaucoup de pseudoteignes, l'*ecthyma*, le *lichen*, etc.), se rattachent à un état général ou *diathèse* qui tend sans cesse à reproduire l'éruption lorsqu'elle a temporairement cédé à une cure palliative.

C'est une distinction fondamentale et qui remonte jusqu'au père de la médecine, que celle qui divise ainsi les maladies de la peau en lésions que l'on peut regarder comme *locales*, de cause externe, accidentelles, susceptibles d'une guérison rapide et radicale (souvent par de simples topiques ou même par les seules forces de la nature), et lésions qui sont réellement diathésiques et se manifestent au dehors par une sorte *de dépôt*, comme disait Hippocrate (ἀπόστασις).

C'est une distinction que semblent avoir méconnue certains dermatologues de nos jours, qui n'ont pas craint de produire comme le progrès par excellence, comme la clef de toutes les indications thérapeutiques, comme la véritable base d'une médecine prétendue rationnelle et *positive,* la distinction des espèces pathologiques, non-seulement d'après leur forme apparente, mais d'après le siége *anatomique*..., siége qui, pour le dire en passant, est fixé parfois d'une manière tout à fait arbitraire et hypothétique.

Mais, pour détruire d'un seul mot une pareille prétention, il suffit de rappeler que l'observation la plus vulgaire montre tous les jours que des causes d'excitation locale, telles que les frictions et les applications irritantes (l'onguent mercuriel, un emplâtre stibié, des huiles âcres, des végétaux irritants, la poudre de cantharides, etc.) provoquent des éruptions vésiculeuses, pustuleuses, bulleuses, ulcéreuses..., qu'il n'est pas toujours facile de distinguer à la première vue de l'*eczema rubrum* spontané, de l'*impetigo,* de l'*ecthyma,* de l'*herpes,* du *pemphigus,* des ulcérations dartreuses ou vénériennes..., et qui certainement ont la même forme et le même *siége anatomique* que les éruptions que nous venons de nommer. Et cependant, quelles différences ne trouve-t-on pas dans la nature, la marche, la durée, la terminaison, le traitement de ces deux ordres d'affections cutanées comparées entre elles?

Il est toute une classe de maladies de la peau spécifiques qui nous montre tout à la fois et le peu d'importance de la forme et de l'élément anatomique relativement au traitement, et les conséquences décisives, pour la cure radicale, de la connaissance de la nature de l'affection et de sa cause : je veux parler des *syphilides.* Voilà un vrai type d'éruptions diathésiques, dont la cause une fois connue appelle un traitement spécifique qui, chez les sujets placés d'ailleurs dans de bonnes conditions, procure réellement une cure radicale [1].

Les éruptions dues à la diathèse strumeuse (le *lupus* ou

[1] Voir mon Mémoire académique sur les *syphilides*, dont la seconde édition a été publiée en 1847.

dartre rongeante, certaines éruptions *eczémateuses, impétigineuses, ecthymateuses*), sont un second exemple d'affections cutanées diathésiques qui, chez certains sujets, sont susceptibles d'une cure radicale, le plus souvent sous l'influence des moyens hygiéniques secondés par les progrès de l'âge, plus rarement par l'administration de remèdes, sinon spécifiques, au moins appropriés à la diathèse, en tête desquels il faut placer l'huile de foie de morue.

Mais, presque toujours alors, il faut joindre une action topique directe à la médication générale, soit que les téguments aient subi une altération profonde et qui n'est plus susceptible d'être résolue par les voies ordinaires de l'absorption, de la circulation et de la nutrition, comme dans le *lupus;* soit qu'une habitude vicieuse entretienne les sécrétions morbides qui se sont établies à l'extérieur comme dans certaines éruptions impétigineuses. Les résolutifs actifs, les topiques sulfureux, mercuriels, iodurés, les produits balsamiques et empyreumatiques, l'huile de cade, le goudron, l'huile de schiste, enfin, les cautérisations plus ou moins profondes sont alors des agents efficaces qui concourent au succès de la médication générale.

Les éruptions parasitiques qui ont une cause connue et susceptible de destruction, comme la *gale* et la vraie *teigne,* sont également l'objet d'une cure radicale, obtenue dans le premier cas par les nombreux topiques reconnus aptes à détruire l'*acarus scabiei,* et dans le second, par la cautérisation ou l'épilation, qui détruit ou enlève les germes et racines du *mycoderme.*

Mais, si nous en venons aux affections *dartreuses* proprement dites, voyons s'il nous sera possible de poser les bases d'une cure radicale de cette classe nombreuse de maladies, ou du moins d'en éclairer l'étiologie, ce qui serait déjà un grand pas de fait pour arriver à un traitement à la fois rationnel et radical.

La médecine, comme toutes les sciences, repose sur quelques vérités de sens commun, adoptées par l'humanité tout entière. Telle est la force vitale ou nature médicatrice d'Hippocrate, formule qui résume les principaux phénomènes de l'organisme vivant offrant, soit dans l'état de santé, soit dans l'état de maladie, une loi primordiale de *consensus* dirigé vers un but déterminé. Comme nous l'avons vu tout à l'heure, nos contemporains, éblouis par les progrès modernes du diagnostic topographique et localisateur, par ceux de l'anatomie pathologique, de l'analyse chimique et microscopique de nos humeurs et de nos tissus, se sont laissé entraîner à substituer à l'observation clinique et à la thérapeutique *vitaliste*, les études trop souvent stériles pour la pratique, de l'anatomiste, du chimiste, du micrographe, dans le dessein de fonder sur cette base une médecine organique ou *positive*. Ils oubliaient trop que les lésions matérielles que l'anatomiste, le chimiste, le micrographe peuvent constater ne sont le plus ordinairement que le produit d'actes vitaux dont la nature se révèle à l'expérience médicale par des circonstances souvent tout à fait étrangères aux lésions locales anatomiquement constatées; exemples : les fièvres intermittentes, la fièvre dite typhoïde, le choléra, la variole, les syphilides, les dartres, etc.

D'ailleurs, tout système faux et incomplet se découvre facilement par des applications qui viennent ouvertement contredire les vérités de sens commun qui sont le fruit de l'observation et de l'expérience des siècles.

Voici, par exemple, en pathologie cutanée, un auteur qui veut faire reposer la médecine sur une base anatomique et qui fixe le siége d'une maladie vulgaire, l'*urticaire*, dans l'appareil *papillaire*. Notons d'abord, en passant, que cette prétendue base *positive* n'est pas bien assurée, car un autre sectateur de l'*anatomisme* veut que cette maladie soit considérée comme une altération du *réseau vasculaire*, un troisième la fait siéger dans l'appareil folliculeux ou glandulaire..., enfin un célèbre micrographe, le *docteur Gruby*, croit avoir constaté sur un sujet qui, par amour de la science, s'est laissé enlever un petit morceau de peau affectée d'urticaire, que les élevures de cette éruption sont le produit d'une fluxion et d'une dilatation des glandules et des canaux sudorifères de la peau, accompagnées d'une exsudation séreuse dans les mailles du derme. Soit! Qu'est-ce que cela nous apprendra sur les causes, la marche, la durée, le traitement de l'*urticaire?* Et comment tirerons-nous de cette connaissance anatomique (déjà assez contestable par elle-même, comme nous venons de le voir) le moindre élément pour arriver, selon la prétention de l'anatomisme, à la création d'une médecine positive et rationnelle?

Dans un projet de classification de même nature, nous voyons réunir dans une même classe les affections les plus disparates : ici, la *rougeole*, le *pemphigus* et le *nœvus*; là, le *prurigo* et l'*éléphantiasis grec*; ailleurs, le *pityriasis*, l'*eczema* et le cor au pied; plus loin, le *lichen* et le *favus!* Comment d'aussi étranges rapprochements pourraient-ils justifier la prétention de fonder une classification destinée à éclairer la *nature* et le traitement des maladies?

C'est d'ailleurs s'abuser étrangement que de croire qu'une classification quelconque puisse jamais avoir pour but de donner des indications précises sur la nature et le traitement des maladies. Une classification ne peut être qu'un instrument d'étude, toujours plus ou moins artificiel, et dont le but principal est de soulager notre mémoire, de mettre de l'ordre dans nos connaissances, et surtout de donner des bases solides au *diagnostic* des espèces.

Sous ce rapport, la classification de Willan et de Bateman (avec quelques légères modifications) qui prend pour base de ses divisions les *formes cliniques* (et non pas les lésions anatomiques microscopiques), est certainement celle qui réussit le mieux à faciliter l'étude de la pathologie cutanée spéciale, et à éclairer le diagnostic.

Ne négligeons pas d'ailleurs de faire remarquer que ce

diagnostic bien établi, à l'aide de la forme clinique de l'éruption, devient pour le médecin la clef de toute l'histoire de l'espèce morbide qu'il a sous les yeux, et assez souvent le premier élément des indications thérapeutiques.

Ainsi, lorsqu'à l'aide de la forme *vésiculeuse* escortée du sillon de l'*acarus*, du siége d'élection des vésicules et de quelques autres caractères également faciles à saisir, nous avons reconnu et nommé la *gale*, la séparant ainsi non-seulement des autres éruptions *pustuleuses* ou *papuleuses* qui pourraient se confondre avec elles, mais encore des autres espèces rangées avec elle dans l'ordre des *vésicules* (l'*herpes* et l'*eczema*):

Nous pouvons, au moyen de ce seul diagnostic précis et rigoureux, nous élever à toutes les connaissances étiologiques, pathologiques et thérapeutiques qui intéressent le médecin. En effet, la seule désignation de l'espèce *gale* implique les notions d'une maladie contagieuse, accidentelle, de cause externe, exempte de toute suite fâcheuse, facile à guérir par une médication purement topique.

De même pour un *lupus*, pour une *syphilide*..., classer et nommer l'espèce, c'est avoir une idée complète de la maladie, c'est pouvoir porter un jugement assuré sur la nature, la marche, le pronostic et la thérapeutique de cette affection.

Quant à ce qui est des espèces plus particulièrement désignées sous le nom de *dartres* (et nous avons déjà cité plus haut les plus communes), les circonstances individuelles influent grandement sur le jugement à porter : l'étiologie, le pronostic et la thérapeutique deviennent ici bien plus difficiles à établir à la première vue.

La cause prochaine des *dartres* a été tour à tour cherchée, avons-nous dit, suivant les idées dominantes de l'époque, dans l'humorisme galénique, dans les altérations âcres, acides ou alcalines supposées par les chimistes, dans un prétendu *virus dartreux* que Poupart, en particulier, regardait comme un protée susceptible de se déguiser sous toutes sortes de formes, et capable de produire la fluxion de poitrine, la fièvre maligne, la phthisie pulmonaire, l'hydropisie! De nos jours, après le règne du système de *Broussais* qui ne voyait dans les dartres que des phlegmasies cutanées chroniques, à la suite de l'*anatomisme* qui les localisait aussi le plus possible dans les divers éléments anatomiques de la peau, sont venus des empiriques qui se sont plu à supposer que, comme la gale, toutes les affections dartreuses étaient dues à des parasites cutanés et devaient céder à des remèdes insecticides. Les recherches microscopiques tendent, d'une autre part, à multiplier les espèces attribuées à la transmission et au développement d'un parasite végétal. Il nous reste à mentionner enfin les tentatives faites par le célèbre professeur de Lyon, le *docteur Baumée*, pour établir une cure rationnelle fondée sur la théorie *des fluxions* (réfléchie, déplacée, excentrique, par diathèse, idiopathique et complexe).

Conformément à cette étiologie, ont été successivement employés comme destinés à procurer une *cure radicale :* les purgatifs et les végétaux prétendus dépuratifs; les substances acides, alcalines, absorbantes, altérantes; les antiphlogistiques locaux et généraux; les insecticides, le camphre, la soude, la chaux, la créosote, le goudron, le tannin; les mercuriaux comme destructeurs des germes végétaux; enfin, dans presque tous les systèmes, comme une sorte de spécifique, empirique il est vrai, mais sanctionné par la tradition, le *soufre* et ses composés, et, de préférence, les eaux sulfureuses naturelles.

Quelques courtes remarques sur chacune de ces médications, vantées tour à tour comme pouvant amener une cure radicale des dartres, préluderont aux vues thérapeutiques que nous avons adoptées nous-même comme les plus propres à guider le praticien dans cette voie difficile. — Établissons avant tout notre position personnelle dans la question.

Élève de Biett et d'Alibert, professeur de pathologie cutanée spéciale dès l'année 1827, médecin de l'hôpital Saint-Louis depuis 1840, je puis m'appuyer sur une expérience dont les notes, recueillies sur plus de douze mille malades, et l'observation étendue à un nombre de malades bien autrement considérable, forment la base. Je crois donc pouvoir me permettre des jugements et des assertions qui, sans doute, ne seront point inattaquables, mais que l'on ne saurait du moins accuser d'être émis à la légère et sans connaissance de cause.

La très-sommaire et très-succincte indication des principaux remèdes appliqués à la cure des dartres, depuis Hippocrate jusqu'à nous, pourrait déjà suffire à prouver qu'il n'existe pas pour ce genre de maladies (sauf les quelques exceptions que nous avons notées et qui ne s'appliquent point aux dartres proprement dites) de remède spécifique, et, par conséquent, non plus de cause spécifique. Nous reviendrons plus loin sur ce dernier point.

A l'exception, en effet, du soufre et de ses composés, remède purement empirique et dont l'administration, transmise par la tradition depuis les temps les plus reculés jusqu'à nos jours, ne repose sur aucune indication rationnelle[1], sur aucune théorie, toutes les autres médications que nous avons indiquées ont pour point de départ une théorie plus ou moins hypothétique qui a varié à diverses époques, selon les idées régnantes. Mais le soufre et ses composés ont-ils réellement une action spécifique contre les dartres? Oui, si l'on restreint la signification du mot à celle de *spéciale;* non, si l'on veut le prendre dans une acception rigoureuse et indiquant l'action curative qui s'attaque à la cause, et qui peut, par conséquent, amener une cure radicale, comme le mercure contre la syphilis, le sulfate de quinine contre le type intermittent, *peut-être* le baume de copahu contre la blennorrhagie. La liste des spécifiques absolus n'est pas longue!

Il est d'ailleurs assez digne de remarque que c'est très-

[1] Sauf le cas où il agit comme *parasiticide*.

certainement à son action *parasiticide* contre la gale et les éruptions chroniques des animaux que le soufre a dû son introduction dans la thérapeutique humaine. C'est à la même source qu'a été puisé le remède spécifique par excellence de la syphilis, le mercure, lequel jouit aussi d'une action parasiticide très-prononcée.

De tous les composés sulfureux les plus anciennement employés, et certainement aussi le plus efficace et le plus fréquemment administré contre les dartres, c'est sans contredit celui que la nature nous offre tout préparé dans les eaux sulfureuses thermales.

Écoutons à ce sujet les paroles si sages et si judicieuses du docteur J. Ch. Herpin (communication faite à l'Académie des sciences dans la séance du 9 juillet 1855) :

« .... J'ai visité les principales eaux renommées en France, en Allemagne et en Angleterre, et j'ai acquis l'intime conviction que les eaux minérales sont l'un des agents les plus précieux, les plus efficaces et en même temps les plus agréables que la nature nous ait accordés pour soulager, guérir et prévenir un grand nombre de maladies, en corrigeant et améliorant les sécrétions viciées, en apportant à la constitution intime des individus de profondes et salutaires modifications.

» Les effets physiques et physiologiques s'expliquent aisément par l'action du calorique, l'action mécanique diluente et dissolvante de l'eau, l'élimination au dehors du corps des produits hétérogènes viciés et morbides, la formation d'un sang nouveau, le rétablissement de la santé sous l'influence de conditions hygiéniques favorables.

» Les effets chimiques s'expliquent aussi par la composition des eaux : les chlorures excitent le système lymphatique et glandulaire; les sulfates agissent sur les voies intestinales; les carbonates alcalins corrigent l'acidité des humeurs et fluidifient le sang; la chaux et les phosphates fournissent la restauration du tissu osseux. Ajoutez enfin l'action spéciale du soufre, de l'iode, du fer, etc.

» Le malade est soustrait en même temps aux influences du foyer domestique qui ont occasionné ou entretiennent la maladie.

» Aussi, c'est aux sources naturelles qu'il faut aller boire les eaux minérales; là elles ont leur température native, là elles possèdent toutes leurs propriétés médicamenteuses. Les gaz, les principes volatils qu'elles contiennent n'ont éprouvé aucune déperdition; elles sont plus faciles à digérer, plus agréables à boire, et l'on peut en boire abondamment, condition indispensable pour en retirer de bons effets, opérer le lavage des tissus, dissoudre et entraîner les principes morbifiques. »

Il est incontestable, en effet, que l'on ne saurait assimiler aux cures thermales les traitements artificiels faits à domicile. Les eaux sulfureuses, notamment, ne peuvent être imitées que fort imparfaitement par les procédés chimiques, et il suffit pour le démontrer de l'observation vulgaire qui enseigne que les mêmes malades qui supportaient avec facilité les eaux sulfureuses naturelles en bains et en boisson n'éprouvent que de l'irritation et de la fatigue de l'administration des eaux sulfureuses factices. Ainsi, des vieillards, des enfants, des sujets cacochymes traités avec avantage à Bagnères de Luchon, à Enghien, à Aix-la-Chapelle et autres sources sulfureuses, n'ont pu reprendre à Paris l'usage des bains factices sans voir leur peau s'enflammer sous l'influence irritante du composé chimique ajouté à l'eau dans le but d'imiter la composition du bain de Baréges. A défaut cependant de la cure thermale, il nous faut bien, à l'hôpital Saint-Louis, employer pour la peau les eaux minérales factices [1]; mais pour le traitement interne nous n'em-

[1] M. Soubeiran propose, comme bain de Baréges factice, la composition suivante :

♃ Sulfure de sodium cristallisé,
Carbonate de soude cristallisé.
Chlorure de sodium,
} āā 40 grammes.

Pour un bain de 200 litres.

ployons jamais dans notre service que les eaux naturelles.

Le soufre et les eaux sulfureuses thermales, voilà donc à quoi se réduit la matière médicale du traitement dit *spécifique* des affections dartreuses, quand on a retranché de celles-ci les éruptions qui ont une cause connue ou susceptible d'être attaquée par des agents spéciaux, comme la *gale*, la *teigne*, les *syphilides*, etc.

Mais ce traitement est loin de suffire à une cure radicale, et sans mentionner ici les cas où il échoue, il faut avouer que, dans une multitude d'observations, nous le voyons opérer seulement une cure temporaire et suivie d'une récidive plus ou moins prompte.

Aussi de tout temps on a reconnu la nécessité de faire concourir l'hygiène et les remèdes généraux à la cure des affections dartreuses.

Parcourons successivement ces divers ordres de moyens.

I. *Moyens hygiéniques*. On peut voir, en consultant les écrits d'*Hippocrate*, de *Celse*, de *Galien*, et des auteurs grecs et arabes, quelle haute importance les anciens attachaient à l'observation des règles du régime dans le traitement des maladies en général, et en particulier dans celui des maladies de la peau. On trouve, sous ce rapport, les détails les plus minutieux dans les ouvrages d'*Aétius d'Amide*, de *Paul d'Égine*, d'*Avicenne*, etc.

L'abstinence des épices, des substances âcres, des boissons stimulantes, l'usage habituel d'une nourriture douce et choisie, ont été conseillés de tout temps aux individus sujets aux maladies de la peau. Le laitage, hors le cas de diathèse scrofuleuse, les viandes blanches, les légumes frais, les fruits, les boissons amères, l'abstinence des liqueurs fermentées et des boissons stimulantes, telles doivent être en général les principales bases du régime alimentaire. Un exercice modéré, les soins de propreté, l'entretien de la liberté des fonctions de la peau, un air pur et tempéré, ne sont pas moins nécessaires.

Lorry, en parlant des effets puissants du régime dans la cure des maladies dartreuses (*De morbis cutaneis*, p. 327, *Herpes*), rapporte un exemple remarquable de guérison de dartre rongeante du visage, obtenue par la seule substitution d'une diète végétale austère à une nourriture succulente; voici ses propres paroles : « .... *Ego verò pro virili parte sanctissimè attestari possum illustrissimam matronam vivam, atque sanitate fruentem illibatâ, sanatam fuisse herpete phagædenico genam utramque fœdè ulcerantem et acria stillantem, dum mutatur ipsius victus opiparus, et carne turgentia juscula repudiantur, solisque oleribus vivit simplicissimè et aquâ salitâ paucoque butyro conditis, nec ullus unquàm à decem annis fuit mali regressus.* »

J'ai vu bien des fois, chez des sujets adultes irritables ou sanguins, un changement de régime analogue faire disparaître des affections papuleuses, vésiculeuses ou pustuleuses qui s'étaient développées avec une assez grande intensité.

M. Alibert parle d'un commerçant espagnol qui était atteint d'une dartre furfuracée toutes les fois que ses affaires l'appelaient en France. Il cite aussi l'exemple d'une jeune fille que la misère avait réduite à mendier, et qui, inutilement traitée pendant longtemps d'une dartre squammeuse des extrémités inférieures, guérit ensuite promptement et spontanément par le seul fait du séjour qu'elle fit dans une maison aisée où elle put user d'un régime alimentaire sain. Il ne faut pas manquer de noter à cette occasion que les soins de propreté, le régime de vie réglé, le changement d'habitudes que subissent les gens du peuple que l'on admet dans les hôpitaux, suffisent quelquefois seuls pour dissiper les maladies cutanées qui avaient motivé leur admission, et que, si l'on ne tient pas suffisamment compte de cette influence favorable, on peut s'en laisser imposer sur la prétendue efficacité de remèdes qui n'ont eu en effet que peu ou point de part à la guérison.

II. *Remèdes généraux*. Les anciens croyaient nécessaire

de faire subir à l'économie tout entière diverses préparations avant d'en venir à attaquer l'affection de la peau elle-même. Quoique quelques auteurs grecs, latins et arabes, aient beaucoup moins insisté sur ce point que *Galien*, et se soient complu à énumérer en foule les remèdes externes et à varier de mille manières la composition des topiques dont ils faisaient usage, cependant aucun d'eux ne négligeait entièrement ce traitement préparateur. On voit notamment *Archigènes* (cité par *Aétius*) parmi les auteurs grecs, et *Avicenne* parmi les Arabes, recommander en général de commencer le traitement par la saignée, les bains, une diète émolliente, les purgatifs, etc. *Hippocrate* avait déjà depuis longtemps conseillé, dans la même vue, les boissons délayantes, puis l'ellébore, le *peplium*, etc.

Dans le siècle dernier, on insistait beaucoup, dans le traitement des maladies en général, et en particulier dans celui des maladies de la peau, sur ces moyens préparateurs; il était rare qu'on attaquât une affection chronique par quelque méthode thérapeutique spéciale, avant que le malade eût été saigné, baigné, purgé, en un mot convenablement et méthodiquement préparé. Récemment encore, le professeur *Delpech*, de Montpellier, dans un mémoire sur la gale, qu'il avait adressé à l'Académie de médecine, faisait mention de quelques individus atteints de cette affection, et guéris par lui en quelques jours, après avoir été soustraits aux soins peu éclairés d'un médecin *de la vieille école*, qui, depuis plusieurs mois, les *préparait* par des bouillons altérants, des boissons dépuratives, des laxatifs, etc.

De nos jours, on est généralement tombé dans l'excès contraire. Des praticiens du plus haut rang n'hésitent pas à attaquer directement et de prime abord, par des substances caustiques ou autres, les affections cutanées les plus invétérées, sans même avoir recours à aucun médicament interne dans tout le cours du traitement.

Évidemment il y a là deux écueils à éviter; et, s'il est

ridicule de suivre dans tous les cas et d'observer indistinctement, et chez tous les sujets, les préceptes thérapeutiques que les anciens appliquaient peut-être avec plus de discernement que nous ne le pensons, il n'est pas non plus très-rationnel, ni peut-être sans inconvénient, de négliger toute méthode préparatoire, et surtout tout traitement général, dans des maladies qui se lient souvent à un état constitutionnel particulier, et dont la guérison, ou mieux la disparition prompte, n'est pas toujours aussi exempte de dangers que quelques médecins *de la nouvelle école* affectent de le croire.

Il serait superflu d'énumérer ici avec détail les nombreux médicaments qui ont été employés dans les maladies de la peau aux diverses époques de la science : nous nous bornerons à indiquer quelques-unes des substances les plus connues et les plus usitées.

1° Parmi les végétaux, on trouve les plantes regardées comme *dépuratives* et propres à corriger la disposition morbide des humeurs : la chicorée, la scabieuse, la pensée sauvage, la saponaire, la fumeterre, la bardane, la douce-amère, les sucs d'herbes, le trèfle d'eau, la laitue, le cresson, le pissenlit, etc.; les substances *amères* : le houblon, la patience, la gentiane, etc.; les *sudorifiques* : la salsepareille, le gaïac, le daphne mezereum, etc.; les substances *purgatives* : l'ellébore et l'*elatarium* des anciens, l'aloès, le scammonée, le jalap, l'euphorbe, etc.; quelques substances *vénéneuses* : l'aconit, la jusquiame, la ciguë, la belladone, etc.; quelques substances *âcres*, comme la joubarbe ou *sedum acre*, plus usitée à l'extérieur, la clématite, l'anémone pulsatile, le colchique, etc.

La douce-amère, singulièrement vantée par les Anglais, a beaucoup perdu aujourd'hui de sa réputation. En 1784, un médecin français, M. Bertrand Lagrezie, avait composé en son honneur la dissertation inaugurale qu'il soutint à la Faculté de Paris (*Essai sur le traitement des dartres*, etc., in-12). « On peut, dit plaisamment le docteur Retz, raconter dans une demi-page tout le contenu de cet ouvrage : Avez-vous une dartre ou des dartres? Prenez de la douce-amère. — Mais c'est une dartre miliaire? Bon; vous la guérirez avec de la douce-amère. — Mais, pour une dartre vive? La douce-amère. — Et si elle était dartre phagédénique? Il n'y a pas d'autre moyen de vous en débarrasser que l'usage de la douce-amère. — La dartre qui survient au visage, aux mains, à la poitrine, aux parties génitales; celle qui procède du vice des humeurs, des aliments, des suppressions; la dartre communiquée, celle qui est héréditaire; toutes, en un mot, cèdent comme par enchantement à l'emploi de la douce-amère... Il existe, à la vérité, d'autres remèdes, tels que les dépuratifs, les diaphorétiques et les sudorifiques, les eaux thermales, etc.; mais comme *la plupart du temps* tous ces secours sont inutiles... Enfin, tenez-vous-en à la douce-amère. »

Sans posséder, plus que le commun des praticiens, d'observations bien rigoureuses à l'appui de la vertu spécifique de ces plantes dont l'usage est sanctionné par la tradition et par une sorte de vogue populaire, nous les employons comme eux, en les variant et en choisissant, suivant les cas, les espèces rafraîchissantes, détersives, dépuratives, qui ont joui de quelque réputation depuis l'éclair ou grande chélidoine des anciens, jusqu'à la douce-amère des modernes : nous faisons particulièrement usage, dans nos salles de l'hôpital Saint-Louis, de la tisane de chicorée sauvage additionnée de 4 grammes de bicarbonate de soude par litre.

Les espèces émollientes, résolutives, détersives, sous forme de bains, de lotions, de fumigations, de fomentations, de cataplasmes, trouvent aussi fréquemment leur application dans le traitement de l'*eczema*, de l'*impetigo*, de l'*acne*, de la *teigne*, soit pour dépouiller la peau des squammes et des croûtes qui la revêtent, soit pour calmer l'inflammation qu'on y observe. Un des topiques les plus anciennement employés, et dont nous nous servons avec le plus d'avantage dans les cas nombreux où les émollients purs ne conviennent pas, et où cependant la susceptibilité de la peau s'oppose à l'emploi des astringents et des résolutifs proprement dits, c'est le *lait d'amandes*, conseillé par presque tous les écrivains grecs et latins comme un excellent cosmétique.

2° Parmi les minéraux se place en première ligne, comme déjà nous l'avons dit ci-dessus, le *soufre*, connu et employé dès la plus haute antiquité, et qui justifie encore tous les jours son antique réputation.

Applicables au traitement de presque toutes les maladies vulgairement désignées sous le nom de dartres, les préparations sulfureuses sont employées à l'hôpital Saint-Louis comme remède spécifique contre la *gale* (voir plus loin, au chapitre qui traite de cette maladie). Le soufre a une action parasiticide qui le rend utile comme topique dans les éruptions entretenues par la présence d'un champignon.

Le soufre sublimé et purifié ou *fleurs de soufre*, à l'intérieur, seul ou uni à la magnésie, administré dans du pain à chanter, à la dose de 30 à 60 centigrammes, le matin à jeun, se montre véritablement utile chez les sujets lymphatiques affectés d'*eczema*, d'*impetigo*, de *lichen*, de *prurigo*, etc. A l'extérieur, incorporé à l'axonge avec addition d'un alcali, c'est le spécifique usuel de la gale, tant au dehors qu'au dedans de l'hôpital.

Le *sulfure de chaux* peut, comme le sulfure de potasse, être employé à l'extérieur dans un grand nombre d'affections cutanées chroniques. Uni à l'huile camphrée, il forme un liniment qui guérit fort bien la gale. Avec l'axonge pour excipient, il compose une pommade dont nous faisons un grand usage dans le traitement de l'*herpes circinatus*, des *pseudoteignes* et de beaucoup d'autres affections de la peau.

Les eaux minérales sulfureuses, alcalines, ferrugineuses,

salées, etc., dont l'usage externe remonte aux temps les plus anciens, mais dont l'usage à l'intérieur est beaucoup plus récent. Les eaux sulfureuses de Baréges, d'Enghien, s'emploient assez souvent, soit pures, soit coupées avec d'autres boissons. Celles de Bagnères de Luchon passent avec raison pour le remède antiherpétique par excellence. Mais on peut dire d'une manière générale que toutes les eaux thermales peuvent trouver leur application dans la cure des maladies de la peau.

On le sait encore, les sous-carbonates de soude et de potasse, les sels neutres et acidules, le tartrate acidule de potasse, sont souvent prescrits à faible dose dans les tisanes comme moyens altérants et laxatifs. Les préparations mercurielles, assez fréquemment employées par les anciens dans la composition des topiques qu'ils appliquaient aux maladies de la peau, et probablement empruntées plus tard de cette source pour être appliquées aux maladies vénériennes, comme le remarque très-judicieusement *Lorry*, sont assez souvent mises en usage de nos jours, tant à l'intérieur qu'à l'extérieur, dans les affections cutanées chroniques, même lorsqu'il n'existe aucun indice d'affection syphilitique. Le mercure doux a été surtout vanté comme altérant et comme laxatif. Nous prescrivons souvent les pilules de Belloste dans l'*impetigo* chronique, la couperose, la mentagre, en ayant soin de nous tenir en garde contre la salivation qui pourrait survenir.

Le *sublimé corrosif*, très-usité en bains, en lotions, a une action parasiticide qui l'a fait plus spécialement appliquer au traitement de la *teigne* (comme topique, bien entendu,) par notre collègue le docteur *Bazin*.

Les préparations antimoniales étaient très-fréquemment mises en usage dans le siècle dernier, mais sont aujourd'hui à peu près tombées en désuétude [1]. Les préparations arseni-

[1] On se sert cependant encore assez fréquemment, mais dans les affections syphilitiques invétérées surtout, des tisanes de *Feltz* et de *Pollini*,

cales, vantées surtout par les médecins anglais, ont encore quelque vogue. Ce n'est d'ailleurs qu'à une dose très-faible, et avec beaucoup de prudence, qu'on peut les administrer à l'intérieur, soit qu'on emploie l'arséniate de soude ou de potasse en solution, comme il existe dans les liqueurs de *Fowler* et de *Pearson*, soit qu'on se serve d'arséniate de fer qu'on administre en pilules, en commençant par la dose d'un douzième de grain par jour, soit enfin qu'on ait recours aux pilules dites *asiatiques*, dans lesquelles entre l'oxyde blanc d'arsenic ou *acide arsénieux*. De pareils remèdes, qu'il serait si facile de convertir en poisons, ont cependant été hautement préconisés par quelques praticiens. Nous n'avons jamais observé, nous devons le dire, les résultats merveilleux que quelques médecins français et étrangers disent en avoir obtenus. Il est bien vrai que les affections *squammeuses* traitées par ces préparations ont été guéries chez un certain nombre de sujets, mais ni mieux, ni plus vite, ni plus sûrement que par d'autres méthodes beaucoup moins sujettes à inconvénients. Il ne nous est nullement démontré, en particulier, que les cures obtenues par l'emploi de l'arsenic soient plus solides et plus exemptes de récidives que celles opérées par d'autres remèdes. Nous avons vu, au contraire, un grand nombre d'exemples de *lepra vulgaris*, de *psoriasis*, d'*impetigo*, de *lichen*, d'*eczema* chroniques, ou guéris incomplétement, ou récidivant plus ou moins promptement à la suite de l'usage de ce prétendu spécifique, dont nous parlerons plus au long à l'occasion du *psoriasis*.

Les préparations d'or ont montré quelque efficacité dans certaines éruptions syphilitiques. L'eau de chaux, le muriate de chaux, ont été tentés principalement dans les affections cutanées compliquées de diathèse scrofuleuse. L'iode pur ou associé au soufre, au mercure, etc., est très-usité de nos jours

qui sont composées de décoctions sudorifiques concentrées, auxquelles on ajoute des préparations antimoniales, telles que le sulfate d'antimoine, le sulfure d'antimoine, etc.

dans les maladies de la peau, tant à l'extérieur qu'à l'intérieur.

Les acides minéraux étendus, et notamment l'acide sulfurique, sont unis aux boissons dans quelques cas de maladies cutanées chroniques, surtout dans celles qui s'accompagnent d'une exhalation plus ou moins abondante et d'un prurit plus ou moins âcre. C'est comme astringents que paraissent alors agir ces sortes de limonades minérales.

Les *alcalis*, vantés par les médecins chimistes du dix-huitième siècle comme fondants et résolutifs souverains dans les maladies attribuées à une altération de la lymphe, telles que les engorgements lymphatiques, les scrofules et les maladies chroniques de la peau, ont-ils bien toutes les vertus qu'on s'est plu à leur attribuer?

Sous le point de vue purement chimique, il faut d'abord remarquer, pour ce qui concerne les affections dartreuses, que, tandis que la perspiration cutanée exhale une humeur *acide*, l'exhalation séreuse qui s'opère à la surface des excoriations eczémateuses ou impétigineuses donne un produit *alcalin*, en sorte que les alcalis lui seraient plutôt favorables que contraires. Mais c'est en vain que l'on s'efforce, de nos jours, de relever du piquant anathème lancé par *Bordeu* les vues iatro-chimiques, déjà bannies à plusieurs reprises de la pratique médicale! Pour le vrai médecin, c'est l'observation de la nature vivante qui doit être le seul guide des indications thérapeutiques. Or, il est de fait que les alcalis, surtout comme topiques, ont une action détersive et résolutive très-efficace, et produisent journellement de bons effets dans le traitement de l'*acne*, du *psoriasis*, du *prurigo* et du *lichen* lui-même, quand il n'est point accompagné d'une trop vive irritation. Les bains, les lotions et les pommades rendues alcalines par l'addition du sous-carbonate de potasse, la liqueur de potasse administrée à l'intérieur d'après la méthode anglaise, la tisane de chicorée additionnée de 4 grammes de bicarbonate de soude par litre, sont des remèdes dont nous faisons un usage journalier.

C'est aussi, nous le croyons, à la manière des substances alcalines qu'agit un remède qui avait été préconisé par un médecin hongrois, le docteur Polya, de Pesth, remède que nous avons essayé dans nos salles durant un certain temps, et auquel il nous a semblé devoir attribuer quelque vertu résolutive. Ce remède porte le nom d'*anthracokali* qui en indique la composition (voir la *Gazette médicale* de Paris, an 1842, n° 22).

3° Les substances animales ont été aussi mises à contribution dans le traitement des maladies de la peau, et sans mentionner ici l'usage interne des cantharides, déjà indiqué par *Hippocrate*, et fortement recommandé sous forme de teinture par *Richard Mead* dans le traitement de la lèpre, nous pouvons énumérer le lait, le lait d'ânesse, le petit-lait, les bouillons de poulet, de veau, de tortue, de vipère, si fréquemment employés dans les maladies de la peau. On ne se sert plus guère de nos jours des deux dernières substances, si vantées par les anciens. On aurait quelque peine aujourd'hui à ajouter foi aux miracles de la thériaque, fort en vogue du temps de *Galien*, aux effets merveilleux de la vipère, fortement conseillée dans la lèpre tuberculeuse par *Arétée*, *Paul d'Égine*, etc., et l'on use même fort rarement de la chair et du bouillon de tortue, qu'il est moins difficile de se procurer.

III. *Remèdes externes et topiques.* — 1° *Saignée et sangsues*. Nous avons déjà dit que la saignée était généralement conseillée autrefois comme moyen préparatoire au début des maladies cutanées, et que cet usage s'était conservé dans la pratique jusqu'à la fin du siècle dernier. Pourtant, ce n'était pas sans discernement que ce moyen héroïque était mis en usage; les médecins qui nous ont précédés savaient très-bien varier, suivant les cas, les méthodes de traitement qu'ils avaient coutume d'employer. C'est ainsi qu'on voit *Fr. Hoffmann* (t. IV, lib. V, c. 5) recommander aux praticiens de ne pas considérer la maladie de la peau en elle-même, et d'une manière isolée, mais d'avoir surtout égard aux symptômes plus ou moins prononcés qui l'accompagnent, à la constitution du sujet, etc. Il appuie ces sages préceptes par des exemples, et conseille, si l'on a affaire à une maladie cutanée siégeant chez un homme faible et cachectique, d'employer les sucs de plantes amères, d'en venir ensuite à l'usage des laxatifs, des pilules où entrent des préparations mercurielles et des résines purgatives; enfin, de terminer la cure par l'emploi des eaux thermales. Si, au contraire, il s'agit d'un sujet d'un tempérament sanguin et disposé aux inflammations, qui soit atteint d'une affection dartreuse avec aridité de la peau, prurit violent, etc., on commence le traitement par l'emploi de la saignée; on donne à l'intérieur des adoucissants, le petit-lait, le lait, les boissons délayantes, on ramollit la peau par des lotions émollientes, etc.

Les sangsues, que quelques praticiens ont voulu à une certaine époque appliquer à presque toutes les maladies cutanées, à l'imitation de ce qui avait été fait pour les autres classes de maladies, sous l'empire de la doctrine dite *physiologique*, avaient été conseillées déjà dans des temps très-éloignés de nous : il y avait lieu de s'étonner de voir des auteurs modernes vanter comme un nouveau mode de traitement ce moyen, déjà vivement recommandé dans le onzième siècle par *Avicenne*, absolument de la même manière qu'on l'avait prescrit de nos jours, c'est-à-dire en appliquant les sangsues au voisinage du lieu où siégeait la maladie cutanée.

2° *Topiques*. *Galien* blâmait généralement l'usage des topiques actifs dans les affections cutanées, et s'en servait peu. *Aétius*, *Paul d'Égine*, au contraire, et bien plus encore, après eux, les auteurs arabes, y avaient fréquemment recours; ces auteurs ont entassé dans leurs ouvrages une multitude de formules diverses où entrent un grand nombre de substances tirées des trois règnes de la nature. Nous aurons occasion d'indiquer quelques-uns de ces topiques dans la description des maladies cutanées en particulier; nous nous bornerons à dire ici que, alors comme aujourd'hui, on composait ces remèdes avec le soufre, les oxydes et les sels métalliques, les plantes émollientes, détersives, dépuratives, les huiles, les graisses, qu'on appliquait sous forme de vapeurs, de lotions, de fomentations, de cataplasmes, de liniments, d'onguents ou d'emplâtres. Fréquemment aussi, comme aujourd'hui, on employait les substances caustiques et cathérétiques, l'alun, les sels de cuivre et de mercure, etc.; et, dans un grand nombre de cas, on appliquait sur les dartres rebelles des topiques rendus vésicants par l'addition des cantharides. On trouve en particulier dans les ouvrages d'*Aétius d'Amide* beaucoup de détails sur le mode d'application, les effets de ces mélanges vésicants, et les soins consécutifs nécessaires après ces applications.

Nous avons mentionné ci-dessus l'usage très-répandu de la solution de *sublimé corrosif* appliquée à toutes les éruptions chroniques de la peau par un chirurgien allemand du siècle dernier, et très-employée par notre prédécesseur *Alibert,* sous le titre d'*eau rouge* de l'hôpital Saint-Louis.

Les oxydes et les sels de cuivre auxquels les anciens avaient grandement recours sont encore exploités de nos jours par quelques empiriques. Appliqués d'une manière intempestive, ils peuvent être fort nuisibles. Ainsi, j'ai vu plusieurs fois le topique de *Künckel* (qu'il ne faut pas confondre avec les tablettes antimoniales du même nom, trèsvantées à l'intérieur dans le siècle dernier) exaspérer singulièrement, par son action excitante et cathérétique, les affections cutanées (et notamment l'*eczema*) accompagnées d'irritation[1].

[1] Voici les seuls renseignements publiés par le docteur Künckel (fils de l'industriel inventeur du topique exploité comme remède secret) : « *On a pris le bioxyde cuivrique* (sic), *et, après de nombreux essais,* » *on a reconnu qu'il formait avec la matière verte des végétaux ou chlo-* » *rophylle une combinaison insoluble et dans laquelle la proportion de* » *l'oxyde était minime. Ceci trouvé, le sel a été allié à des excipients*

Nous employons très-souvent comme topiques les *chlorures* et les *iodures*. Ces remèdes ont une action détersive, fondante et résolutive très-précieuse. Les lotions avec l'eau additionnée d'une solution désinfectante de chlorure de soude ou de chlorure de chaux sont très-efficaces dans l'*impetigo* et l'*eczema* chroniques, ainsi que dans les *pseudoteignes*. Les iodures de plomb, de mercure, d'ammoniaque, unis à un excipient graisseux, s'appliquent très-avantageusement aux affections squammeuses et aux *syphilides*.

Le *nitrate de mercure* est un caustique très-souvent employé dans quelques affections cutanées rebelles.

Le *nitrate d'argent*, sous la forme usuelle de pierre infernale, promené comme caustique léger sur les surfaces vives de la peau affectée d'*eczema* ou d'*impetigo* chroniques, est d'une incontestable efficacité dans certains cas. Pendant plusieurs années, Alibert l'appliqua à presque toutes les maladies dartreuses avec quelque avantage. De nos jours, le nitrate d'argent, soit à l'état solide, soit en solution concentrée, a été employé comme spécifique dans presque toutes les phlegmasies du tégument externe (et même du tégument interne). Les écoulements génitaux de la femme, les ulcères syphilitiques de la peau et des muqueuses sont journellement attaqués par cet agent cathérétique (on l'a même proposé contre les ulcères intestinaux de la fièvre typhoïde; on sait assez qu'il est devenu entre les mains de quelques chirurgiens le topique spécifique de l'ophthalmie). En pathologie cutanée, les cas qui réclament de préférence

» *gras, tels que la cire et le beurre, de façon que la proportion de* » *l'oxyde ne dépassât pas un cinq-centième en poids de la totalité de* » *l'onguent.* » Cette pommade produit d'abord des effets irritants et accroît l'exhalation des parties; quelquefois, pourtant, il faut avant de l'employer enlever l'épiderme de la surface malade par l'action d'un vésicatoire. La cure exige ordinairement plusieurs mois de traitement. On n'emploie pas de médicament interne spécial, mais le plus souvent, à l'imitation de tous les empiriques, M. Künckel fait usage des purgatifs à haute dose.

la cautérisation avec le nitrate d'argent sont les *impetigo* et les *eczema* chroniques et partiels des narines, des oreilles, de l'anus.

3° Parmi les remèdes externes le plus anciennement et le plus généralement employés dans le traitement des maladies cutanées, il faut sans doute placer au premier rang les *bains*.

On peut voir dans les écrits de *Celse* et de *Galien* combien les bains simples et composés, liquides et de vapeur, étaient fréquemment employés chez les anciens, et comme moyens hygiéniques et comme moyens thérapeutiques. Cette seule observation pourrait servir à faire comprendre pourquoi les maladies de la peau ont pu être moins communes à cette époque que dans des temps plus rapprochés de nous.

Les bains minéraux naturels ont aussi été employés dès la plus haute antiquité; et, sans parler ici des eaux sulfureuses de la Judée, dans lesquelles se plongeaient souvent les Hébreux malades, comme on peut le voir dans les livres sacrés, on lit dans l'histoire de la Grèce que certaines contrées du continent et de l'Archipel avaient tiré leur nom des eaux naturelles qu'elles recélaient, et dans lesquelles les lépreux venaient chercher leur guérison.

Les bains de mer étaient aussi fréquemment mis en usage. *Aëtius d'Amide* consacre un chapitre particulier à l'étude des bains d'eaux minérales, dont il indique l'emploi dans divers cas, suivant qu'ils recèlent des principes salins, nitreux, sulfureux, bitumineux, ferrugineux, etc. *Celse* paraît être le premier qui ait conseillé de composer artificiellement les bains d'eaux minérales, en ajoutant à l'eau du sel alcali fixe; telle est du moins l'interprétation donnée par *Lorry* au passage de cet auteur qui a trait à cette médication. Fréquemment depuis les auteurs grecs et arabes conseillèrent d'appliquer sur la peau malade des substances salines et métalliques avant de plonger le sujet dans le bain;

mais ce n'est que dans ces derniers temps, où la chimie a si rapidement marché vers sa perfection, qu'on a pu imiter avec quelque exactitude la composition des eaux minérales naturelles.

On peut préparer des *bains de mer* artificiels ou salins, en faisant fondre dans l'eau du bain de 2 à 4 kilogrammes de sel commun; on rend ces bains plus onctueux et moins irritants par l'addition de 250 à 500 grammes de gélatine.

Les bains de mer jouissent généralement d'une grande efficacité contre les éruptions papuleuses, vésiculeuses, pustulo-croûteuses dont sont affligés si souvent les enfants et les sujets lymphatiques ou lymphatico-nerveux.

Les bains *alcalins* se composent avec le sous-carbonate de potasse, ajouté à l'eau du bain à la dose de 125 à 200 grammes. La gélatine y est jointe aussi avec avantage. Fréquemment nous leur substituons, dans notre pratique particulière, des bains *savonneux* composés avec 250 à 500 grammes de savon dissous dans un seau de forte décoction de son que l'on ajoute à l'eau du bain.

Les bains *sulfureux* ou bains de Baréges artificiels se préparent généralement dans nos hôpitaux par l'addition de 125 grammes de sulfure de potasse solide ou 250 grammes de sulfure liquide. On pourrait y substituer, comme plus économique encore, le sulfure de chaux, en ajoutant une faible quantité d'acide muriatique à l'eau du bain (60 grammes par exemple), si l'on voulait accroître la précipitation du soufre et le dégagement d'hydrogène sulfuré qui se produisent. Mais, grâce aux travaux du professeur Anglada sur les eaux minérales, on prépare aujourd'hui des bains sulfureux bien moins odorants et bien plus rapprochés des eaux sulfureuses naturelles, en employant, au lieu de sulfure de potasse, l'hydrosulfate de soude cristallisé[1]. Nous avons

[1] « M. Anglada rapporte qu'en faisant passer de l'hydrogène sulfuré à » travers une dissolution de soude caustique assez concentrée pour cris- » talliser spontanément dès qu'elle s'est combinée avec une proportion

indiqué précédemment la formule proposée par M. Soubeiran.

Les *bains* de Baréges artificiels et les lotions sulfureuses sont, de tous les modes d'administration du soufre, le plus commode, le moins sujet à inconvénients, et le plus usuellement employé à l'hôpital Saint-Louis. Ces bains et ces lotions si utiles contre la *gale*, l'*eczema chronique*, les affections *squammeuses*, les éruptions produites ou entretenues par le vice scrofuleux, se préparent ordinairement avec le sulfure de potasse. En ville, nous nous servons presque exclusivement de l'*hydrosulfate de soude cristallisé* ou extrait de Baréges ; nous employons pour un bain d'adulte de 60 à 125 grammes de ce sel, et nous faisons ajouter à l'eau du bain une solution de 125 à 250 grammes de gélatine.

Nous imitons ainsi, autant que possible, pour l'usage externe, les eaux thermales des Pyrénées, si puissantes et si efficaces contre les maladies cutanées chroniques. Parmi ces eaux, qui justifient tous les jours leur renommée, le célèbre

» convenable de gaz, il a obtenu un hydrosulfate absolument identique » avec celui des eaux sulfureuses qu'il a étudiées.

» On peut établir que l'eau de Baréges ne contient que trois sels, » savoir : de l'hydrosulfate, du carbonate et de l'hydrochlorate de soude. » La formule suivante présente une imitation satisfaisante de cette eau » minérale :

	gr.
Eau pure.	1000,
Carbonate de soude cristallisé	,091
Chlorure de sodium.	,015
Hydrosulfate de soude cristallisé . .	,212

« Ce sel est bien différent, par ses caractères physiques et l'absence de » toute couleur dans ses dissolutions, des sulfures de potasse et de soude » qui, malgré le dégoût que doivent inspirer leur couleur jaune et leur » aspect repoussant, ont été si souvent employés jusqu'ici contre les » maladies de la peau. L'hydrosulfate de soude remplacera avec avantage » ces composés dans la plupart de leurs usages, et notamment dans la » préparation des eaux sulfureuses factices. »

(Voir les mémoires publiés en 1831 et 1832, dans le *Journal de pharmacie*, par M. Félix BOUDET, auquel doit revenir l'honneur d'avoir le premier fait l'application de la découverte du professeur *Anglada*.

Lorry vantait surtout les thermes de Bagnères de Luchon, placés à l'extrémité de la France et sur les frontières d'Espagne. A l'appui de ce choix, Lorry rapporte la guérison complète et sans récidive, opérée par les eaux de Bagnères de Luchon, d'un jeune homme de noble famille, affligé dès sa plus tendre enfance d'une affection dartreuse générale. Mais les eaux sulfureuses d'Ax et de Saint-Sauveur, qui offrent aux voyageurs un séjour plus salubre et plus agréable, celles même de Baréges, où sont communément envoyés nos militaires, ont des droits non moins sûrs à notre estime. Bien entendu, pourtant, qu'il ne faut pas adopter le préjugé très-répandu dans le monde, qu'un voyage aux eaux thermales est un moyen assuré de guérison radicale, car les récidives ne sont pas rares, même après l'emploi de ce remède héroïque.

En même temps que nous usons des bains et des lotions sulfureuses, nous prescrivons assez souvent les eaux sulfureuses à l'intérieur, et nous préférons pour cet usage l'eau d'Enghien, soit pure, soit coupée avec du lait, à cause de sa proximité de la capitale.

Généralement, les bains minéraux factices nécessitent l'emploi de baignoires de bois ou de zinc.

Quant aux *fumigations* ou bains de vapeurs en boîtes, les plus usitées sont les suivantes : sulfureuses, mercurielles, aromatiques et alcooliques.

Toutes ces vapeurs (excepté les aromatiques, qui se préparent le plus ordinairement avec la décoction de baies de genièvre) ne pourraient être respirées sans danger; aussi ne les administre-t-on que dans les appareils dits boîtes fumigatoires.

Le soufre, le cinabre, projetés à la dose de quatre à huit grammes sur une plaque de fer rougie au feu, fournissent des vapeurs d'acide sulfureux dans le premier cas, et de sulfure de mercure dans le second, qui se dégagent dans l'intérieur de l'appareil, chauffé à la température de 48 à 50° R.

La durée de ces fumigations ne doit pas s'étendre au delà d'une demi-heure. Elles produisent un peu d'oppression, l'accélération du pouls, la sueur, etc., et modifient d'une manière très-avantageuse les affections cutanées chroniques. Leur administration réclame d'ailleurs une assez grande réserve; on ne saurait les employer sans inconvénient chez les hommes pléthoriques ou sujets aux congestions cérébrales, chez les individus dont la poitrine est irritable, chez les sujets débiles et délicats, chez les asthmatiques, les enfants, les vieillards, etc.

Généralement, les fumigations sulfureuses constituent un remède excellent dans beaucoup de maladies dartreuses rebelles.

En somme, le soufre et ses composés sont encore, à notre avis, le remède qui montre le plus d'efficacité et qui trouve le plus journellement son application dans le traitement des maladies dartreuses. Nous partageons sous ce rapport l'opinion d'*Alibert*, qui attachait un si grand prix aux préparations sulfureuses et les prescrivait comme une véritable *panacée* dans la période chronique des maladies de la peau.

Les bains de vapeurs proprement dits s'administrent dans des salles ou des cabinets, dans l'intérieur desquels se répand la vapeur d'eau chargée ou non de principes aromatiques : la température ne peut guère y être élevée au-dessus de 30° R. A l'hôpital Saint-Louis, les malades se placent sur des gradins en pierre qui s'élèvent en amphithéâtre au fond de l'étuve; la température est d'autant plus élevée qu'on monte davantage. On introduit toutes les sept à huit minutes une *poussée* de vapeur nouvelle; les sujets aguerris peuvent soutenir jusqu'à cinq ou six poussées, mais le plus grand nombre ne doit pas aller au delà de trois ou quatre. Si la température était portée à plus de 40°, on pourrait voir des cloches se former à la peau, et la respiration de cet air chargé de vapeurs deviendrait fort pénible.

Le bain de vapeurs demande encore plus de précautions

que les fumigations. Il est arrivé que des sujets pléthoriques y sont tombés frappés d'apoplexie. J'ai vu moi-même une hémiplégie, suivie de la mort en quelques semaines, se manifester à l'occasion d'un bain de vapeurs administré sans précaution à un sujet un peu replet qui n'était atteint que de légères douleurs rhumatismales.

Paris possède aujourd'hui plusieurs établissements où ce genre de médication ne laisse rien à désirer : *Tivoli*, les *Néothermes*, etc., pour les riches ; l'*hôpital Saint-Louis* pour les pauvres. C'est là que, dans des salles, des baignoires, des appareils fumigatoires perfectionnés par le savant chimiste *Darcet*, l'eau en vapeur est appliquée à tout le corps, ou à une partie seulement, sous la forme de douches, le soufre en vapeur et réduit à l'état d'acide sulfureux est mis en contact avec la peau, des bains sulfureux, alcalins, salins, gélatineux artificiels, sont administrés, etc., etc. Nous reviendrons sur l'emploi de ces moyens en traitant des maladies de la peau en particulier. Mais il importe de ne pas terminer ce résumé thérapeutique sans mentionner, avec tous les éloges qu'elle mérite, la médication *hydrothérapique* importée à Paris en 1840 par le docteur *Wertheim*, placé naguère à la tête du plus magnifique établissement fondé au château d'Issy. (Voir notre Rapport académique sur l'*hydrothérapie*, dans le numéro de novembre 1855 de la *Revue médicale*.) Nulle médication n'est plus propre à rétablir les fonctions de la peau altérées ou supprimées, et l'on peut la considérer comme le complément de toutes les cures des affections cutanées chroniques et invétérées.

Nous avons successivement parcouru la liste nombreuse des remèdes employés contre les maladies de la peau. Quoique nous en ayons omis plusieurs, il est facile de voir que, dans la foule de ceux que nous avons nommés, beaucoup jouissent de propriétés fort différentes, et ne peuvent être indistinctement employés dans tous les cas, ni appliqués à tous les sujets. En attendant que la suite de cet ouvrage nous mette à même de préciser mieux les indications qui se présentent à remplir dans le traitement des diverses espèces de maladies cutanées, efforçons-nous de tracer quelques règles générales propres à guider le praticien dans ce dédale de thérapeutique. C'est surtout dans les maladies qui nous occupent que l'application des agents souvent très-énergiques conseillés par divers auteurs requiert tout le tact et l'attention d'un médecin expérimenté. Ici, comme dans beaucoup d'autres cas, le remède le plus efficace peut devenir un poison dans les mains de l'ignorance; le poison lui-même peut devenir un remède salutaire quand il est administré convenablement par un praticien habile!

« *Heroicum remedium enim verò venenum fieri potest, si manibus ignaris tradetur; venenùm ipsum remedium fit, ab experimentato et benè cordato medico convenienter adhibitum.* ».

Ces règles générales d'ailleurs souffrent, on le sent bien, de nombreuses exceptions; nous les indiquerons avec soin en nous occupant du traitement de chaque maladie en particulier.

1° *Antiphlogistiques.* La saignée (soit générale, soit locale), les boissons délayantes et légèrement laxatives, les bains tièdes, les topiques émollients, une diète plus ou moins sévère, ou du moins un régime adoucissant, conviennent, surtout au début du traitement, chez les sujets qui présentent dans leur constitution un certain degré d'énergie, dans les affections cutanées qui s'annoncent avec des symptômes d'excitation, dans celles dont la durée n'est pas très-longue, dans la première période d'un grand nombre d'entre elles. En effet, la plupart des maladies cutanées offrent, comme les autres maladies, les périodes d'invasion, d'augment, d'état, de déclin ou de chronicité, dont la durée et les caractères sont plus ou moins modifiés par la lenteur plus ou moins grande que présente chaque affection dans sa marche; et l'on sent assez que les indications thérapeutiques doivent varier dans ces diverses phases.

Disons toutefois, par avance, que, tandis qu'il y a une quarantaine d'années on abusait peut-être des méthodes *spécifiques*, appliquant sur-le-champ et sans distinction à tout ce qui portait le nom de *dartre* les sulfureux et les autres excitants en usage; plus tard, au contraire, préoccupé de l'idée moderne qui tend à rattacher à l'*inflammation* toutes les nuances d'altération que peuvent offrir les tissus, et la peau comme les autres, on en était arrivé à trop insister sur les antiphlogistiques, et en particulier sur les topiques émollients, qui n'ont, dans beaucoup de cas, d'autre effet que de prolonger le mal en favorisant la fluxion et l'exhalation morbides qui opèrent aux téguments dans beaucoup de maladies dartreuses.

Il y a néanmoins des exceptions à faire pour certains topiques qui, outre la qualité adoucissante et antiphlogistique, paraissent aussi jouir de propriétés résolutives et qui peuvent ainsi convenir à presque toutes les périodes des maladies cutanées, surtout de celles qui, même à l'état chronique, s'accompagnent de rougeur, d'excoriation et d'exhalation, comme l'*eczema rubrum*, par exemple, qui est, pour ainsi dire, le type de la forme morbide désignée par nos prédécesseurs et encore aujourd'hui par le vulgaire sous le nom générique de *dartres*.

Ainsi, le remède nouveau désigné sous le nom de *glycérine* (produit sirupeux extrait de la lessive des savonniers, qui semble participer à la fois des qualités de l'huile et de l'eau) convient à toutes les périodes de l'*eczema*. Les poudres absorbantes de riz, d'amidon, ont une action à la fois adoucissante et siccative qui les rend généralement utiles dans les mêmes circonstances.

Lorsque l'inflammation commence à tomber et que le prurit et la sécrétion humorale continuent, nous rendons ces poudres astringentes et résolutives en les additionnant d'une petite proportion d'alun, de borax, de précipité blanc, etc.

2° *Astringents.* Les astringents et les répercussifs, assez fréquemment employés par les Grecs du second ordre et les Arabes, demandent sans doute quelque prudence dans leur application, mais offrent très-souvent des avantages incontestables sur les antiphlogistiques dans le traitement des affections cutanées. Il n'est pas rare, par exemple, de voir sans inconvénient supprimer, dès leur début, des éruptions prurigineuses, vésiculeuses, humides, etc., par des applications de *farine brûlée, d'extrait de Saturne,* d'onguents avec la *céruse,* ou même par des applications de glace, d'eau froide, de vin rouge, etc. Que de fois des *eczema* (dartres squammeuses humides), qui ne cessaient de s'étendre sous l'influence des émollients, ont rapidement guéri quand on leur a opposé les toniques astringents et répercussifs ! Cependant, on ne les conseille généralement qu'à une époque un peu avancée du traitement. M. Blaud, de Beaucaire, a récemment appelé l'attention des praticiens sur les avantages *de la suie* appliquée au traitement des dartres, et notamment du favus, de la couperose, de la dartre rongeante, etc. (Voir le Mémoire de cet auteur, inséré dans le tome II, 1834, de la *Revue médicale.*)

Les anciens employaient fréquemment les produits empyreumatiques et surtout les matières résineuses et bitumineuses, telles que le naphte, la poix liquide ou goudron, matières qui jouissent en effet de propriétés astringentes, résolutives et détersives fort efficaces dans le traitement des maladies de la peau. On trouvera plus loin, et notamment aux chapitres qui traitent du *psoriasis* et de l'*eczema,* quelques détails thérapeutiques sur cette classe de topiques remis en vogue par quelques praticiens de notre époque qui ont cru innover, lorsqu'ils ne faisaient le plus souvent que revenir à d'anciens errements.

3° *Narcotiques.* Les calmants et les narcotiques, tels que la *digitale,* la *jusquiame,* la *belladone,* les préparations d'*opium*, etc., sont quelquefois employés, soit à l'intérieur, soit à l'extérieur, dans les affections cutanées qui s'accompagnent d'un prurit violent et insupportable ; mais ces moyens ne sont en général que palliatifs, et ne sont pas toujours sans danger.

4° *Substances vireuses et vénéneuses.* Certains végétaux vénéneux ou âcres, comme la *ciguë*, la *laitue vireuse*, l'*aconit*, le *rhus radicans*, etc., ont été vantés par quelques expérimentateurs dans le traitement des *dartres*, mais ne s'administrent ordinairement que dans les affections cutanées rebelles et invétérées. Il en est de même des substances minérales et animales *caustiques*, telles que les préparations *mercurielles*, *arsenicales*, les *cantharides*, etc., dont l'administration externe, et surtout interne, demande à être surveillée avec soin. Il y a lieu toutefois à une exception pour les premières, surtout employées comme topiques.

Les *précipités blanc* et *rouge* appliqués en pommade, la solution de *sublimé* en lotions et en bains, sont d'un usage ancien et journalier dans les affections *dartreuses*, dans les *syphilides* et dans certaines formes *scrofuleuses*. La solution de *sublimé corrosif*, connue jadis sous le nom d'*eau rouge* de l'hôpital Saint-Louis, a été appliquée au traitement de la *teigne* comme *parasiticide* par notre collègue M. le docteur *Bazin*.

On se sert très-fréquemment aujourd'hui des applications caustiques, telles que celles du *nitrate d'argent*, du *nitrate de mercure*, etc., pour détruire les dartres, en négligeant même tout remède interne. Cette méthode ne nous paraît pas rationnelle, et nous pensons qu'on doit surtout réserver ces agents énergiques pour trois circonstances principales, savoir : 1° lorsqu'une maladie cutanée, et surtout une maladie contagieuse, comme la *gale*, est à son début, et qu'on peut espérer par cette méthode, dite *ectrotique* par quelques médecins, l'arrêter dès sa naissance ; 2° lorsqu'une affection cutanée rebelle a déjà été combattue par des moyens internes et externes d'un autre ordre, et qu'on n'a plus à craindre les effets fâcheux pour l'économie de la suppression du mal local ni la persistance de la disposition morbide générale qui l'a déjà produit et qui le reproduirait encore; 3° lorsqu'il s'agit d'arrêter les progrès d'une dartre rongeante.

5° *Exutoires*. Dans le siècle dernier, on faisait un usage très-fréquent des exutoires contre les maladies de la peau, dans le but de donner issue aux humeurs altérées auxquelles on attribuait la production de ces maladies. Aujourd'hui, au contraire, quelques praticiens distingués les proscrivent entièrement du traitement des maladies de la peau, non-seulement comme inutiles, mais comme dangereux, en ce qu'ils tendent à entretenir dans les téguments un état de fluxion et d'éréthisme très-propre à favoriser le développement ou le retour de l'affection cutanée, au moins dans les environs du lieu où l'exutoire a été appliqué. Il y a pourtant des cas où il nous paraît sage de remplacer par un *cautère* ou un *vésicatoire*, appliqué vers la fin du traitement, les maladies cutanées qui s'accompagnaient d'une sécrétion humorale plus ou moins abondante, surtout si quelque viscère interne paraît disposé à s'affecter d'une manière plus ou moins sérieuse. Sans cette précaution, il nous semblerait dangereux, par exemple, de supprimer quelques affections du cuir chevelu chez les jeunes enfants, certaines dartres chez les sujets disposés aux irritations de la poitrine, etc. C'est surtout dans les cas où la suppression d'une affection cutanée a été suivie d'accidents que les *révulsifs* et les *exutoires*, les *bains de vapeur*, les *bains sulfureux*, les *sinapismes*, les *vésicatoires* sont utiles et tendent efficacement à rappeler la maladie supprimée, ou du moins à combattre l'affection interne qui a suivi la suppression de la maladie de la peau, par une révulsion puissante.

6° *Toniques*. Les toniques et les amers conviennent très-fréquemment chez les sujets lymphatiques et scrofuleux, et dans toutes les affections cutanées qui s'accompagnent d'une faiblesse plus ou moins marquée du système lymphatique. Le *houblon*, la *gentiane*, la *pensée sauvage*, la *patience*, sont des boissons familièrement usitées dans beaucoup de dartres, surtout dans leur troisième période. On associe fréquemment à ces tisanes les *sous-carbonates alcalins*; on emploie même quelquefois les *muriates de chaux* ou de *baryte* à petite dose; mais ces derniers demandent beaucoup de prudence dans leur administration, et ne sont réellement indiqués que dans les cas de scrofules.

7° *Purgatifs.* Nous avons déjà dit que les anciens employaient très-fréquemment les purgatifs dans le traitement des maladies de la peau. Ils sont encore aujourd'hui très-usités comme évacuants, altérants et dérivatifs : c'est ainsi qu'on se sert très-fréquemment de la *scammonée*, du *jalap*, du *calomel*, des *sels neutres*, etc., que l'on administre à intervalles plus ou moins éloignés dans un grand nombre d'affections cutanées chroniques, lesquelles, d'ailleurs, s'accompagnent fréquemment de constipation. Quelques médecins même, qui se sont emparés exclusivement de cette méthode thérapeutique, se vantent d'obtenir des succès presque constants de son emploi. Il n'est pas besoin du reste aujourd'hui de faire observer que l'on doit, avant d'en faire usage, soigneusement observer l'état des voies digestives. C'est bien à tort d'ailleurs qu'on a prétendu que les médecins du siècle dernier, qui employaient si communément les purgatifs, tenaient peu de compte de leur action directe sur le canal intestinal. Le savant *Lorry* n'a pas manqué, tout en préconisant les succès de la médication purgative dans le traitement des maladies de la peau, de mettre en garde les praticiens contre les dangers qu'elle présente. Le passage où il traite cette question est assez remarquable pour que nous en donnions une traduction fidèle :

« Au milieu de tant d'avantages, dit-il, qu'offre la cure » par les purgatifs, il n'en est point qu'il soit besoin d'en- » tourer de plus de précautions et de prudence, car elle

» offre de nombreux périls à éviter. Tout puissant cathar-
» tique, en effet, porté dans les voies intestinales, n'imprime
» pas seulement des secousses aux organes, ne provoque pas
» seulement l'évacuation des humeurs, mais, en stimulant et
» en irritant les tissus, *il les dispose à l'inflammation....*
» D'où il est facile de conclure que l'on ne doit pas rejeter,
» avec *van Helmont*, l'usage des purgatifs, mais qu'il faut
» user de prudence et de sagacité, tant pour préparer le
» corps des malades auxquels on veut les administrer que
» pour suspendre ou cesser l'emploi du remède lorsqu'il y a
» quelque accident à redouter. Il faut enfin veiller soigneu-
» sement à l'état de l'estomac et des intestins, de peur qu'il
» ne s'y développe quelque indice d'irritation qui pourrait
» dégénérer plus tard en une inflammation du plus mauvais
» caractère : *Tùm demùm providendum ventriculo et intes-*
» *tinis, ne aliquod inflammatoriæ irritationis signum in*
» *pessimam degener eat phlogosim....* » (Lorry, *Tractatus de morbis cutaneis*, in-4°, Paris, 1777, p. 334 et 335.) — Le même auteur remarque avec raison que la médication purgative est mieux appropriée à la saison d'hiver, tandis que la médication sudorifique est applicable l'été.

Certes, les partisans de la médecine dite *physiologique*, qui blâmaient et redoutaient tant l'usage des purgatifs répétés, se privaient de la médication la plus efficace peut-être que l'art puisse opposer aux maladies chroniques de la peau. Combien de fois n'avons-nous pas vu l'*eczema*, l'*impetigo*, la *couperose*, la *mentagre*, la *lèpre vulgaire*, améliorés rapidement par l'administration assidue des purgatifs ! C'est un usage banal dans nos salles que l'administration alternée avec l'eau d'Enghien, de l'eau de Sedlitz, à la dose d'un verre ou deux tous les deux jours, et cela souvent pendant plusieurs semaines ou même plusieurs mois de suite dans les affections *eczémateuses* et *impétigineuses*, c'est-à-dire dans les maladies de la peau que nous avons le plus souvent à traiter à l'hôpital Saint-Louis.

8° *Sudorifiques*. Les bains *alcalins*, les bains *sulfureux*, les bains *de vapeur* sont fréquemment employés pour assouplir la peau, la nettoyer des squammes ou des croûtes qui la couvrent, rétablir ses fonctions, toujours plus ou moins altérées dans les maladies cutanées chroniques. Les boissons sudorifiques, telles que la *salsepareille*, le *gaïac*, le *daphne mezereum*, auxquelles on peut ajouter diverses préparations antimoniales, s'emploient aussi dans quelques maladies de la peau, et surtout dans les affections *syphilitiques* invétérées.

9° *Révulsifs*. Quand, par les effets de l'âge, du régime, ou d'autres circonstances, certaines parties du corps deviennent le siége d'une congestion qui y entretient un travail morbide, on réussit souvent à guérir les affections cutanées qui s'y montrent, en cherchant à détourner vers d'autres parties les éléments de la fluxion qui s'y forme. C'est ainsi que l'exercice des membres inférieurs, les moyens propres à provoquer l'écoulement menstruel, le mariage, amènent la guérison des dartres qui occupent les oreilles ou le visage chez quelques jeunes filles peu réglées et dont le visage est habituellement coloré. C'est par un effet révulsif qu'agissent souvent les purgatifs, les vésicatoires, etc.

10° *Spécifiques*. Sans chercher à exagérer, et encore moins à expliquer l'action des remèdes *spécifiques* ou spéciaux, nous prévenons nos lecteurs que nous voulons simplement désigner sous ce nom certains remèdes qui paraissent généralement appropriés au traitement du plus grand nombre des maladies de la peau, et nous ne prétendons point qu'ils doivent toujours être employés de préférence à toute autre médication. Nous comprenons dans cet ordre certaines substances végétales et minérales, que l'expérience a indiquées comme jouissant d'une efficacité spéciale dans le traitement des dartres.

Les *sucs d'herbes*, le trèfle d'eau, le cerfeuil, le cresson, la saponaire, la douce-amère, etc., sont d'un usage banal et vulgaire; mais il faut choisir parmi ces plantes et les administrer, d'après leurs propriétés, à diverses époques et dans divers cas. Ainsi celles qui sont délayantes et rafraîchissantes conviennent surtout au début, dans la période d'augment, et chez les sujets qui offrent quelques signes d'excitation sanguine. Celles qui sont excitantes conviennent surtout dans la période de déclin et dans les cas où il n'y a pas d'indice d'irritation vasculaire.

Le *soufre*, employé dès la plus haute antiquité, et qui paraît doué d'une action toute particulière dans les maladies cutanées chroniques, ne doit pas non plus être appliqué sans discernement, soit à l'intérieur, soit à l'extérieur; il ne convient, de prime abord et sans préparation, que dans quelques affections de cause externe, comme la *gale*, ou dans quelques cas de dartres circonscrites et bornées à des points peu étendus. Son action est ordinairement excitante, surtout lorsqu'il est à l'état de *sulfure* et d'*acide sulfureux*. En général, les préparations sulfureuses ne conviennent pas dans les périodes d'invasion et d'augment, ni chez les sujets sanguins et pléthoriques, et doivent être précédées, dans beaucoup de cas, de l'usage de la saignée, des bains tièdes, des purgatifs, etc.

Les bains *simples* sont utiles, au contraire, à toutes les époques des maladies de la peau. Les bains de *vapeur* procurent la chute des squammes et des croûtes, agissent en ramollissant la peau, en y déterminant un mode particulier d'excitation temporaire, accompagné et suivi d'expansion et de détente, dont les effets sont on ne peut plus salutaires. Ces bains s'emploient avec avantage dans les affections squammeuses et croûteuses, dans les maladies qui commencent à décliner, etc. On emploie les *douches de vapeurs* à peu près dans les mêmes cas, et surtout lorsqu'on a affaire à des affections bornées à certaines parties. Les bains *alcalins* et *sulfureux* agissent en général comme excitants, et ne sont guère convenables que lorsque les maladies cutanées ont une marche chronique et sont dénuées de phénomènes d'excitation sanguine : on les fait souvent précéder par les bains simples et les bains de vapeurs. Les *fumigations sulfureuses,* plus excitantes encore, s'emploient à peu près dans les mêmes cas que les bains sulfureux. Les fumigations *mercurielles,* ordinairement faites avec le *cinabre,* s'administrent dans les éruptions syphilitiques. Les douches *aqueuses* et *sulfureuses* agissent aussi comme excitantes. Les eaux de *Baréges,* de *Cauterets,* d'*Enghien,* s'emploient à l'intérieur, à peu près dans les mêmes circonstances que les bains sulfureux. Les deux premières sont vantées par *Lorry,* qui place au-dessus d'elles les eaux de *Bagnères de Luchon.* Il cite en leur faveur l'exemple d'un jeune homme atteint depuis sa naissance d'une affection dartreuse des plus hideuses, qui fut si bien guérie par les eaux sulfureuses de Bagnères de Luchon, que depuis lors on n'observa aucun retour du mal affreux qui l'avait affligé si longtemps. Il faut reconnaître que ces cures sans récidive, et que l'on peut, par conséquent, appeler *radicales,* doivent être regardées comme l'exception, dans les traitements thermaux sulfureux comme dans les autres, et que c'est à tort, le plus souvent, que les malades se flattent de recouvrer la santé à tout jamais au moyen d'un voyage aux Pyrénées ou ailleurs. Certes, les eaux sulfureuses thermales sont un des meilleurs remèdes à opposer aux affections dartreuses rebelles, mais elles ne jouissent pas d'une spécificité telle qu'on puisse compter sur leur action d'une manière absolue, et surtout qu'on doive regarder comme suffisant dans la majorité des cas ce que l'on est convenu d'appeler *une saison* thermale. Quoique les eaux minérales naturelles soient en général de beaucoup préférables aux factices, surtout quand elles sont prises sur les lieux, cependant celles-ci sont fréquemment employées avec succès, surtout à l'extérieur.

Pour donner encore plus de précision aux règles générales que nous venons d'indiquer, nous prendrons un exemple particulier, et nous dirons l'ordre à suivre dans un traitement méthodique et rigoureux.

Supposant un sujet d'une constitution assez forte, atteint d'une *dartre crustacée* ou *squammeuse* plus ou moins générale (*impetigo* ou *eczema* chroniques), nous prescrivons d'abord un traitement préparatoire (régime, saignée, bains, délayants, purgatif). Puis, dans le cours de la première période, des boissons relâchantes, un régime réglé, quelques bains tièdes; plus tard, des boissons amères et dépuratives et quelques bains de vapeurs; enfin, des bains sulfureux, des préparations sulfureuses à l'intérieur et à l'extérieur, des topiques astringents, cathérétiques et même caustiques, un vésicatoire même si la dartre est rebelle et s'est bornée à un point circonscrit de la peau (les croûtes ayant été préliminairement détachées par des applications émollientes). En suivant cette marche, on guérit lentement, il est vrai, mais avec sûreté, et avec l'espoir d'une guérison exempte de récidive.

C'est le cas de rappeler cet adage antique, si fécond en applications utiles, soit en médecine, soit en chirurgie :

« SAT CITÒ SI SAT BENÈ. »

En résumé, nous ne possédons réellement pas contre les maladies dartreuses de *spécifique* absolu et dont on puisse comparer les effets, par exemple, à ceux du quinquina dans les fièvres d'accès : si ce n'est dans les cas où l'éruption reconnaît elle-même une cause spéciale, comme l'animal parasite de la *gale*, le végétal parasite de la *teigne* et de l'*herpes*, etc. Alors les topiques parasiticides agissent réellement comme spécifiques. On peut encore regarder comme spécifique l'action du *mercure* et de l'*iodure de potassium* dans le traitement des *syphilides*.

Les préparations sulfureuses, mercurielles, iodurées, chlorurées, salines, alcalines, rendent de grands services, sans doute, dans le traitement des affections cutanées chroniques, mais plutôt comme faisant partie de médications variées et modifiées suivant la forme, la marche, la période, la cause et le caractère de l'éruption, les conditions particulières du sujet, que comme remèdes spécifiques à proprement parler.

A l'exception de la *gale*, de la *teigne*, de la *mentagre*, de l'*herpes*, du *pityriasis versicolor*, que l'on peut combattre à peu près indistinctement chez tous les sujets par la même méthode de traitement, nous sommes forcé d'appliquer aux maladies de la peau des médications très-variées..., jusqu'à ce qu'une expérience plus heureuse amène la découverte de remèdes constamment efficaces et véritablement *spécifiques*.

Cette découverte, que nous regardons comme peu probable, ne nous paraît cependant pas absolument impossible; car, sans vouloir contredire nous-même ce que nous avons dit au commencement de cette introduction, nous pouvons avouer qu'il y a un certain nombre d'espèces auxquelles nous paraît applicable la remarque déjà citée du savant LORRY :

« *Morbi omnes isti affines inter se et ex eâdem oriundi prosapiâ, plus gradu et nomine differunt quàm naturâ.* — Ces maladies ont entre elles beaucoup d'affinités, et, nées de la même source, elles diffèrent plus de nom et de degré que de nature. »

CLASSIFICATION. — Les anciens auteurs grecs, latins, grecs du second ordre et arabes, avaient décrit sous des noms très-variés un assez grand nombre d'espèces d'affections cutanées qu'on trouve indiquées dans leurs ouvrages sous les dénominations de *pruritus, psora, scabies, lepra, elephantiasis, leuce, alphos, papulæ, herpes, exanthemata, pityriasis, porrigo, ficus* ou *sycosis, impetigo, lichen, phlyctenæ,* etc., etc. La brièveté des descriptions qu'ils avaient tracées, le peu de rapport qui se trouvait entre quelques-unes considérées dans divers auteurs, le défaut d'ordre et de méthode qu'on remarquait dans leurs ouvrages, l'observation trop superficielle des médecins du moyen âge, la corruption du langage, l'infidélité des traducteurs, le mélange et la confusion des opinions populaires, etc., ont fini par rendre très-difficile l'application des dénominations des anciens à des maladies bien déterminées. Aussi, malgré les efforts de notre savant *Lorry* pour débrouiller ce chaos, on en était venu assez généralement en France à confondre presque toutes les maladies chroniques de la peau sous le nom de *dartres*, réservant celui de *teignes* pour celles de ces affections qui siégeaient sur le cuir chevelu et qui attaquaient spécialement l'enfance. Le professeur *Alibert* crut pouvoir s'emparer de ce langage vulgaire, et, craignant de s'engager dans un travail ingrat, fastidieux et probablement de peu de résultat, en cherchant à rattacher aux diverses espèces de maladies de la peau les noms dont se servaient les anciens pour les désigner, il s'efforça de séparer en groupes bien déterminés les affections cutanées soumises à son observation, en conservant les noms génériques de *teignes* et *dartres*, mais en y joignant des épithètes propres à caractériser les espèces et les variétés qu'il crut devoir admettre.

Tirant principalement ses caractères du produit le plus apparent de l'affection locale, il admit sept espèces de dardres, savoir : la D. *furfuracée*, la D. *squammeuse*, la D. *crustacée*, la D. *rongeante*, la D. *pustuleuse*, la D. *phlycténoïde* et la D. *érythémoïde*; cinq espèces de *teignes*, savoir : la T. *faveuse*, la T. *granulée*, la T. *furfuracée*, la T. *amiantacée* et la T. *muqueuse*. Il décrivit en outre trois espèces d'*éphélides* ou *taches*, sous les noms d'E. *lentiforme*, *hépatique* et *scorbutique*; fit un tableau composé d'affections graves de la peau sous le nom de *lèpre* (dont il distingua trois espèces, la L. *squammeuse* ou écailleuse, la L. *croûteuse* et la L. *tuberculeuse*), et rangea enfin dans une classe à part les maladies cutanées entretenues par le vice vénérien, sous le nom de *syphilides pustuleuse*, *végétante* et *ulcérée*.

Cette classification présente, sans contredit, d'immenses avantages : d'abord, elle tend à faire cesser la confusion qui résulte de l'application fort incertaine des noms anciens des maladies cutanées; ensuite elle réunit sous des titres génériques des affections dont l'origine, la marche, la terminaison offrent, en effet, beaucoup de points de contact; enfin il est très-facile, avec quelque peu d'études pratiques, de dénommer, à l'aide de cette classification, la plupart des maladies de la peau, les caractères qui servent à établir les dénominations étant les plus permanents en général et les plus faciles à saisir. Quel est, par exemple, l'élève qui ne pourra pas du premier abord reconnaître une dartre *furfuracée,* à l'exfoliation partielle de l'épiderme qui se détache en petites parcelles semblables aux molécules de la farine ou aux écailles du son? Quel est celui qui ne parviendra pas bientôt à reconnaître la dartre *squammeuse* à l'exfoliation de l'épiderme en plaques beaucoup plus larges que les précédentes, ordinairement accompagnée de rougeur, et souvent d'une exhalation plus ou moins abondante? Qui ne verra du premier coup d'œil qu'on doit nommer dartres *crustacées* celles qui se manifestent sur une ou plusieurs parties des téguments par des croûtes jaunes, grises, blanchâtres ou verdâtres de diverses formes?

Mais, il faut bien l'avouer, cette classification offre d'un autre côté de bien grands inconvénients. Elle emploie pour l'indication des espèces des caractères trop vagues, trop généraux, trop superficiels; négligeant trop les formes élémentaires sous lesquelles se montrent les maladies cutanées, elle confond sous la même dénomination générique des espèces qui se présentent au début avec des caractères bien différents, et qui ont une marche aussi fort différente; enfin elle laisse de côté certaines maladies bien déterminées qu'on ne saurait cependant où placer dans le cadre trop étroit de cette classification plus simple que juste, plus ingénieuse que naturelle. C'est ainsi qu'on y trouve compris, sous le nom de dartre *furfuracée*, le *pityriasis* des Grecs, le *psoriasis* et le genre *lepra vulgaris*, qui présentent pourtant des caractères et une marche fort différents; c'est ainsi qu'on y voit confondues, sous le nom de dartres *squammeuses*, des affections *papuleuses*, *vésiculeuses*, ou même *pustuleuses*, etc. Où placer dans cette classification le prurigo, le purpura, et plusieurs autres affections qui ne pourraient y être comprises que par des rapprochements forcés? Frappé, sans doute, de quelques-uns de ces inconvénients, et mû surtout par le désir de s'opposer aux progrès d'une classification rivale importée d'outre-mer par son élève et son émule, *Biett*, le docteur *Alibert* porta lui-même un coup mortel à sa classification en s'efforçant de lui substituer l'arbre des *dermatoses*.

Cette nouvelle classification n'a pu se populariser, et nous jugeons inutile de la reproduire.

Mais, dans le temps même où le médecin en chef de l'hôpital Saint-Louis donnait, en quelque sorte, au langage populaire, droit de domicile dans la science en l'embellissant de tous les charmes de son beau talent, l'auteur anglais *Willan*, marchant sur les traces de l'Allemand *Plenk*, qui avait écrit plusieurs années auparavant, prenait une route entièrement opposée, et s'efforçait d'appliquer avec précision aux espèces de maladies cutanées connues de nos jours les noms en usage chez les anciens auteurs, prenant pour base de sa classification les formes élémentaires constantes sous lesquelles se présentent ces maladies diverses et nombreuses. Le docteur *Bateman* publia dans un précis, malheureusement traduit par un homme peu versé dans la langue anglaise, et surtout dans l'étude de la pathologie cutanée, la doctrine de *Willan* : c'est ce précis qui a servi longtemps de texte à nos leçons et de première base à notre livre [1].

[1] Déjà, comme nous l'avons dit plus haut, un écrivain du seizième siècle, *Mercurialis*, avait posé les bases d'une classification méthodique, en divisant les maladies de la peau en trois ordres, selon qu'elles altèrent

Bateman divise en huit ordres, correspondant aux formes principales que l'observation a fait connaître, les divers groupes de maladies de la peau; ces huit formes premières et caractéristiques sont les *papules*, les *squammes*, les *exanthèmes*, les *bulles*, les *pustules*, les *vésicules*, les *tubercules*, les *taches*, que nous énumérerions plus volontiers dans l'ordre suivant, plus commode pour l'étude, et peut-être aussi plus naturel, savoir : les exanthèmes, les bulles, les vésicules, les pustules, les papules, les squammes, les tubercules et les taches.

La classification anglaise, en prenant pour base la *forme élémentaire*, autant que cette forme peut être appréciée par les sens, offre un tout dont les parties sont exactement liées ensemble, puisque c'est toujours le même principe qui a présidé à la création des huit ordres dont elle se compose, et que ce principe est tiré directement de l'observation de la

seulement la couleur de la peau, qu'elles en rendent la surface inégale et hérissée de petites aspérités, ou qu'elles y forment de véritables tumeurs; il avait admis en outre la grande distinction indiquée par presque tous les auteurs, relativement au siége, entre les affections propres à la tête et celles qui se montrent indifféremment sur toutes les parties du corps. *Lorry*, prenant au contraire pour fondement de sa classification la considération de la cause prochaine, séparait en deux ordres primordiaux les maladies cutanées : le premier comprenant celles qu'Hippocrate regardait comme formées par une sorte de dépôt (ἀπόστασις), c'est-à-dire de cause interne ou dépuratoires; le second traitant des affections dont la cause résidait à la peau même. Chacune de ces grandes divisions se partageait en deux sections, comprenant, l'une, les espèces générales, c'est-à-dire pouvant envahir toute l'étendue des téguments; l'autre, les espèces partielles, c'est-à-dire bornées à certaines parties du corps. Les sous-divisions en genres et en espèces étaient ensuite basées, autant que possible, sur la forme de la maladie.

M. *Rayer*, à son tour, a fait quelque chose d'analogue, puisqu'il a distingué les maladies de la peau en celles qui sont de nature inflammatoire, sécrétoire, hémorrhagique, nerveuse, etc. Dans cette classification, la plupart des espèces qui rentrent pour nous dans le cadre de la pathologie cutanée spéciale sont rangées dans le chapitre des *inflammations*; les sous-divisions sont tirées, comme dans notre ouvrage, de la considération *de la forme* (exanthémateuse, bulleuse, vésiculeuse, pustuleuse, etc.).

nature. Cette classification, outre qu'elle est infiniment plus claire, plus simple et plus facile que celle de M. Alibert, est donc aussi plus philosophique et plus *naturelle* [1].

Nous ne craindrons pas d'appliquer le même raisonnement aux classifications récemment proposées par nos collègues, MM. Devergie, Bazin et Hardy. Sans doute nous admettons, comme tous nos prédécesseurs l'ont admis (au moins implicitement), que les affections diathésiques de la peau peuvent être divisées en trois groupes principaux : *dartreuses, scrofuleuses* et *syphilitiques*. Mais nous préférons de beaucoup, pour l'étude, rejeter au second plan les divisions fondées sur les considérations de cause intime et de nature, et établir notre classification sur la considération des *formes cliniques*, qui frappent les sens, sont faciles à saisir et nous mènent à un diagnostic assuré. C'est ensuite par ce diagnostic précis que nous arrivons facilement aux considérations de nature intime..., ou, comme déjà nous l'avons dit plus d'une fois, à la *prognose hippocratique* [2].

Quant au groupe, assurément très-rationnel, des affections *parasitaires*, il nous a paru plus simple pour l'élève de le laisser disséminé dans les divers ordres auxquels se rattache la forme élémentaire de l'éruption provoquée et entretenue par le parasite..., que d'en faire l'objet d'une division spéciale. Par là eût été rompue l'uniformité de notre classification, et surtout eût été rendue plus confuse la *diagnose*, à la clarté et à la précision de laquelle est consacré tout l'artifice de la classification de Willan.

[1] Dans une thèse soutenue à la Faculté de Paris quelque temps après la publication de notre ouvrage, M. Ch. Martins, également versé dans l'étude de l'histoire naturelle et dans celle de la médecine, a développé de la manière la plus complète et la plus satisfaisante l'opinion que nous avions exprimée ici. La dissertation de M. le docteur Martins sur *les principes de la méthode naturelle appliqués à la classification des maladies de la peau* a été insérée dans le tome IV de l'an 1835 de la *Revue médicale*.

[2] On trouvera plus loin (au chapitre des *Teignes*) un court exposé de la classification de M. Bazin.

Nous avons dit que huit ordres principaux, fondés sur la considération des formes cliniques élémentaires observées par les auteurs de tous les temps, composaient cette classification.

Nous allons maintenant faire l'énumération de ces ordres, signaler leurs principaux caractères, indiquer enfin les espèces de maladies qu'ils comprennent et que nous aurons successivement à étudier.

ORDRE Ier. — EXANTHÈMES. — Εξανθημα, *efflorescentia*, Εξανθεω, *effloresco*, *pullulo*, *erumpo*. D'après *Celse*, les Grecs désignaient sous ce nom générique toute espèce d'éruption faisant à la peau quelque saillie, qu'elle changeât ou non la couleur des téguments. D'après *Lorry*, ce titre comprend toutes les éruptions pustuleuses qui versent un liquide ou se convertissent en croûtes; cet auteur convient, toutefois, que l'on trouve quelque ambiguïté dans cette expression assez vaguement employée par les anciens. De nos jours on désigne assez généralement sous le titre d'*exanthème* toute espèce d'éruption (pustuleuse ou non) qui se forme rapidement à la peau; dans la classification de *Bateman*, ce terme a été limité aux simples rougeurs, et voici la définition qu'on doit en donner : taches rouges, superficielles (dont la coloration disparaît à la pression), de formes variables, répandues irrégulièrement sur le corps, laissant ordinairement des intervalles d'une couleur naturelle, se terminant par délitescence ou par résolution avec ou sans exfoliation de l'épiderme. Élaguant de cet ordre les maladies qui ne sont point de notre objet, telles que l'*érysipèle*, la *rougeole*, la *scarlatine*, nous n'aurons à décrire comme affections exanthématiques que trois maladies, savoir : l'*urticaire*, la *roséole* et l'*érythème*. A l'histoire de ce dernier se rattache la *pellagre* de Lombardie, que nous étudierons à part.

ORDRE IIe. — BULLES. — Les bulles sont des tumeurs aqueuses, un peu volumineuses, formées par le soulèvement de l'épiderme détaché du corps réticulaire enflammé par une certaine quantité de sérosité souvent limpide; leur aspect est celui des phlyctènes que détermine l'application d'un vésicatoire ou l'action de l'eau bouillante[1].

Cet ordre ne comprend que deux maladies : le *pemphigus* et le *rupia*.

ORDRE IIIe. — LES VÉSICULES. — Ce terme, qui, ainsi que le précédent, correspond à peu près à celui de *phlyctènes* des Grecs, dérivé de φλυζω, je bous, sert à désigner des tumeurs aqueuses, beaucoup plus petites que celles de l'ordre précédent, et formées par des gouttelettes de sérosité épanchées entre le tissu réticulaire, enflammé ou non, et l'épiderme soulevé. Ces petites tumeurs, souvent rapprochées en groupes plus ou moins nombreux, se rompent ordinairement assez vite, ou sont accidentellement déchirées, et exhalent un liquide qui fréquemment se concrète en petites croûtes minces ou en squammes plus ou moins légères : elles peuvent ainsi être suivies d'excoriation et d'exhalation, ou sont remplacées par une desquammation épidermoïque.

Comme nous l'avons fait pour le premier ordre, nous laissons de côté dans celui-ci la *varicelle* et la *miliaire*, qui sont décrites dans tous les ouvrages de pathologie, et nous nous bornons à y placer, comme maladies spéciales, la *gale*, l'*herpes* et l'*eczema*.

ORDRE IVe. — PUSTULES. — Malgré l'usage un peu banal qu'ont fait du mot *pustules* les anciens auteurs, on voit qu'en général ils désignaient sous ce nom des boutons purulents. *Celse* fait évidemment voir, par la description qu'il

[1] AÉTIUS D'AMIDE (*De phlyctenis sive bullis*) : « *Bullæ exoriuntur, similes iis quæ in corpore a fervida aqua torrefacto contingunt*, etc. »

en donne, que les *pustules* se distinguent des *taches* par la saillie qu'elles forment, et des *papules* par l'humeur qu'elles contiennent.

Les Grecs désignaient plusieurs espèces de pustules sous les noms de βλαστηματα, εκθυματα, εξανθηματα, φλυζακιον, etc. *Willan* a retenu deux de ces noms grecs dont il s'est servi pour dénommer deux espèces de pustules de forme différente, savoir 1° les pustules *phlyzaciées* (φλυζακιον, de φλυζω, je bous), décrites par *Celse*, et auxquelles *Bateman* donne les caractères suivants : pustule ordinairement large, élevée sur une base rude, circulaire, d'un rouge très-vif et remplacée par une croûte épaisse, rude et d'une couleur foncée ; 2° les pustules *psydraciées* (ψυδρακια, de ψυδρος, *fallus*, ψευδω, *fallo*), à cause sans doute de leur petitesse, qui fait qu'elles trompent les yeux, ou de ψυγω, *sicco*, pustules sèches, ou encore de ψυγμα, *frigus*, pustules froides, par opposition avec les caractères des précédentes. Celles-ci sont des pustules petites, souvent irrégulièrement circonscrites, produisant seulement une élévation légère de l'épiderme, et se terminant par une croûte lamelleuse. Plusieurs *psydracia* paraissent ordinairement ensemble, deviennent confluents, et, après l'issue du pus, versent au dehors une humeur terne et aqueuse qui forme souvent une incrustation irrégulière.

Les *pustules* sont donc de petites tumeurs purulentes, ayant ordinairement une base enflammée, et qui sont formées par l'épanchement d'une humeur opaque qui soulève l'épiderme; cette humeur se dessèche et se concrète en *croûtes*, au-dessous desquelles se forment quelquefois des excoriations ou des ulcérations.

Nous aurons à décrire dans cet ordre quatre maladies spéciales : l'*ecthyma*, l'*acne*, l'*impetigo* et le genre *teigne*.

ORDRE V[e]. — PAPULES. — D'après *Lorry*, qui ne trouve pas parfaitement satisfaisante la description de *Celse*, le mot *papulæ* des Latins doit s'appliquer à des élevures de la peau qui ne contiennent point de liquide, et on doit donner la même signification au mot βλαστηματα des Grecs, qui signifie proprement *germina*, bourgeons, et qui semble en effet indiquer des boutons secs.

Cet ordre ne comprend que trois maladies : le *prurigo*, le *lichen* et le *strophulus*.

ORDRE VIe. — SQUAMMES. — Les maladies *squammeuses* sont caractérisées par une affection plus ou moins superficielle du tissu réticulaire, qui donne lieu à la desquammation lamelleuse ou furfuracée de l'épiderme, avec ou sans coloration de la peau. On nomme proprement *squammes* les petites écailles blanchâtres qui se détachent ou qui adhèrent plus ou moins à la surface de la peau, et desquammation *furfuracée* la chute de l'épiderme en petites parcelles pulvérulentes, analogues à celles du son ou de la farine (*furfur*).

Nous avons cru devoir établir dans cet ordre trois sous-divisions, suivant que le phénomène le plus saillant est l'aspect squammeux ou écailleux de la peau (*squammes* proprement dites), ou que l'épiderme ne se résout qu'en molécules fines, qu'il y ait d'ailleurs ou non coloration morbide des téguments (desquammations *furfuracées*), ou, enfin, selon qu'on observe, outre la formation des squammes, une saillie plus ou moins prononcée de la superficie de la peau dans les régions affectées (*plaques squammeuses*). Chacune de ces sous-divisions ne comprend d'ailleurs qu'une maladie, savoir : 1re *ichthyose*, 2e *pityriasis*, 3e *psoriasis* ou *lepra*.

ORDRE VIIe. — TUBERCULES. — On donne, en pathologie cutanée, le nom de *tubercules* à de petites tumeurs dures, plus ou moins superficielles, accompagnées le plus souvent d'une coloration particulière de la peau; qui peuvent se terminer par résolution, persister à l'état d'induration, ou passer à l'état d'ulcération et de suppuration : dans ce dernier cas, des croûtes plus ou moins épaisses se forment à leur surface.

Cet ordre comprend un assez grand nombre d'espèces dans le tableau dressé par *Bateman* : les genres *phyma, verruca, molluscum, vitiligo, lupus, elephantiasis, frambœsia*, etc. Quelques-unes de ces affections sont trop rares, trop obscures et trop mal connues pour que nous entreprenions d'en faire l'histoire dans ce Manuel. Nous ne décrirons dans cet ordre que les espèces suivantes, savoir : la *kéloïde*, le *lupus* ou *dartre rongeante*, l'*éléphantiasis* des Grecs et l'*éléphantiasis* des Arabes.

Quant aux autres affections exotiques, telles que le *molluscum*[1] de l'île d'Amboine, la *radesyge* de Norvége, etc., nous nous bornerons à en donner les principaux caractères et à en indiquer la nature, d'après le jugement que nous avons pu en porter sur les communications qui nous ont été faites par les observateurs qui ont étudié ces affections dans les pays où elles sont endémiques. Nous y ajouterons les remarques que l'observation directe a pu nous suggérer dans le petit nombre d'exemples que nous avons eus sous les yeux.

[1] Le *molluscum* est une éruption tuberculeuse endémique aux îles Moluques, mais presque inconnue dans nos climats : on en trouvera des exemples à la fin de cet ouvrage. Le *pian* et le *frambœsia* sont aussi des affections exotiques que quelques observateurs ont cru devoir regarder comme une dégénérescence particulière des affections tuberculeuses cutanées primitivement engendrées par le vice vénérien ou scrofuleux. Le *vitiligo* ou *leuce* des Grecs, maladie à peu près inconnue aux écrivains modernes, est regardé par les uns comme se rapportant à la lèpre des livres sacrés, ainsi qu'à celle qui se répandit en Europe au temps des croisades; par les autres, comme une affection spéciale bien distincte de l'*éléphantiasis*, ou lèpre tuberculeuse; et dont on rencontre encore çà et là quelques exemples dans la pratique. Nous en dirons quelques mots en faisant l'histoire de la *lèpre vulgaire* (ordre des squammes) et de l'*éléphantiasis* (ordre des tubercules). Nous engageons ceux qui voudront approfondir la question si curieuse, mais si difficile et si obscure, de la lèpre antique, à consulter le traité de *Lorry* et les dissertations latines de

ORDRE VIIIe. — TACHES (*maculæ*). — L'altération permanente et profonde de la coloration de la peau, ordinairement sans saillie et sans desquammation, constitue, à proprement parler, l'ordre des *taches* dans lequel nous rangeons les *éphélides*, le *nævus* et le *purpura*.

Par opposition à cet ordre, nous donnerons l'indication des *décolorations* des téguments qui comprennent deux espèces principales : l'*albinisme* et le *vitiligo*.

Le lecteur peut maintenant se convaincre qu'en effet ce Manuel ne traitera que des maladies *spéciales* de la peau. A quoi bon ressasser encore ce qui a été tant de fois plus ou moins bien dit sur l'*érysipèle*, la *scarlatine*, la *variole*, etc.? Quel intérêt trouveraient les élèves dans des notions théoriques, relatives à des maladies exotiques, telles que le *pian*, le *frambœsia*, la *plique polonaise*, etc.? Déjà bien des savants y ont consacré leurs veilles, sans se pénétrer tous, malheureusement, de la nécessité de voir et d'observer par eux-mêmes avant de disserter longuement sur des affections presque inconnues dans nos climats. Pourquoi me serais-je engagé dans des discussions littéraires relatives à l'*alphos*, au *leuce*, au *vitiligo* des anciens? Je n'ai pas eu la prétention de faire un traité complet de pathologie cutanée; j'ai voulu seulement mettre à la portée de tous les connaissances (jusqu'ici réservées à un petit nombre) relatives

Schilling et de *Philippe Ouseel*, publiées à Leyde en 1778, par les soins du professeur *J. D. Hahn*. Prévenus contre les erreurs de diagnostic et la confusion qui résulte de l'emploi de mots vagues et mal définis, par les connaissances précises qu'ils auront pu puiser dans notre livre et dans nos leçons annuelles, ils auront quelque fruit à tirer de la lecture de ces savants écrits, sans rester exposés aux doutes et aux incertitudes qui pèsent nécessairement sur ceux qui ne se sont pas livrés d'une manière spéciale à l'étude de la pathologie cutanée. Quant à la *radesyge* de Norvége, ou lèpre du Nord, cette affection paraît bien être une maladie spéciale dont nous donnerons aussi la description au chapitre de l'*Eléphantiasis*. Enfin, le *bouton d'Alep*, dont nous avons pu observer un exemple à Paris, a été l'objet d'une description approfondie et tracée sur les lieux par un médecin français, le docteur Willemin.

aux maladies spéciales qui se rencontrent habituellement dans la pratique, et que tous les médecins doivent étudier d'une manière particulière.

Il est vrai, toutefois, d'une part, que, accidentellement et sous l'influence de circonstances particulières d'habitation, d'habitudes, de tempérament, etc., des maladies exotiques telles que le *pian*, le *molluscum*, l'*éléphantiasis arabe*, la *radesyge*, peuvent se montrer dans nos climats à l'état sporadique : d'autre part, il arrive moins rarement encore que, par le fait de certaines causes locales ou générales, il se produit chez certains sujets des dégénérations qui rappellent la physionomie des maladies exotiques que nous venons de citer. Aussi avons-nous jugé à propos dans cette troisième édition d'être plus explicite dans l'exposé des caractères de ces maladies. Bien plus, ayant constaté dans notre service des exemples incontestables d'une affection regardée jusque-là comme étrangère à notre climat et qui avait été entièrement méconnue par nos prédécesseurs *Biett* et *Alibert*..., la *pellagre* de Lombardie, que nous avons retrouvée à l'état sporadique dans les environs de Paris, — nous n'avons pas négligé d'en donner la description. Mais, je le répète, c'est surtout aux maladies vulgaires et communes que nous avons donné toute notre attention, et voici, en résumé, le tableau des maladies que nous aurons à décrire, en y joignant l'histoire importante des *syphilides*, qui formeront comme une sorte d'appendice à chaque ordre de maladies cutanées, le vice syphilitique ayant la propriété de reproduire sur les téguments (toujours avec des caractères spéciaux) chacune des formes capitales qui ont servi à établir les divisions de notre classification.

TABLEAU DES MALADIES CUTANÉES SPÉCIALES (VULGAIRES).

ORDRES.	MALADIES.	SYPHILIDES.
I. Exanthèmes.	(3) *Urticaire. Roséole. Erythème et Pellagre.*	Exanthématiq.
II. Bulles.	(2) *Pemphigus. Rupia.*	Bulleuse.
III. Vésicules.	(3) *Gale. Herpes. Eczema.*	Vésiculeuse.
IV. Pustules.	(4) *Ecthyma. Acne. Impetigo. Teigne.*	Pustuleuse.
V. Papules.	(3) *Prurigo. Lichen. Strophulus.*	Papuleuse.
VI. Squammes.	(3) *Ichthyose. Pityriasis. Psoriasis.*	Squammeuse.
VII. Tubercules.	(4) *Dartre rongeante. Eléphantiasis* des Grecs. *Eléphantiasis* arabe. *Kéloïde.* (En outre, maladies rares et exotiques, telles que le *bouton d'Alep,* la *Radesyge* de Norvége, le *Molluscum* d'Amboine, le *Pian* des colonies, dont plusieurs espèces peuvent se reproduire sporadiquement et exceptionnellement dans nos climats tempérés.)	Tuberculeuse.
VIII. Taches.	(3) *Ephélides. Nævus. Purpura.*	Taches syphil.
— Décolorations.	(2) *Albinisme. Vitiligo.*	

Une objection spécieuse, et que nous ne devons pas passer sous silence, encore qu'elle ait été présentée par des personnes peu familiarisées avec l'étude de la pathologie cutanée spéciale, est la suivante :

On a dit que les *formes* papuleuse, vésiculeuse, pustuleuse, etc., admises comme bases de la classification des maladies de la peau en ordres distincts, étaient regardées à tort comme constantes, et que l'on observait fréquemment la transformation d'une vésicule en bulle, d'une rougeur en papule ou en pustule, etc., en sorte que les distinctions fondées sur de pareilles considérations étaient arbitraires et illusoires.

Nous sommes loin de nier, en effet, que l'érysipèle, par exemple, qui appartient à l'ordre des rougeurs *exanthémateuses,* ne puisse offrir des *bulles* accidentelles, dues à ce que l'irritation est plus vive dans un point que dans un autre; l'*érythème* peut présenter de légers soulèvements *papuleux,* quelquefois même *tuberculeux,* comme cela se voit dans certaines variétés, des *pustules* d'ecthyma ou d'impétigo peuvent se surajouter aux *vésicules* de la gale, ou aux *papules* du prurigo; les *papules* du lichen peuvent se former consécutivement dans certaines régions affectées depuis longtemps d'eczéma ou d'impétigo; plus fréquemment encore, les *pustules* de ce dernier se manifestent dans les points où sévit le *lichen agrius*. Certaines formes *papuleuses* de lichen passent assez facilement à l'état *squammeux*, de manière que, comme le disaient les anciens, le lichen se convertît en psoriasis ou en lèpre, etc. Mais que prouvent tous ces exemples qu'il nous eût été facile de multiplier? Rien, sinon qu'il n'y a rien d'absolu dans la nature, et surtout dans la nature malade. Il nous suffit que les formes élémentaires cliniques qui nous servent de guide dans le diagnostic soient assez tranchées et assez constantes pour que nous puissions les reconnaître dans l'immense majorité des cas, et arriver par leur moyen à la détermination des espèces. Nous ne négligeons d'ailleurs aucun point de l'histoire des maladies de la peau. Nous nous attachons aussi bien à décrire la forme *squammeuse* consécutive que revêt l'eczéma, par exemple, que nous avons pris de soin à indiquer la forme vésiculeuse qui en caractérise le début; mais nous regardons celle-ci comme la plus essentielle et la plus propre à classer la maladie, parce que l'eczéma ne peut se produire sans qu'elle apparaisse, et que les squammes ne sont qu'un produit variable de l'exhalation qui succède à la rupture des vésicules. Quant aux cas de transformations accidentelles d'une espèce dans une autre, ce sont des cas exceptionnels qui n'infirment point la règle générale, ou des complications qui laissent subsister le fond de la maladie primitive[1].

[1] Un auteur allemand, *Rosembaum*, a, par l'application de divers stimulants à la peau, provoqué les diverses altérations *érythémateuses*, *bulleuses*, *vésiculeuses*, *pustuleuses*, etc., qui nous ont fourni nos divisions, et il en a conclu que ces formes, que nous considérons comme élémentaires, ne sont que des nuances et des degrés d'un même travail morbide. Nous avons longuement prouvé ailleurs le vice d'un pareil raisonnement, en même temps que nous démontrions la vanité des classifications *anato-*

On a encore prétendu que, prenant en considération la *forme* plutôt que la *nature* de l'éruption, il nous arrivait nécessairement de rapprocher, dans le même ordre, des espèces fort disparates. Nous ne le nions pas pour quelques cas particuliers, et notamment pour l'ordre des *tubercules*; mais nous disons que ce vice se rencontre encore plus souvent

miques, proposées, il y a un petit nombre d'années, comme le progrès le plus important de la dermatologie moderne. (Voir les n[os] de juillet 1846 et octobre 1847 de la *Revue médicale.*)

Toutefois, quelques auteurs contemporains ayant adopté les idées germaniques puisées elles-mêmes aux sources de l'*Anatomisme* parisien (resté florissant pendant la plus grande partie du demi-siècle qui vient de s'écouler), nous reproduirons ici le tableau de la classification dermatologique anatomique proposée à l'Académie par un médecin distingué de l'école de Paris, il y a environ dix ans.

L'auteur (M. *Baron*) regarde comme éléments de la peau, généralement admis par suite des recherches récentes d'anatomie microscopique : 1° le réseau vasculaire artériel, veineux et lymphatique; 2° le corps papillaire; 3° l'appareil sécréteur et excréteur de la sueur; 4° l'appareil sécréteur et excréteur de l'épiderme ou blennogène; 5° l'appareil sécréteur de la matière colorante ou chromatogène; 6° les follicules sébacés; 7° les bulbes pilifères; 8° la matière des ongles; 9° la trame cellulo-fibreuse. Il s'efforce ensuite de rapporter à chacun de ces tissus en particulier les altérations qui constituent les espèces de la pathologie cutanée, classées désormais non plus comme dans le système que nous avons adopté comme plus simple, plus vrai et plus pratique, d'après la considération de la forme clinique, mais d'après l'élément anatomique. Voici ce tableau :

1° Maladies de l'appareil vasculaire. — Roséole, rougeole, scarlatine, érythème, érysipèle, vésicatoire, pemphigus, nævus, purpura.

2° Maladies des papilles. — Urticaire, prurigo, hyperesthésie, anesthésie, éléphantiasis grec.

3° Maladies de l'appareil sudoripare. — Sueurs abondantes, éruption de la suette, sudamina, éruption de la fièvre miliaire, éruption accompagnant les sueurs copieuses, éruptions vésiculeuses par topiques irritants, *herpes*.

4° Maladies de l'appareil sécréteur de l'épiderme. — *Pityriasis*, *eczema*, *psoriasis*, ichthyose, durillon, cor, verrue.

5° Maladies de l'appareil chromatogène. — *Nævus*, *lentigo*, éphélide hépatique, éphélide mélanée, *vitiligo*, albinisme.

6° Maladies des follicules sébacés. — *Acne disseminate*, a. *punctata*, a. *rosacèa*, mélitagre, mentagre, *impetigo sparsa*, *lupus*.

7° Maladies des bulbes pilifères. — *Lichen*, *favus*, *trichoma*, alopécie, canitie.

dans les autres classifications, et que la nôtre offre l'immense avantage de s'appuyer sur une base matérielle, sensible, essentiellement usuelle et pratique, tandis que celles qui cherchent à prendre en considération la nature ou la cause prochaine tombent presque nécessairement dans la confusion et dans l'hypothèse. On s'en convaincra facilement si l'on

8° Maladies de la matière des ongles. — *Onygose*, exagération de sécrétion.

9° Maladies de la trame cellulo-fibreuse. — *Ecthyma, rupia*, varicelle, varioloïde, variole, vaccine, furoncle.

Maladie affectant simultanément plusieurs éléments de la peau. — *Gale.*

Maladies de classe encore incertaine. — *Frambœsia, molluscum, kéloïde.*

L'un des moindres défauts de ce tableau anatomique est de rapprocher les unes des autres des espèces qui n'ont rien de commun, telles que l'urticaire et l'*éléphantiasis*, le *nævus* et la rougeole, le *lichen* et le *favus*, l'*eczema* et le cor au pied! Mais nous nous bornons à indiquer ici la réfutation raisonnée de ce système, empruntée à notre cours de l'hôpital Saint-Louis de 1848, et insérée dans le numéro 24 *bis* de la *Gazette médicale* de la même année, page 456.

Ce qu'il y a de curieux, c'est la prétention qu'affichent les auteurs de ces classifications *anatomiques* de tirer des bases prétendues positives de leur classification des indications relatives à la *nature* et au traitement des maladies.

C'est là une pure illusion.

Qu'importent, je le demande, à la nature et au traitement de la *pustule maligne*, par exemple, la forme pustuleuse qu'elle revêt, l'élément anatomique de la peau que l'on peut considérer comme le siége principal et le point de départ de l'éruption?

Qu'importe à la nature et au traitement d'un *ecthyma simplex* comparé, par exemple, à la pustule ecthymateuse qui se développe à la suite de l'inoculation par la lancette du pus d'un chancre, ou de vésicules d'*eczema* mises en regard des vésicules de gale, ou de bulles de *pemphigus* comparées à celles de la brûlure ou à celles que produit l'application de la poudre de cantharides..., qu'importe, dis-je, la considération de l'élément anatomique affecté? N'est-ce pas avec raison que j'ai déclaré, dès l'apparition de cette classification prétendue *rationnelle*, que c'était avoir fait bien peu de chose pour éclairer la nature et le traitement des affections dartreuses que d'avoir cherché à fixer le siége des *exanthèmes* dans le réseau vasculaire de la peau, celui des *vésicules* dans l'appareil sudoripare, des *pustules* dans les follicules et le réseau lymphatique, des *papules* dans le corps papillaire, des *squammes* dans l'appareil blennogène, des taches dans l'appareil chromatogène, des *tubercules* dans le tissu fibreux?

veut prendre la peine de consulter la classification proposée par *Lorry*, celles plus philosophiques et plus claires de M. *Alibert*, celle même, plus simple encore et plus rapprochée de la nôtre, qu'a admise M. *Rayer*. Quant à la classification plus récemment proposée par un célèbre professeur de Lyon, M. le docteur Baumes, lequel, faisant moins de cas que nous des *formes* cliniques, a trouvé dans la *fluxion*, la *révulsion* et la *sympathie*, l'explication de tous les phénomènes morbides que comprend la pathologie cutanée, elle ne manquerait pas de nous faire retomber dans le chaos dont nous ont tirés les observateurs modernes. Sans doute les considérations de cause et de nature sont de la plus haute importance pour le praticien; sans doute M. Baumes a fait preuve d'expérience clinique et de philosophie en s'efforçant de les mettre en saillie...; mais gardons-nous d'oublier qu'il importe d'abord de reconnaître le mal avant d'entreprendre de le guérir. A cette connaissance exacte et précise, et non pas vague et superficielle, se rattachent toutes les notions de marche, de durée, de conséquences diverses, qui composent la science la plus solide et la plus sûre du médecin observateur. Or c'est parce que la classification que nous avons adoptée nous paraît la plus propre à faciliter la connaissance des *espèces* que nous la regardons comme préférable à toutes les autres, sans prétendre qu'on doive lui attribuer une perfection qui ne se rencontre guère dans les systèmes scientifiques appliqués à l'étude de l'homme vivant, et qu'une étrange illusion des dermatologues modernes a cru découvrir dans les systèmes anatomiques[1].

[1] On a oublié qu'une classification n'est jamais qu'un cadre plus ou moins artificiel destiné à aider la mémoire et à faciliter le diagnostic. Vouloir qu'elle fournisse des données sur la nature et le traitement des maladies, c'est exiger plus qu'on ne saurait obtenir.

ORDRE PREMIER.

EXANTHÈMES.

(4. Urticaire. Roséole. Erythème et Pellagre.)

URTICAIRE.

§ Ier. — On donne le nom d'urticaire, *urticaria*, d'*urtica*, ortie, à une éruption cutanée analogue à celle que produit le contact de l'ortie, *urtica urens*. Cette maladie a été décrite par quelques auteurs sous les noms de *fièvre ortiée*, *porcelaine*, *essera*, etc.

M. Alibert en a formé un genre du groupe des dermatoses *eczémateuses*, sous le nom grec de *cnidosis*, emprunté à Hippocrate (κνιδωσις), dérivé de κνιδη, ortie.

Le docteur Behrens, dans une lettre insérée dans les œuvres de Werlhoff, a décrit avec soin l'urticaire accidentelle causée par l'ingestion des moules, affection qu'il a lui-même éprouvée.

Cette éruption est caractérisée par des élevures saillantes, dures, ordinairement arrondies, discrètes ou confluentes, d'une largeur qui varie depuis deux lignes jusqu'à un pouce et plus, souvent plus blanches que le reste de la peau, d'autres fois rosées, ordinairement entourées d'une auréole rouge, et qui laissent dans la rémission de petites taches rougeâtres. Ces élevures, accompagnées de prurit et de chaleur durant l'exacerbation, ont une durée courte, mais peuvent reparaître à des intervalles plus ou moins rapprochés, se reproduisant par accès plus ou moins irréguliers.

Cet exanthème, souvent apyrétique, quelquefois précédé ou accompagné d'un mouvement fébrile, n'est point contagieux : il peut n'avoir qu'une durée éphémère.

Le prurit et les élevures cutanées, qui forment les deux traits caractéristiques de l'éruption, ont fait *supposer* à quelques dermatologistes que l'urticaire devait être classée dans les altérations du corps *papillaire* de la peau.

Outre les inconvénients nombreux attachés à ce mode de classification *anatomique*, en général, il est curieux ici de voir l'application particulière de la méthode donner lieu à une erreur matérielle. En effet, il est démontré par les recherches d'un micrographe habile et expérimenté (le professeur *Gruby*, de Vienne) que les élevures de l'urticaire sont dues à une fluxion et une dilatation des glandules et des canaux sudorifères de la peau, accompagnées d'une exsudation séreuse dans les mailles du derme.

L'auteur que nous venons de citer a constaté ce fait sur un de ses amis, médecin distingué, qui lui permit d'enlever avec le bistouri une petite portion de peau au moment du développement parfait de l'éruption à laquelle il était sujet.

Dans cet exemple particulier, nous voyons réunis deux des inconvénients de la méthode anatomique appliquée à la classification des maladies cutanées, savoir : l'inutilité pratique de cette méthode et le danger de créer une anatomie hypothétique pour les besoins de la méthode.

§ II. — L'urticaire se montre accidentellement à la suite de l'ingestion de certaines substances, et spécialement après l'usage de divers poissons de mer et de plusieurs coquilles, tels que les moules, les huîtres, les crabes, le chien de mer. Chez quelques sujets, les écrevisses, la chair de porc frais et d'oie, la charcuterie, les fraises elles-mêmes, dit-on, ont pu produire le même effet. Le plus souvent, dans ces cas, l'urticaire est liée à des accidents d'indigestion; quelquefois, pourtant, il n'y a pas de trouble bien notable des fonctions digestives. Chez certains individus, l'usage de quelques-unes des substances que nous avons énumérées produit constamment l'urticaire, par suite d'une idiosyncrasie particulière.

Chez d'autres, on voit cet exanthème survenir après un repas composé de substances qui ont été prises plusieurs fois sans déterminer cet accident. Mais l'urticaire se développe souvent spontanément et sans être provoquée par l'ingestion de certains aliments; alors encore elle est souvent liée à un dérangement des fonctions digestives, à une irritation gastrique, à un état saburral, ou bien encore on peut l'attribuer à un régime échauffant, à l'usage de substances stimulantes, de liqueurs spiritueuses, à l'abus des plaisirs de la table. L'usage des médicaments échauffants peut aussi la provoquer.

J'ai vu bien des fois l'administration du baume de copahu y donner lieu. *Joseph Frank* rapporte un fait bien plus singulier, c'est celui d'un individu de sa connaissance qui était sujet à l'urticaire toutes les fois qu'il prenait de l'eau de Seltz. L'urticaire peut se développer à l'occasion du travail de la dentition : elle attaque de préférence les enfants, les femmes, les sujets lymphatico-sanguins nerveux. On l'a vue quelquefois liée à l'existence d'une fièvre d'accès.

Les affections morales tristes, une contrariété, une émotion vive, peuvent déterminer plus ou moins subitement une éruption d'urticaire. J'ai vu une jeune mariée, dans un salon très-chaud et à l'issue d'un dîner, être tout à coup affectée de cet exanthème, au moment où une personne maladroite la tourmentait de ses quolibets : le cou, les épaules, la poitrine, se couvrirent à l'instant de saillies rosées et prurigineuses qui forcèrent bientôt cette dame à quitter le bal. Une autre femme, étant à jeun, reçoit une lettre qui lui annonce une nouvelle fâcheuse et imprévue, elle est prise aussitôt de vomissements et de déjections bilieuses, et peu après une éruption très-intense d'urticaire se répand sur diverses parties du corps. L'électricité atmosphérique peut, suivant quelques auteurs, influer sur le développement de l'urticaire épidémique. *Joseph Frank* cite le cas curieux d'une jeune fille qui, frappée de la foudre, et ayant eu un côté du corps violemment brûlé par la décharge électrique, fut attaquée d'une fièvre nerveuse avec développement d'une éruption intense d'urticaire sur le côté sain.

§ III. — On observe quelquefois, au début, des phénomènes précurseurs, soit aigus, soit chroniques, tels que mouvement fébrile, malaise, lassitudes, douleurs contusives dans les membres, céphalalgie, indices d'irritation ou d'embarras gastrique, perte d'appétit, nausées, épigastralgie, digestions laborieuses; d'autres fois, l'éruption se développe de prime abord, et sans être précédée ni accompagnée d'aucun dérangement sensible dans la santé générale. Un prurit plus ou moins intense se fait sentir dans divers points de la peau, aux membres, à la poitrine, au cou, etc. [1], et excite le sujet à se gratter; sous ses doigts même s'élèvent, dans les points prurigineux des téguments, des plaques saillantes, dures, comme tuberculeuses, arrondies ou ovalaires, de 2 lignes à 1 pouce d'étendue, ou même beaucoup plus larges encore, plus blanches que le reste de la peau, ou légèrement rosées, ordinairement environnées d'une auréole rosée ou rouge; ces élevures paraissent surtout dans la nuit et vers le matin, ou immédiatement après le repas, et particulièrement après le dîner; quelquefois même, suivant la remarque de *Vogel*, de *Burserius*, de *Frank*, de *Bateman*, le soir, lorsque l'individu se déshabille et expose la peau au contact de l'air (*Illud enim singulare habent, quod in frigido magis emergant, et in calido evanescant. Vogel*, cité par *Bateman*). Ces élevures, lorsque l'urticaire est accidentelle, comme par exemple dans le cas où elle est causée par certaines substances alimentaires, n'ont ordinairement que

[1] *Joseph Frank* dit avoir observé à la clinique de Wilna une femme dont la langue se tuméfia beaucoup, avec une grande démangeaison, tandis qu'une urticaire recouvrait tout son corps : il cite à cette occasion *Koch* qui avance dans une dissertation latine, publiée en 1792, à Leipzig, sur la fièvre ortiée, que la cavité buccale elle-même peut participer à l'éruption.

quelques heures de durée; elles disparaissent bientôt, et se terminent par résolution, sans desquammation épidermique. Cette variété de l'urticaire est donc *éphémère*. Dans l'urticaire spontanée et qui persiste pendant quelque temps, la marche de l'exanthème est ordinairement rémittente : les plaques prurigineuses surviennent la nuit, ou vers le matin, et s'évanouissent pendant le jour, pour reparaître la nuit suivante. Cette affection peut même être complétement intermittente, et on l'a vue ainsi se lier à des fièvres d'accès.

§ IV. — Variétés. — *Willan* et *Bateman* admettent six variétés d'urticaire, savoir : 1° *urticaria febrilis*, précédée de quelques phénomènes gastriques et souvent d'un mouvement fébrile d'un ou deux jours de durée. L'éruption s'accompagne d'une rougeur assez vive, et donne lieu à un fourmillement et à un prurit très-incommodes. On observe surtout cette variété dans l'été, chez les enfants pendant le travail de la dentition, chez les adultes qui se livrent aux excès de table; elle est fréquemment liée à un dérangement des fonctions digestives, à un état saburral ou à une irritation des premières voies. La durée est d'environ un septénaire; lorsqu'elle est très-intense, elle peut être suivie d'une légère exfoliation de l'épiderme.

J'ai observé cette variété, avec des symptômes très-intenses, au printemps de 1828, chez une femme d'une assez mauvaise constitution, qui fut prise, sans cause connue, de frisson, fièvre, douleurs contusives dans les membres, vomissements bilieux répétés, déjections alvines sanglantes et douloureuses, puis d'une éruption d'urticaire des plus douloureuses. Des saillies blanches et dures, entourées d'un limbe légèrement rosé, ayant une étendue variable (de quelques millimètres à 2 et 3 centimètres de diamètre), accompagnées d'un prurit intolérable, de douleurs lancinantes profondes dans les téguments, bosselaient successivement plusieurs points de la surface du corps et s'effaçaient en moins de vingt-quatre heures, laissant tout au plus une faible coloration après elles, pour se montrer bientôt dans d'autres lieux. Malgré l'emploi d'un traitement antiphlogistique énergique, il n'y eut d'amendement bien marqué que le cinquième jour, et dès lors l'éruption prit une marche rémittente, le paroxysme revenant chaque jour dans l'après-midi avec une éruption moins douloureuse et moins saillante que dans les premiers jours. Les accidents allèrent ainsi diminuant jusqu'au dix-huitième jour, où l'on crut devoir administrer la décoction de quinquina, qui ne tarda pas à amener une entière guérison.

Les auteurs rapportent un assez grand nombre d'exemples de *fièvre intermittente ortiée.* En voici un bien caractéristique, emprunté au *Journal de Sédilot* (tome LV) :

Un homme âgé de trente-huit ans, d'une constitution bilioso-sanguine, était allé habiter une maison de campagne entourée de marécages, où il se livrait avec ardeur aux travaux de l'agriculture. Il éprouva bientôt du trouble dans les fonctions digestives. Un temps orageux ayant accru son état d'incommodité, il se rendit à pied à Montpellier pour y consulter M. Golfin. Le jour même de son arrivée, il fut pris d'un violent frisson, qui fut suivi, au bout de deux heures, d'une chaleur fébrile intense, durant laquelle se manifesta une éruption de plaques prurigineuses, qui ne disparurent que lorsque la période de sueur fut terminée. L'accès eut une durée d'environ douze heures : l'apyrexie fut complète dans la soirée. Le médecin, ayant reconnu l'existence d'un embarras gastrique, prescrivit un émétique qui fut donné le lendemain matin, et procura des évacuations bilieuses par haut et par bas. Dans l'après-midi, le malade se trouvait si bien qu'il put se lever pendant trois heures, et montra beaucoup de gaieté. Mais ce jour même, un accès, beaucoup plus intense et beaucoup plus long que le précédent, survint, et s'accompagna d'une éruption urticaire beaucoup plus violente, caractérisée par des saillies dures et confluentes à la peau, qui devint d'un rouge très-vif, avec prurit intolérable, agitation extrême, pouls petit et fréquent, respiration pénible, langue sèche, yeux égarés, surdité, etc. Ce ne fut que le lendemain, vers dix heures, que les symptômes s'amendèrent, et que, la sueur ayant commencé à s'établir, l'éruption et les autres phénomènes de l'accès disparurent peu à peu. A sept heures du soir, l'apyrexie était complète. Le caractère de la maladie ne pouvait plus laisser de doute, et, comme il y avait lieu de craindre que l'accès suivant ne fût encore plus terrible et que la fièvre ne revêtit le caractère pernicieux, on se hâta de donner le quinquina, qui eut un plein succès. L'éruption ni la fièvre ne reparurent plus, et le malade ne tarda pas à recouvrer une santé parfaite.

On trouvera dans le tome IV (an 1827) de la *Nouvelle Biblioth. médicale* une observation beaucoup plus remarquable encore de M. le docteur *Cazenave*, relative à une *urticaire fébrile intermittente* quotidienne, qui se prolongea pendant plusieurs années, et finit par être combattue avec succès par la solution arsenicale de *Fowler*. Dans cette observation, l'éruption était quelquefois si intense que, pendant l'accès, les saillies tuberculeuses offraient une coloration rosée vive, et laissaient après elles du gonflement et une maculature livide, traces de la fluxion violente qui, chez quelques sujets, accompagne cette éruption.

Il n'est pas rare, d'ailleurs, de voir accidentellement survenir une éruption d'urticaire dans le cours de diverses maladies fébriles.

La deuxième variété est l'urticaire fugace, *urticaria evanida;* elle est souvent chronique, et en général apyrétique; les plaques sont ordinairement plus blanches que le reste de la peau; elles se manifestent souvent à l'occasion du grattement de quelques points des téguments, et disparaissent rapidement. L'éruption de ces élevures prurigineuses peut se renouveler ainsi pendant plusieurs mois; elle est parfois liée à une affection des voies digestives ; dans d'autres cas, elle ne s'accompagne d'aucun dérangement interne.

Dans la troisième variété (*urticaria perstans*), les plaques sont persistantes et ne disparaissent point entièrement pendant le jour qui les a vues naître ; la rougeur seule qui les accompagne s'évanouit durant la rémission. La durée de cet exanthème varie ordinairement entre deux et trois septénaires.

Trois autres variétés (*urtic. conferta, sub-cutanea, tuberosa*) se distinguent par l'apparence de l'éruption, qui forme des plaques confluentes et saillantes dans le premier cas ; des éminences moins élevées, plus dures, plus profondes, souvent accompagnées de douleurs lancinantes, dans le second ; des tumeurs comme tuberculeuses, dans le troisième. Dans cette variété, observée et décrite avec soin par *Frank*, les élevures sont larges et souvent accompagnées de douleurs profondes dans les régions de la peau affectées.

Mais une forme d'urticaire qui mérite, sans contredit, une mention spéciale, est celle que nous avons déjà indiquée comme pouvant être le produit de l'ingestion des moules. Nous ne saurions mieux faire que de traduire ici la lettre écrite sur ce sujet par le docteur *Behrens*, et insérée dans les *OEuvres de Werlhof* (P. Gottlieb Werlhofii *Opera medica*, in-4°, pars II, Hanov. 1775).

Behrens rappelle d'abord les exemples les plus remarquables d'accidents causés par l'ingestion des moules, rapportés par les auteurs, et notamment celui dont *Henr. Meïbomius* fut lui-même le sujet ; l'observation faite aussi sur lui-même par *Fr. Hoffmann*, qui fut pris d'*urticaire* dans la même occasion ; les nombreux faits consignés dans le *Recueil de l'Académie des curieux de la nature* ; ceux que l'auteur a eu occasion de recueillir lui-même, sans que, malgré les accidents les plus graves et les plus alarmants, il puisse citer autrement que par ouï-dire des exemples où ces accidents soient devenus funestes. Behrens termine par le récit détaillé de ce qu'il a éprouvé à l'occasion de ce genre d'alimentation, dont il s'était soigneusement abstenu pendant douze ans, effrayé qu'il était par ce qu'il avait tant de fois observé à Brunswick, où il résidait.

Un jour du mois de février 1734, étant en compagnie de quelques amis, *Behrens,* cédant aux sollicitations des convives, se laissa aller à manger huit à dix moules. Il fut le seul qui eut autant de réserve, et, chose singulière, le seul aussi qui fut incommodé.

Des accidents d'indigestion (malaise, épigastralgie, anxiété, *deliquium,* nausées, vomissements), bientôt suivis d'une éruption d'urticaire effroyable, se déclarèrent peu d'heures après le repas. La face, énormément tuméfiée par les saillies confluentes de l'exanthème, était un objet d'effroi pour le malade et pour les assistants; les yeux étaient fermés, la lèvre supérieure tellement gonflée que c'était à peine si l'air pouvait entrer dans les narines. Au bout d'une demi-heure environ, l'éruption abandonna la face pour se porter au cou, puis à la poitrine, puis, successivement, aux autres parties du corps, accompagnée d'un prurit intolérable, qui s'affaiblissait cependant à mesure que l'exanthème arrivait aux parties inférieures du corps. Dans l'espace de quatre heures tout fut terminé.

Le même auteur, dans une seconde lettre insérée dans le même ouvrage, revient encore sur les accidents causés par les moules, et se trouve porté à adopter l'opinion de *Stokhausen,* qui, ayant découvert dans les moules que l'on mange crues à Boulogne-sur-Mer, en France, de très-petits animaux semblables à des araignées, attribue à la présence accidentelle de ce petit animal tout le danger de l'usage des moules.

§ V. — Ce n'est guère que par leur cause que les élevures de l'urticaire diffèrent des saillies blanches ou rosées que déterminent sur une peau fine et délicate des morsures de puces ou de cousins, des piqûres d'orties, des coups de fouet même; mais, du reste, il n'est point d'exanthème avec lequel l'urticaire puisse être confondue, pour peu qu'on y apporte quelque attention.

§ VI. — L'urticaire aiguë est généralement une maladie courte et bénigne, et sur laquelle on ne peut porter un jugement un peu défavorable que lorsqu'elle tend à se reproduire, à revêtir la forme chronique, et qu'elle paraît liée à une susceptibilité particulière des téguments, ou même à une disposition morbide spéciale de l'économie. Il n'y a que les complications qui s'y joignent qui peuvent entraîner des résultats fâcheux ; c'est ainsi que les accidents d'indigestion auxquels se lie souvent l'urticaire qui est causée par l'ingestion des moules ou d'autres substances alimentaires peuvent devenir sérieux, et même, d'après le rapport de quelques écrivains, entraîner la mort. Encore cette terminaison funeste paraît-elle être infiniment rare, et n'a-t-elle été mentionnée le plus souvent par les auteurs que sur la foi d'autrui. *Behrens*, que nous avons cité plus haut, s'exprime ainsi à ce sujet : « *Licet etiam ea symptomata, quacumque gravia, intra unum alterumque diem, sine vitæ periculo deflagrare aut extingui soleant ; tamen non desunt exempla rariora, nobis quidem non visa, ubi mortem arcessiverunt.* » Il ajoute qu'*Ammans* et *Valentinus* ont parlé d'un individu qui mourut si subitement après avoir mangé des moules, que l'on accusa sa femme de l'avoir empoisonné.

L'urticaire *chronique* constitue une maladie fort incommode, et souvent fort rebelle, mais qui n'est point, à proprement parler, dangereuse.

§ VII. Traitement. — L'urticaire accidentelle qui se lie à des accidents d'indigestion ne réclame point d'autre traitement que cette indigestion elle-même : ainsi, quelques boissons délayantes ou quelques infusions théiformes, les moyens propres à provoquer le vomissement si l'estomac est surchargé de substances qui le fatiguent par leur présence, les lavements émollients, et plus tard les boissons froides et les narcotiques si l'indigestion se convertit en choléra-morbus, comme cela arrive quelquefois, composent tout le traitement. L'urticaire simple et aiguë n'a ordinairement qu'une courte durée et guérit d'elle-même moyennant la diète ordinaire des maladies aiguës. Une ou deux saignées du bras, des boissons acidulées, un ou deux bains tièdes sur le déclin de l'éruption, tels sont les remèdes qui réussissent le plus souvent. L'urticaire qui revêt la forme chronique, et qui tend à se prolonger, doit d'abord être attaquée par des moyens tirés du régime. *Willan* recommande beaucoup dans ces cas d'observer si l'usage de quelque substance alimentaire d'une nature particulière ne provoque pas le retour de l'exanthème; c'est en étudiant ainsi la manière de vivre du sujet, en retranchant successivement les divers mets dont se composent les repas habituels, que l'auteur anglais a vu que chez quelques personnes l'urticaire pouvait être entretenue par l'usage des liqueurs fermentées, des liqueurs spiritueuses pures ou mêlées avec de l'eau; que chez quelques-unes le vin blanc, chez d'autres le vinaigre, chez d'autres les fruits, chez celles-ci les substances sucrées, chez celles-là le poisson, chez d'autres les végétaux crus, provoquaient et entretenaient l'urticaire. Toutefois *Willan* reconnaît que dans quelques cas un changement complet dans le régime ne produit aucune amélioration dans la maladie. C'est dans de telles circonstances que Bateman pense que les laxatifs administrés de temps à autre, les acides minéraux, les amers aromatiques, la soude ou la potasse combinées à faible dose aux boissons de cette nature, peuvent réussir. Ces moyens, en effet, doivent être employés chez les sujets lymphatiques, chez ceux qui n'offrent point de signes d'irritation gastro-intestinale. Nous avons fait usage avec succès, dans quelques cas, d'une potion avec l'acétate d'ammoniaque, de l'iodure de potassium à la dose de 50 centigrammes à 1 gramme par jour, de l'eau de Vichy artificielle, de la magnésie et de quelques autres médicaments altérants ou laxatifs, sans que nous puissions donner des indications bien précises sur leur emploi. L'urticaire chronique est peut-être une des maladies de la peau dont le traitement est le plus difficile et le plus incertain. Le régime froid et l'hydrothérapie nous ont bien réussi chez quelques sujets.

Les bains sont les remèdes externes les plus usités dans l'urticaire. On les emploie tièdes et même froids lorsque l'exanthème est aigu et accompagné d'indices d'excitation; chauds ou même salins, lorsque l'urticaire est chronique et lorsque le sujet est débile et lymphatique. Les bains de mer, conseillés par Bateman, peuvent être essayés dans des circonstances analogues, quoique, en général, ils paraissent peu propres à combattre l'urticaire et à favoriser la résolution des plaques qui la caractérisent, puisque l'effet le plus ordinaire de l'eau de mer, chez les sujets dont la peau est fine et délicate, est de produire une stimulation très-vive de la peau, des efflorescences et même des élevures d'urticaire.

Lorsque le prurit est intolérable, on doit chercher à le modérer par l'application du jus de citron, par des lotions vinaigrées, alcoolisées, etc.

L'analogie que présentent les élevures de l'urticaire avec l'éruption prurigineuse accidentelle provoquée sur les peaux fines et délicates par la piqûre des cousins, la morsure des puces et des punaises, nous a engagé à essayer les remèdes externes insecticides. Ainsi, nous avons soumis quelques urticaires à l'action alternée des fumigations sulfureuses et des bains de sublimé. Quelques guérisons, et dans d'autres cas des effets palliatifs seulement, ont été le résultat de ce mode de traitement.

Déjà nous avons indiqué plus haut les remèdes qui peuvent devenir nécessaires quand l'urticaire revêt la forme intermittente : le quinquina est ici, comme ailleurs, le remède par excellence.

ROSÉOLE.

(Fausse rougeole de quelques auteurs, *Roseola.* BAT.)

§ I. — D'après *Bateman*, l'efflorescence à laquelle le docteur *Willan* a donné le nom de *roseola* est le plus ordinairement symptomatique et liée à diverses maladies fébriles dans le traitement desquelles elle n'apporte point de modification importante. Les points de contact qui existent entre cet exanthème et la rougeole méritent de fixer l'attention du praticien ; il paraît, en effet, très-probable que quelques auteurs, et surtout ceux qui ont cru à la récidive de la rougeole ou même de la scarlatine, ont pu quelquefois s'en laisser imposer par la *roséole;* je dis *quelquefois,* car, puisqu'il est bien avéré que la variole peut récidiver et que la vaccine peut être inoculée deux ou plusieurs fois avec succès chez quelques sujets, je ne vois pas pourquoi on nierait absolument la possibilité de ces récidives, dont il existe d'ailleurs des exemples authentiques et incontestables : j'en ai vu moi-même quelques-uns. Ils sont, à la vérité, fort rares, quoi qu'en ait pu dire *Dehaën;* car *Morton,* dans le cours d'une longue pratique, n'a vu qu'une seule récidive de rougeole, et *Rosen de Roseinstein* affirme n'en avoir observé aucune pendant une pratique de quarante-quatre ans. Au reste, il est facile de juger par les discussions récentes qui se sont élevées sur la *variole,* la *varicelle,* la *varioloïde* et la *vaccine,* qu'il est parfois difficile de porter un jugement certain sur la nature d'une éruption, surtout lorsqu'on ne la voit point parcourir toutes ses phases sous ses yeux.

Quoi qu'il en soit, nous entendons par *roséole* un exanthème fréquemment apyrétique, ordinairement exempt de symptômes catarrhaux précurseurs, d'une durée courte, partiel ou général, non contagieux, caractérisé par de petites taches roses ou d'un rouge clair, diversement figurées, sans saillie appréciable dans le plus grand nombre des cas, se terminant par résolution avec ou sans desquammation.

M. Alibert range cette affection dans le groupe des dermatoses exanthémateuses.

§ II. — On observe assez fréquemment la roséole chez les enfants de deux à trois ans, et pendant le travail de la dentition. Les femmes, les sujets dont la peau est fine et délicate, y sont particulièrement exposés. Elle se montre surtout dans les saisons chaudes et variables. Nous l'avons vue régner sous la forme épidémique. C'est ainsi qu'elle s'est présentée à notre observation dans le mois de mai 1840, le mois précédent ayant été constamment sec et très-chaud. Plusieurs enfants de quatre à huit ans (dont quelques-uns avaient eu antérieurement la véritable rougeole avec son cortége fébrile et catarrhal habituel) furent atteints d'une éruption générale de taches d'un rose vif, disséminées assez régulièrement sur toutes les parties du corps. Ces taches étaient en tout semblables à celles de la rougeole, mais il n'y avait ni mouvement fébrile ni aucun autre symptôme morbide. L'éruption pâlit et se dissipa au bout de trois à quatre jours. Dans quelques cas exceptionnels particulièrement observés chez les enfants qui n'avaient point été atteints antérieurement de la rougeole proprement dite, nous avons rencontré quelques légers indices du mouvement fébrile et des phénomènes catarrhaux, mais toujours à un degré assez faible pour qu'on ne pût pas commettre de méprise. Ainsi le mouvement fébrile se montrait tout au plus durant douze à vingt-quatre heures; une très-légère accélération du pouls, un peu de frissonnement, un peu de malaise et d'abattement, en constituaient les seuls caractères. Quelques enfants avaient durant le même temps un peu de larmoiement, un peu d'enchifrènement, quelques éternuments, quelque peu de toux rauque. J'ai vu plusieurs fois aussi l'éruption, quoique générale, offrir des taches très-petites et comme de petits points rouges qui pâlissaient et disparaissaient presque par intervalles, pour refleurir ensuite, mais seulement durant l'espace de quelques jours. Chez d'autres enfants, au contraire, l'éruption était aussi intense et les taches mêmes plus larges que celles de la rougeole. Celle-ci d'ailleurs régnait en même temps; nous l'avons même vue constituer une véritable récidive sur un petit garçon de six ans et demi, du moins en s'en rapportant aux renseignements fournis par la mère de cet enfant, qui était fort attentive et fort intelligente.

Des *ingesta* irritants peuvent déterminer le développement de la roséole : il n'est pas très-rare, par exemple, de la voir survenir à la suite de l'administration du baume de copahu : c'est un fait que j'ai eu bien des fois occasion d'observer. M. Cullerier neveu a fait la même remarque. On en trouve notamment un exemple bien caractérisé dans le cahier de novembre de la *Nouvelle bibliothèque médicale* (an 1826) :

Un jeune homme atteint de *blennorrhée* voulut faire disparaître l'écoulement par l'usage de la potion Chopart. Deux jours après l'emploi de ce remède, il fut pris d'un accès de fièvre violent, bientôt suivi d'une éruption qui envahit toute l'étendue des téguments; des taches irrégulières, d'un rouge assez vif, fort petites à leur début, mais s'accroissant avec assez de rapidité, couvrirent la peau et ne disparurent qu'au bout de cinq jours, laissant après elles une desquammation qui ne fut bien prononcée qu'aux pieds et aux mains. Néanmoins la blennorrhée continua. (Il y avait cependant eu une assez puissante *révulsion* : qu'en pensent les *physiologistes* ennemis des remèdes *spécifiques?*) Au bout d'un certain temps, on voulut de nouveau supprimer l'écoulement, et l'on administra dans cette vue un mélange de *copahu* et de poivre cubèbe; mais, le soir même, un accès de fièvre survint, et le lendemain une éruption analogue à la précédente se montra; seulement elle fut moins intense.

Dans le cas que nous venons de citer, l'éruption fut générale, Chez d'autres sujets, elle est partielle, occupant de préférence les extrémités, et notamment les mains et le bas des avant-bras. Elle n'a jamais qu'une durée de peu de jours et se dissipe d'elle-même, sans nécessiter d'autre traitement que la suspension du baume de copahu, le repos et une diète légère.

Des affections morales vives peuvent déterminer la roséole, comme nous les avons déjà vues produire l'urticaire. *Bateman* cite plusieurs cas de roséole légère survenue au moment de la convalescence de diverses maladies fébriles. Le même auteur l'a vue liée à l'embarras gastrique, à des phlegmasies internes, à la goutte elle-même. La plupart des médecins ont eu occasion d'observer un exanthème qui se montre quelquefois à la suite de l'*inoculation* ou de la *vaccine*, et qui vient compliquer les effets de celles-ci; cet exanthème n'est ordinairement autre chose qu'une *roséole*.

§ III. — L'éruption de la roséole est quelquefois précédée d'une fièvre légère, ordinairement exempte des symptômes de l'irritation catarrhale, oculaire, nasale, gutturale et pulmonaire, qui précède et accompagne la rougeole; d'autres fois l'éruption se montre de prime abord, et se répand sur la face, le cou et le reste du tronc, en un ou deux jours, lorsqu'elle est générale, ou se borne le plus souvent aux parties supérieures, lorsqu'elle est partielle. Cependant *Bateman* mentionne un cas où l'éruption occupait le front et le cuir chevelu, d'une part, et les extrémités inférieures, d'autre part. Il est vrai que le sujet était goutteux, et qu'après la *desquammation* les articulations du pied droit furent atteintes d'une inflammation goutteuse.

J'ai vu un malade atteint de *roseola æstiva* chez lequel l'éruption était presque exclusivement bornée aux pieds et aux mains. Il n'est pas rare, d'ailleurs, lorsque l'éruption se propage du tronc aux autres parties du corps, de voir des taches de roséole se répandre sur les membres inférieurs.

Chez une jeune femme que nous traitions d'une ophthalmie blennorrhagique par le baume de Copahu à haute dose, ce médicament provoqua, comme dans les cas cités plus haut, une éruption de larges taches de roséole, qui se montrèrent d'abord au-devant de la poitrine, puis aux membres supérieurs, puis aux membres inférieurs, en sorte que le troisième jour de l'éruption les taches rouges avaient déjà presque disparu, laissant de la desquammation furfuracée au devant de la poitrine, tandis qu'elles étaient encore vives et récentes aux membres inférieurs; le visage fut respecté. Cette roséole accidentelle ne dura guère en tout que quatre à cinq jours au plus; elle avait été précédée d'un mouvement fébrile avec vomissements provoqués de même par l'ingestion du baume de copahu.

La même éruption, mais plus intense et d'une durée un peu plus longue, se montra dans les mêmes circonstances chez un malade atteint d'une inflammation blennorrhagique de l'œil droit qui fut présenté plusieurs fois à nos leçons de l'hôpital Saint-Louis, dans l'été de 1843.

Chez les deux sujets, d'ailleurs, le baume de copahu modéra beaucoup les accidents inflammatoires de l'œil.

Cette éruption se manifeste sous la forme de taches irrégulièrement arrondies, plus ou moins analogues à celles de la rougeole, souvent plus grandes et presque toujours moins nombreuses, laissant entre elles des intervalles où la peau reste intacte. Ces taches superficielles, d'un rose foncé plus ou moins vif, souvent accompagnées de prurit et de fourmillement, pâlissent au bout de peu de temps, et disparaissent ordinairement en trois, quatre ou cinq jours, laissant après elles une desquammation plus ou moins prononcée, quelquefois à peine sensible, d'autres fois beaucoup plus marquée. Quoiqu'on ait pensé et qu'il paraisse naturel de croire que la suppression brusque de la *roséole* par un air froid puisse être suivie d'accidents, *Bateman* dit n'en avoir jamais vu d'exemples. Bien que généralement aiguë, la roséole peut affecter une marche chronique, les taches paraissant et disparaissant tour à tour; on voit quelquefois alors de la langueur, des vertiges, un dérangement de la digestion survenir quand l'éruption pâlit : sa durée peut ainsi se prolonger plusieurs semaines, en suivant les phases de rémission et d'exacerbation qu'on observe ordinairement dans les éruptions *exanthématiques* qui se prolongent.

§ IV. — VARIÉTÉS. — *Bateman* admet, d'après *Willan*, plusieurs variétés de roséole, savoir : une relative à l'âge des sujets, qu'il nomme *roseola infantilis*. Elle attaque spécialement les enfants pendant le travail de la dentition, à l'occasion de quelque embarras intestinal, de quelque mouvement fébrile, etc. Sa marche est très-irrégulière; elle paraît et disparaît successivement pendant plusieurs jours, se prononce surtout la nuit, etc. Deux variétés relatives à la saison où elle règne : 1re *roseola æstiva*, qui survient ordinairement pendant l'été chez les sujets irritables, chez les femmes, à l'occasion d'alternatives brusques de chaud et de froid ou de quelque autre circonstance; l'éruption, quelquefois précédée d'une légère fièvre, se montre sous la forme de petites taches isolées, plus larges et plus irrégulières que celles de la rougeole, qui pâlissent dès le second jour, et s'effacent le cinquième, en même temps que disparaît le malaise et le léger trouble des fonctions qui était survenu. Cette éruption s'accompagne de fourmillement et de démangeaison à la peau, et quelquefois d'un peu de rougeur à l'isthme du gosier avec un peu de gêne dans la déglutition. Dans un cas de cette espèce que j'ai observé chez un adulte, la roséole se manifesta après quelques jours d'un malaise général accompagné de phénomènes saburraux, sans fièvre. L'éruption se prononça surtout aux mains et aux pieds; le visage en fut exempt. Cette éruption consistait en taches roses, d'une étendue qui variait depuis les dimensions d'une lentille jusqu'à celles d'une pièce de dix sous. Ces taches étaient d'ailleurs de forme irrégulière, prurigineuses et très-légèrement saillantes. L'isthme du gosier présentait une assez vive rougeur sans tuméfaction, la déglutition était douloureuse. 2e *roseola autumnalis ;* celle-ci se montre surtout chez les enfants, durant l'automne, sous la forme de taches distinctes, circulaires ou ovales, d'une couleur rose, qui paraissent principalement sur les membres supérieurs, et atteignent la grandeur d'une pièce de vingt sous. La forme particulière des taches a donné lieu à *Willan* d'établir une quatrième variété qu'il désigne sous le nom de *roseola annulata*. Dans cette variété, l'éruption paraît sur presque toutes les parties du corps, avec ou sans symptômes fébriles, et colore la peau d'anneaux rosés dont les aires centrales conservent la couleur des téguments. Cette variété, qui présente ordinairement une exacerbation avec prurit et sentiment de piqûre à la peau, la nuit, est particulièrement susceptible de revêtir une forme chronique et de se prolonger pendant un temps indéterminé, avec ou sans dérangement de la santé générale. J'en ai vu un exemple bien remarquable chez un enfant d'environ deux ans, en travail de dentition. Les anneaux rosés se dessinaient le soir sur la poitrine, le ventre et les membres inférieurs, ils pâlissaient et disparaissaient même le matin. Cet éruption, qui était apyrétique, ne dura que quelques jours. Deux autres variétés se rapportent à la roséole qui se déclare à l'occasion de l'inoculation de la variole ou de la vaccine. La première, *roseola variolosa*, survient rarement avant l'éruption de la petite-vérole spontanée; on l'observe plus souvent après l'inoculation; elle paraît ordinairement le second jour de la fièvre éruptive, qui se déclare le neuvième ou le dixième jour après l'inoculation. Elle se montre d'abord sur les bras, la poitrine et la face, et s'étend dès le second jour sur le tronc et les extrémités. Ce jour ou le suivant, on commence à reconnaître, au milieu de la rougeur générale, les pustules varioliques naissantes, qui forment de petites élévations, rudes au toucher, avec un peu de blancheur à leur sommet.

La deuxième, *roseola vaccina*, fort analogue à la précédente, se montre, chez quelques enfants, le neuvième ou dixième jour après l'insertion du virus vaccin, aux environs du lieu où celle-ci a été pratiquée; d'autres fois elle paraît plus tôt, et est en général accompagnée d'un mouvement fébrile. Enfin, Willan a encore admis une septième variété, sous le nom de *roseola miliaris;* elle consiste dans une éruption de vésicules miliaires, compliquant la roséole. Nous en dirons quelques mots en traitant du diagnostic comparatif de l'*eczéma* et de la *miliaire*.

§ V. — La roséole présente quelque analogie avec la *rougeole*, la *scarlatine* et l'*érythème*. Dans ce dernier, comme nous aurons occasion de le dire dans le chapitre suivant, les taches ont plus d'étendue et sont généralement moins nombreuses; leur coloration, plus fortement empreinte, est plus foncée et plus permanente, l'affection cutanée paraît moins superficielle, elle suit généralement une marche moins aiguë, est plus souvent partielle, etc. La *rougeole* se distingue de la roséole par son caractère contagieux, par sa marche plus régulière, par les phénomènes fébriles et catarrheux qui la précèdent, l'accompagnent et la suivent, etc. La *scarlatine* a aussi une marche beaucoup plus régulière, colore la peau d'une manière beaucoup plus générale, plus persistante et plus uniforme, et lui donne une teinte plus foncée, comme framboisée, s'accompagne d'une fièvre spéciale, d'une angine constante, etc.

§ VI. — La roséole est, en général, une affection passagère et bénigne; ce n'est que lorsqu'elle tend à devenir chronique qu'on doit chercher à la combattre par des moyens un peu actifs, et à modifier la constitution par un traitement méthodique général. Ce sont surtout les complications, les fièvres, les phlegmasies internes, auxquelles peut se lier la roséole comme crise ou comme épiphénomène, qui doivent réclamer l'attention du praticien. Si la suppression de cet exanthème avait pu donner lieu à quelques accidents (ce que je n'ai jamais vu), il faudrait s'attacher à combattre ceux-ci, peut-être aussi chercher à rappeler l'éruption si cela paraissait convenable.

La diète, ou du moins un régime léger, quand il n'y a pas de fièvre, le repos, les boissons délayantes, suffisent en général pour favoriser la disparition de la roséole, qui, le plus souvent, n'a que très-peu de jours de durée. On peut ajouter à ces moyens quelques bains tièdes, des boissons acidulées, et même, à la fin de l'éruption, un ou deux laxatifs. Lorsque cet exanthème se prolonge et tend à devenir chronique, les acides minéraux à l'intérieur, et à l'extérieur les bains de mer, peuvent être employés, comme le conseillent les médecins anglais. Cette affection ne réclame, en général, aucun traitement spécial lorsqu'elle survient comme épiphénomène ou comme crise dans d'autres maladies.

ÉRYTHÈME.

(*Erythema* des anciens. *Intertrigo.* Feux de dents. Efflorescence. *Dartre érythémoïde* de M. Alibert. *Erythema* de Willan et de Bateman.)

§ I. — Ερυθημα, mot grec qui signifie rougeur, et que les anciens employaient pour désigner les rougeurs de la peau qui n'étaient point érysipélateuses, est devenu, pour quelques auteurs, une simple nuance ou même un degré de l'*érysipèle.* M. Alibert en avait fait une espèce de dartre, sous le nom de *dartre érythémoïde,* tout en convenant que cette maladie participait souvent de la nature des exanthèmes aigus, et formait comme un anneau intermédiaire entre les maladies de la peau aiguës et chroniques : aujourd'hui, cette affection forme le premier groupe des dermatoses *eczémateuses* de cet auteur.

Nous entendons par *érythème* un exanthème non contagieux, le plus souvent exempt de symptômes généraux et de dérangement de la santé générale, caractérisé par des taches rouges superficielles, d'une étendue variable, généralement plus larges et plus fortement colorées que celles de l'exanthème précédent, et qui se terminent, comme elles, par délitescence ou par résolution, avec ou sans desquammation.

§ II. — Plus souvent encore que la roséole, l'érythème peut être symptomatique et lié à un dérangement viscéral, à une phlegmasie interne, à une fièvre, etc., d'autres fois il est idiopathique, et souvent, alors, il n'est accompagné d'aucun trouble général de l'économie.

Toutes les causes irritantes externes peuvent produire l'érythème *partiel;* c'est ainsi qu'on le voit survenir à la suite de frictions stimulantes, du contact prolongé de l'urine, des matières fécales, d'un flux catarrhal âcre, par l'effet du frottement, d'une piqûre, par l'action de la chaleur, par l'action du froid, par l'effet du voisinage d'une plaie ou d'un ulcère, etc. Le printemps favorise quelquefois le développement de l'érythème chez certains sujets; des *ingesta* irritants peuvent aussi y donner lieu; enfin, il survient souvent sans cause connue, et attaque de préférence les enfants, les femmes, les sujets irritables, lymphatico-sanguins, dont la peau est fine et colorée, etc. La maladie épidémique qui a régné à Paris en 1828, offrait pour symptôme le plus apparent et le plus constant, un érythème des extrémités.

§ III. — Le plus ordinairement, exempt de symptômes généraux, précurseurs ou concomitants, l'érythème est caractérisé par des taches rouges, superficielles, mais fortement colorées, de forme et de grandeur variables, qui envahissent une étendue plus ou moins considérable des téguments; ces taches laissent ordinairement entre elles des espaces nombreux où la couleur de la peau n'est point altérée. Lorsque l'érythème est partiel, et surtout lorsqu'il est de cause externe, on le voit occuper sans interruption une assez large surface qui est ainsi uniformément colorée en rouge; cette coloration est ordinairement plus foncée et plus intense que celle de l'érysipèle. Ces taches, assez souvent accompagnées de démangeaison, de cuisson, de brûlure, etc., pâlissent au bout de quelques jours, et ne tardent pas à disparaître, laissant souvent après elles une desquammation plus ou moins prononcée, ou bien, au contraire, se foncent de plus en plus, deviennent violacées, puis jaunissent, pâlissent et se résolvent.

Lorsque l'érythème est produit par le frottement ou par le contact de matières âcres, et surtout lorsqu'il a son siége au pli des aines ou des cuisses, des fesses, etc., dans les parties, en un mot, qui sont le siége spécial d'une transpiration odorante, et qui sont exposées au frottement (*intertrigo*), on voit souvent l'épiderme se détruire, et la surface érythémateuse, excoriée, fournir un suintement séreux ou séropurulent d'une odeur nauséabonde.

On a prétendu qu'une variété de l'*intertrigo* était quelquefois le produit d'un végétal parasite, comme l'*herpes circiné* et le *pithyriasis versicolor;* nous reviendrons sur ce sujet à l'occasion de ces deux dernières affections : bornons-nous ici à déclarer que l'*intertrigo* érythémateux proprement dit, n'est jamais parasitaire, mais que des cercles papuleux ou des anneaux rosés d'*herpes* parasitaires siégeant au lieu d'élection de l'intertrigo, ont pu simuler l'affection érythémateuse simple.

L'érythème peut revêtir la forme chronique : ordinairement, alors, les taches se succèdent, soit dans une seule région, soit dans diverses parties du corps, ou les mêmes taches pâlissent et refleurissent tour à tour sans disparaître tout à fait. La maladie peut ainsi se prolonger pendant plusieurs semaines et même pendant plusieurs mois, comme cela s'est vu, notamment dans l'érythème épidémique dont nous parlions tout à l'heure.

§ IV. — Variétés. — Willan en a établi six principales, relatives aux formes diverses que présente la teinte érythémateuse de la peau, savoir :

1° *Erythema fugax,* l'érythème fugace. Il est caractérisé par des taches rouges, irrégulières et passagères, paraissant successivement sur les bras, le cou, la poitrine et la face dans diverses fièvres, dans quelques maladies chroniques, ou même dans quelques affections nerveuses comme l'hémicrânie, l'hystérie, etc. Cette éruption est souvent symptomatique d'une affection des premières voies.

2° *Erythema læve,* l'érythème lisse. Celui-ci offre une coloration uniforme et luisante de la peau, qui se montre surtout aux membres inférieures, où elle coexiste parfois avec l'œdème. Quelquefois cette variété s'observe dans quelques affections intestinales, ou chez les femmes à l'époque des menstrues; et, alors, les taches peuvent aussi se montrer aux parties supérieures du corps. Mais il existe une forme plus grave que nous indiquerons tout à l'heure sous le nom d'*erythema rodens*.

3°, 4°, 5° et 6° *Erythema marginatum, populatum, tuberculatum, nodosum,* variétés dans lesquelles les taches de la peau sont tantôt arrondies avec des bords rudes, proéminents et papuleux (éryth. *marginé*), tantôt généralement rudes et papuleuses, avec une coloration rouge qui, plus tard, devient livide (éryth. *papuleux*), tantôt sont accompagnées de petites tumeurs déterminées par une fluxion plus forte de la peau (éryth. *tuberculeux*), tantôt, enfin, forment des protubérances dures et douloureuses, dans lesquelles tout le tissu de la peau, quelquefois même le tissu cellulaire sous-jacent, paraissent tuméfiés (éryth. *noueux*). Willan ajoute encore à ces variétés l'*intertrigo* des anciens auteurs, résultat de l'attrition des surfaces contiguës, ou de l'irritation causée par un écoulement acrimonieux. Des rougeurs avec prurit et cuisson, quelquefois avec excoriation et exhalaison d'une humeur glaireuse et fétide, se montrent sous les mamelles, aux aisselles, aux aines, à la partie supérieure des cuisses, etc., chez les femmes grasses, chez les enfants à la mamelle tenus avec peu de soin, etc.

C'est à cet *intertrigo* que se rattache une variété papuleuse qui siége exclusivement à la partie supérieure et interne des cuisses, sous la forme d'une large tache ovalaire entourée d'un limbe saillant, qui devient grisâtre, jaunâtre, terreuse, brunâtre en vieillissant, qui s'accompagne d'une légère disquammation furfuracée, persiste souvent opiniâtrément, se reproduit facilement après qu'elle a été dissipée par les résolutifs et notamment par les topiques mercuriels..., et est entretenue par un végétal parasite caractérisé par des *sporules* microscopiques. C'est là une des formes du *lichen circumscriptus* annulaire ou ovalaire que nous aurons à signaler au chapitre du *lichen,* comme pouvant reconnaître en effet une étiologie particulière.

M. Biett a signalé une forme érythémateuse fort remarquable qu'il a proposé de désigner sous le nom d'*érythème excentrique,* parce que la tache s'étend du centre à la circonférence, en laissant après elle une sorte de cicatrice très-superficielle, semblable à celle qui résulterait d'une très-légère brûlure. J'ai observé plusieurs fois cette forme à l'hôpital Saint-Louis, notamment sur deux individus qui se présentèrent à la consultation du 6 juillet 1830. L'*érythème* (comme c'est le plus ordinaire en pareil cas) avait son siége aux pommettes : la partie saillante de la joue offrait au-dessous de chaque orbite une tache rouge sans desquammation, de la largeur d'une pièce de 2 francs environ, avec une très-légère cicatrice blanchâtre dans un point de la circonférence que l'érythème avait déjà abandonné. Des deux femmes ainsi affectées, l'une disait éprouver des douleurs vives dans la région malade et faisait remonter à plusieurs mois l'origine de son mal ; l'autre prenait depuis quelque temps des douches de vapeur sous l'influence desquelles les taches pâlissaient et diminuaient d'étendue. Au mois d'août 1834, j'observai à l'hôpital Saint-Louis un homme qui présentait une affection de même genre, mais plus étendue et plus invétérée. Le nez et les deux pommettes étaient le siége de taches plus grandes qu'une pièce de 2 francs, d'un rouge obscur, lisses, couvertes çà et là de très-petites écailles grisâtres. Ces taches érythémateuses présentaient au nez une surface amincie où la peau, blanchissant brusquement, semblait comme très-légèrement et très-superficiellement cicatrisée. L'origine du mal remontait déjà à plusieurs années. On prescrivit des onctions avec une pommade aiguisée par l'acide sulfurique. Enfin, en 1840 et 1841, j'ai eu à soigner au pavillon Gabrielle une femme d'ailleurs d'une bonne constitution, et chez laquelle l'érythème occupait le centre de chaque pommette sous la forme d'une tache rouge de la largeur d'une pièce de 25 centimes, avec amincissement et destruction sous-épidémique du tissu cutané. La cautérisation avec le nitrate acide de mercure détruisit le mal, qui fut ainsi remplacé par deux petites cicatrices blanches légèrement déprimées et fort peu apparentes.

Je pense que le nom d'*erythema rodens*, érythème rongeant, est celui qui convient réellement à cette variété. Elle offre néanmoins une analogie bien moindre avec le *lupus* (dartre rongeante) que l'*impetigo rodens* dont nous parlerons un peu plus loin. Ainsi, elle ne présente jamais ni croûte, ni ulcération appréciable à l'extérieur. Peut-être, à cause de l'aspect lisse et luisant de la peau rougie, devrait-on regarder cette variété comme une nuance de l'*erythema læve* que nous avons mentionné plus haut.

Pendant les mois d'août et de septembre 1831, un assez grand nombre d'affections cutanées aiguës, et notamment d'érysipèles et d'*érythèmes*, se sont présentées à notre observation, tant au bureau central que dans les salles de l'hôpital Saint-Louis, constituant ainsi une véritable épidémie.

Les deux formes que nous avons vues se reproduire le plus souvent sont celles désignées par les médecins anglais sous les noms de *marginatum* et *papulatum*. De larges taches d'un rouge vif à leur début et dans leur violence, d'une grandeur variable depuis celle d'une pièce de 2 francs jusqu'à celle d'une pièce de 5 francs et plus, s'offraient semées çà et là (ordinairement en petit nombre) sur les membres, sur le cou, sur la face, quelquefois même, mais plus rarement, sur le tronc. Dans deux cas en particulier, ces taches, de forme arrondie, de la largeur d'une pièce de 2 francs environ, séparées par des intervalles de peau saine, étaient semées autour du cou, dont elles n'embrassaient pas tout à à fait la circonférence. Un de nos collègues crut reconnaître dans cette affection un *zona* commençant; et, en effet, cette espèce de demi-collier offrait quelque ressemblance avec les groupes enflammés du *zoster*, surtout en ce que la fluxion de la peau avait été assez intense pour déterminer une sorte de soulèvement de l'épiderme, qui, ridé et blanchi à la surface de quelques-unes des taches érythématiques, simulait assez bien des vésicules à l'état naissant; mais, au bout de peu de jours, la saillie des points qui avaient paru vésiculeux s'affaissait, la rougeur cessait d'être vive et fleurie, elle prenait une teinte obscure, en un mot la plaque rugueuse et saillante passait à l'état de véritable tache ou maculature, et disparaissait ensuite assez promptement, en sorte qu'en général ces taches n'avaient guère plus d'une semaine de durée, et souvent moins; mais elles étaient sujettes à reverdir, pour ainsi dire, à peu près comme les plaques exanthémateuses de l'*urticaire*, redevenant rouges momentanément, mais repassant bien plus vite que la première fois à l'état de simple maculature : plus la fluxion avait été intense, plus la tache avait paru soulevée, plus aussi cette maculature restait violacée et livide, de manière à simuler presque dans quelques cas une ecchymose. Une malade que nous eûmes à traiter dans la salle Sainte-Marthe nous présenta ainsi pendant plus de six semaines un érythème papuleux du cou, tantôt dans un état d'intensité et d'acuité où les taches étaient saillantes et fortement colorées, tantôt dans un état de déclin où l'on n'apercevait plus que quelques légères maculatures fort pâles. Ces alternatives s'accompagnaient parfois de mouvements fébriles, de signes d'embarras gastriques, etc. Le temps, un régime sobre, quelques bains simples, des boissons acidulées, quelques laxatifs, dissipèrent cette affection.

L'*erythema nodosum* a le plus souvent une forme inflammatoire et une marche aiguë : comme les variétés précédentes, c'est presque uniquement dans les saisons chaudes qu'il se manifeste. En l'an 1832, nous en avons présenté aux élèves qui suivaient nos cours particuliers de l'école pratique un exemple fort remarquable sur une paysanne des environs de Paris, dont l'affection avait paru tout à fait extraordinaire au médecin qui lui donnait des soins et qui n'avait pas l'habitude de l'observation des maladies spéciales de la peau. Déjà, en juillet 1821, nous avions eu sous les yeux, dans les salles de l'Hôtel-Dieu, un tableau de cette maladie (beaucoup plus commune que ne le croient quelques praticiens), tableau dont les traits étaient tellement frappants, que depuis lors nous n'avons jamais méconnu cette affection très-facile d'ailleurs à reconnaître quand une fois on l'a bien observée.

Une fille, âgée de quarante-quatre ans, grasse, lymphatico-sanguine, réglée pour la première fois à l'âge de treize ans et demi, mal et peu réglée depuis un an, enrhumée depuis trois semaines, malade depuis huit jours (perte d'appétit, bouche amère et pâteuse, lassitudes dans les membres, puis éruption à l'avant-bras d'abord, aux genoux ensuite), présentait à la surface du corps des taches rouges, chaudes, sensibles, comme érysipélateuses, semées en petit nombre sur les genoux, à la face dorsale des avant-bras et des mains, et sur quelques points de la poitrine : ces taches étaient accompagnées d'une tuméfaction de la peau soulevée en forme de tubercules mamelonnés, saillants à la surface du corps, représentant des espèces de nodosités douloureuses : il n'y avait point de fièvre. La malade racontait que quelques années avant elle avait eu des taches analogues aux genoux. (Deux saignées, boissons délayantes, régime modéré, bain tiède). Bientôt les tumeurs s'affaissèrent et la coloration de la peau s'affaiblit, sans desquammation bien marquée. Après dix jours de traitement, cette femme sortit guérie ; on sentait encore, au toucher, un peu de gonflement et d'empâtement dans les points de la peau où avait siégé l'érythème; ces points étaient encore légèrement maculés.

L'observation suivante, rapportée par le professeur Alibert, comme un exemple de *dartre érythémoïde* (longtemps avant la publication de l'abrégé de *Bateman*), offre encore un tableau fidèle d'une des formes les plus communes de l'*érythème :*

Un homme, âgé de trente-cinq ans, d'une constitution sanguine et lymphatique, né d'une mère scrofuleuse, ayant une sœur affectée de *dartres*, avait déjà été deux fois atteint d'une éruption semblable à celle qu'il présenta à M. Alibert, lorsque cet auteur eut occasion de l'observer : l'exanthème se montra d'abord aux mains, puis aux jambes, puis à la partie antérieure du sternum. La peau des mains était d'un rouge amaranthe mêlé de quelques teintes légèrement violacées. On voyait au milieu de ces taches irrégulières quelques intervalles de téguments qui étaient parfaitement sains, et qui conservaient leur couleur naturelle. Le malade y ressentait de petites douleurs cuisantes, comme si ses mains avaient été plongées dans une forte dissolution saline. On eût dit, à leur aspect enflammé, qu'elles avaient été mordues par des cousins, ou vivement piquées par l'aiguillon des frelons ou des abeilles. Cette affection cutanée n'offrait ni croûtes ni écailles. Lorsqu'elle était parvenue à un plus haut degré d'accroissement, la peau paraissait tendue, gonflée et luisante ; mais, au déclin de l'inflammation, elle s'affaissait et se ridait en prenant une teinte bleuâtre. Le malade disait alors ressentir une sorte de fourmillement dans les doigts, une espèce de *travail*. Enfin, quelque temps après, l'épiderme se soulevait et se détachait par lambeaux : les téguments ne tardaient pas à recouvrer leur état ordinaire.

A toutes les variétés d'érythème que nous avons décrites, il faut encore joindre l'*érythème épidémique* observé à Paris en 1828. Les détails de cette épidémie ont été consignés dans les journaux du temps (consulter notamment la *Revue médicale*, années 1828 et 1829) : nous n'avons ici à signaler que ce qui se rapporte spécialement à la maladie de la peau qui a formé l'un des traits les plus caractéristiques de cette épidémie. La paume des mains et la plante des pieds étaient entourées d'une bande rouge intense, ayant tous les caractères des rougeurs érythémateuses, et l'épiderme de la paume de la main et de la plante du pied se détachait en lambeaux plus ou moins étendus, quelquefois même était soulevé par un peu d'exhalation séreuse; en sorte qu'à l'hôpital Saint-Louis, où l'on observait pour la première fois cette forme d'érythème, on avait proposé de lui donner le nom d'érythème *éliminatoire*, avant qu'on eût appris que cet exanthème n'était qu'un des phénomènes de l'*épidémie de Paris*, désignée par quelques médecins sous le nom d'*acrodynie*, à cause de l'affection constante des extrémités. Cet érythème passait presque toujours à l'état chronique, se prolongeait ainsi pendant plusieurs semaines et même pendant plusieurs mois, surtout quand il s'accompagnait de ces douleurs, de ces fourmillements, de cette impotence comme paralytique des extrémités qui ont signalé l'épidémie de Paris. On sait d'ailleurs que les causes de cette épidémie sont demeurées inconnues.

Enfin, l'érythème *pellagreux*, dont la description sera ajoutée comme appendice à ce chapitre, constitue une variété qui doit être étudiée à part.

§ V. — Quoique l'*érythème* soit une des maladies de la peau les plus faciles à reconnaître pour un œil un peu exercé, c'est une de celles qui donnent le plus fréquemment lieu à des erreurs de diagnostic dans la pratique ordinaire. Je ne pourrais croire moi-même, si je ne l'avais pas vu, qu'un *erythema læve* du visage ait pu être pris, par un médecin d'ailleurs fort éclairé, pour une affection syphilitique : heureusement M. Biett intervint à temps pour soustraire la malade au désagrément et aux inconvénients d'un traitement mercuriel, sans parler du désagrément et des inconvénients *moraux* qu'entraînait après lui un diagnostic qui attaquait l'honneur d'une jeune personne estimable. C'est un des mille et un exemples qui prouvent qu'en pathologie cutanée rien ne saurait suppléer l'étude *spéciale* sur laquelle nous nous efforçons, dans nos cours annuels, d'appeler l'attention des élèves et des médecins.

En décrivant successivement les diverses maladies que nous avons à étudier, nous indiquerons ce qu'ont de particulier les *rougeurs* que peuvent laisser après elles plusieurs de ces maladies, qu'elles soient ou non causées d'ailleurs par le virus vénérien ou par le vice scrofuleux. Déjà nous avons indiqué plus haut l'apparence *vésiculeuse* trompeuse qu'offrent quelquefois les taches de l'érythème. Ici nous devons nous occuper seulement d'établir le diagnostic différentiel de cette affection et de celles contenues, comme elle, dans l'ordre des *exanthèmes*.

L'*urticaire* ne saurait être réellement confondue avec l'érythème ; je me souviens pourtant d'avoir vu une fois un médecin, qui a *écrit* sur les maladies de la peau, prendre une *roséole* pour une urticaire : hâtons-nous de reconnaître qu'une pareille méprise est de fort peu d'importance, quant au traitement, et, par conséquent, qu'elle est absolument sans inconvénient pour le malade. Les élevures blanches (ou légèrement rosées), fugaces, prurigineuses de l'urticaire, ne ressemblent point aux taches rouges permanentes de l'érythème ; encore que, dans quelques cas, et surtout lorsque l'urticaire est éphémère, les plaques en résolution laissent après elles un limbe rouge assez vif qui a quelque analogie au premier coup d'œil avec les taches de la rougeole. Presque toujours l'érythème est une affection partielle et bornée à des régions peu étendues, tandis que souvent les élevures de l'urticaire se montrent simultanément ou successivement sur toute la surface des téguments.

Ce dernier caractère sert aussi à différencier l'érythème de la *roséole*, dont les petites taches rosées et de peu de durée ne ressemblent guère d'ailleurs aux rougeurs larges et foncées de l'*érythème*.

§ VI. Traitement. — L'érythème est en général une maladie légère et facile à guérir. Lorsqu'il est local, partiel et accidentel, comme, par exemple, dans l'*intertrigo*, le repos, les soins de propreté, des lotions émollientes, des topiques adoucissants, tels que l'huile ou le cérat, l'application de poudres absorbantes, comme le lycopode, la poudre à poudrer, etc., suffisent ordinairement pour le dissiper.

Si l'*intertrigo* se montre sous la forme de taches fauves ou brunâtres aux cuisses, il peut s'accompagner de *sporules* parasites; et alors il cède aux bains sulfureux, aux lotions à l'*eau rouge* (coupée d'eau ordinaire), à la pommade au *précipité blanc*, à l'*onguent citrin* et autres résolutifs parasiticides.

Lorsque l'érythème est général et aigu, comme dans la variété que nous avons décrite sous le nom d'*erythema nodosum*, la saignée, un régime sévère, les boissons délayantes, quelques bains tièdes, quelques laxatifs, sont les moyens les plus rationnels et les plus convenables à employer.

Lorsqu'il est *constitutionnel*, qu'il tend à passer à l'état chronique, il faut, si d'ailleurs l'état général de la constitution l'indique, user à l'intérieur des acides minéraux, de légers toniques, des laxatifs trop vantés par les médecins anglais, tandis qu'on prescrit à l'extérieur des bains tièdes, légèrement aromatiques; quelquefois même les bains alcalins ou sulfureux.

Si l'érythème est *symptomatique*, c'est aux maladies qu'il complique qu'il faut d'abord opposer les remèdes convenables. Dans l'érythème *épidémique*, dont nous avons indiqué plus haut les caractères, nous avons vu employer, sans beaucoup de succès, les applications de sangsues, les bains locaux émollients et narcotiques, les fumigations de même nature : le temps paraissait être dans beaucoup de cas le seul remède véritablement efficace.

SYPHILIDE EXANTHÉMATIQUE.

Nous nous occuperons, à l'occasion des *taches* (*maculæ*), de la question de savoir s'il y a réellement des taches syphilitiques (syphilide pustuleuse *maculée* de M. Alibert, *maculæ syphiliticæ* de MM. Cazenave et Schedel) qui constituent une forme élémentaire de syphilis cutanée, et qui ne soient point seulement les conséquences d'une autre forme antécédente, *papuleuse*, *pustuleuse*, *tuberculeuse* ou autre.

Nous ne parlerons ici que de la *roséole syphilitique*, qui est la forme exanthématique de la syphilis la mieux constatée et la plus commune. Peut-être faudrait-il y joindre une autre forme qui offre quelque ressemblance avec l'*urticaire*, et qui a été décrite pour cette raison par M. Alibert sous le nom de syphilide pustuleuse *ortiée* [1]; mais cette forme, que nous n'avons observée que deux fois, n'a pas encore été assez bien étudiée pour que nous fassions autre chose que de la mentionner pour mémoire.

[1] Il doit paraître singulier aux personnes qui ont étudié les maladies de la peau d'après la classification anglaise, de voir accoler l'épithète de *pustuleuses* à des syphilides qui se montrent sous l'aspect de *taches* ou d'*exanthèmes*, tandis que pour nous le mot de *pustule* toujours pris dans le sens étymologique (*pus*, pus) indique un bouton purulent et constitue une force élémentaire distincte. Ce vice de langage tient à la corruption de la langue scientifique que nous avons déjà eu occasion de signaler, et à l'habitude qu'avaient généralement prise les praticiens de donner le nom de *pustules* à presque toutes les altérations de la peau produites par le vice syphilitique.

La *roséole syphilitique* se montre ordinairement comme premier phénomène secondaire et pendant la durée des phénomènes primitifs, tels que la blennorrhagie ou le chancre; elle peut aussi faire partie du cortége de la syphilis *consécutive* tardive ou constitutionnelle, et coexister avec des *ulcérations* de la gorge, un *iritis*, des *périostoses*, etc. Comme les autres *syphilides*, elle se montre assez souvent à la suite des maladies vénériennes négligées ou mal traitées; mais, plus fréquemment que les autres formes, on la voit survenir brusquement chez plusieurs personnes plus ou moins anciennement atteintes de syphilis, à l'occasion de quelque commotion morale ou physique qui semble déterminer l'explosion d'un mal dont le germe gisait latent dans l'économie.

Les taches de la roséole syphilitique diffèrent de celles de la roséole ordinaire par leur cause, les phénomènes concomitants, la coloration *cuivrée*, *obscure* qui leur est propre, leur permanence et leur durée, leur nombre ordinairement plus considérable, etc. Dans les premiers jours de l'éruption, il peut exister un état d'acuité qui masque jusqu'à un certain point quelques-uns de ces caractères spéciaux; mais bientôt les taches s'assombrissent et laissent après elles de petites maculatures ternes, grisâtres, cuivrées, livides, qui persistent pendant un temps toujours beaucoup plus long que la coloration de l'exanthème simple, et souvent durant plusieurs mois.

Bien que la *roséole* soit généralement l'accident *consécutif* qui se montre en premier lieu, nous ne saurions admettre avec un éminent syphilographe qu'une loi constante et inévitable préside au développement des accidents de cet ordre. La *roséole* peut très-bien ne pas succéder au chancre ou à la blennorrhagie, et cependant l'infection vénérienne se manifester plus tard sous une autre forme symptomatique. D'autre part, au lieu de se montrer dans les premières semaines qui s'écoulent à la suite de l'apparition des phénomènes primitifs, il peut arriver qu'une *roséole syphilitique* (comme tout autre accident consécutif) ne survienne que plusieurs mois ou plusieurs années après la disparition de la syphilis *primitive*.

APPENDICE

AU CHAPITRE DE L'ÉRYTHÈME.

DE LA PELLAGRE.

La *pellagre,* affection endémique en Lombardie, dans les landes de Bordeaux, dans la province des Asturies, a pour premier et principal caractère un *érythème* spécial des extrémités, du cou, du visage, et généralement des parties du corps qui ont été exposées à nu à l'action directe et prolongée des feux du soleil.

Dans les deux cas sporadiques qui se sont offerts à notre observation à l'hôpital Saint-Louis, où jamais aucun de nos prédécesseurs n'avait eu l'occasion de reconnaître cette maladie, l'érythème caractéristique occupait principalement la face dorsale des mains, qui est en effet son siége le plus ordinaire.

L'insolation joue sans doute un grand rôle dans l'étiologie de la *pellagre.* Mais, tandis que chez nous l'action directe du soleil ardent de l'été détermine facilement sur les parties découvertes un *erythema solare* (ou coup de soleil), quelquefois même un *eczema,* éruption simple, bénigne et de courte durée, sans caractère spécial; en Lombardie, l'*érythème* n'est que l'un des traits de la maladie qui ne se borne pas seulement à la peau, mais encore affecte le système nerveux (d'où la *manie* et la *démence pellagreuses*), les viscères abdominaux (d'où les troubles violents des fonctions digestives), et altère enfin l'économie tout entière. Tous ces désordres s'expliquent, jusqu'à un certain point, par l'action incendiaire du soleil d'été sur les pauvres habitants de la campagne débilités durant l'hiver par un mauvais régime, le séjour prolongé dans des étables malsaines et d'autres circonstances moins bien connues, dont quelques-unes sans doute sont particulières au pays.

La maladie de la peau elle-même, qui offre une grande analogie avec l'*érythème* vulgaire par son siége sur les parties découvertes du corps, et notamment sur la face dorsale des mains, par sa couleur rouge qui disparaît momentanément sous la pression..., en diffère cependant par la nuance de cette couleur qui est plus vive, plus fortement empreinte, tendant à la couleur lie-de-vin, et beaucoup plus tenace. Elle diffère encore par la desquammation sèche, épaisse, dure, grisâtre et terreuse qui s'établit sur les parties colorées et ressemble assez à la desquammation de l'*ichthyose*.

Nous avons retrouvé toute la gravité de la pellagre de Lombardie dans le cas qui s'est offert pour la première fois à notre observation à l'hôpital Saint-Louis, en 1842. Voici quelques détails sur ce fait unique jusque-là à Paris :

Une femme accouchée depuis quelques mois entra dans notre service avec un *érythème* du visage et des mains, datant déjà de quelques semaines (juin 1842) et qui nous frappa par les particularités suivantes : La face dorsale de chaque main (région métacarpienne) était rouge, luisante comme la peau avivée par l'action d'un vésicatoire qui vient de se sécher. Une desquammation sèche, dure, partie lamelleuse, partie furfuracée, grisâtre et comme terreuse, s'opérait à la surface de la tache *érythémateuse* et s'étendait dans l'intervalle des doigts. Le dos du nez et une partie des joues offraient une coloration et une desquammation analogues non moins prononcées. Cette affection cutanée avait un peu décliné pendant les douze ou quinze premiers jours du séjour à l'hôpital, lorsque tout à coup se déclara un accès de manie des plus violents durant lequel cette femme s'agitait, déraisonnait, ne reconnaissait personne, proférait de temps à autre d'énergiques imprécations. Le pouls était petit et sans fièvre; la chaleur de la peau n'était pas augmentée. Il fallut fixer la malade dans son lit au moyen de la camisole de force. Un *collapsus* rapide succéda à l'agitation, et la malade succomba le troisième jour du délire pellagreux. A l'autopsie on ne trouva rien de bien notable : injection médiocre et probablement cadavérique des grosses branches veineuses de la surface du cerveau; sérosité dans les circonvolutions et dans les ventricules en médiocre quantité; ramollissement (probablement cadavérique) de la voûte à trois piliers; la substance blanche est généralement peu consistante. Pointillés rouges çà et là sur la muqueuse de l'estomac et de l'iléon. — La rougeur *erythémateuse* qui persistait durant la vie avait complétement disparu après la mort, en sorte qu'il ne restait plus d'autre trace de la maladie de la peau que la desquammation indiquée plus haut (1).

Chose bien extraordinaire, un second exemple de *pellagre* mortelle se présenta l'année suivante à notre clinique :

Un pauvre journalier de la Chapelle-Saint-Denis, âgé de cinquante-huit ans, employé aux travaux de terrassement des fortifications, entra à l'hôpital Saint-Louis, le quinze mai 1843, offrant *l'érythème pellagreux* dans toute son intensité aux extrémités (particulièrement sur la face dorsale des mains) et moins prononcé au visage. Cet homme, qui paraissait peu malade au premier abord, et semblait ne présenter guère que cet état d'abrutissement intellectuel que l'on rencontre souvent dans les conditions misérables où il vivait, ne tarda pas à tomber dans un affaissement et un accablement général (presque constamment apyrétique) avec toux, oppression, dyssenterie, quelques vomissements et autres indices de l'affection du tégument interne; il succomba le 6 juillet, après environ six semaines de maladie grave, n'ayant jamais offert d'autre symptôme cérébral

[1] Voir le *Traité de la pellagre* du docteur Roussel (interne de notre service à cette époque), et le Rapport académique de notre collègue M. Jolly, inséré dans le *Bulletin de l'Académie de médecine*, n^os des 5 et 15 juin de l'an 1845.

qu'une obtusion d'intelligence peu différente de celle qui s'observe chez les individus qui ont vécu de longues années dans des conditions sociales analogues à la sienne. Le récit du veilleur et des malades voisins semblait pourtant indiquer un peu de *subdelirium* parfois dans le cours de la nuit.

A l'ouverture du corps, on trouva, comme dans le cas précédent, mais à un degré beaucoup moins prononcé, une injection veineuse et un épanchement séreux dans les méninges. Des matières demi-liquides et noirâtres remplissaient le gros intestin. L'iléon offrait quelques points injectés; le foie passait à l'état gras. Les poumons étaient gorgés en arrière.

Comme chez l'autre sujet, la peau avait commencé à se décolorer pendant la vie et à mesure que le tégument interne devenait malade, n'offrait plus d'autre indice de la *pellagre* qu'une desquammation épidermoïque sèche et terreuse des points affectés.

Ces deux faits ne s'éloignent pas de ceux observés en Lombardie et dans le littoral des environs de Bordeaux, quant aux phénomènes, à la marche et à la terminaison fatale de la maladie : et cependant, ces exemples de pellagre sporadique se sont montrés sur des habitants des environs de Paris.

Dans ces deux cas ont été des plus caractéristiques :

1° L'*Érythème*, produit d'une sorte de brûlure que détermine sur une peau affaiblie l'action directe et prolongée des ardeurs du soleil;

2° Les accidents nerveux et les troubles intérieurs dus à la même action désorganisatrice pour des constitutions affaiblies par la misère et la fatigue, et produisant des effets que l'on peut comparer à ceux qui résultent des brûlures graves et étendues.

Depuis cette époque quelques observateurs avertis par la publicité donnée aux faits signalés à ma clinique, ont cru reconnaître des caractères de *pellagre* chez d'autres malades de nos hôpitaux (notamment à la Charité, à l'Hôtel-Dieu, à la Pitié, etc.). J'avoue que les détails des observations publiées, non plus que l'examen de quelques-uns des sujets indiqués comme exemples, ne m'ont point paru confirmatifs de cette opinion. On s'en est laissé imposer, soit par des *érythèmes* simples, soit par la coïncidence de desquammations partielles de la peau affaiblie avec le cancer, la phthisie et autres cachexies. Pour ma part, je n'ai pas vu non plus, depuis lors, de nouvel exemple bien caractérisé de *pellagre* sporadique qu'on pût légitimement rapprocher de la pellagre endémique de Lombardie. Cette dernière signalée pour la première fois et décrite avec soin par *Cherardini*, dans la seconde moitié du dix-huitième siècle, a été l'objet d'un *rapport* officiel publié à Turin en 1847, dans lequel nous avons puisé les renseignements suivants :

1° La pellagre est une maladie diathésique, *un mal de misère*, dû sans doute au concours de plusieurs causes débilitantes, parmi lesquelles on a eu tort de vouloir faire jouer un rôle exclusif à l'alimentation par le maïs.

2° L'action déterminante de la lumière solaire sur la production de l'*érythème* des extrémités, qui en est le premier indice et le phénomène le plus caractéristique, est incontestable.

3° Suivant les causes multiples qui ont engendré la pellagre, et dont les unes ont pu prédominer sur les autres, le système spécialement affecté peut-être tantôt la peau, tantôt le canal digestif, plus rarement l'axe cérébro-spinal.

4° Plusieurs pellagreux n'éprouvent pendant de longues années que l'*érythème* du printemps, qui disparaît ou s'améliore l'hiver, et peuvent ainsi arriver à un âge avancé.

5° Cette maladie peut être héréditaire, mais elle n'est point contagieuse.

6° Dans ses premiers degrés, elle est curable, et dans beaucoup de cas, la mort peut être attribuée au défaut de soins appliqués à temps et surtout à l'impossibilité de changer les conditions hygiéniques et diététiques des sujets affectés.

7° L'affection locale et la diathèse doivent être combattues par l'éloignement des causes, un bon régime, les topiques adoucissants et résolutifs. Quelques guérisons remarquables ont été signalées comme dues aux eaux sulfureuses thermales.

Dans les établissements d'aliénés, on a pu quelquefois regarder comme *pellagreux* des sujets chez lesquels l'*érythème solaire* (ou même toute autre maladie de la peau, le *psoriasis* par exemple) coïncidait avec l'affaiblissement, de la diarrhée et autres accidents cachectiques assez communs chez les aliénés.

Nous avons cependant pu observer dans l'établissement dirigé par un de nos confrères de la capitale (le docteur Brière de Boismont, auteur lui-même d'un mémoire remarquable sur la pellagre de Lombardie), une mélancolique très-positivement atteinte de l'*érythème pellagreux* au front, au nez, aux pommettes, et surtout à la face dorsale des mains et des avant-bras. Cette malade, bien qu'habitant Paris, était dans des conditions favorables au développement du *mal de misère*. Sa mélancolie suicide, déterminée par de profonds chagrins, l'avait portée à se priver d'aliments et à rester immobile de longues heures exposée au soleil d'été, qui avait agi comme un feu brûlant sur la peau affaiblie et sans résistance des parties exposées à nu à cette action.

Toutefois il faut reconnaître que, le plus ordinairement, des conditions climatologiques spéciales (telles que celles qui s'observent en Lombardie, dans la province des Landes, dans celle des Asturies) sont nécessaires pour la production de la *pellagre*.

Bien que chez la plupart des sujets la terminaison fatale se soit montrée à peu près inévitable, il est clair que si la constitution générale offre encore quelque résistance, on peut espérer, par l'emploi de moyens hygiéniques bien entendus, d'arrêter les progrès du mal. Le traitement, quant à l'affection cutanée, est celui de l'*érythème* exposé dans le chapitre précédent.

ORDRE II.

—

BULLES.

(2. Pemphigus. Rupia.)

PEMPHIGUS.

§ Ier. — Le mot grec πεμφιξ ou πεμφις, *bulla,* est l'étymologie du mot *pemphigus,* employé par Sauvages pour désigner la maladie qui nous occupe. Willan et Bateman ont préféré le nom de *pompholix,* qui a la même origine (πομφολυξ, *bulla*). M. Alibert rangeait autrefois cette affection dans la classe des *dartres phlycténoïdes :* dans la nouvelle classification de cet auteur, elle fait partie, sous le nom de *pemphix,* du groupe des dermatoses *eczémateuses.*

Cette éruption est caractérisée par des *bulles,* remplies de sérosité, qui se forment rapidement sur une tache érythémateuse de la peau, et acquièrent un volume variable, depuis celui d'un pois jusqu'à celui d'une noisette, ou même d'un œuf. Ces tumeurs séreuses, tout à fait analogues à celles que produit sur la peau l'application des cantharides, laissent promptement échapper le liquide qu'elles contiennent, et se sèchent en petites squammes minces ou légèrement croûteuses qui laissent après elles une maculature ordinairement peu foncée.

Galien a donné une idée fort juste de cette affection, lorsqu'il a dit qu'il fallait entendre par les mots πομφοι et πομφολυγες d'*Hippocrate,* des bulles pleines d'humeur séreuses reposant sur un fond rouge et sanglant. *Aëtius* d'*Amide,* écrivain du cinquième siècle, l'a décrite en abrégé dans un chapitre intitulé : *De phlyctenis sive bullis*. *Sauvages* a réuni, sous le nom de *pemphigus*, plusieurs affections fébriles, avec éruptions vésiculeuses, qui ne se rapportent pas toutes à la maladie qui nous occupe, et dont quelques-unes peuvent bien être le pemphigus compliquant des maladies plus graves. Il y a plusieurs années, M. *Gilibert* a donné du pemphigus une monographie justement estimée. Elle servirait seule à prouver combien est fausse l'assertion de *Bateman*, qui rejette, après Willan, la plupart des faits publiés par les auteurs sous les noms de *febris vesicularis*, *ampullosa* ou *bullosa*, et même sous celui de *pemphigus*, comme des exemples d'érysipèles compliqués, ou de phlyctènes accidentellement développées pendant le cours de maladies graves, et qui pense qu'on ne doit admettre comme distincte que la forme chronique de cette éruption, à laquelle, pour éviter toute méprise, il veut qu'on donne le nom de *pompholix*, employé par Hippocrate.

§ II. — *Lobsten*, *Osiander*, *Gilibert* ont observé le pemphigus congénial. On trouve dans les *Miscell. acad. nat. cur.* (déc. 2, ann. 1683, p. 63) une observation de *P. Ledel* qui vit couvert de bulles nombreuses le corps d'un fœtus dont la mère s'était adonnée à l'ivrognerie durant tout le temps de la grossesse. *Josepk Franck* a observé un cas de pemphigus fébrile et mortel sur un enfant de neuf mois. Des rougeurs se montrèrent sur le côté droit du thorax et sous l'aisselle gauche ; elles furent bientôt suivies de bulles de la grandeur d'amandes, analogues à celles que produit l'action d'un vésicatoire. Le lendemain, de nouvelles bulles sortirent sur le dos, le bras et la paume de la main gauche. La mort survint rapidement. Au rapport du même auteur, *Michaelis* a fait mention d'un enfant de six mois, affecté de bulles, qui tetait le sein d'une mère atteinte d'un *herpes* au visage. D'autre part, le pemphigus chronique n'est pas rare chez les vieillards, et j'ai moi-même traité et guéri une éruption de cette nature chez un homme âgé de quatre-vingt-onze ans.

Cette maladie se montre de préférence, d'un côté, chez les jeunes sujets (aux époques de la dentition, par exemple, ou dans d'autres circonstances); et de l'autre, chez les femmes arrivées à l'époque critique, et chez les vieillards. Un auteur moderne a avancé que cette affection est plus rare chez les femmes que chez les hommes. *Aétius* avait fait une remarque tout opposée, ajoutant qu'on voyait parfois des éruptions bulleuses aux cuisses coïncider chez les femmes avec la suppression ou le cours irrégulier des règles. *Joseph Franck* range aussi le sexe féminin au nombre des causes prédisposantes du pemphigus. Sur sept malades qu'il a observés, deux seulement étaient du sexe masculin. *Reil*, dans sa *Médecine clinique* (vol. I, fasc. 2), rapporte quatre exemples de pemphigus observés tous chez des femmes déjà avancées en âge. D'ailleurs, tous les âges et tous les sexes peuvent en être atteints. Les saisons chaudes sont les plus favorables au développement de cette maladie, surtout lorsqu'elle a la forme aiguë.

Les écarts de régime, l'intempérance, l'usage des substances âcres et épicées, une mauvaise nourriture, amènent parfois le développement du pemphigus chronique.

Les affections morales tristes, les chagrins, les contrariétés ont souvent paru favoriser le développement de cette éruption. Quelquefois elle est symptomatique et liée à l'existence d'une maladie générale ou locale, aiguë ou chronique, d'une fièvre, d'une phlegmasie interne, de l'hydropisie, du scorbut, etc. Plus souvent encore, comme beaucoup d'autres maladies de la peau, elle survient sans cause connue, et paraît dépendre d'une modification spéciale soit passagère, soit permanente, de l'économie. Un médecin allemand, cité par *Joseph Franck*, a observé une malade qui, toutes les fois qu'elle redevint enceinte après son premier accouchement, fut prise de pemphigus pendant les derniers mois de sa grossesse. Sans doute il y a lieu dans beaucoup de cas d'attribuer la maladie à une altération humorale ou à une *diathèse* particulière. Du reste, malgré l'opinion émise par quelques auteurs, elle ne paraît nullement contagieuse; c'est inutilement que quelques expérimentateurs ont fait des tentatives d'inoculation avec la sérosité fournie par les bulles. (*Gaitskell, Husson.*)

§ III. — L'éruption des bulles est quelquefois précédée de symptômes généraux, tels que langueur, malaise, lassitude, nausées, mouvement fébrile, etc.; souvent elle se manifeste sans prodrome d'aucune sorte. *Joseph Franck* affirme néanmoins qu'il ne connaît aucun cas de pemphigus dans lequel l'éruption n'ait été précédée par une maladie quelconque. A l'appui de cette assertion, il cite des exemples de pemphigus survenus à la suite d'une *hémoptysie* (chez une jeune fille de dix-neuf ans); d'hémoptysie, *asthme* et *convulsions* (chez une autre âgée de vingt ans et qui n'était pas réglée); de *scorbut,* hémoptysie et dysurie (chez une troisième âgée de vingt-quatre ans); de *fièvre rhumatique* et de gonflement des gencives devenues sanguinolentes (chez un jeune homme de dix-sept ans); de *gastralgie,* dyspnée et dysurie (chez une femme âgée), de *prurit* intolérable sur toute l'étendue de la peau (chez un vieillard); enfin de divers symptômes graves (somnolence, chorée, convulsions, cardialgie, hématémèse, diarrhée sanglante, hémoptysie et dysurie, chez une domestique âgée de vingt-deux ans).

Comme l'avait déjà si bien indiqué *Galien,* des taches érythémateuses, accompagnées de douleur et de chaleur, précèdent ordinairement l'apparition des bulles : celles-ci se développent plus ou moins rapidement, le plus souvent en peu d'heures, quelquefois même en un espace de temps si court qu'on ne peut réellement pas saisir la préexistence de la tache, dont une auréole rouge qui environne la bulle indique seulement la trace dans quelques cas. Ces bulles, plus ou moins nombreuses et de volume variable, sont parfaitement semblables, comme l'a remarqué justement *Aëtius d'Amide,* aux ampoules ou cloches produites par l'action de l'eau bouillante. Leur volume varie depuis celui d'un pois jusqu'à celui d'un œuf, ou même plus encore ; elles peuvent contenir jusqu'à un ou plusieurs grammes de sérosité ordinairement claire et limpide ou légèrement citrine comme l'humeur des vésicatoires. Après deux ou trois jours, plus ou moins, elles s'affaissent, se rident, s'ouvrent, laissent échapper la sérosité qu'elles contiennent, et se sèchent en laissant quelques petites squammes minces, rougeâtres, avec une coloration plus ou moins foncée de la peau, qui ne tarde pas elle-même à disparaître. Dans le pemphigus chronique, il y a plusieurs éruptions successives de bulles; parfois, au lieu de se sécher sur-le-champ, celles-ci laissent après elles des excoriations douloureuses. Le nombre des bulles est très-variable ainsi que le siége qu'elles occupent. *Seliger,* dans les *Ephémérides des Curieux de la nature* (a. 6 et 7, obs. 57), dit avoir observé sur un homme une éruption de bulles aussi grosses que les billes avec lesquelles jouent les enfants, et qui se montrèrent en très-grand nombre dans la bouche, sur la face, le cou, les mains, la poitrine, les jambes et les autres parties du corps exposées à l'air. Chez un malade, observé par *Wichmann,* il n'y eut pas un seul point de la peau qui ne fût atteint de pemphigus, pendant l'espace de douze ou quinze mois que dura cette maladie qui se termina enfin par la mort. *Joseph Franck,* auquel nous empruntons cette citation, indique, d'après les notes de son père, un exemple de pemphigus, observé dans l'établissement clinique de Vienne, qui présenta aussi une éruption tellement générale qu'aucune partie du corps n'en fut exempte. Les organes intérieurs eux-mêmes parurent fortement influencés par la maladie, qui fut incurable. Le même auteur dit que l'éruption peut affecter les paupières, les joues, la *sclérotique*, la face interne des lèvres, le palais, les parois du *vagin*, et enfin toutes les autres régions de la surface extérieure du corps. Cette éruption se renouvelle à des intervalles tout à fait variables, tantôt presque tous les jours, tantôt tous les huit jours, d'autres fois tous les mois, d'autres fois tous les deux ans. — En général, la durée du pemphigus aigu s'étend d'un à trois septenaires; celle du pemphigus chronique est presque indéterminée. Plusieurs phlegmasies muqueuses peuvent coïncider avec lui; quelques auteurs pensent même que l'affection de la peau se prolonge jusque dans le canal alimentaire; ce qui paraît fort difficile à admettre, puisque l'on sait aujourd'hui que l'*épithélium* cesse à la fin de de l'œsophage, ou du moins ne peut plus être reconnu au delà, et que le pemphigus consiste cependant dans le soulèvement de l'épiderme par la sérosité accumulée entre le corps réticulaire et cette membrane. Tout au plus pourrait-on observer le développement d'*aphtes* ou même de bulles imparfaites aux orifices muqueux de la bouche, de la vulve, etc. Mais nous reviendrons sur ce point dans un moment. Quoi qu'il en soit, le pemphigus chronique, rebelle et invétéré, est une maladie douloureuse et dangereuse et qui cause l'insomnie, le marasme, et même la fièvre hectique et la mort. Dans ce dernier cas, on trouve le plus ordinairement dans les organes internes, et notamment dans l'appareil *gastro-intestinal*, des traces plus ou moins profondes et étendues de phlegmasies aiguës ou chroniques. On a plusieurs fois rencontré à l'autopsie la dégénération du foie connue sous le nom d'*état gras*. Nous avons trouvé nous-même à l'ouverture du corps de sujets qui avaient succombé au pemphigus chronique, le sang altéré et présentant un aspect semi-liquide, comme de gelée de groseilles mal prise. Toutes ces lésions attestent évidemment l'existence d'une diathèse dont le pemphigus est l'effet;

cette diathèse reconnaît le plus souvent chez les adultes comme cause déterminante les affections morales tristes, surtout si la misère, les privations ou d'autres causes débilitantes viennent s'y joindre.

§ IV. — Variétés. — Willan a établi deux variétés principales de *pompholix*, d'après la marche de la maladie et les phénomènes plus ou moins graves qui l'accompagnent, savoir : 1° le *pompholix benignus*, qui consiste dans l'éruption successive sur la face, le cou, les extrémités, de bulles de la grosseur d'un pois, ou quelquefois d'une noisette, qui se rompent dans trois ou quatre jours, laissent écouler la lymphe qu'elles contiennent, et guérissent très rapidement. Cette éruption attaque surtout les jeunes enfants pendant la dentition; les jeunes garçons pendant un temps chaud, les jeunes personnes délicates. Chez ces dernières l'ingestion de quelque substance végétale âcre, ou de quelque préparation mercurielle, a paru quelquefois déterminer cette légère éruption.

Le *pemphigus bénin* n'est pas toujours une maladie aussi simple. Il peut revêtir la forme chronique et constitutionnelle, sans présenter pourtant la gravité de la variété suivante. On l'observe chez des sujets encore jeunes ou dans la force de l'âge, mais chez lesquels des causes puissantes de trouble sont venues déranger l'équilibre des fonctions. Ainsi, un changement de climat, de régime, d'habitudes, des émotions profondes, une maladie grave, la suppression d'un flux habituel, peuvent produire cette forme intermédiaire, pour ainsi dire, au *pemphigus bénin* et tout à fait passager, et au *pemphigus grave* dont nous allons parler tout à l'heure. Le *pemphigus bénin* chronique présente toujours une éruption plus étendue et plus considérable que le précédent. Cette éruption cesse assez facilement sous l'influence du repos et d'un régime convenable, mais elle se reproduit aussi très-aisément. Ainsi, chez une femme de vingt et quelques années que nous observions dans nos salles au mois de juin 1840, l'éruption avait paru à la suite d'une maladie causée par le changement complet opéré dans les habitudes et la manière de vivre du sujet, qui était venu servir à Paris, du fond d'une province très-éloignée. L'éruption avait disparu une première fois pendant un séjour de cinq semaines à l'hôpital Saint-Louis; mais le même espace de temps ne s'était pas écoulé, que déjà l'éruption avait reparu avec plus d'intensité que la première fois. Cette rechute datait de près d'un mois lorsque nous reçûmes la malade. Les membres inférieurs étaient le siége principal de l'éruption, qui cependant occupait aussi divers points du tronc et une partie des membres supérieurs. Les bulles, environnées d'une auréole érythémateuse, offraient un volume qui variait depuis celui d'un petit pois jusqu'à celui d'une grosse amande. Petites et séreuses au début, elles devenaient plus volumineuses et purulentes, puis se séchaient en deux à trois jours ordinairement, après s'être rompues; elles laissaient après elles une tache rouge recouverte d'un débris épidermoïque lamelleux. La tache elle-même ne tardait pas à disparaître. Ces bulles étaient très-nombreuses et très-rapprochées, mais laissaient cependant entre elles quelque intervalle de peau blanche et saine. La santé générale n'offrait point d'altération appréciable.

Ces deux caractères sont ce qui distingue principalement la première variété du *pemphigus* de la seconde. Dans le *pemphigus bénin*, les bulles se développent bien et restent discrètes, la santé générale persiste ou n'est que passagèrement altérée. Dans le *pemphigus grave* dont il nous reste à parler, les bulles se forment mal, s'excorient rapidement et tendent à devenir confluentes; la santé générale est affaiblie, le moral est triste, mélancolique, sensiblement altéré; un état cachectique plus ou moins prononcé tend à s'établir.

2° Le *pompholix diutinus* ou chronique, maladie longue et douloureuse, attaque principalement les personnes d'une constitution affaiblie ou cachectique, survient quelquefois par suite d'intempérance ou d'une nourriture mauvaise et peu abondante, de fatigues prolongées, d'affections morales tristes. L'éruption est ordinairement précédée d'un état de langueur et de lassitude, de céphalalgie, nausées, douleurs dans les membres. Les bulles, excoriées par le frottement, laissent les points quelles affectent très-sensibles; les douleurs causent la nuit l'insomnie et même un paroxysme fébrile. Les bulles se reproduisent à plusieurs reprises, soit dans les points déjà malades antérieurement, soit ailleurs; elles deviennent ordinairementconfluentes. Alors, la peau comme brûlée, surtout au cou, au visage, à la poitrine, offre une large surface rougie, lisse et sèche en plusieurs points, excoriée dans d'autres. Les draps du lit sont semés de lamelles épidermoïques qui se détachent de la peau enflammée et sur laquelle on ne retrouve plus que difficilement des traces de la forme bulleuse, qui est si facile à saisir dans le pemphigus bénin. Aussi le pemphigus confluent a-t-il été souvent confondu avec l'*eczema* ou avec l'*impetigo.* Une cachexie mortelle est la triste terminaison de cette forme confluente du pemphigus chronique.

Willan admet une troisième variété, qu'il dit fort rare et qu'il croit particulière aux femmes : c'est le *pompholix solitarius;* M. Biett l'a aussi observée sur l'homme ; quant à moi, je ne l'ai rencontrée que deux fois. Elle est caractérisée par l'éruption d'une large bulle qui se manifeste ordinairement, dans la nuit, sur une partie du corps (le dos, par exemple, la main, le bas de la jambe ou la région malléolaire, etc.), après un sentiment de fourmillement à la peau, et s'étend si rapidement qu'elle contient quelquefois la valeur d'une tasse remplie de lymphe; elle se rompt dans l'espace de quarante-huit heures, et laisse écouler le fluide qu'elle contient, en découvrant une excoriation superficielle. Une autre bulle s'élève auprès en un ou deux jours, et parcourt la même marche; celle-ci est quelquefois suivie de deux ou trois autres bulles; mais, en général, la durée totale de l'éruption ne dépasse pas huit à dix jours : il se peut néanmoins que la bulle soit unique et laisse après elle une ulcération plus durable.

M. *Gilibert,* dans sa Monographie du pemphigus, rapporte l'observation suivante, qui donne une idée très-juste du pemphigus aigu et accidentel fébrile.

Un homme d'un tempérament sanguin, âgé de vingt et un ans, jouissant habituellement d'une bonne santé, alla chasser le 8 septembre 1811 dans les marais de la Bresse, et s'enfonca plusieurs fois dans l'eau jusqu'aux genoux, étant excédé de fatigue et couvert de sueur. Le lendemain au soir, premier jour de la maladie, une chaleur générale se développe, précédée de quelques frissons, et s'accompagne de pesanteur de tête, soif, agitation qui augmente la nuit. Le second jour, après une rémission survenue dans la matinée, la fièvre augmente dans le milieu du jour. Le troisième, la face est plus colorée, la peau brûlante, le pouls dur, accéléré et largement développé. Des picotements se font sentir aux extrémités inférieures, qui paraissent légèrement boursouflées et plus colorées que le reste du corps. Pendant la nuit, insomnie, agitation extrême, chaleur et douleurs lancinantes aux jambes. Le quatrième, les extrémités inférieures, tuméfiées depuis les genoux jusqu'aux orteils, sont couvertes dans toute cette étendue de taches rouges sur lesquelles s'élèvent des vésicules (*bulles*) diaphanes, d'un blanc jaunâtre, pleines de sérosité, grandes les unes comme des noisettes, les autres comme des amandes et plusieurs seulement comme des pois, disséminées inégalement, plus petites et plus nombreuses sur les pieds et autour des malléoles, plus grandes et plus rares sur le haut de la jambe et sur les mollets. Toutes les taches rouges ne sont pas encore couvertes de vésicules; il en est dont l'épiderme n'est point ou n'est qu'à peine soulevé. Ces taches forment une légère saillie, et leur couleur ne disparaît pas sous la pression.

Celles au centre desquelles se sont élevées les vésicules forment chacune une auréole rouge qui devient plus étroite à mesure que l'ampoule s'étend. Entre ces exanthèmes, la peau conserve la couleur naturelle. Le pouls, développé et plein, bat moins vite que la veille; les yeux sont douloureux, un peu rouges et humides; la langue est sèche et blanchâtre; le ventre est resserré; les urines limpides et colorées, et leur émission ardente. Les autres fonctions sont intactes. Sommeil paisible toute la nuit, un peu de sueur. Le cinquième jour, plusieurs vésicules s'étendent en largeur; quelques-unes, placées sur les mollets, sont devenues confluentes. Le sixième, les grandes ampoules paraissent moins pleines; l'épiderme en est ridé, et le fluide qu'elles contiennent s'accumule dans leur partie la plus déclive, ou s'échappe par la rupture spontanée ou accidentelle des ampoules. Pendant le septième et le huitième jour, la plupart des vésicules, affaissées et ridées, s'ouvrent spontanément, répandent une grande quantité de sérosité limpide, jaunâtre et inodore, et laissent à nu leurs bases, qui forment des excoriations très-rouges, douloureuses, et d'où suinte encore de la sérosité pendant quelques instants. Les plus petites phlyctènes ne se rompent pas, mais elles s'affaissent, se dessèchent en devenant blanchâtres et opaques. Les auréoles rouges s'obscurcissent et disparaissent en même temps. Du huitième au dixième jour, toutes les phlyctènes se dessèchent et sont remplacées les unes par des écailles minces, larges, jaunes; les autres (celles qui ne sont point vidées), par des croûtes plus épaisses. La chute de ces concrétions, qui s'est opérée en deux ou trois jours, laisse sur la peau des taches lisses, brillantes, de couleur vineuse, mais sans enfoncement et sans cicatrice. La fièvre, qui s'était éteinte après le développement de l'éruption, ne s'est plus fait sentir que très-faiblement, et a cessé complétement de reparaître au sixième jour. Alors les urines sont devenues troubles et ont déposé un sédiment considérable. Le septième jour, le ventre s'est relâché; les déjections, d'abord fréquentes et diarrhéiques, sont bientôt devenues naturelles. Le malade n'a gardé le lit que pendant les six premiers jours; dès le septième il a laissé la diète et a pu satisfaire sans inconvénient son appétit devenu très-vif.

M. Alibert a tracé (sous le nom de *dartre phlycténoïde*) la description suivante d'un pemphigus chronique :

Il y avait à l'hôpital Saint-Louis un commissionnaire nommé Pierre Roger, âgé d'environ soixante ans. Il fut attaqué d'une dartre phlycténoïde. Elle se montra sous la forme de pustules (*bulles*) séparées et de la grosseur d'une noisette, sur le moignon, ainsi que sur les parties antérieure et postérieure de l'épaule droite, à la manière d'une écharpe. Le côté interne du bras en était également affecté. On en voyait aussi sur le cou et sur le cuir chevelu. Ces vésicules, remplies d'un fluide transparent, s'affaissaient en se ridant, ou se crevaient spontanément, et laissaient le tissu réticulaire à nu. Quelques jours après le desséchement de l'éruption, la peau présentait des maculatures rougeâtres, comme si on l'eût brûlée avec le feu ou avec l'acide nitrique concentré. Les démangeaisons ne furent pas très-vives, mais il y avait sur toute la peau un sentiment de tension très-incommode. J'observai encore qu'il survint un flux de sang par le rectum. Cet homme avait été exposé très-longtemps aux vicissitudes des saisons, et, dans l'état de détresse où il se trouvait, il n'avait pu se procurer même les choses les plus nécessaires.

Le même auteur a décrit, sous le même nom, un *pompholix diutinus* confluent, mortel :

Anne Brundomy était âgée de cinquante-sept ans lorsqu'elle se présenta à l'hôpital Saint-Louis pour y recevoir nos soins. Elle avait essuyé un vif chagrin par la perte de son époux. Un jour, après avoir éprouvé quelque embarras dans les voies digestives, elle fut prise spontanément d'une éruption vésiculeuse (*bulleuse*) qui s'étendit insensiblement à tout le système des téguments. Ces vésicules (*bulles*) étaient ovales; elles se multiplièrent si rapidement qu'elles devinrent bientôt confluentes : elles n'étaient d'ailleurs environnées d'aucune auréole inflammatoire. Un sentiment général de brûlure et de cuisson intolérable accompagnait cette éruption, qui fit peu après des progrès funestes. *Des phlyctènes se formèrent sur la membrane muqueuse de la bouche, de l'œsophage* ET DE TOUT LE TUBE INTESTINAL. La malade croyait sentir des charbons ardents rouler dans ses entrailles : elle resta près de dix-neuf mois dans ce triste état, et succomba enfin, après avoir présenté pendant les quinze jours qui précédèrent sa mort les accidents les plus graves d'*une fièvre adynamique continue*.

Comme il paraît que l'autopsie du cadavre n'a point été faite, il est probable que ce n'est que d'après *les symptômes* qu'on a pu conjecturer que l'éruption s'était étendue à tout le *tube intestinal*. Dans le petit nombre de cas où nous avons vu des accidents analogues se terminer par la mort, l'ouverture du corps ne nous a quelquefois fait découvrir aucune trace de maladie dans le système muqueux ; d'autres fois, il y avait des vestiges d'irritation gastro-intestinale, développement des plaques folliculeuses de Peyer, injections vasculaires, etc. Le sang offrait, chez quelques sujets, un aspect tout particulier : il était grumeleux, boueux, et assez analogue à une gelée de groseilles mal prise et foncée en couleur.

La forme la plus grave du *pompholix diutinus*, qui s'est offerte bien des fois à notre observation, est la suivante : Fréquemment tout le système tégumentaire est envahi ; la peau, rougie assez vivement dans beaucoup de points, blanche dans d'autres, est partout recouverte de squammes jaunâtres et croûteuses (traces d'excoriations bulleuses récentes), ou de lames épidermoïques sèches, blanches et foliacées, qui se soulèvent et se détachent, et sont les débris de *bulles* plus anciennes, imparfaitement développées, qui se sont rompues et détruites dès leur apparition, avant, pour ainsi dire, de s'être soulevées en phlyctènes.

Quand on suit attentivement les progrès de l'éruption, on voit se modifier rapidement l'aspect de la région tégumentaire affectée. Sur des points blancs et sains la veille, on trouve le lendemain une bulle imparfaite formée par une exhalation de matière séro-purulente qui a soulevé à peine une lame épidermoïque, en sorte que la bulle est restée plate et s'excorie rapidement; le lendemain, au même lieu, une excoriation cuisante, douloureuse, légèrement humide, a déjà succédé à la bulle : elle a une étendue qui varie depuis celle d'une lentille jusqu'à celle d'un franc; le jour suivant, cette excoriation est sèche et la peau reprend déjà sa couleur blanche; au voisinage, les bulles, rompues plus prématurément encore et presque sans excoriation appréciable, ont laissé une lame épidermoïque sèche, comme une pelure d'oignon, qui se soulève et se détache; ailleurs, une squamme sèche et presque croûteuse est adhérente aux téguments, etc. Aussi rien de plus commun que de voir des médecins, même doués d'une certaine connaissance des maladies de la peau, confondre le *pompholix diutinus* avec l'*impetigo,* ou l'*eczema,* le *pityriasis rubra,* l'*ichthyose* elle-même.

Cette maladie, fréquemment incurable, peut affecter les sujets encore jeunes, mais sévit particulièrement sur les individus un peu avancés en âge, cacochymes, chez les femmes qui ont dépassé l'âge critique et qui ont été en proie à des chagrins, qui ont usé d'une mauvaise nourriture, etc.

Plusieurs de ces causes se trouvaient réunies chez trois femmes que nous avions à traiter en même temps, deux à l'hôpital et une en ville, au mois de juin 1840. Toutes trois avaient dépassé l'âge critique et avaient été en proie à des chagrins plus ou moins vifs. L'une avait perdu récemment une sœur qu'elle aimait beaucoup; une autre avait éprouvé des revers de fortune qui l'avaient vivement affectée; la troisième avait subi des privations de toute espèce et avait été refroidie par une sorte de submersion dans la neige. Chez la première, l'éruption ne datait que de quelques semaines, et n'avait encore envahi que le bas des joues, le cou, la nuque, les épaules, le devant de la poitrine; la malade y éprouvait du prurit et de la cuisson, ne dormait pas; d'une constitution bilieuse et naturellement atrabilaire, elle paraissait plongée dans une mélancolie profonde; d'ailleurs, sa santé générale n'avait pas encore subi d'altération bien prononcée. Les deux autres malades étaient affectées depuis longtemps déjà. Celle que des revers de fortune avaient affligée avait vu plusieurs fois se reproduire l'éruption depuis plusieurs années. Cette fois, l'éruption n'occupait guère que les membres inférieurs, mais elle en avait envahi toute l'étendue; parfois offrant une amélioration telle que la peau avait repris dans une grande étendue son état naturel, puis sévissant de nouveau avec une intensté telle, que dans certains jours il y avait à peine un point parfaitement intact dans toute la longueur des membres cités. La santé générale se soutenait encore, mais le moral, fortement affecté par les peines antérieures et par les souffrances actuelles, tendait par moments à une exaltation alternant avec un abattement complet qui approchait de l'aliénation. La troisième malade, indigente, atteinte depuis environ dix-huit mois de *pompholix*, était cacochyme, épuisée, vieillie avant l'âge, réduite à un état de marasme, et arrivée aussi à un état de faiblesse morale très-avancé. Le tégument externe était affecté presque sur tous les points de la surface du corps; le cuir chevelu offrait des squammes croûteuses, suite de la dessiccation des bulles, qui simulaient une *pseudo-teigne*; le tégument interne lui-même était malade; il y avait de la toux, de la soif, du dévoiement. Cette malade, avant d'être placée dans mon service, avait été soignée dans un autre hôpital où l'on avait cru avoir à traiter un *pityriasis rubra*. Ces cas graves où la maladie est générale et tend, quoi qu'on fasse, à une terminaison funeste, ne sont malheureusement pas rares.

En voici un exemple qui a été rangé à tort, dans la première édition de cet ouvrage, au nombre des observations relatées au chapitre de l'*Eczema*. Peu familiarisé encore, lorsque je rédigeais cette observation, avec l'aspect particulier (et en effet assez analogue, à la première vue, à celui de l'*eczema rubrum* ou *impetiginodes*) de cette sorte de *pompholix confluent* que j'ai eu depuis l'occasion d'étudier à loisir, j'ai commis une erreur de diagnostic que je dois réparer ici.

Le 26 août 1818 entra à l'hôpital Saint-Louis une fille âgée de trente-trois ans, atteinte d'une maladie cutanée générale qui s'était développée sans cause connue et durait depuis dix-neuf mois. Le début de cette maladie avait été une éruption bulleuse accompagnée de prurit; mais depuis longtemps l'affection persistait sous une forme qui rappelait celle de la dartre squammeuse, *herpes squamosus madidans* de M. Alibert. La malade, dont la peau fournissait sans cesse une exhalation qui pénétrait et tachait le linge, n'éprouvait point de douleurs dans l'état de repos, si ce n'est dans les parties sur lesquelles le poids du corps reposait; mais la marche était impossible, à cause des frottements douloureux qu'elle occasionnait. Depuis plusieurs mois les règles avaient cessé de paraître. Toute la surface du corps, à l'exception de la paume de la main et de la plante des pieds, était couverte de larges squammes jaunâtres, autour et au-dessous desquelles la peau était rosée, ou même assez vivement rouge. Une humeur légèrement jaunâtre était assez abondamment sécrétée sous les squammes en beaucoup de points. Le cuir chevelu était le siége d'une desquammation qui formait des écailles plus sèches, plus minces et plus légères; le tissu cellulaire sous-cutané du cou était tuméfié, la peau rougie, gercée et ridée; les paupières étaient rouges et privées de cils. La bouche était sèche, la langue peu humide et assez rouge; elle offrait au centre un léger enduit jaune-brunâtre; néanmoins, l'appétit et les fonctions digestives paraissaient intacts. Le pouls était légèrement accéléré; la malade éprouvait une grande faiblesse, il y avait un peu de toux sèche.

Des boissons laxatives ayant été administrées pendant quelques jours, le dévoiement survint; la fièvre s'alluma, quoique à un degré assez léger; peu à peu, le marasme et l'affaiblissement faisant des progrès, la malade s'éteignit dans un état *adynamique*, après dix-neuf jours de traitement et vingt mois environ de maladie.

A l'ouverture du corps, on trouva d'anciennes adhérences dans la poitrine, quelques tubercules miliaires dans les deux poumons (d'ailleurs sains), quelques glandes bronchiques *pétrifiées*. Deux pintes de sérosité citrine étaient épanchées dans la cavité du péritoine, qui offrait en outre quelques adhérences filamenteuses anciennes établies entre les portions pariétale et viscérale de cette membrane. La surface externe de l'intestin grêle présentait, près du bord concave, quelques tubercules miliaires. La surface intérieure du canal digestif était généralement saine, si ce n'est pourtant qu'on observait quelques groupes d'injections vasculaires dans l'estomac et le colon. Un liquide d'un blanc légèrement jaunâtre, assez abondant, était contenu dans l'intestin et surtout dans le colon. Le canal intestinal était, en général, affaissé et rétréci; le foie était entièrement passé à l'état *gras* : la vésicule, affaissée, contenait une petite quantité de bile à peine colorée. La peau, couverte de squammes blanchâtres, avait perdu tout à fait sa rougeur. Cette coloration avait beaucoup diminué déjà pendant la vie, depuis que l'affection intestinale et la débilité générale avaient fait de notables progrès.

En somme, on voit, d'après tout ce que nous avons dit et d'après les faits que nous avons mentionnés, que les divisions admises par *Bateman* dans le genre *pompholix* sont insuffisantes. Pour comprendre tous les faits, il faut nécessairement admettre les quatre variétés suivantes, savoir :

1° Le pemphigus *bénin* et aigu, soit fébrile, soit apyrétique;

2° Le pemphigus chronique ordinaire;

3° Le pemphigus chronique grave à forme confluente, qui est le plus souvent incurable et même mortel;

4° Enfin, le *pompholix solitarius* de Bateman, dont nous avons signalé plus haut quelques exemples et dont nous avons rencontré nous-même, assez récemment, un cas fort remarquable sur un de nos confrères de la capitale. A la suite d'une douleur vive avec sentiment de brûlure intolérable qui survint tout à coup la nuit au bas de la jambe gauche, un peu au-dessus de la malléole, se montra une large tache érythémateuse fortement empreinte, avec un peu de soulèvement fluxionnaire simulant un *erythema papulatum*. Le lendemain, la tache s'était recouverte d'une vaste bulle séreuse simulant celle qu'aurait pu produire l'action d'un vésicatoire. Au bout de quelques jours cette bulle se rompit et laissa subsister après elle une ulcération plus large qu'un écu de six livres et dont on eut quelque peine à obtenir la complète dessiccation.

§ V. — Le pemphigus est généralement une maladie facile à reconnaître, si l'on excepte toutefois la forme que nous venons de décrire en dernier lieu, et qui offre au premier abord quelque ressemblance avec l'*impetigo* chronique, ou même avec le *pityriasis* à desquammation foliacée, comme nous le dirons en parlant de ces deux affections. Lorsque le pemphigus est chronique, que les bulles se développent imparfaitement, lors surtout qu'on n'a plus pour établir le diagnostic que les vestiges squammeux, ou même les maculatures consécutives aux bulles, il faut une certaine attention et une certaine habitude pour savoir à quoi on a affaire.

Le pemphigus simple et bénin lui-même pourrait être *simulé*. Il n'y a pas bien longtemps qu'un journal de médecine a relaté avec détails toutes les circonstances d'une éruption pemphigoïde, dont les phases successives étaient étudiées avec beaucoup de soin par les médecins, lorsqu'ils s'aperçurent que leur malade les trompait, et faisait naître à volonté de petites bulles sur ses membres, au moyen de quelques pincées de poudre de cantharides dont il s'amusait à saupoudrer les téguments.

Le pronostic du pemphigus varie suivant qu'il est aigu ou chronique, simple ou compliqué, accidentel ou constitutionnel. Lorsqu'il est bénin, aigu et exempt de complication, surtout s'il est borné à une surface de peu d'étendue (aux mains, par exemple, aux membres inférieurs, etc.), c'est une affection légère et de peu de durée.

Lorsqu'il est chronique et lié à une altération générale de l'économie, il est fort difficile à guérir, et sujet à récidiver.

Enfin, lorsqu'il est intense et invétéré, il entraîne les tourments les plus pénibles, l'insomnie, le marasme, le dérangement des digestions, et peut même amener la mort par une cachexie spéciale.

§ VI. — Traitement. — *Aétius* conseillait de percer les bulles avec une aiguille, pour donner issue à la sérosité, et d'appliquer ensuite de la farine de froment et plus tard de la farine d'orge, comme dessiccatif, quand l'humeur séreuse avait cessé de couler. Il ne négligeait pas d'ailleurs (lorsque cela paraissait nécessaire) de modifier l'économie tout entière par un traitement convenable, de rétablir le cours des règles si elles étaient suspendues, tenir le ventre libre, entretenir aussi ou provoquer le cours des urines; il conseillait avec raison au malade d'éviter les substances âcres et salées, etc.

Le pemphigus aigu et bénin ne demande d'autre traitement que la diète des maladies aiguës, plus ou moins sévère, suivant l'intensité des symptômes. Le pemphigus chronique et invétéré résiste très-souvent à tous les genres de médications. Le pemphigus compliqué réclame naturellement l'emploi des moyens appropriés aux maladies internes plus ou moins graves qui viennent se joindre à l'affection cutanée. Dans les épidémies malignes signalées par quelques auteurs (*Hufeland, Thiery* et *Langhan, Joseph Franck*, etc.), le traitement a été celui de la fièvre maligne elle-même. Suivant Joseph Franck, *Macbride*, en Irlande, a vu périr tous les enfants affectés de bulles, qui n'avaient pas pris de quinquina [1].

Willan conseille, dans le *pompholix diutinus*, le bain chaud administré tous les deux jours comme palliatif, et à l'intérieur le quinquina, les cordiaux, les diurétiques (surtout si l'éruption est liée à un état d'anasarque). D'après le même auteur, le bain chaud paraît nuisible chez les jeunes personnes, et augmente le fourmillement de la peau et le nombre des phlyctènes. *Bateman* fait remarquer avec raison que, même chez les personnes âgées, ce genre de bain peut avoir le même effet, lorsqu'il y a d'ailleurs des symptômes d'excitation. Il rapporte à ce sujet l'exemple d'une dame de quatre-vingts ans chez laquelle un petit nombre de bulles se manifestait chaque jour (depuis plusieurs mois), avec inflammation érythémateuse ambiante, tendance à l'état fébrile : cette dame, malgré son grand âge, se trouva fort mal, comme on le conçoit aisément, de l'usage du bain chaud et de la salsepareille en particulier. Une diète légère et rafraîchissante, un traitement adoucissant, furent substitués, avec raison, au traitement ordinaire du *pompholix diutinus*, et ne tardèrent pas à amener la guérison.

Pour ma part, j'ai toujours vu le bain chaud produire de mauvais effets dans cette espèce de *pemphigus*. J'ai, au contraire, employé plus d'une fois avec avantage le bain aussi frais que pouvait le supporter le sujet, et pris en conséquence d'assez courte durée, dix à vingt minutes, par exemple.

J'ai eu à traiter, il y a quelques années, un cas bien remarquable de *pemphigus* qui, passé à l'état chronique et existant chez un vieillard, avait cependant conservé les caractères inflammatoires et ne céda qu'à la saignée répétée, au régime le plus sévère et absolument froid; plus, quelques bains frais au déclin de l'éruption.

[1] Voyez dans l'*Encyclopédie des sciences médicales*, le tome II de la Pathologie interne de *Joseph Franck*, au chapitre des Bulles, p. 61 et suivantes.

En général, et sauf les cas où il existe un état cachectique bien prononcé, le régime tonique demande toujours à être bien soigneusement surveillé dans ses effets, lorsqu'on croit devoir y recourir contre le pemphigus, même à l'état chronique et chez des sujets qui ne sont plus jeunes. C'est un genre d'éruption qui réclame plus fréquemment que tout autre le régime antiphlogistique, contrairement aux opinions de *Willan*.

Willan conseille encore les boissons amères dans le *pompholix solitarius*. A l'extérieur, les pansements adoucissants, les cataplasmes de farine de graine de lin, lui paraissent devoir être employés. Peut-être le traitement d'*Aétius d'Amide* (que nous avons indiqué plus haut) conviendrait-il encore mieux. Dans le *pemphigus*, comme dans toutes les maladies dont le traitement n'est point encore appuyé sur des bases bien solides, c'est surtout d'après la marche, la forme, le degré d'intensité de la maladie, ainsi que sur la considération des phénomènes concomitants et de l'état général du sujet, qu'il faut régler l'emploi des divers moyens thérapeutiques.

Le traitement antiphlogistique sera appliqué aux sujets qui présentent un état de pléthore ou d'éréthisme un peu marqué (saignée, sangsues, bains tièdes, délayants); on aura, au contraire, recours aux toniques et aux dépuratifs (décoction de quinquina acidulée avec l'acide sulfurique, ferrugineux, sucs d'herbes, infusion de houblon avec le sous-carbonate de soude, etc.), chez les sujets lymphatiques, cachectiques, débiles, âgés, chez ceux qui n'offrent pas d'indices marqués d'excitation sanguine. Dans le pemphigus chronique et rebelle, on cherchera à modifier la constitution par l'emploi des amers, des acides minéraux, et surtout par un régime restaurant approprié. Souvent on est obligé d'employer les narcotiques, qui ne réussissent pas toujours à procurer aux malades des nuits moins pénibles. Les narcotiques (tant par la bouche que par le rectum) deviennent encore utiles pour combattre la disposition au dévoiement, qui s'observe quelquefois en pareil cas. Si, au contraire, il y avait constipation, comme cela se voit souvent à un degré moins avancé de la maladie, les laxatifs peuvent réussir. Souvent on s'abstient entièrement de l'usage des *topiques;* tout au plus a-t-on recours, pour tout remède externe, à l'usage des bains. Les bains tièdes, presque frais, simples ou émollients, sont ceux qui conviennent le plus généralement. On les alterne avec les bains alcalins et gélatineux dans le pemphigus chronique. Les applications humides que l'on a conseillées ne conviennent guère que lorsqu'il y a beaucoup d'inflammation à la peau, et surtout lorsque l'éruption est partielle. Peut-être serait-il plus convenable d'en revenir au moyen d'*Aétius,* et de chercher à calmer les cuissons qu'éprouvent les malades en saupoudrant la peau malade de farines absorbantes. Toujours est-il qu'on doit surveiller (dans le pemphigus chronique surtout) l'action des bains et des applications humides de toute nature; car il est des sujets chez lesquels ces moyens, en s'opposant à la dessiccation des bulles, favorisent la formation des excoriations douloureuses qui prolongent le mal. Plus d'une fois, dans le pemphigus chronique, nous nous sommes servi avec avantage du liniment oléo-calcaire du *Codex.*

Le régime est d'une bien haute importance dans le traitement du pemphigus chronique. Il est des cas où un régime doux, des habitudes salubres, l'habitation à la campagne, etc., ont suffi pour amener la guérison des malades qui avaient eu recours sans succès aux traitements les plus longs et les plus compliqués. Une malade que nous avons observée à l'hôpital Saint-Louis, et qui était affectée du *pompholix diutinus* le plus rebelle et le plus alarmant, finit par guérir en s'abstenant de tout remède, et en s'astreignant à la *diète lactée* dans une habitation champêtre. Malheureusement, cette guérison ne fut que temporaire, et, au bout de quelques années, cette femme, d'ailleurs d'une mauvaise constitution, eut la douleur de voir l'éruption se reproduire.

On ne doit pas d'ailleurs désespérer de la guérison, tant que la santé générale est encore suffisamment conservée, quel que soit l'âge du sujet. Les chances de guérison deviennent encore plus favorables si l'éruption peut être attaquée dès le début. Dans ce cas, même lorsque le malade était d'un âge un peu avancé, l'éruption présentant cet incomplet développement des bulles et cette tendance à la confluence qui signalent le *pompholix* grave, nous avons réussi, à l'aide d'un régime sobre et convenablement ordonné, de boissons laxatives et tempérantes, de bains frais à intervalles, d'applications sédatives sur la peau, etc., à obtenir peu à peu la guérison d'une affection si redoutable, et qui au premier abord nous avait inspiré les inquiétudes les plus sérieuses.

Quelquefois aussi nous nous sommes assez bien trouvé de l'usage de l'eau de chaux coupée avec du lait, employée à l'extérieur et à l'intérieur. Encore que des essais intempestifs puissent facilement devenir nuisibles dans une maladie où la sensibilité du tégument externe et du tégument interne est si fortement avivée; d'autre part, cependant, le médecin ne peut pas se condamner à l'inaction en présence d'une affection si douloureuse et si dangereuse. Lorsque les indications rationnelles lui manquent, il est bien obligé de se laisser guider par des données empiriques!

RUPIA.

§ I. — Le *rupia*, mot dérivé sans doute du grec Ρυποε, ordures, vilenies, ou de Ρυπαω, salir, souiller, paraît avoir été confondu par Willan avec l'*ecthyma*, ce qui peut être regardé comme rationnel, car le *rupia* offre la plus grande analogie dans ses causes, sa marche et ses symptômes avec l'affection pustuleuse que nous venons de nommer, et surtout avec les genres dits *ecthyma luridum* et *cachecticum*. Cependant *Bateman* a cru devoir faire du *rupia* un genre à part qu'il avait d'abord rangé dans l'ordre des vésicules, mais dont M. Biett a fixé la place dans l'ordre des bulles.

Bateman définit le *rupia* une éruption de phlyctènes larges et aplaties, dont la base est enflammée, et qui sont remplies d'un fluide séreux d'abord, puis puriforme, purulent, sanguinolent, en général mal élaboré, qui se concrète rapidement en croûtes noirâtres plus ou moins épaisses et plus ou moins saillantes. Cette affection rentre, je crois, ainsi que l'*ecthyma*, dans le genre *phlyzacia* de M. Alibert (groupe des dermat. *eczémateuses*).

§ II. —Le *rupia* est assez souvent lié à un état cachectique particulier, qui se rencontre surtout chez les très-jeunes sujets, d'une part, et chez les vieillards, de l'autre; un mauvais régime, une mauvaise nourriture, la malpropreté y prédisposent. Il survient parfois l'hiver chez les sujets mal vêtus et soumis aux influences défavorables que nous venons d'énumérer; il complique quelquefois ou survient à la suite de diverses maladies cutanées, et principalement de l'*ecthyma*. Il peut compliquer la gale. On le voit quelquefois survenir à la suite de la variole. La diathèse scrofuleuse peut l'engendrer.

La syphilis produit quelquefois des bulles croûteuses qui appartiennent au rupia. Cependant il faudra prendre garde d'attribuer indistinctement au virus vénérien le rupia qui peut survenir chez des sujets affectés de syphilis; car, d'après les observations de *Samuel Plumbe*, le traitement mercuriel peut être nuisible en pareil cas, problablement en favorisant l'état cachectique qui dispose au *rupia*. Cet auteur dit avoir observé, à l'hôpital Saint-Gilles, un malade longtemps tourmenté du virus syphilitique et éprouvant des douleurs habituelles à la tête et dans les membres, chez lequel un traitement mercuriel, employé pour combattre un *rupia proeminens* dont il était atteint, produisit de mauvais effets et parut aggraver rapidement la maladie cutanée. On cessa alors l'emploi du mercure, et l'on vit bientôt la santé du malade se rétablir par l'usage des toniques et d'un régime fortifiant.

§ III. — Des bulles larges et aplaties, qui reposent sur une base plus ou moins rouge et enflammée, se manifestent sur diverses parties du corps, et particulièrement sur les membres inférieurs, quelquefois sur les lombes, toujours en fort petit nombre et isolées les unes des autres. Ces bulles, dont les progrès sont généralement lents, contiennent une matière ichoreuse ou séreuse, qui devient séro-purulente. Elles se rompent et donnent issue à cette humeur qui se transforme en croûtes superficielles, brunâtres, sous lesquelles existe une excoriation ordinairement superficielle. Celle-ci, qui n'a point le caractère rongeant, mais qui se prolonge quelquefois en conservant l'état croûteux chez les sujets dont la constitution est altérée, laisse après la guérison une maculature livide qui persiste pendant quelque temps. De véritables ulcères lui succèdent lorsque le *rupia* est engendré par l'état cachectique, surtout si cet état est la suite d'une diathèse scrofuleuse ou syphilitique.

§ IV. — Variétés. — Bateman en admet trois, savoir : le *rupia simplex*, dans lequel les phlyctènes sont petites et remplies d'une sérosité, claire d'abord, puis opaque; l'excoriation qui leur succède donne issue à un écoulement sanieux; des croûtes se forment promptement et laissent, en tombant, la peau livide et noirâtre, mais guérie et douée d'un nouvel épiderme. Le *rupia proeminens*, dans lequel les phlyctènes sont plus volumineuses; les croûtes se forment en quelques heures et augmentent progressivement et lentement d'épaisseur, de manière à former une croûte conique et semblable à la coquille d'une petite moule. L'ulcération croûteuse guérit lentement chez les vieillards, chez les jeunes personnes délicates, chez les individus qui usent d'un mauvais régime.

Les élèves qui suivent nos visites et nos leçons à l'hôpital Saint-Louis ont eu, pendant plusieurs années, sous les yeux, le pitoyable tableau d'un *rupia proeminens*, le plus effroyable qui se soit jamais offert à mon observation. La malade qui en était affectée était couchée dans une salle du rez-de-chaussée du pavillon Gabrielle ; cette femme n'était âgée que de quarante ans à peine, mais elle était dans un état de dépérissement et de cachexie misérable. Toutes les parties du corps, et notamment le visage et les membres étaient hérissés de croûtes sèches, brunâtres, volumineuses, assez irrégulièrement arrondies, conchyliformes, égalant en saillie et en volume de petites noix, recouvrant, la plupart, des ulcères qui laissaient après eux des cicatrices blanches arrondies. Les croûtes, séparées par des intervalles de peau blanche, étaient cependant fort nombreuses et très-rapprochées les unes des autres. Elles se reproduisaient, la plupart, par la sécrétion de l'ulcération, et sans formation de bulles : celles-ci n'apparaissent que rarement, se développant à peine, se rompant et passant à l'état croûteux, pour ainsi dire, avant de s'être soulevées d'une manière bien prononcée.

Le *rupia escharotica* constitue la troisième variété, on l'observe quelquefois chez les enfants à la mamelle, les jeunes enfants cachectiques, ceux qui viennent d'avoir la variole, ceux qui sont affaiblis et altérés par les influences fâcheuses de la misère, d'un mauvais régime : ce *rupia* se termine quelquefois par des escarrhes gangréneuses, qui laissent après elles des cicatrices profondes.

Nous avons traité dans nos salles, en 1843, une pauvre jeune fille dont presque toute la peau était dévorée par de larges ulcères croûteux, succédant à des bulles ichoreuses aplaties ; cette malade avait subi sans fruit plusieurs traitements mercuriels. L'état de cachexie de cette malheureuse, l'existence de l'hymen tout à fait intact, des indices de la présence de tubercules pulmonaires, l'état fongueux et ulcéreux des gencives de la partie moyenne de l'arcade dentaire supérieure... tous ces signes, joints aux renseignements recueillis, nous portèrent à attribuer l'éruption, non pas à un vice vénérien, mais à une cachexie se rattachant aux scrofules. La malade finit par succomber aux progrès toujours croissants de la phthisie pulmonaire.

§ V. — Le *rupia* présente quelque analogie avec le *pemphigus*, et surtout avec l'*ecthyma;* il diffère du premier par le volume, le nombre, le mode d'apparition, la marche et la terminaison des bulles (qui deviennent troubles, puis croûteuses). Quant au second (V. l'article *Ecthyma*), dans le *rupia,* les bulles sont larges et forment de véritables ampoules qui ne contiennent qu'une matière séreuse, et même, à l'état croûteux, on voit encore autour des croûtes des traces et des débris de la phlyctène, ce qui ne s'observe point dans l'*ecthyma.*

Cette éruption est peu grave par elle-même, mais les circonstances défavorables dans lesquelles elle survient peuvent rendre le pronostic plus ou moins sérieux; elle peut aussi tendre à se prolonger, et donner lieu à des ulcérations rebelles sous l'influence des mêmes circonstances.

§ VI. — Un bon régime, l'observation des règles de l'hygiène, quelques toniques, forment la base du traitement. Quelques bains tièdes, alcalins ou sulfureux (suivant l'état de l'éruption), quelques cataplasmes pour faire tomber les croûtes, des pansements détersifs, astringents ou irritants, si des ulcérations persistent après leur chute: voilà pour les remèdes externes. Si la constitution générale présente une certaine vigueur, les soins hygiéniques suffisent pour favoriser la terminaison spontanée de cette affection.

Dans la forme grave de l'éruption dont nous avons signalé ci-dessus deux exemples remarquables se rattachant, le premier, au *rupia proeminens,* le second, au *rupia escharotica,* on ne voit que trop souvent échouer tous les remèdes.

Cependant, la seconde malade, dont nous avons tracé l'histoire en peu de mots, et chez laquelle nons crûmes devoir rapporter l'éruption à une cachexie scrofuleuse, offrit une telle amélioration produite par l'usage de notre *sirop de deuto-iodure-ioduré,* que nous pûmes nous flatter quelque temps d'obtenir la guérison entière. Chez l'autre malade, au contraire, où l'on ne pouvait accuser ni vice vénérien, ni scrofules, mais où l'on était obligé de reconnaître l'existence d'une cachexie spéciale et *sui generis,* ce sirop ainsi que plusieurs autres essais médicamenteux que nous tentâmes, demeurèrent complétement impuissants. Nos fûmes réduits à nous borner aux lotions chlorurées comme palliatif destiné à combattre la mauvaise odeur qui s'exhalait du corps de cette malade.

SYPHILIDE BULLEUSE.

On n'a pas encore, que je sache, observé, chez l'adulte, d'éruption syphilitique sous la forme *pemphigoïde*. Une seule fois, j'ai vu un sujet atteint d'une *syphilide*, qui avait laissé des *cicatrices* caractéristiques, offrir aux membres inférieurs quelques bulles de pemphigus (de la grosseur d'une noisette environ), reposant sur un fond livide ; mais malheureusement cet individu s'est soustrait trop tôt à mon observation, pour que je pusse constater si la préexistence du vice syphilitique imprimerait quelques modifications à la marche du pemphigus.

Le *rupia* syphilitique est au contraire assez commun. Il ne survient ordinairement que dans les syphilis anciennes et invétérées, et chez les individus devenus cachectiques ; il coexiste habituellement avec d'autres symptômes consécutifs (*iritis,* douleurs ostéocopes, exostoses, etc.).

Les signes commémoratifs et concomitants, la coloration cuivrée ou livide qui environne les bulles, les croûtes épaisses et verdâtres qu'elles forment en se desséchant, les ulcérations enfoncées, à bords taillés à pic, à fond grisâtre, sous-jacentes, les cicatrices déprimées et blanches, qui en sont plus tard les vestiges, servent à faire distinguer le rupia *syphilitique* du rupia simple, et même du rupia *proeminens* avec lequel il a plus d'analogie.

Quelques médecins ont cru devoir attribuer à une syphilis congénitale et héréditaire les bulles de *Pemphigus*, qu'on observe quelquefois aux extrémités chez les nouveau-nés cachectiques.

M. le professeur P. Dubois et M. De Paul, son élève, ont notamment soutenu cette thèse, qu'ils ont étayée de faits dans lesquels on rencontrait, en outre, à l'ouverture du corps, de petites indurations du sommet du poumon. Nous reviendrons sur ce point en traitant de la *Syphilis*. Bornons-nous pour le moment à regarder au moins comme *douteux* le caractère syphilitique assigné au Pemphigus congénital.

ORDRE III.

VÉSICULES.

(3. *Gale. Herpes. Eczema.*)

GALE.

§ 1er. — Il règne beaucoup d'obscurité et de confusion dans les écrits des auteurs sur le sens précis qu'on doit attacher aux mots ψῶρα des Grecs, *scabies* des Latins, κνυζα ou κνισμος d'Hippocrate, *pruritus* des Latins. Suivant *Lorry*, Hippocrate aurait confondu sous le nom de ψῶρα toutes les affections prurigineuses de la peau, et Celse serait le premier qui aurait distinctement traité de la Gale comme d'une maladie spéciale. *Fernel* fait remarquer avec raison que la maladie désignée par les Grecs sous le nom de ψῶρα est fort différente de celle que nous appelons *scabies* ou gale.

Celse, d'après Biett, dans la première édition de son article *gale* du *Nouveau Dictionnaire de médecine*, a décrit, sous le nom de *scabies*, une éruption qui n'a point les caractères de la gale, mais beaucoup plutôt ceux du *lichen*. D'après *Lorry*, au contraire, les auteurs latins, particulièrement les poëtes, à l'imitation de ceux qui s'occupaient de l'art vétérinaire, ont donné le nom de *Scabies* (dérivé de *scabendo* ou *scalpendo*, l'action de gratter) à toutes les éruptions papuleuses et prurigineuses des bestiaux, et, par suite, de l'homme; mais *Celse* a employé ce terme générique pour désigner une maladie spéciale, et cette maladie n'est autre que celle que nous désignons aujourd'hui sous le nom de *Gale*. Une remarque thérapeutique faite par M. Dezeimeris vient à l'appui de cette opinion de Lorry : elle a trait au passage suivant, qui indique en effet et que la Gale existe chez le mouton comme chez l'homme, et que le soufre est le meilleur remède à lui opposer : « *Sulphur pice liquidâ mixtum* (dit *Celse*), » *sicut in pecoribus proposui, hominibus quoque* SCABIE *laborantibus opitulatur*. »

D'un autre côté, plusieurs auteurs anciens ont mentionné la contagion parmi les causes de cette maladie. *Galien* qui, ainsi que le reconnaît Lorry, n'a mis presque aucune différence entre les genres *Psora* et *Lepra* (d'accord en cela avec *Hippocrate* et la plupart des écrivains grecs), a pourtant signalé le caractère contagieux de la Psore, comme le montre le passage suivant de la traduction latine (*de different. feb.*, lib. I, c. 3) : « . . . *Nemo sanæ mentis dubitavit*, etc. Personne » n'a jamais pu élever de doutes sur le danger de converser » avec les individus atteints de maladie pestilentielle, cette » maladie étant évidemment de nature contagieuse, *ainsi que* » *la Psore* et l'Ophthalmie catarrhale (*Lippitudo*). » Les vers suivants de la satire II de *Juvénal* (v. 78-80) prouvent que, chez l'homme comme chez les animaux, on regardait généralement la maladie cutanée appelée *Scabies* par les Romains, comme contagieuse :

> « ..... *Dedit hanc contagio labem,*
> *Et dabit in plureis : sicut grex totus in agris*
> *Unius scabie cadit....* »

Enfin, un passage curieux de *Quinte-Curce* (Hist. lib. IX, c. x), indique aussi et la contagion de la maladie et l'emploi d'un remède vulgaire qui a été reproduit de nos jours :

« *Scabies corpora invasit et contagium morbi etiam in* » *alios vulgatum*. OLEUM REMEDIO FUIT. »

Si nous descendons aux Arabes et aux Arabistes, nous voyons qu'*Avicenne* a distingué le *pruritus* du *scabies*, en disant que la première maladie n'offre point de *pustules* comme la seconde : et qu'*Avenzoar* a donné le nom de *vésicules* aux boutons de l'affection qu'il décrit sous le nom de *scabies* (d'après *Galien* et *Paul d'Égine*).

En somme, il reste démontré que les anciens ont souvent confondu la *Gale* avec d'autres éruptions prurigineuses, et à cet égard il ne règne guère moins de confusion parmi les modernes ; car *Lorry* lui-même a décrit la gale d'une manière très-inexacte ; *Willan* et *Bateman* l'ont classée parmi les *pustules* ; et ce n'est que depuis un certain nombre d'années que, grâce aux travaux du professeur Alibert, les médecins français ont appris à la distinguer du *prurigo* [1]. L'étymologie du mot gale lui-même est environnée d'obscurité, et il est fort douteux qu'on puisse le faire dériver avec quelque

[1] Suivant M. Dezeimeris (*Dictionn. de médecine*, en 25 vol., 2e édit., tome XIII, p. 567 et suiv.), c'est à tort que M. Rayer signale *Guy de Chauliac* comme le premier auteur qui ait clairement mentionné la gale au quatorzième siècle. Le chapitre de Guy de Chauliac, indiqué par M. Rayer, n'est en effet qu'une reproduction textuelle d'Avicenne, d'Haly-Abbas et de Rhazès, lesquels n'ont fait eux-mêmes que répéter ce qu'avaient dit à ce sujet les auteurs grecs. M. Dezeimeris cite à l'appui de son opinion un passage d'*Aristote* qui pourrait assez bien s'appliquer à la gale (la *contagion* est indiquée dans ce passage comme plus ordinaire à la gale qu'aux autres affections cutanées). *Pline* a traduit le mot grec ψωρα, par le mot latin *scabies*. Un passage d'*Ausone*, quelques vers d'*Horace*,

raison du mot latin *callus*, durillon, ou *galla* (excroissance accidentelle provoquée sur l'écorce de certains arbres par la piqûre de quelques insectes).

En indiquant d'une manière précise et rigoureuse les caractères de la gale, Biett a dissipé cette confusion ; nous suivrons ses traces dans la description détaillée que nous allons faire d'une maladie si commune, et qui est si souvent encore, dans la pratique, l'occasion de méprises et d'erreurs fâcheuses !

On désigne sous le nom de *gale* une éruption cutanée essentiellement contagieuse, caractérisée par de petites *vésicules* légèrement élevées au-dessus du niveau de la peau, transparentes à leur sommet, et contenant un liquide séreux et visqueux. Ces vésicules, constamment accompagnées de prurit, peuvent se développer successivement sur presque toutes les parties du corps ; mais leur siége d'élection, surtout au début, est l'intervalle des doigts et le pli des articulations des membres. A ces vésicules succèdent bientôt de petits *sillons* intra-épidermiques. C'est dans ces sillons que se trouve l'*acarus* : on les rencontre surtout au poignet et dans l'intervalle des doigts.

Longtemps on a cru que la *Gale* provenait comme les affections dartreuses d'une cause humorale qui pouvait la déterminer, l'entretenir, la reproduire, laisser des traces plus ou moins profondes dans l'économie et nécessiter une médication générale.

§ II. — C'est ainsi que quelques médecins croient encore à la possibilité du développement *spontané* de la gale, à ses

indiquent clairement la nature contagieuse de l'éruption désignée sous ce nom de *scabies*. Enfin plusieurs auteurs latins, et *Celse* lui-même, ont noté cette affection comme commune à l'homme et aux animaux. — Nous engageons ceux de nos lecteurs que l'érudition de M. Dezeimeris pourrait séduire, à relire attentivement le passage où *Lorry* a discuté cette même question. Quoique cet auteur penche pour l'ancienneté de la gale et trouve invraisemblable l'opinion contraire, néanmoins les citations qu'il accumule forcent le lecteur à rester jusqu'à un certain point dans le doute. (V. *Tractat. de morb. cutan.*, in-4°, Paris, 1777, p. 223 et suiv.)

retours périodiques, à son mode de propagation épidémique, etc. Il est plus que probable que, dans tous les cas où les observateurs ont cru rencontrer des faits de ce genre, ils s'en sont laissé imposer par des éruptions d'une autre nature, telles que le *prurigo*, le *lichen*, l'*herpès* ou l'*eczéma*. La gale est une maladie accidentelle et contagieuse qui se propage par le contact médiat ou immédiat des individus malades aux individus sains. Mais cette propagation est empêchée ou favorisée par une multitude de circonstances accessoires, et il n'y a rien de si commun que de voir des individus, et notamment des médecins, s'exposer d'une manière plus ou moins directe à la contagion sans en être atteints. C'est ainsi que, dans les hôpitaux, il est rare que les gens de service, les élèves des salles, les médecins chargés de diriger le traitement, contractent la gale, quoiqu'il s'établisse journellement des communications assez intimes entre eux et les malades, quoiqu'ils prennent en général fort peu de précautions en examinant, visitant et touchant les galeux. Il ne faut pourtant pas que cette observation inspire aux gens de l'art, et surtout aux gens du peuple, une trop grande sécurité; car, d'un autre côté, l'on voit de temps en temps des exemples du développement de la gale, pour la première fois, chez des personnes qui depuis longtemps s'étaient impunément exposées à la contracter, sans qu'on puisse toujours se rendre raison de l'innocuité dans un cas, et du résultat fâcheux dans l'autre, de relations qui n'ont pas paru pouvoir changer de nature.

Les jeunes gens sont les sujets qui offrent les plus nombreux exemples de gale, ce qui tient, d'une part, au plus grand nombre d'individus qu'offre cet âge, comparé aux autres, et de l'autre aux professions et à la fréquentation des lieux de débauche, plus spécialement l'apanage de cette époque de la vie. Aussi chez les jeunes gens des deux sexes, la syphilis coexiste assez souvent avec la gale.

Les femmes sont beaucoup moins atteintes de cette éruption que les hommes, ce qui tient sans doute, en grande partie, au genre de vie qu'elles mènent.

Les sujets sanguins et lymphatiques sont ceux parmi lesquels il s'offre le plus de galeux ; mais il faut observer qu'en France ce tempérament est le plus général, et qu'il serait peu exact d'attribuer uniquement ce fait à une disposition naturelle plus grande aux maladies contagieuses, à une absorption plus active, réellement existantes dans cette espèce de tempérament.

Les professions dans lesquelles on est exposé à manier des tissus laineux, des vêtements qui peuvent avoir servi à des individus affectés de gale, comme cela s'observe chez les marchands d'habits, les tailleurs, les couturières, etc. ; les conditions dans lesquelles on néglige les moyens de propreté, on communique fréquemment avec des individus débauchés et peu soigneux, comme cela se voit chez les militaires, les courtisanes, les mendiants, etc., sont aussi des situations de la vie qui exposent plus fréquemment à la contagion. Le mode de communication qui s'établit entre l'individu sain et l'individu malade influe beaucoup sur le *siége* de l'éruption ; c'est ainsi qu'on la voit paraître aux fesses chez les enfants allaités et portés sur les bras d'une nourrice ou d'une bonne atteinte de gale, à la main droite de ceux qui fréquentent les salles d'escrime, et qui se servent de gants qui ont été mis par des galeux.

J'ai vu récemment une dame qui avait couché avec elle un enfant galeux, et chez laquelle l'éruption se développa d'abord au côté du tronc qui avait été en contact avec les pieds de l'enfant.

D'un autre côté, il est rare de la voir se montrer aux mains dans les professions qui rendent la peau de cette partie dure, calleuse, imperméable, comme chez les forgerons, chez les individus qui manient les mélanges acides, chez les teinturiers, les chapeliers, etc.

Les tailleurs, au contraire, qui contractent souvent la gale en se servant du fer à repasser commun à tout un atelier, fer dont la poignée est revêtue d'un morceau de laine placé dans des conditions très-favorables pour recéler l'*acarus*, voient ordinairement les premiers boutons se développer entre les doigts et au poignet de la main droite.

Généralement la gale se contracte surtout en couchant avec un individu qui en est atteint, ou dans un lit qu'il a récemment occupé.

On conçoit que les saisons où la peau est le plus perméable sont aussi celles qui favorisent la contagion, et que la gale doit se communiquer plus facilement par le contact, lorsque la peau est entretenue dans un état de moiteur par l'influence de la chaleur, par l'exercice, etc.

Les tissus qui ont été en contact avec les téguments des galeux sont souvent le véhicule de la contagion ; rien de plus commun, par exemple, que de voir des individus contracter la gale pour avoir couché dans des lits qu'avaient occupés des galeux, ou encore de voir des sujets, guéris de cette maladie, la contracter de nouveau en revêtant les vêtements qu'ils portaient, et qu'ils n'ont pas pris soin de désinfecter. Il y a un assez grand nombre d'exemples de gale transmise des animaux (du chien surtout) à l'homme. Il y a peu d'années, plusieurs ouvriers du Jardin des Plantes l'avaient contractée en soignant un chameau qui en était atteint, et ont été traités dans les salles de l'hôpital Saint-Louis. Mais il est temps que nous arrivions à l'indication explicite de la cause directe et formelle de la *Gale,* c'est-à-dire, de l'insecte qui provoque l'éruption.

Acarus scabiei. — Quelques anciens observateurs avaient cru pouvoir attribuer à un insecte particulier, qu'ils avaient découvert dans les boutons de la gale, la cause du développement et de la propagation de cette maladie. Suivant *Bateman,* cet insecte avait déjà été indiqué par *Avenzoar* dans le douzième siècle. *Ingrassias* et *Joubert* en soupçonnèrent l'existence dans le seizième siècle; *Moufet* le décrivit dans son *Theatrum insectorum*, dans le dix-septième siècle; plus tard, *François Redi*, et, après lui, *Linnée*, *Latreille*, et plusieurs autres savants, en tracèrent avec soin les caractères. M. Galès, ancien pharmacien de l'hôpital Saint-Louis, se livra en 1812, à des recherches qui lui parurent des plus concluantes en faveur de l'existence de cet insecte, décrit par les naturalistes sous le nom d'*acarus scabiei*. Des membres de l'Institut furent chargés de vérifier ces expériences, et l'insecte parut hors de doute.

D'un autre côté, d'habiles médecins de nos jours l'ont inutilement recherché avec beaucoup de soin; cet animalcule s'est soustrait aux investigations éclairées du professeur *Alibert*, de *Willan*, de *Bateman*, et aux recherches microscopiques réitérées de M. *Biett* [1].

[1] Voici comment s'exprimait, dans le siècle dernier, l'illustre *Lorry*, à l'occasion de l'insecte de la gale :

« *Quamvis autem plures sint medici, nec deterioris notæ, qui hisce ratiociniis abusi sint ad admittendam in quibuslibet contagiosis morbis luem verminosam legitimam, sibi meretur attentionem eorum opinio qui credunt à vermibus pendare scabiem, cùm nec absurdum sit, nec ridiculum inter animata nociva corpora dari aliqua quæ visus non attingat et quæ sese in cutem insinuent, imò multa hujus generis sint quæ se non sinant aspici.*

» *Prætereà auctoritate præstantissimorum in physicis rebus introspiciendis virorum hæc sententia fulta est, cùm vir in hisce summæ auctoritatis Richardus* Mead *eam pro certâ tenuerit, sanatione que perpetuâ scabiei per topica confirmatam crediderit. Acceperat hanc à Cosimo Bononico* (Philosoph. trans., 283) *qui in epistolâ ad Fr.* Rhedi *de vermibus corporis humani, visa sibi per accuratissima microscopia animalium corpora, et eorum ova in sulcis cutis latentia depingit, ea tamen nec Meadius* (Monita et præcepta méd., cap. XIII) *ipse, nec alii observatores posteà se vidisse asserunt.* »

Ainsi donc *R. Mead*, *Lorry*, et après eux les médecins célèbres que nous avons cités, admettaient l'existence de l'*acarus* sans l'avoir vu, soit qu'ils ne l'eussent pas cherché, soit qu'ils l'eussent voulu découvrir dans les vésicules de la gale où il n'est pas, au lieu d'explorer les petits sillons sous-épidermiques qui conduisent à ces vésicules, dans lesquels seuls on le rencontre habituellement. Encore cette exploration demande-t-elle une certaine habitude.

Bien plus, suivant une version qui a pour elle quelques probabilités, les expériences solennelles ci-dessus indiquées auraient été entachées de supercherie, et MM. les savants de l'Institut auraient eu sous les yeux, au lieu du ciron de la gale, l'*acarus*... du fromage ! J'avoue, pour mon compte, que les renseignements que j'ai obtenus de MM. les professeurs Désormeaux et Duméril, tous deux membres de la commission de 1812, ne m'éloigneraient pas de cette opinion, et qu'un rapport académique, dans lequel on signalait le volume de l'*acarus* de la gale du chameau, *sans l'avoir vu*, n'était pas fait non plus pour dissiper les doutes des incrédules.

Quoi qu'il en soit, un étudiant corse, M. Renucci, assistant un jour à la consultation publique de M. Alibert, est venu, en août 1834, réhabiliter l'insecte.

J'ai vu moi-même, à plusieurs reprises, à cette époque, piquer à l'aide d'une aiguille les petits sillons blanchâtres qui avoisinent les vésicules de la gale, et extraire ainsi de dessous l'épiderme un petit corps blanc du volume de la pointe d'une épingle, très-visible à l'œil nu quand on le déposait sur l'ongle où il ne tardait pas à marcher. Examiné au microscope, j'ai vu cet insecte, du volume d'un gros pois, paraissant comme une petite outre pleine de sérosité, garnie d'appendices filiformes. Comparé avec raison à une petite tortue, cet insecte a huit pattes, et diffère notablement de l'insecte du fromage qui est plus allongé et moins globuleux. C'est cependant ce dernier que présente (sans doute par une erreur du dessinateur) la figure insérée dans le *Dictionnaire des Sciences médicales,* à l'artile *Gale* de M. Galès.

Déjà Linnée avait confondu à tort ces deux insectes, qui pourtant avaient été représentés avec leurs caractères différentiels dans la lettre de *Bonomo* à *François Redi,* insérée en 1691 dans les *Miscell. nat. curios.*

Degeer a également fait représenter comparativement la

figure de ces deux *acarus* dans ses Mémoires pour servir à l'histoire des insectes (tome VII, pl. V).

On trouvera dans le mémoire de M. *Raspail*, inséré dans le tome VII du *Bulletin de Thérapeutique*, tous les détails et tous les renseignements nécessaires sur l'histoire de l'insecte de la gale, perfectionnée plus tard et complétée par les recherches microscopiques du docteur *Bourguignon*, ancien élève de mon service à l'hôpital Saint-Louis.

Le 22 avril 1844, en présence des médecins qui suivent ma clinique et ma consultation du lundi, dans l'intervalle de mes cours d'été, je pratiquai, au moyen de l'*acarus*, l'inoculation de la gale.

M. le docteur Grenier, présent à cette séance, ayant soulevé avec la pointe d'une épingle l'épiderme d'un sillon formé par l'*acarus* sur les mains d'un galeux qui venait demander à être admis dans les salles, recueillit l'insecte qui apparut sous l'apparence d'un petit point blanc mobile très-appréciable à l'œil nu. Je déposai ce petit corps, sans autre précaution, à la surface de la peau, dans l'intervalle des doigts de M. Basset, élève externe, qui voulut bien se prêter à l'expérience. On vit l'insecte se fixer en ce lieu et brunir un peu, de blanc et transparent qu'il était d'abord. Les trois jours suivants, mardi, mercredi et jeudi, rien de nouveau ne fut observé; le premier jour seulement, lundi, M. B... avait eu le soin de ne pas se laver la main, mais, je le répète, on n'avait pris aucune autre précaution.

Dans la nuit du jeudi au vendredi, quelques démangeaisons se firent sentir. Le vendredi matin, on découvrait à l'œil nu un petit sillon aboutissant à une vésicule incolore aussi petite que la pointe d'une épingle. Le lundi suivant, septième jour, nous fîmes constater par les assistants, à la consultation publique, la présence de deux petites vésicules de gale, très-proches l'une de l'autre, avec deux petits sillons sous-épidermiques. Dans le cours de la journée, M. B... ayant éprouvé, au sortir d'un lieu chaud et renfermé, des démangeaisons un peu vives, il se hâta d'arrêter les progrès de l'éruption. Ayant piqué le sillon principal, il en retira, avec la pointe d'une épingle un corpuscule blanc qui lui parut être l'acarus, puis cautérisa vésicule et sillons avec le nitrate d'argent: dès lors la maladie avorta. La méthode ectrotique est en effet très-applicable à la *gale* lorsque l'on peut l'employer dès le début de l'éruption.

§ III. — D'après les recherches de M. Biett, la durée de la période d'incubation de la gale est fort difficile à préciser; quelques malades font remonter assez loin l'époque où ils ont pu contracter la maladie ; d'autres ignorent comment elle leur est survenue ; plusieurs cachent les circonstances qui les ont exposés à la contagion ; quelques-uns croient que l'éruption a reparu après avoir été dissipée une première fois dans un temps plus ou moins éloigné, en sorte que les renseignements qu'on obtient sont loin d'avoir le degré de certitude désirable. Toutefois, dans les cas où l'on a pu établir quelque chose de positif à cet égard, on a vu que l'éruption se montrait souvent quatre ou cinq jours après celui où la contagion s'était opérée, chez les enfants ; qu'elle tardait huit à vingt jours et plus chez les adultes, quelques semaines et plusieurs mois chez les vieillards et les sujets débilités par les maladies chroniques. Le climat, la saison, le tempérament, et plusieurs autres circonstances éventuelles, influent d'ailleurs sur le développement de l'éruption, le hâtent dans quelques cas, et le retardent dans d'autres.

Nous avons déjà mentionné plus haut l'influence que le mode de communication exerce sur le développement des premiers boutons, bien qu'on puisse établir comme règle à peu près constante que c'est à la main, et plus particulièrement dans l'intervalle des doigts et au poignet qu'a lieu la première apparition de l'éruption.

Un prurit léger, qui augmente la nuit et sous l'influence de toutes les causes d'excitation, telles que la chaleur, les boissons alcooliques, etc., se manifeste dans les parties sur lesquelles la contagion s'est opérée ; bientôt de petites saillies vésiculeuses, légèrement rosées chez les individus jeunes et sanguins, de la même couleur que le reste de la peau chez les sujets débiles et valétudinaires, se montrent dans les mêmes parties, c'est à dire ordinairement à la main, dans l'intervalle des doigts et au poignet.

De petites lignes ou *sillons* intra-épidermiques, traces de la marche de l'*acarus* qui se creuse une sorte de canalicule, au fond duquel on peut l'aller chercher avec la pointe d'une aiguille, s'observent à la base des doigts, à la face palmaire du poignet, et sur les autres points qui deviennent successivement le siége de l'éruption. C'est surtout la présence de ces sillons qui est regardée aujourd'hui comme le signe caractéristique de la gale. On les retrouve quelquefois plus prononcés au mamelon chez les femmes, et au prépuce chez l'homme, qu'au poignet et aux intervalles des doigts qui en sont pourtant le siége d'élection par excellence. Enfin, on a observé quelques cas insolites où, par suite d'nn défaut complet de propreté, des croûtes entremêlées de nombreux débris d'*acarus*, reconnus par l'examen microscopique, avaient d'abord masqué les caractères connus de la gale. Ces croûtes couvraient notamment les avant-bras dans une plus ou moins grande étendue.

Bientôt les vésicules grossissent, se multiplient, se propagent aux avant-bras, au pli du coude, se montrent à la poitrine, au ventre, aux parties génitales, surtout chez l'homme, aux cuisses, au pli du jarret, entre les orteils même, quelquefois s'accompagnent de rougeur, ou même de *pustules*, si l'inflammation est active, le sujet sanguin et soumis à des causes d'excitation, s'il se gratte avec force, néglige les soins de propreté, etc. Quand le prurit est violent, le malade écorche en se grattant les petites vésicules, dont le liquide visqueux s'écoule et se concrète en petites écailles ou croûtes minces et peu adhérentes. Dans un grand nombre de cas, la gale reconnue et traitée au bout d'un certain temps, se dissipe avant même d'avoir atteint ce degré d'intensité. Mais, négligée et surtout irritée par le défaut de soins de propreté, par un régime échauffant, etc., elle s'accompagne d'une irritation vive des téguments, d'où résulte le développement de phlegmasies accidentelles qui se joignent à la gale, et en rendent le diagnostic plus difficile. C'est alors qu'on voit survenir les taches de l'*érythème*, les vésicules enflammées de l'*eczema rubrum* ou *impetiginodes*, les pustules de l'*ecthyma*, les papules du *lichen*, et que par suite se forment des squammes et des croûtes, résultat de quelques-unes de ces éruptions. Des *furoncles* même et des abcès dans le tissu cellulaire sous-cutané peuvent compliquer la gale, quand l'inflammation se propage plus profondément dans le tissu de la peau. A ce degré, de la fièvre, des irritations viscérales peuvent accidentellement se joindre à l'affection cutanée; mais le plus souvent toutes ces complications ne se manifestent que lorsque la gale a été combattue par des médications irritantes trop actives et trop prolongées.

Il est d'ailleurs facile de concevoir combien l'âge, le tempérament, le climat, la saison, le régime, le traitement, peuvent modifier la marche et les phénomènes de la gale.

Cette maladie ne paraît pas susceptible d'une terminaison spontanée; elle peut se continuer pendant plusieurs années, et même persévérer pendant toute la vie, si on néglige de la combattre. Quant à sa conversion en *lèpre*, en *lichen agrius*, en *prurigo*, admise par quelques auteurs anciens et modernes, on ne peut guère voir dans cette opinion qu'une preuve de la confusion du langage dont nous avons déjà fait mention, ou une complication accidentelle, ou encore, pour le *lichen* surtout et pour le *prurigo*, les effets d'un nouveau mode d'irritation établie sur les points voisins de ceux où siégeaient les vésicules de la gale.

§ IV. — Variétés. — Willan et Bateman admettent quatre

espèces de gale, dont les caractères sont tirés de la forme, de l'apparence, du développement plus ou moins grand des vésicules. Ainsi, dans la variété qu'ils désignent sous le nom de *scabies papuliformis*, gale *papuleuse*, les vésicules sont très-petites, pointues, et pourraient presque, à un examen superficiel, être prises pour de simples papules, surtout lorsque plusieurs ont été excoriées par les ongles du malade et se sont recouvertes de petites concrétions noirâtres formées d'un peu de sang desséché. Un prurit et une cuisson vive accompagnent ordinairement cette forme particulière de l'éruption. Le docteur *Bourguignon* a été plus loin encore : non-seulement il a admis une gale *papuleuse*, mais il a même été jusqu'à nier la forme vésiculeuse, si constante pourtant et si facile à reconnaître au début, s'appuyant sur ce que, dans plusieurs régions du corps, et notamment au ventre, à la poitrine, aux parties génitales, on n'observe guère que la forme papuleuse. Il est vrai que, dans ces régions, les vésicules sont moins prononcées, moins faciles à saisir, et se transforment par une dessication rapide en petits boutons papuleux, mais la forme élémentaire n'en est pas moins vésiculeuse... et de plus, en maintenant la gale dans l'ordre des vésicules, on la rapproche de l'éruption qui peut le plus souvent la compliquer ou la dissimuler, c'est-à-dire, de l'*eczema*.

Dans la seconde variété, dite *scabies lymphatica*, gale *aqueuse*, les vésicules sont assez larges, transparentes, et n'offrent à leur base aucune trace d'inflammation. Quelques-unes se transforment en petites croûtes; d'autres peuvent s'enflammer et passer à l'état pustuleux, ou même s'excorier et former ainsi de petites pustules ulcérées, en sorte que dans quelques points l'affection cutanée offre des traits d'analogie assez marqués avec quelques variétés de l'*eczema*. La troisième variété, dite gale *purulente, scabies purulenta*, offre des pustules jaunes et proéminentes, légèrement enflammées à leur base, qui se montrent surtout entre les doigts et aux orteils, et qui ont quelque ressemblance avec les pustules de la petite vérole; aussi le peuple a-t-il donné à cette variété le nom de gale *vérolique*. « *Licet interdùm majusculæ sint, cum fundamento rubro, et pure impleantur, ferè tanquàm variolæ.* » (*Heberden,* cité par Bateman.) La quatrième variété est appelée par l'auteur anglais *scabies cachectica;* il la regarde comme pouvant se développer spontanément et sans contagion chez les sujets débiles, et dont la constitution est altérée; elle peut présenter les diverses formes que nous venons de décrire, et même offrir une apparence plus ou moins analogue à celle du *lichen,* du *psoriasis,* de l'*impetigo,* etc. Bateman pense que c'est à cette variété qu'il faut rapporter la gale indienne de Sauvages et l'*herpes* ou l'*impetigo indica* de Bontius, que les Indiens appellent du nom de *courap,* dénomination qui correspond à notre mot gale. Nous ne pensons pas que cette variété puisse être admise telle qu'elle est décrite par Bateman, et nous croyons, avec M. Biett, que toutes les nuances et les modifications que peut présenter la gale doivent être attribuées à des complications dues à des circonstances particulières, telles que la saison, le climat, l'âge du malade, son tempérament, son idiosyncrasie, ses habitudes, le traitement employé, etc.; enfin qu'elles constituent, dans certains cas, des maladies cutanées papuleuses, vésiculeuses, pustuleuses, fort distinctes de la gale.

§ V. — Quoique la gale tire de son mode d'origine, de son siége, de sa forme élémentaire, etc., des caractères bien propres à la faire reconnaître dans le plus grand nombre des cas, cependant les circonstances accidentelles qui peuvent modifier ces caractères, et surtout les complications qui viennent les obscurcir, rendent quelquefois le diagnostic incertain, et peuvent forcer le praticien instruit à suspendre son jugement jusqu'à ce qu'une observation suivie et répétée lui ait permis de l'asseoir sur des bases solides. Quant aux erreurs grossières de ces médecins peu exercés qui confondent encore tous les jours le *prurigo*, le *lichen*, l'*eczema* ou l'*herpes* lui-même avec la gale, il suffit d'en signaler la fréquence pour engager les hommes de l'art à ne rien négliger pour acquérir cette habitude d'observation qui, lorsqu'elle ne peut suffire pour faire reconnaître une maladie, inspire du moins une sage réserve à celui qui doit en préciser le caractère. On conçoit d'ailleurs que ces erreurs ne sont pas sans inconvénient, tant pour le malade que pour le médecin, puisqu'elles peuvent inspirer des craintes chimériques ou une sécurité trompeuse, faire négliger des moyens efficaces, ou engager à en employer de nuisibles, enfin déprécier singulièrement l'homme de l'art qui, par un jugement prématuré ou erroné, a pu porter dans les familles des semences de haine et de désunion.

Comme nous l'avons déjà dit, des affections papuleuses, vésiculeuses, pustuleuses ont été tour à tour confondues avec la gale. Parmi les premières, on s'en est laissé imposer dans quelques cas par le *lichen*, et surtout par le *prurigo*. Dans celui-ci pourtant il n'y a point de vésicules ; mais des *papules* (c'est-à-dire de petits boutons secs) qui souvent conservent la couleur de la peau ou sont excoriées par les ongles des malades et surmontées de petites croûtes noirâtres formées par du sang concret et desséché. Ces papules occupent surtout le dos, les épaules, les faces dorsale et externe des membres ; les vésicules et les sillons de la gale, au contraire, se montrent entre les doigts, aux poignets, au pli des articulations, à la face interne des membres ; le prurit qui les accompagne n'est point, à beaucoup près, aussi pénible que celui du prurigo ; en se grattant le malade éprouve même une sensation assez agréable ; dans le prurigo, au contraire, les malades se déchirent souvent la peau sans pouvoir modérer leurs souffrances. D'ailleurs le prurigo, de même que les autres affections qui peuvent simuler la gale, n'est jamais contagieux et se développe toujours spontanément.

Le *lichen* est également une affection papuleuse, c'est-à-dire caractérisée par des élevures solides et sans vésicule, souvent accompagnées d'une légère desquammation, et qui ne peuvent offrir quelque ressemblance avec la gale que lorsqu'elles envahissent les mains, comme cela s'observe dans l'affection lichénoïde dite *gale des épiciers*. Alors encore les papules sont groupées sur la surface dorsale des mains, tandis que les vésicules de la gale occupent de préférence les intervalles des doigts.

L'*eczema* est, sans contredit, avec le *prurigo*, l'affection qui peut le plus facilement apporter de la difficulté et de l'incertitude dans le diagnostic de la gale. Cependant l'*eczema rubrum*, qui d'ailleurs, comme nous l'avons dit, se complique parfois accidentellement avec la gale, offre des vésicules réunies en groupes et plus enflammées que celles de la gale; elles se montrent de préférence aux parties où la transpiration est la plus abondante, où abondent les poils et les follicules cutanés, comme aux aisselles, aux oreilles, au front, aux parties génitales; elles sont plutôt accompagnées d'un sentiment de cuisson que d'un véritable prurit; elles donnent fréquemment lieu à la formation de concrétions squammeuses plus ou moins étendues. C'est surtout lorsqu'elles occupent les bras, les mains, la poitrine et le ventre, qu'elles peuvent induire en erreur. L'*eczema impetiginodes* s'accompagne ordinairement d'une inflammation plus marquée et plus étendue que la gale, les vésicules qui le composent deviennent purulentes, elles se convertissent en concrétions squammeuses ou croûteuses, etc. L'*eczema simplex* et l'*herpes phlyctænodes* sont encore plus facilement pris pour la gale; nous y reviendrons ci-après en faisant l'histoire de ces deux affections vésiculeuses.

Les pustules de l'*ecthyma* forment une complication assez fréquente de la gale intense et invétérée, ou aggravée par un mauvais traitement; cependant on peut dire, en général, que l'*ecthyma vulgare* diffère de la gale en ce qu'il donne lieu à la formation de pustules et non pas de vésicules; que ces pustules sont rarement nombreuses, ordinairement isolées, et ne produisent point un prurit marqué, mais plutôt une douleur lancinante analogue à celle du furoncle, tandis que, lorsque les vésicules de la gale deviennent purulentes, ou lorsque des pustules se développent accidentellement dans cette maladie, elles paraissent ordinairement dans les points les plus enflammés, dans les intervalles des doigts, par exemple; elles sont toujours entremêlées de petites vésicules, etc. Enfin les pustules de l'*ecthyma* ont ordinairement une marche successive et indépendante, et se convertissent en croûtes isolées.

Mais si, dans l'immense majorité des cas, le siége, la forme, la dissémination et les autres caractères de l'éruption font distinguer facilement la gale des autres maladies vésiculeuses, papuleuses ou pustuleuses (qui d'ailleurs viennent assez souvent la compliquer), il est des cas exceptionnels où le diagnostic peut devenir très-obscur et où la présence seule de l'acarus peut mettre un terme à toutes les incertitudes, tel est celui signalé par le *docteur Boeck*, médecin norvégien dont nous aurons à signaler plus loin l'important ouvrage sur la lèpre ou *éléphantiasis*.

Une malade offrait sur divers points du corps, mais notamment aux extrémités, des concrétions croûteuses irrégulières, avec déformation des ongles; or, à l'aide du microscope, on constata que ces croûtes étaient formées par des débris d'*acarus* morts.

Déjà l'auteur avait rencontré un cas analogue chez un lépreux. (Voir le cahier de février 1852 des *Annales des malad. de la peau et de la syphilis*.)

La gale étant, sans contredit, la maladie de la peau qui inspire généralement le plus de répugnance et de dégoût, celle qui cause aux gens du monde le plus de craintes et d'inquiétudes, il est de la plus haute importance que le médecin sache la reconnaître avec précision et n'hésite pas dans le diagnostic des diverses éruptions qui peuvent la simuler ou compliquer. Il est malheureusement des cas où ce diagnostic devient assez difficile pour embarrasser et induire en erreur les médecins les plus habiles : on en jugera par l'exemple suivant :

Je fus appelé par le médecin ordinaire de la malade chez madame la marquise de B.... La marquise âgée et infirme, ayant besoin d'une seconde femme de chambre pour aider la première, avait fait venir de la campagne une jeune fille qui, presque dès son arrivée, dut consulter le médecin pour une éruption prurigineuse dont elle était atteinte. Cette éruption irrégulièrement répandue sur les membres, paraissait offrir les caractères du *prurigo*, et on laissa cette jeune fille continuer son service. Cependant, au bout d'un mois environ, la marquise s'aperçut de quelques boutons prurigineux qui parurent d'abord au ventre, puis se montrèrent aux membres supérieurs, causant des démangeaisons qui devenaient surtout intolérables la nuit. Peu après, la première femme de chambre qui donnait plus habituellement des soins intimes à sa maîtresse, et qui, notamment, l'aidait fréquemment à se soulever en la prenant par les mains, se plaignit aussi d'une éruption. Enfin, un peu plus tard, un jeune enfant de l'hôtel fut encore infecté. Il n'était plus guère possible dès lors de méconnaître une maladie contagieuse importée par la jeune fille qui était venue de la campagne; et cependant je dois avouer que lorsque je fus appelé à visiter les trois malades mentionnées en premier lieu, il me fut difficile à moi-même de constater d'une manière bien positive les caractères ordinaires des vésicules de la gale, au milieu des papules de *prurige* et des vésicules enflammées d'*eczema* qui la compliquaient et qui en obscurcissaient le diagnostic.

Plusieurs fois j'ai rencontré, soit dans les salles de l'hôpital Saint-Louis, soit à la consultation publique, des enfants ou des jeunes gens de l'un ou l'autre sexe, qui présentaient aux mains, dans l'intervalle des doigts, des vésicules d'*eczema simplex*, qui, à la première vue, simulaient presque à s'y méprendre la gale véritable. Plus souvent encore en ville j'ai observé des cas de *strophulus* et de *lichen* que l'on avait regardés et traités à tort comme des cas de gale, et réciproquement des exemples de gale méconnue et confondue avec l'*eczema*, le *lichen* ou le *prurigo*. L'*herpes phlyctænodes* lui-même, qui siége assez souvent aux mains, et qui, chez quelques sujets, ne s'accompagne pas dans les premiers jours d'une inflammation bien prononcée, a pu être confondu avec la gale. J'ai même vu un professeur célèbre commettre, en présence de ses élèves, cette erreur grave de diagnostic. Enfin, il y a quelques années, j'ai reçu et guéri dans mon service la mère et l'enfant affectés d'une gale compliquée d'*eczema* et de *lichen* dont l'existence avait été niée avec obstination par le médecin chargé du soin des galeux de l'hôpital. Tous ces exemples doivent rendre le praticien très-prudent et très-attentif, car dans des erreurs de ce genre, il expose en même temps sa réputation et la santé de ses clients; il peut compromettre les plus chers intérêts, troubler toute une famille, priver l'ouvrier ou le serviteur de son travail, en un mot amener, par suite d'une décision irréfléchie et précipitée, des résultats dont il aura tout lieu de se repentir.

§ VI. — La gale n'offre jamais de chances dangereuses que lorsqu'elle se trouve combinée avec des circonstances qui lui sont étrangères. C'est ainsi que les diverses complications qui peuvent s'y joindre nécessitent des modifications dans le traitement et le rendent moins sûr dans ses effets, moins prompt dans ses résultats; que lorsqu'elle affecte des individus débiles, cachectiques, dont la constitution est affaiblie par la misère, par les excès de divers genres, elle est plus rebelle et plus difficile à combattre; les phlegmasies internes aiguës ou chroniques qui peuvent coexister avec elle rendent le pronostic plus ou moins fâcheux. Mais doit-on réellement craindre ces effets pernicieux de la rétrocession de la gale, si redoutés par le vulgaire? Doit-on croire à ces accidents si variés produits par des *gales rentrées ?* Pour ma part, je puis affirmer que pendant un espace de plus de vingt ans, sur un nombre immense de sujets atteints de la gale à diverses époques de leur vie, il ne s'est pas présenté à moi un seul de ces exemples que l'on regardait jadis comme assez communs et qui sont encore admis par un assez grand nombre de médecins. Biett, dont l'opinion peut faire loi en cette matière, n'y ajoute aucune foi, et croit en général que ces accidents peuvent être rapportés à d'autres causes; tout au plus la disparition de la gale, provoquée par l'exacerbation d'une phlegmasie interne coexistante, pourrait-elle concourir dans quelques cas à aggraver le mal. Quoi qu'il en soit, des observateurs dignes de foi [1] ont cité des exemples qui semblent prouver que l'on peut tirer des avantages réels d'une nouvelle inoculation de la gale chez des individus qui en ont été antérieurement atteints, et qui sont tombés dans un état cachectique, suite de quelque lésion viscérale chronique.

[1] Lorry admet que la gale négligée et mal traitée n'est point exempte de danger. *Il l'a vue*, dit-il, en pareil cas, entraîner à sa suite la phthisie, mais une phthisie lente et ne pouvant menacer l'existence qu'au bout de plusieurs années. Il admet encore que la rétropulsion de la gale peut déterminer les plus graves accidents, tels que la manie (témoin *Merklin*), l'asthme, l'hydropisie de poitrine (cas qu'il dit avoir lui-même observé), une cachexie melancolique de mauvaise nature. « Bien plus, ajoute *Lorry*, » j'ai vu une jeune fille qui, par suite de la *répercussion de la gale*, était » atteinte d'une fièvre aiguë avec toux continuelle, accidents qui faisaient » craindre pour ses jours; cependant cette jeune fille se rétablit complétement, après qu'on l'eut revêtue pendant l'espace d'une nuit tout entière » de la chemise d'un galeux. » Évidemment un fait rapporté aussi succinctement n'est guère probant : et d'ailleurs *Lorry* lui-même, dans tout le cours du chapitre où il traite de la gale, regarde cette maladie comme ordinairement bénigne, facile à guérir, et répugne à admettre la facilité de l'apparition de la gale *spontanée* et des gales *épidémiques* trop légèrement adoptées par quelques-uns de ses prédécesseurs : en sorte que ce qu'il dit de la *rétrocession* de la gale peut être jusqu'à un certain point regardé comme une concession faite aux préjugés de son temps, préjugés qui ne sont point encore entièrement déracinés de nos jours et que peuvent entretenir des erreurs de diagnostic.

Reste à savoir si dans ces cas, dont il n'est peut-être pas toujours possible de constater l'authenticité, il suffit de la *révulsion* ou de la *dérivation* pour expliquer les effets salutaires obtenus par le renouvellement de la maladie cutanée : c'est d'ailleurs un point de doctrine qui demande de nouvelles recherches. En attendant, nous ne pouvons nous empêcher de dire, avec *Joseph Franck*, que la doctrine de la rétrocession de la gale, prise dans toute l'étendue de l'acception du mot, répugne à la saine raison. Nous pensons en outre que c'est très-justement que cet auteur recommandable attribue en partie à l'action sur l'économie de remèdes violents et intempestifs les accidents que le vulgaire est porté à attribuer à la rétropulsion de la gale. C'est ainsi que dans le Recueil périodique de la Société de médecine de Paris (rédaction du docteur *Sédillot*), on trouve (t. XLV, p. 410) l'observation d'une paralysie due au traitement de la gale par la quintessence antipsorique de Mettemberg; et au t. XLI, p. 129, du même recueil, des observations de *J. Carron* sur les effets dangereux de l'onguent citrin employé à hautes doses et sans précaution dans la même maladie. C'est encore ainsi que M. Desgranges a vu les fleurs de soufre elles-mêmes, prises avec excès, donner lieu à de graves accidents (voir le t. VI des *Annales* de la Société de médecine de Montpellier).

Les idées théoriques adoptées à diverses époques ont nécessairement modifié le traitement de la gale. Et, sous ce rapport, la même divergence d'opinions qui s'est fait remarquer entre les praticiens contemporains, peut être signalée entre les écrivains de l'antiquité. Ainsi, tandis que *Galien* conseille l'emploi de purgatifs et de quelques autres remèdes intérieurs dans le traitement de la gale, *Celse* se borne à prescrire des topiques et des bains. De même, dans le siècle dernier, *Richard Mead* qui avait adopté l'opinion que la gale était une maladie accidentelle et de cause externe (se fondant sur l'existence de l'*acarus* constatée dans la lettre de Bonomo à Redi), soutient que les remèdes externes suffisaient pour guérir la maladie; tandis que *Lorry*, qui croyait devoir retenir en partie l'étiologie humorale accréditée par la plupart des auteurs, retenait l'emploi de la saignée, des purgatifs et de quelques autres remèdes internes contre la gale chronique et invétérée[1].

Aujourd'hui, sans renoncer absolument à l'usage des remèdes généraux pour certains cas particuliers, il est cependant raisonnable de poser comme règle la médication topique, qui suffit dans l'immense majorité des cas. Et ne savons-nous pas, en effet, à n'en pouvoir douter, que la gale est une maladie contagieuse, accidentelle, apportée du dehors, qui disparaît sans retour quand sa cause est détruite? cette cause n'est autre chose que la présence de l'*acarus*.

§ VII. — Traitement. — Quoi qu'il en soit, une foule de remèdes divers ont été préconisés dans le traitement de la gale. Sans parler des remèdes populaires dont se servent si fréquemment les ouvriers, les militaires, les marins, et des recettes de toute espèce que le charlatanisme s'efforce de mettre en vigueur, il est peu de médecins qui n'adoptent telle ou telle formule de préférence à telle autre pour combattre une maladie qui se dissipe, en effet, sous l'influence d'un très-grand nombre d'agents (la plupart doués, il est vrai, de qualités insecticides plus ou moins analogues).

Dans l'excellent travail que nous avons déjà plusieurs fois cité, M. *Biett* décrit les résultats qu'il a obtenus de l'emploi

1 « ..... *Quid plura?* Etmullerus (Pyrotech. ration., lib. I, sect. 3, » cap. II,) *jam maximam spem in externis topicis posuit, cùm sulphur » mixtum alkali fixo et unctuosæ materiæ remixtum habet pro specifico » in scabie curandâ, si simul internus addatur, aut viperarum, aut anti- » monalium usus.* Riverius (Observ. 62) *vero mercurio dulci interiùs » sumpto cumdiagrydio scabiem se sanasse scribit, nullâ factâ mentione » ullius topici. Et certè antiquissimum ad mala cutem exedentia reme- » dium à scabie videtur ad morbos venereos fuisse traductum. Magnam » que hodiè inter medicamenta ad scabiem admovenda, tùm internè, tùm » externè, paginam implet.* » (Lorry, *De morb. cutan.*, p. 235.)

de quarante et un moyens divers sur des séries composées de vingt malades pour chacun de ces remèdes : nous donnerons tout à l'heure le résumé de ces expériences intéressantes [1].

Mais, dans un certain nombre de cas, il convient de ne pas négliger entièrement tout traitement préparatoire, et, sans tomber dans l'inconvénient que nous avons signalé, il n'est point inutile chez quelques sujets irritables, sanguins, lymphatiques, de préluder à l'usage des topiques irritants qui réussissent ordinairement à guérir la gale, par l'emploi de quelques bains tièdes, de la saignée, de boissons délayantes et de quelques laxatifs. C'est la méthode que recommandait le célèbre *Archigènes* (Voir Aétius. *Tetrab. Serm.* I, c. 26). On facilite ainsi le succès des remèdes curatifs, et l'on prévient les accidents que pourrait produire leur emploi prématuré. Ces moyens sont d'ailleurs indispensables lorsque la gale intense, invétérée, négligée, mal traitée, exaspérée par des frictions irritantes, s'accompagne d'un état inflammatoire des téguments, de rougeur, de vésicules, de pustules, de furoncles, etc. Alors il est clair qu'il faut d'abord s'attacher à apaiser l'inflammation et à dissiper les complications par les émissions sanguines, les lotions émollientes et les autres remèdes antiphlogistiques. C'est pour avoir négligé ou méconnu des indications si simples, que tant de fois on a vu survenir des accidents à la suite d'un traitement intempestif de la gale.

Au premier rang des remèdes employés contre cette maladie, réduite à l'état simple, on place naturellement le *soufre,* qui réussit seul dans un grand nombre de cas, et qui entre dans la composition de presque tous les topiques usités dans le traitement de la gale. L'*onguent soufré,* usité au temps de *Celse,* aussi bien contre la gale des animaux

[1] On consultera encore avec fruit les expériences comparatives sur le traitement de la gale, du docteur Mélier, dans le numéro de juillet 1824 du *Journal général de médecine.*

que contre celle de l'homme, est assurément le topique le plus anciennement et le plus vulgairement employé, et nous avons vu dans la note précédente qu'au temps de *Lorry*, l'onguent soufré, additionné d'un carbonate alcalin, était regardé, comme aujourd'hui, comme le topique spécifique par excellence. Mais le soufre et ses préparations ont été administrés sous des formes très-diverses.

On a beaucoup vanté il y a quelques années les *fumigations sulfureuses*, où le soufre réduit en vapeurs (à l'état d'acide sulfureux) est mis en contact avec la peau au moyen des boîtes fumigatoires de Glaubert et de Lalouette, renouvelées par M. Galès, et singulièrement perfectionnées par M. Darcet. Ces fumigations occasionnent, il est vrai, dans les hôpitaux, peu de dépense, n'altèrent point le linge, ne laissent point de mauvaise odeur sur le malade; mais, d'un autre côté, les expériences multipliées de M. Biett ont constaté que ce procédé est un de ceux qui exigent le plus de temps pour obtenir la guérison de la gale, puisque la durée moyenne du traitement n'a pas été moindre de trente-trois jours chez les individus qui y ont été soumis à l'hôpital Saint-Louis, et qui prenaient une fumigation seulement par jour, la plupart ne pouvant en supporter deux. D'ailleurs, beaucoup de sujets ne pourraient être traités d'après cette méthode, que contre-indiquent évidemment la présence des lésions organiques du cœur, celle des phlegmasies chroniques de la poitrine, la débilité et la cachexie si communes chez les femmes, les vieillards et même les jeunes sujets qui se présentent dans nos hôpitaux. La durée de chaque fumigation doit être en général d'une demi-heure; on y brûle de 6 à 8 grammes de soufre; l'appareil est chauffé à 50° R. environ; il convient d'y introduire un peu de vapeur d'eau pour tempérer l'action irritante du gaz acide sulfureux.

Les *bains sulfureux artificiels* (depuis longtemps déjà l'efficacité des eaux sulfureuses thermales contre la gale était connue), appliqués au traitement de la gale chez les enfants par M. Jadelot, ont été employés avec succès chez trente malades à l'hôpital Saint-Louis ; mais c'est un moyen assez dispendieux. La durée moyenne du traitement a été de vingt-cinq jours, à un bain par jour.

Le *sulfure de potasse,* qui fait la base de ces bains, a été aussi employé en lotions par M. Dupuytren. Son procédé consiste à faire dissoudre 120 grammes de sulfure de potasse dans 750 grammes d'eau, et de même 15 grammes d'acide sulfurique ; les malades s'en servent étendu d'eau pour laver deux fois par jour les parties où existent des vésicules de gale. Vingt sujets traités par ce procédé à l'hôpital Saint-Louis ont offert une moyenne de traitement de seize jours de durée, résultat beaucoup moins prompt que ceux obtenus sur des militaires par feu Percy, et sur plusieurs malades de la ville par Dupuytren, mais qui s'explique par la différence des sujets soumis à ce mode de traitement, et par l'irritation vive de la peau qui en est l'effet chez les individus délicats, lesquels répugnent par conséquent beaucoup à faire ces lotions. Quelques-uns même de ces malades ont éprouvé des douleurs profondes dans les articulations du poignet et du coude. M. Alibert a modifié un peu la solution de M. Dupuytren : il se sert de deux bouteilles n° 1 et n° 2 ; l'une contient 60 grammes de sulfure de soude ou de potasse sur un litre d'eau, et l'autre 90 grammes d'acide sulfurique. Au moment de s'en servir, le malade met un verre à liqueur de chacune dans une cuvette à demi remplie d'eau chaude, et, à l'aide d'une éponge fine, il lave pendant une demi-heure, matin et soir, les parties couvertes de boutons. Ce remède est peu coûteux, n'a qu'une légère odeur, ne tache point le linge et est fort commode à employer en ville. Seulement nous pensons qu'il y a avantage aujourd'hui à substituer, comme nous le faisons généralement pour les bains de Baréges artificiels, l'*hydro-sulfate de soude cristallisé* ou sel d'Anglada, extrait de Baréges de Quesneville, au sulfure de potasse.

Le *liniment de M. Jadelot* (composé de 90 grammes de

sulfure de potasse, 500 grammes de savon blanc et 1 litre d'huile de pavot qu'on aromatise avec 4 grammes d'huile volatile de thym) a l'avantage de ne pas altérer le linge à cause du savon qu'il contient, mais il est irritant et provoque facilement le développement de l'*eczema rubrum*. Le *liniment de Valentin,* dans lequel l'action irritante du soufre est modérée par l'addition du camphre, lui est infiniment préférable : il se compose de 30 grammes d'huile d'amandes douces, 3 grammes de sulfure de chaux, 1 gramme de camphre. La durée moyenne du traitement par ce procédé a été de onze à douze jours chez les vingt malades sur lesquels M. Biett l'a expérimenté. C'est un remède dont je me suis servi jadis avec succès à l'hôpital de Lourcine, où il n'était pas rare d'avoir à traiter la gale concurremment avec la syphilis : j'employais en même temps les bains sulfureux. La guérison s'obtient communément dans un espace de temps qui varie de dix à quinze jours. La *poudre de Pyhorel,* qui a de l'analogie avec le remède précédent, a aussi été employée chez vingt malades par M. Biett, qui se loue beaucoup de son emploi. Ce remède consiste dans du *sulfure de chaux* simplement broyé, auquel on ajoute, au moment de s'en servir, une très-petite quantité d'huile d'olive. Les malades font deux fois par jour des frictions sur la face palmaire des mains avec 2 grammes de ce sulfure. La durée du traitement a donné onze jours et demi pour terme moyen. Ce remède est économique, détermine rarement une irritation vive de la peau, mais a l'inconvénient de salir le linge.

En général, les topiques qui se sont montrés les plus efficaces, et qui doivent être préférés dans le traitement de la gale, sont la *pommade soufrée simple,* la *pommade d'Helmerick* et la *pommade sulfuro-alcaline* du Formulaire de l'hôpital Saint-Louis, communément employée par M. Alibert [1]. Le soufre uni à l'axonge dans la proportion d'un

[1] *Celse* conseillait déjà comme un des topiques les plus efficaces contre la maladie qu'il désignait sous le nom de *scabies*, un onguent composé

cinquième a guéri en quinze jours (durée moyenne) vingt malades qui faisaient deux frictions par jour avec 30 grammes de cette pommade sur toutes les parties couvertes de vésicules psoriques. Simple, peu dispendieux, ne donnant lieu à aucun accident, ce remède a, comme tous les corps gras unis au soufre, l'inconvénient de tacher le linge, de laisser sur les téguments un enduit désagréable, et d'exhaler une mauvaise odeur. La *pommade d'Helmerick,* composée de deux parties de soufre, huit d'axonge, et une partie de potasse purifiée (d'après M. le docteur Burdin, qui le premier a publié la composition de ce remède secret) a eu les effets les plus avantageux dans les nombreux essais entrepris pour en constater l'efficacité. La substitution de l'hydrochlorate d'ammoniaque à la potasse, proposée par le même médecin, n'a pas paru heureuse à M. Biett, qui a vu le remède ainsi modifié donner lieu à des *érythèmes,* à des éruptions vésiculeuses ou papuleuses accompagnées d'une cuisson plus ou moins vive, chez plusieurs malades. La méthode d'Helmerick consiste, d'après M. Burdin, à frictionner et nettoyer la peau dans un bain savonneux pour déchirer les vésicules de la gale, et favoriser l'application du remède; à faire ensuite avec ce dernier trois frictions par jour, d'une once chacune, devant le feu, puis à nettoyer de nouveau la peau par un second bain savonneux. M. Burdin a même avancé qu'en faisant en un jour quatre frictions, précédées et suivies d'une lotion avec la solution de savon noir, on pouvait obtenir la guérison de la gale en vingt-quatre heures. Dix malades soumis par M. Biett à ce procédé n'ont pu le soutenir, à cause des éruptions consécutives déterminées par la violente irritation de la peau. Un seul a été guéri en quatre jours sans accident. La durée moyenne du traitement a été de quatorze jours et demi. Cette durée moyenne n'a été que de treize jours sur cinquante malades qui ont fait seulement deux fric-

d'huile, de *soufre* et de poix, qui, employé communément pour les maladies cutanées des troupeaux, avait été appliqué avec succès à l'homme.

tions en vingt-quatre heures avec la pommade d'Helmerick.

La pommade *sulfuro-alcaline* de M. Alibert, composée de 8 grammes de soufre sublimé et lavé, 8 grammes de sous-carbonate de potasse et 120 grammes d'axonge, guérit un peu plus lentement, mais elle est moins irritante. Celle que l'on distribuait gratuitement aux malades du dehors qui viennent réclamer des secours au traitement externe de l'hôpital Saint-Louis, ainsi que celle employée dans l'intérieur de l'établissement, est conforme à la formule d'Helmerick citée plus haut, c'est-à-dire qu'elle est préparée à la Pharmacie centrale des hôpitaux, dans les proportions suivantes :

♃	Fleur de soufre.	2 parties.
	Carbonate de potasse sec.	1 partie.
	Axonge.	8 parties.

Nous y reviendrons tout à l'heure.

Joseph Franck recommande un savon sulfureux sur lequel il donne les indications suivantes : « Ce moyen (les lotions sulfureuses), qui est aussi recommandé par Autenrieth, est employé par nous avec le plus grand succès dans les cas où cette maladie est très-légère et très-récente. Nous avons aussi fait préparer (ajoute l'auteur) un savon sulfureux qui réussit très-bien dans ces cas. On le prépare avec parties égales de savon et de soufre. Pour les gens riches, on se sert du savon médicinal et de fleur de soufre ; pour les pauvres, on emploie le savon vert et le soufre commun. On peut aussi y ajouter de l'huile (ou essence) de bergamote. Le savon sulfureux a encore cet avantage que l'on peut s'en servir dans les bains publics, où souvent l'on n'ose pas employer des onguents en présence des personnes qui y sont attachées. »

Les préparations mercurielles, telles que la *pommade citrine* (nitrate de mercure), la *pommade de Werlhoof* (une partie de protochlorure de mercure sur huit d'onguent rosat), la solution de nitrate de mercure vantée par *Freitag*, la quintessence antipsorique de *Mettemberg* (composé dont la base paraît être le deutochlorure de mercure), sont des moyens infidèles et dangereux qui donnent souvent lieu à des éruptions *miliaires*, à des *érythèmes*, à des *eczémas*, qui produisent même parfois la salivation (l'*onguent citrin* surtout), et qu'on ne doit employer qu'avec la plus grande réserve.

Les plantes narcotico-âcres ont paru, en général, plus nuisibles qu'utiles à M. Biett; du moins n'a-t-il obtenu que des résultats peu favorables de l'emploi de la *cigüe*, du *staphisaigre*, du *tabac*[1], etc. L'*ellébore* lui a beaucoup mieux réussi, et quarante malades ont été guéris en treize jours et demi (durée moyenne), sans accidents notables, par des frictions avec une pommade où la poudre d'ellébore entrait pour un huitième. *Pringle* et *Heberden* ont vanté ce remède; cependant *Donald Monro* fait observer avec raison qu'il est infidèle, et que souvent la pommade à l'ellébore provoque l'inflammation de la peau.

Le *chlorure de chaux*, dissous à la dose de 90 grammes dans 500 grammes d'eau distillée, a été conseillé en lotions dans le numéro de décembre 1827 du *Journal de chimie*. Nous nous servons communément, tant à l'hôpital Saint-Louis qu'en ville, de lotions chlorurées préparées avec un dixième de liqueur de Labarraque (chlorure de soude) sur neuf dixièmes d'eau. Ces lotions ne sont le plus ordinairement employées que comme auxiliaires. Cependant, surtout dans les gales compliquées d'éruptions inflammatoires, chez les sujets délicats et chez les enfants, nous les mettons en usage concurremment avec les onctions à l'huile camphrée, et nous guérissons ainsi très-bien la gale sans recourir à aucune pommade. Seulement, il est rare que nous ne prescrivions pas en même temps les bains de Baréges, au nombre de deux ou trois par semaine.

[1] A l'imitation d'un *vinaigre de staphisaigre* employé à l'hôpital militaire de Metz, nous avons fait préparer un *alcoolé de staphisaigre* que nous employons souvent comme auxiliaire en bains locaux et en lotions, surtout dans la gale compliquée d'éruptions inflammatoires.

L'*acide sulfurique*, dissous dans 30 ou 40 parties d'eau, le sulfate de zinc, l'acide nitrique, et beaucoup d'autres substances minérales, ont été vantés tour à tour par divers expérimentateurs.

C'est surtout au traitement de la gale qu'on pourrait appliquer la méthode dite *ectrotique*, si l'on était consulté à temps par les malades. On prévient très-bien, en effet, le développement de la maladie en ouvrant et cautérisant avec le *nitrate d'argent* les premières vésicules qui se développent.

Dans un mémoire adressé, il y a plusieurs années, à l'Académie royale de médecine, par le professeur *Delpech*, ce chirurgien célèbre ayant reconnu que les pharmaciens substituaient, sans inconvénient, l'huile d'olive ordinaire à l'huile de *dentelaire*, fort usitée à Montpellier depuis l'époque où la Société royale de médecine avait décerné un prix à l'auteur qui en avait vanté l'efficacité dans le traitement de la gale, le professeur Delpech, dis-je, entreprit des expériences nombreuses pour constater les effets de l'huile ordinaire. Cent militaires, traités à l'hôpital de Montpellier par des onctions avec l'huile d'olive fraîche, ont guéri en dix-sept jours (durée moyenne), tandis que cent autres, traités comparativement par la pommade sulfuro-savonneuse, n'ont été guéris qu'en vingt-trois jours (durée moyenne). Ces expériences répétées à Paris n'ont pas eu autant de succès; c'est d'ailleurs un remède fort dégoûtant, mais qui pourrait convenir dans quelques cas, chez les enfants par exemple, chez les sujets dont la peau est irritable.

Il est à peine nécessaire de faire remarquer ici que, dans la gale, non plus que dans les autres maladies, on ne peut pas employer indifféremment, dans tous les cas et chez tous les sujets, le même remède. Le degré de susceptibilité de la peau, la constitution générale du sujet, les complications accidentelles qui peuvent survenir, etc., forcent souvent à modifier, suspendre, varier les remèdes que l'on croit devoir mettre en usage, offrent en un mot des indications qui ne peuvent être saisies que par l'homme de l'art instruit. C'est une remarque qui n'est pas à négliger non plus dans les expériences auxquelles on se livre pour juger de l'efficacité de tel ou tel moyen en particulier, et M. Biett a bien soin de faire observer, avec cette modestie qui accompagne si bien le savoir, que la différence des résultats qu'offrent ses expériences, comparées à celles de plusieurs autres médecins, peut s'expliquer en partie par la différence des sujets sur lesquels elles ont été faites. En effet, à l'hôpital Saint-Louis, comme dans presque tous les hôpitaux civils, on a le plus souvent affaire à des individus débilités par la misère, les excès, les maladies, et chez lesquels les appareils tégumentaires, externe et interne, ont été plus ou moins puissamment modifiés par ces fâcheuses influences. Dans les hôpitaux militaires, au contraire, des sujets jeunes, robustes, pleins de vie et de santé, sont souvent ceux que l'on choisit pour être soumis à tel ou tel genre de traitement, et l'on conçoit quelle différence doit offrir dans ses résultats le même remède appliqué à des individus placés dans des conditions si opposées.

Du traitement rapide de la gale. — M. Burdin, médecin de l'hôpital militaire de Groningue, en 1812, rapportait qu'un Hollandais (*Helmerick*), chirurgien au 125e régiment de ligne, était possesseur d'une pommade qu'il tenait secrète, avec laquelle on pouvait guérir la gale en moins de quarante-huit heures, en usant concurremment de frictions savonneuses pour nettoyer préliminairement la peau.

Sur les indications de M. Burdin, on adopta la formule du chirurgien hollandais, mais sans s'astreindre aux deux conditions qui en assuraient le succès, savoir : l'utilité des frictions savonneuses destinées à décaper la peau, à mettre à nu les sillons, à préparer, en un mot, l'action *parasiticide* du soufre; et surtout la nécessité de l'universalité de la friction, tant préparatoire que curative, pour attaquer et détruire

14.

l'*acarus* dans toutes les régions du corps où il pouvait s'être propagé. L'usage avait prévalu, en effet, de se borner aux frictions *partielles*, exercées presque exclusivement sur les points d'élection du début, savoir, les mains et une partie plus ou moins étendue des membres supérieurs. En outre, on avait supposé que c'était en multipliant les frictions et les rapprochant dans le court intervalle des vingt-quatre ou quarante-huit premières heures, qu'on réussirait le mieux à abréger la durée du traitement. Enfin, ne regardant la gale comme guérie que lorsque les boutons avaient disparu, on prolongeait inutilement l'emploi des frictions sulfureuses.

Un de nos collègues à l'hôpital Saint-Louis, M. *Bazin*, eut enfin l'honneur de ramener le traitement spécifique à des indications et à une application plus rationnelles. Un autre de nos collègues, M. *Hardy*, chargé après lui du service des galeux, adopta ses vues et en simplifia encore l'application. En sorte qu'aujourd'hui on ne reçoit plus dans les salles de l'hôpital que les gales compliquées, et que la plupart des galeux qui se présentent sont renvoyés guéris en quelques heures par un traitement externe d'une facile application. On n'a plus ainsi à redouter les complications inflammatoires que ne manquaient pas de provoquer les frictions trop répétées et trop rapprochées, et, en même temps, on assure la guérison en détruisant l'insecte dans tous les lieux où l'on peut supposer sa présence.

Je ne voudrais pas d'ailleurs qu'on exigeât, comme seule base du diagnostic et comme seul moyen d'arriver à la proclamation de la certitude de la guérison, la recherche et la constatation *de visu* de l'insecte microscopique, cause de la gale, car cette recherche ne laisse pas d'être très-minutieuse et parfois assez difficile pour qu'on ne puisse exiger ce signe infaillible dans la pratique ordinaire.

Voici donc, en définitive, comment on procède à la guérison rapide et radicale de la gale :

Le malade est conduit au bain ; il se déshabille et subit

(avec l'aide d'un autre malade pour les parties postérieures du corps) une friction générale avec le savon noir mouillé. Cette friction doit être assez forte et prolongée durant vingt minutes. Je pense que pour les malades un peu soigneux cette friction, ainsi que la suivante, doit être restreinte aux points divers de la peau où se montrent les boutons de gale, sans qu'il soit nécessaire de la pratiquer sur toute l'étendue des téguments, pourvu qu'on ait le soin le plus attentif de ne négliger aucun des *sillons* qui peuvent recéler un *acarus*. Le malade se plonge ensuite dans le bain et y reste environ vingt minutes, lotionnant, frottant et nettoyant sa peau enduite de savon. A la sortie du bain, il est soigneusement essuyé, puis subit une nouvelle friction générale, de la même durée que la première, mais cette fois avec la *pommade d'Helmerich*, dont nous avons donné plus haut la formule. Il garde le corps ainsi enduit de pommade pour s'en retourner chez lui. En ville, je fais faire ce traitement le soir, afin que le malade puisse sans inconvénient garder durant la nuit la pommade appliquée sur la peau. Le lendemain et les jours suivants, il n'a plus à prendre que des bains ordinaires destinés à nettoyer la peau, et à combattre l'irritation provoquée par l'éruption et par le traitement. Si le prurit persiste et que l'on retrouve encore quelques restes de sillons, il est nécessaire de recommencer. Les boutons vésiculeux, flétris et desséchés, se dissipent d'eux-mêmes au bout de quelques jours.

Quant aux vêtements des galeux, il est prudent, bien qu'il soit loin d'être toujours indispensable, de les exposer à une fumigation sulfureuse, ou encore de les exposer à une température élevée, on même de les laisser quelques jours exposés à l'air libre pour faire périr les *acarus* qui pourraient y être restés attachés. Donc, et pour résumer en peu de mots ce que nous avons dit dans le cours de ce chapitre touchant la nature, le diagnostic, le pronostic et le traitement de la gale, il nous suffira des propositions suivantes par lesquelles nous terminions un article publié, il y a près de quinze ans, dans le *Journal des connaissances médico-chirurgicales :*

1° La *gale* est une maladie accidentelle et de cause externe qui ne saurait se développer ni se reproduire *spontanément*, mais qui est toujours communiquée par contagion. Elle ne peut laisser après elle aucune altération dans les humeurs, ne réclame aucun remède interne, et guérit radicalement par le seul emploi de quelques topiques. Les dangers attribués à la gale dite *rentrée* ou *répercutée* n'existent que dans l'imagination des malades, trompée par des théories fausses et ridicules.

2° La forme, le mode de développement, le siége d'élection, la propagation successive à certaines régions du corps bien déterminées de l'éruption de la gale, sont la base la plus sûre du diagnostic, qui devient surtout difficile dans les cas de complications.

3° Les topiques les plus sûrs, les plus innocents et les moins coûteux pour guérir la gale sont, aujourd'hui comme au temps de *Celse*, les sulfureux.

HERPES.

Ce genre est d'autant plus légitimement placé à la suite du précédent, que l'une de ses variétés principales reconnaît aussi pour cause la présence d'un *parasite* microscopique, mais, cette fois, de l'ordre végétal.

§ I. — Les dartres (*herpetes*), dit le savant *Lorry*, sont un mal bien difficile à guérir, et qui offre souvent une grande résistance aux efforts du médecin qui entreprend de les traiter : elles n'offrent pas moins d'embarras et de difficultés à celui qui veut écrire leur histoire. En effet, la plupart des ulcérations cutanées, indiquées sous des noms divers dans les écrits de *Celse*, d'*Alexandre de Tralles*, des auteurs arabes, ayant pu être rapportées (et l'ayant été réellement par plusieurs écrivains) aux diverses espèces du genre *herpes*, il devient fort difficile d'assigner des limites exactes à des maladies si voisines les unes des autres : « *Durum et difficile tractanti malum herpetes offerunt nec facilius de eis disserenti, cum ad varias herpetum species referri possint et revera relata fuerint omnia fere ulcerum cutaneorum nomina quæ apud Celsum, Trallianum, Arabes, descripta reperiuntur, limites morbis conterminis assignare operosum est.* » (*Tract. de morb. cutan.*)

Quelques citations vont nous suffire pour justifier l'assertion de Lorry. *Hippocrate* parle de l'*herpes* comme d'un exanthème critique léger dans ses *Épidémies* (*Ep.* 3, *sect.* 3); dans ses *Porrhétiques* (*sect.* 2), il le classe parmi les ulcères rongeants. *Galien*, dans ses *Commentaires sur l'aphor.* 55 (*sect.* 6), dit que les *herpes* (ερπης, ερπητες, d'ερπειν, ramper, s'étendre en rampant), sont des ulcérations superficielles qui rongent la surface de la peau. Ailleurs, cependant (*Meth. med.*, lib. IV), il dit que l'*herpes* n'est point toujours un ulcère. Le même auteur admet trois espèces d'*herpes*, savoir : l'*herpes miliaris*, l'*herpes phlyctænodes* et l'*herpes* εστιόμενος *depascens*, la *dartre rongeante*. Les Arabes *Rhasès* et *Avicenne* n'admettent, avec *Paul d'Égine*, que deux espèces, savoir : l'*herpes miliaris* et l'*herpes corrosivus*. Plus tard, les médecins ont étendu le mot *herpes* (que l'on a traduit en français par le mot *dartre*) à presque toutes les affections cutanées apyrétiques, soit aiguës, soit chroniques, mais surtout à ces dernières[1]; en sorte que,

[1] *Sauvages* avait admis neuf espèces de dartres; *Roussel*, qui obtint, en 1778, le prix proposé par la Société de médecine de Lyon sur la question des *dartres*, modifia cette classification; *Lieutaud*, qui avait conservé quelques-uns des anciens noms, n'avait admis dans son *Synopsis*, publié en 1770, que quatre espèces de dartres, savoir : la D. volante, la D. farineuse, la D. miliaire et la D. serpigineuse ou rongeante. *Poupart*, en 1782, ne reconnut aussi que quatre espèces de dartres, savoir : la D. farineuse et écailleuse, la D. miliaire érysipélateuse discrète, la D. croûteuse et la D. vive ou rongeante. — On voit que déjà avant la grande révolution qui

dans ce siècle même, le professeur Alibert avait cru pouvoir user de cette dénomination, généralement admise, pour désigner la plupart des maladies de la peau, qu'il avait ensuite désignées entre elles par des noms particuliers surajoutés au terme générique. C'est ainsi qu'il avait admis, dans sa première classification, des DARTRES *érythémoïdes, phlycténoïdes, squammeuses,* etc., et qu'aujourd'hui encore le groupe des dermatoses *dartreuses* occupe une place importante dans la classification nouvelle. *Willan* et *Bateman,* voulant faire cesser la confusion qui régnait par suite de l'emploi d'une dénomination aussi vague et aussi générale, ayant d'ailleurs conservé, pour la plupart des maladies cutanées, les noms usités dans les anciens auteurs, ont singulièrement restreint la signification du mot *herpes,* et ne l'ont appliqué qu'à une affection vésiculeuse spéciale, dont la marche est le plus ordinairement assez régulière et la durée assez courte; en sorte que, dans leur classification, le genre *herpes* n'est plus synonyme de notre mot vulgaire *dartres,* lequel est tout à fait banni du langage scientifique[1].

Nous désignerons donc avec ces auteurs sous le nom d'*herpes* une affection cutanée, assez souvent aiguë, caractérisée par l'éruption de petites vésicules réunies en groupes, qui grossissent successivement, deviennent opaques, et se terminent par des croûtes plus ou moins légères, ou se sèchent même, sans former de squammes notables, dans un espace de temps qui varie de dix à quinze ou vingt jours. Cette éruption s'accompagne ordinairement d'un sentiment de chaleur et de fourmillement, quelquefois même d'une douleur

vint bouleverser les études classiques et vouer à l'oubli et au dédain les traditions du passé, le terrain était tout préparé pour l'établissement d'une nomenclature nouvelle, empruntée au langage usuel et vulgaire : c'est ce qui explique la rapidité et la facilité avec lesquelles se propagea en France la doctrine de M. Alibert.

[1] On y retrouve les caractères de l'*herpes* signalé par Hippocrate comme exanthème critique, et de l'*herpes* désigné par Galien sous le nom d'*herpes phlyctænodes.*

profonde dans les parties malades, douleur qui peut persister, dans quelques cas, après la disparition de la maladie cutanée apparente. A l'aide de cette définition précise, nous sortons de l'embarras inextricable où se trouvait *Lorry*, et où se sont trouvés ceux qui ont écrit après lui. Notre mot *herpes* ne peut plus s'appliquer qu'à un genre de maladie bien distinct et bien caractérisé : il faut avouer toutefois que l'une des variétés (l'*herpes circinatus*) ne rentre que difficilement dans la description générale du genre.

§ II. — Souvent les causes de cette maladie sont entièrement inconnues. Dans un assez grand nombre de cas, elle paraît le symptôme ou la crise d'un dérangement général ou local des fonctions. Certaines circonstances locales peuvent aussi la produire. Et notamment pour l'*herpes circinatus*, les recherches microscopiques de notre collègue M. Bazin ont démontré que cette variété était entretenue par un parasite végétal; aussi en a-t-il fait, comme nous l'exposerons plus loin, une variété du genre *teigne*. Enfin, l'*herpes* peut reconnaître, chez certains sujets, les causes générales des maladies dartreuses.

§ III. — De petites vésicules, accompagnées d'une rougeur et d'une tuméfaction plus ou moins marquées de la peau, apparaissent avec ou sans symptômes précurseurs généraux. Un sentiment de prurit et une cuisson plus ou moins intense se font sentir dans le lieu malade, qui est même quelquefois le siége de douleurs lancinantes plus profondes. Ces vésicules, d'abord fort petites et miliaires, sont ordinairement réunies en groupes séparés par des intervalles dans lesquels la peau reste saine. Elles grossissent ensuite, et peuvent acquérir un volume variable, depuis celui d'une tête d'épingle jusqu'à la grosseur d'un pois et plus. En général, lorsqu'elles acquièrent un grand volume, ces ampoules sont formées par la réunion de plusieurs vésicules voisines. Au bout de quelques jours, ces vésicules, contenant un liquide d'abord clair, puis trouble et opaque, s'ouvrent et laissent échapper l'humeur qu'elles contiennent, ou se dessèchent sans s'ouvrir, et se convertissent en plaques croûteuses et squammeuses, jaunâtres, verdâtres, brunâtres, qui tombent bientôt, et laissent quelquefois après elles des excoriations, mais plus souvent sont remplacées par une simple desquammation furfuracée. La peau reste plus ou moins colorée, puis pâlit, et ne tarde pas à reprendre son état naturel. Chaque groupe de vésicules a parcouru ses périodes, en général, en moins de dix jours; mais les éruptions successives qui s'opèrent peuvent prolonger la maladie jusqu'à la fin du troisième ou du quatrième septénaire. Quelques-unes des variétés de cette affection sont d'ailleurs assez sujettes à récidiver.

§ IV. — Variétés. — Bateman en admet six que nous allons successivement étudier, en changeant un peu l'ordre qu'il a adopté dans leur énumération :

1° *Herpes labialis*. — Cette variété n'est autre chose que l'éruption vulgairement connue sous le nom d'éruption boutonneuse des lèvres, exanthème critique des lèvres, *hydroa febrile* de J. Franck, etc.

On sait qu'il arrive souvent qu'au déclin des fièvres éphémères, des fièvres catarrhales, de diverses phlegmasies muqueuses, etc., il se développe autour des lèvres une éruption boutonneuse qui paraît véritablement, dans quelques cas, pouvoir être regardée comme critique. Dans d'autres circonstances, elle est simplement symptomatique et liée à une phlegmasie de la pituitaire, de la bouche, de l'estomac, de l'intestin, des voies aériennes, etc. Elle peut être directement produite par l'action locale d'une cause irritante quelconque. Plus souvent elle est le résultat de l'excitation passagère produite par un écart de régime, par l'usage des liqueurs alcooliques, par un exercice forcé, etc. Enfin elle peut survenir sans cause appréciable.

Un sentiment de chaleur, de cuisson, de prurit, de tension, précède et accompagne la formation de cinq ou six vésicules réunies en un groupe, supporté sur une base enflammée; quelquefois plusieurs groupes se manifestent rangés autour des lèvres, laissant entre eux des intervalles où la peau reste saine; d'autres fois un groupe unique occupe un point de la lèvre supérieure ou inférieure, souvent le voisinage de la commissure. Les vésicules contiennent un liquide qui devient opaque et purulent en un ou deux jours; elles grossissent et acquièrent un volume quelquefois égal à celui d'un gros pois; se rompent ou se sèchent sans s'ouvrir, et forment au bout de quatre à six jours des croûtes épaisses et noirâtres, plus ou moins adhérentes, qui se détachent du huitième au douzième jour. Pendant la première période de cette éruption, la peau se gonfle, rougit et devient le siége d'un prurit assez intense. Ces signes d'irritation disparaissent quand la croûte est formée. Si le malade arrache la croûte, il reste à sa place une excoriation humide et cuisante qui se recouvre bientôt d'une croûte nouvelle.

2° *Herpes zoster*. — M. Alibert avait décrit cette affection sous le nom d'*herpes phlyctænodes zonæformis*, ou dartre phlycténoïde en zone. Plus tard il a décrit le *zoster* sous son nom propre, dans le groupe des dermatoses *eczémateuses*. C'est le *zona* des auteurs, l'*ignis sacer*, le *feu sacré*, le *feu Saint-Antoine* de quelques médecins des siècles précédents [1].

Cette maladie, dont le nom de *zona* (ζωνη, ceinture) indique la forme mentionnée par Pline sous le nom de *zoster*, peu connue des anciens, qui l'ont peut-être désignée parfois sous les noms d'*érysipèle*, de *phlyctènes*, etc., n'a été bien décrite que dans le siècle dernier.

Elle est caractérisée par une inflammation vésiculeuse de la peau, qui se manifeste le plus ordinairement sur le tronc,

[1] Probablement le *pemphigus* a aussi été indiqué sous le même nom par les écrivains du temps.

et forme des groupes vésiculeux disposés en une bande demi-circulaire, terminée en avant et en arrière, à la ligne médiane du corps, de manière à représenter une sorte de demi-écharpe ou demi-ceinture de trois à quatre travers de doigt de largeur.

Les auteurs ont imaginé diverses hypothèses plus ou moins futiles sur la cause prochaine du *zona*. Les causes occasionnelles elles-mêmes sont le plus ordinairement inconnues. Cette maladie peut attaquer tous les âges et se montrer dans toutes les saisons ; cependant elle est plus commune chez les jeunes gens, et se montre surtout en été et en automne. On a quelquefois cru pouvoir l'attribuer à la suppression de la transpiration produite par l'impression du froid sur le corps échauffé, à des émotions morales, à un accès de colère, etc. Elle peut, dans quelques cas, être considérée comme critique, lorsque son apparition fait cesser des douleurs ou des phlegmasies internes.

On peut, d'une manière générale, envisager le *zona* comme une éruption *sui generis* qui ne se montre ordinairement qu'une fois dans la vie, et qui, sous ce rapport, peut être rapprochée des fièvres éruptives, bien qu'elle soit apyrétique. Cette affection se montre de préférence à la fin de l'été. Quelquefois elle semble épidémique.

Le zona offre quelquefois, comme l'érysipèle, des phénomènes précurseurs d'une intensité et d'une durée variables, tels que : état de langueur et de malaise, frissons, céphalalgie, anorexie, nausées, pendant deux ou trois jours ; puis, chaleur fébrile, sentiment de fourmillement à la peau et douleurs lancinantes dans la région où va paraître l'éruption (le plus souvent à la base de la poitrine et à l'épigastre). Dans beaucoup d'autres cas, ces phénomènes ne se montrent pas ou sont si légers qu'ils sont méconnus par le malade. Un sentiment de chaleur, de prurit, de fourmillement, se manifeste à la peau, le plus ordinairement du côté droit du tronc, vers la partie supérieure de l'abdomen et à la base de la poitrine. Plusieurs taches rouges, les unes distinctes et séparées par des intervalles où la peau est intacte, les autres réunies, de forme irrégulière, et sur lesquelles on aperçoit, presque dès le début, une apparence vésiculeuse, se montrent dans cette région; bientôt les vésicules se développent et grossissent, semblables à de petites perles; les pelotons qu'elles forment acquièrent une étendue plus ou moins grande, dont le diamètre varie de 2 à 6 ou 8 centimètres, et sont accompagnés d'une rougeur vive qui les supporte et les entoure. De nouveaux groupes s'élèvent successivement pendant trois à quatre jours, et l'éruption se dispose sur une ligne demi-circulaire, dirigée de la ligne blanche vers l'épine qui entoure l'un des côtés du tronc en forme de demi-ceinture. Quelquefois cette éruption entoure de la même manière un des côtés de la poitrine, ou même les deux tiers du cou et du bas de la face, quelquefois la région temporale et une partie du front, ou enfin les trois quarts d'un membre, dans le sens de sa longueur. Ordinairement elle suit alors une direction plus ou moins oblique; quelquefois même elle se rapproche de la ligne verticale dans une portion de son trajet, surtout lorsqu'elle occupe un membre.

Les vésicules, dont le volume peut s'accroître au point d'acquérir la grosseur d'une lentille, d'une amande même, et constituer ainsi de véritables bulles (mais celles-ci sont formées par l'agglomération de plusieurs vésicules devenues confluentes), deviennent troubles et laiteuses ou jaunâtres, et sont entièrement opaques vers le quatrième jour de leur apparition; elles s'ouvrent et donnent issue à un liquide séreux trouble, qui se concrète en squammes ou en croûtes légères, brunâtres ou noirâtres, assez fortement adhérentes. Ces croûtes se détachent du douzième au quatorzième jour, laissant quelquefois la peau rouge et sensible. Plusieurs vésicules se flétrissent et se sèchent sans former de croûtes notables. D'autres s'excorient, fournissent une exhalation abondante, et laissent après elles des cicatrices. La durée totale de la maladie, prolongée par la marche successive des divers groupes qui composent la zone, peut s'étendre jusqu'à la fin de la quatrième semaine ; souvent elle finit beaucoup plus tôt.

Lorsqu'il y a eu de la fièvre au début, elle disparaît ordinairement avec les autres phénomènes généraux ; quand l'éruption se montre, et pendant la durée de celle-ci, la santé générale reste intacte. Cependant, si l'éruption est intense, qu'elle s'accompagne d'un prurit violent et de douleurs vives, l'insomnie, un dérangement digestif, l'accélération du pouls, divers accidents nerveux peuvent en être la suite.

Cette affection ne paraît point contagieuse, elle n'est jamais dangereuse, mais elle peut récidiver, et surtout elle peut laisser après elle des douleurs lancinantes profondes, parfois intolérables, qui se prolongent, dans quelques cas rares, pendant plusieurs mois, et même plusieurs années, dans la région du corps qui a été le siége de la zone.

3° *Herpes phlyctænodes.* — Dans l'ancien ouvrage de M. Alibert, l'histoire de la dartre phlycténoïde comprenait le *pemphigus*, l'*herpes phlyctænodes* et le *zoster*. Il en distinguait deux variétés, la dartre phlycténoïde *confluente*, dont plusieurs traits correspondent à la description que nous allons tracer, et la dartre phlycténoïde en *zone* que nous venons de décrire. Dans la nouvelle classification, ces trois affections forment autant d'espèces séparées dans le groupe des dermatoses *eczémateuses*, sous les noms de *pemphix*, *zoster* et *olophlyctis*.

L'*herpes phlyctænodes* est caractérisé par de petites vésicules, bien isolées et bien transparentes à leur début, qui s'accompagnent de prurit, souvent de rougeur et d'inflammation de la peau, grossissent, deviennent opaques et troubles au bout de quelques jours, puis se sèchent, avec ou sans formation de croûtes.

Les causes de cette maladie sont fort obscures; quelquefois, cependant, l'éruption paraît liée à un dérangement des fonctions digestives, à des affections morales, à un état général de l'économie, à une diathèse spéciale.

L'éruption est quelquefois précédée, pendant deux ou trois jours, d'une fièvre légère. Souvent elle se développe sans phénomène précurseur et n'est accompagnée d'aucun dérangement dans la santé générale. Elle se montre aux membres, à la face, au cou, etc.; rarement attaque-t-elle à la fois une grande étendue de la surface du corps, et plusieurs parties en même temps. On la voit souvent se borner aux membres supérieurs, et même aux mains et aux avant-bras. Des taches rouges vésiculeuses se manifestent avec un sentiment de chaleur, de fourmillement, de prurit, de cuisson à la peau. Les vésicules, d'abord miliaires, isolées, remplies d'une sérosité limpide, grossissent jusqu'à acquérir parfois la dimension d'un pois, d'une lentille, d'une petite amande; d'autres, pendant ce temps, commencent à paraître dans leurs interstices; la peau, qui est le siége de l'éruption, est ordinairement rouge, gonflée, tendue; souvent ces vésicules forment quelques groupes séparés par des intervalles de peau saine, quelquefois elles forment un semis qui recouvre une large surface; mais alors encore on retrouve sur d'autres points de petits groupes d'herpes au milieu d'une surface cutanée saine.

Le degré d'inflammation qui accompagne l'éruption vésiculeuse est très-variable, et ordinairement moins prononcée que celle qui se montre au début de l'*eczema rubrum*. Chez quelques sujets même, d'un tempérament nervoso-lymphatique, à peau pâle et blanche, l'éruption, surtout lorsqu'elle occupe les mains, n'offre presque aucune augmentation de la coloration habituelle des téguments. Une femme que nous avons sous les yeux en traçant cette description présente ainsi (depuis deux à trois semaines), le long du bord cubital des mains, çà et là dans la paume de la main et dans quelques intervalles des doigts, des vésicules séreuses du volume d'une tête d'épingle à un petit pois, les unes discrètes, les autres rapprochées et groupées sans inflammation aucune et avec très-peu de prurit. Ces vésicules persistent et se renouvellent sans excoriation et presque sans desquammation. Au bout de quelques jours, les vésicules, parvenues à leur maturité, sont opaques, laiteuses; elles se rompent et s'affaissent du quatrième au huitième jour, et laissent écouler une humeur séreuse jaunâtre ou roussâtre qui se concrète en petites squammes ou en croûtes légères et brunâtres. Celles-ci se détachent vers le dixième jour, et laissent la peau rouge et sensible dans le lieu qu'elles occupaient. Plusieurs vésicules se flétrissent et se sèchent sans former de croûtes, quelques-unes même ne se troublent point lorsque l'inflammation de la peau est légère, et la coloration peu ou point altérée. La durée totale de la maladie, composée de l'éruption successive des vésicules, varie de deux à trois septénaires. Elle est assez sujette à récidiver à certaines époques de l'année; il y a des malades qui en sont affectés au printemps et à l'automne de chaque année. Ces récidives s'observèrent à plusieurs reprises chez la malade dont nous allons rapporter l'histoire :

Une femme, âgée de vingt-sept ans, d'une constitution lymphatico-sanguine, fut pour la première fois atteinte, en l'année 1814, d'une éruption phlycténoïde dont elle rapporta l'origine aux frayeurs vives qu'elle éprouva lors de l'invasion de la France par les troupes étrangères. Les années suivantes elle resta sujette à des éruptions analogues de petits boutons vésiculeux, paraissant tantôt sur le tronc, tantôt à la figure, tantôt aux membres, et s'accompagnant d'une rougeur vive à la peau, d'un prurit et d'une cuisson fort intenses. Dans le mois d'août 1817, cette femme vint exercer à Paris le métier de cuisinière; depuis lors, la maladie cutanée eut des retours encore plus fréquents et plus violents; les règles diminuèrent d'abondance et s'opérèrent avec difficulté.

Au mois d'avril 1819, la malade entra pour la première

fois à l'hôpital Saint-Louis, la maladie occupant alors les mains, et sortit guérie le 8 mai. Dans les mois qui suivirent, le mal eut des récidives assez fréquentes, mais légères.

Le 24 octobre, les petits boutons vésiculeux accoutumés se montrèrent à la main droite, s'accompagnant de rougeur, de prurit et de cuisson. Le mal se propagea à l'avant-bras. Au bout de huit jours, une éruption analogue se manifesta à la main gauche. Le gonflement et la rougeur, le prurit et la cuisson acquirent une grande intensité; les boutons devinrent très-nombreux et fournirent une exhalation abondante; une éruption analogue se développa au visage, dans le voisinage des yeux et des oreilles.

La malade entra de nouveau à l'hôpital Saint-Louis le 9 novembre 1819, cinq ans écoulés depuis la première invasion de la maladie, quinze jours à peu près depuis le commencement de l'éruption actuelle; usant depuis quelques jours, sans aucun soulagement, de boissons adoucissantes à l'intérieur et de cataplasmes émollients à l'extérieur.

La face dorsale des mains et des avant-bras était rouge, tendue, tuméfiée, chaude, enflammée, extrêmement douloureuse au toucher, couverte d'une foule de petites vésicules, la plupart miliaires, d'autres du volume d'une grosse tête d'épingle, quelques-unes même de la grosseur d'un petit pois. Ces vésicules, qu'on n'apercevait d'abord que sous la forme d'un petit point rouge à leur naissance, devenaient plus sensibles en grossissant, d'abord incolores et transparentes, puis troubles et opaques, supportées par une base enflammée, la plupart distinctes, quelques-unes réunies et groupées ensemble, fournissant, quand elles se rompaient, une exhalation abondante. Le liquide exhalé se concrétait en petites squammes molles et humides dans quelques points assez rares. Un prurit violent, une chaleur ardente, une cuisson vive accompaguaient cette éruption, produisaient l'insomnie et causaient à la malade les plus vives souffrances. Les taches de l'affection du visage avaient en grande partie disparu : on en voyait encore quelques restes sur l'oreille gauche. (Limonade tartareuse pour boisson ; trois soupes pour aliments; bains locaux émollients deux fois par jour; application d'un linge huilé sur les avant-bras et les mains.)

Après quatre jours de ce traitement, la tuméfaction, la rougeur et la douleur étaient en grande partie dissipées; on ne voyait presque plus se former de nouvelles vésicules; celles existantes se desséchaient et s'effaçaient en donnant lieu à une desquammation furfuracée; aux mains, et surtout à la face palmaire des doigts, l'épiderme s'exfoliait en lames sèches et étendues, simulant presque des doigts de gant. On s'attacha à combattre la constipation qui existait au moyen de la crème de tartre administrée dans l'eau de veau, et secondée d'une potion purgative avec l'huile de ricin. On continua les bains locaux émollients, on appliqua des cataplasmes émollients sur les avant-bras, et l'on prescrivit quelques bains simples. Une légère récidive survint encore peu de jours après, mais céda à la continuation des mêmes moyens, et la malade sortit guérie le 30 novembre, après un séjour de vingt et un jours à l'hôpital, cinq à six semaines écoulées depuis l'invasion du mal.

4° *Herpes præputialis.* — Bateman insiste avec raison sur cette variété, dont le siége peut induire en erreur et faire craindre à tort l'existence d'une affection syphilitique. Elle se développe, chez l'homme, sur la face externe ou interne du prépuce, accompagnée d'un sentiment de chaleur et d'une démangeaison vive, sous la forme d'une ou deux taches rouges couvertes de cinq ou six petites vésicules agglomérées, qui, en deux ou trois jours, deviennent opaques et confluentes. Si ces vésicules occupent la face interne et humide du prépuce, elles se rompent dès le quatrième ou le cinquième jour, et forment une petite excoriation avec exsudation blanchâtre, qui se couvre d'une petite concrétion croûteuse du neuvième au dixième jour et guérit par la chute de cette concrétion, qui s'opère du treizième au quatorzième jour. A la face externe du prépuce, les groupes vésiculeux ne s'excorient pas, et leur guérison est opérée quatre ou cinq jours plus tôt. La malpropreté, des causes irritantes locales, le séjour de l'urine causé par un rétrécissement de l'urètre, etc., peuvent favoriser le développement de cette légère affection, qui guérit d'elle-même lorsqu'elle n'est point exaspérée par un traitement intempestif.

Chez la femme, une éruption analogue, mais plus rare, se montre parfois sous la forme de groupes vésiculeux enflammés, semés autour de la vulve, sur le bord des grandes lèvres.

Bateman décrit encore deux variétés qui tirent leur nom de la forme particulière et de l'apparence extérieure de l'éruption, c'est l'*herpes circinatus* et l'*herpes iris* : la première est assez commune, la seconde est infiniment rare.

5° *Herpes circinatus*. — Cet herpès, connu, dit-on, en Angleterre sous le nom vulgaire d'*anneau vermiculaire*, se montre sous la forme de petites taches circulaires qui ne présentent de vésicules que sur leur circonférence : aucune ne se développe au centre de ces taches. Du reste, elles parcourent les périodes accoutumées de la dartre phlycténoïde, et ont une intensité et une durée qui varient suivant l'intensité de l'inflammation, le nombre et le volume des vésicules. La desquammation s'opère ordinairement du huitième au quinzième jour. Cette affection est le plus souvent bénigne et courte; elle peut néanmoins passer à l'état chronique, et alors on voit persister seulement les cercles rosés (plus ou moins), couverts de petits débris furfuracés, qui ont succédé à l'éruption vésiculeuse. De temps à autre, de nouvelles vésicules peuvent se montrer sur les bords de ces petits anneaux. Cette éruption occupe assez souvent le cou, la poitrine, l'un des membres, etc. C'est, de toutes les variétés d'*herpes*, celle qui s'accompagne du degré d'inflammation le plus léger, et dont les vésicules sont les plus petites. C'est aussi celle qui doit le plus fixer notre attention, puisqu'elle reconnaît une cause toute spéciale et que ses caractères particuliers ne sont bien connus que depuis les observations et les recherches récentes de notre collègue M. *Bazin.*

Lorsque l'on vient à examiner au microscope les petits débris furfuracés qui se remarquent sur les anneaux rosés de l'*herpes circinatus,* on trouve mêlés aux écailles épidermoïques de forme irrégulière de petits globules arrondis et réguliers que l'on pourrait comparer aux *granules* pharmaceutiques, ou encore à ces petits bonbons dits *nonpareille* qui remplissent les vides des boîtes de dragées des confiseurs. Ces globules sont constitués par des *sporules* végétales, sorte de champignon ou parasite végétal (de l'ordre des *mucédinées*) que l'on retrouve dans la vraie *teigne* et qui explique son caractère contagieux, ou, si l'on veut, sa communicabilité. Nous verrons plus loin, au chapitre de la *Teigne* et à celui de la *Mentagre* (ordre des *Pustules*), que l'on a rattaché à l'*herpes circinatus* (sous les noms d'*herpes tonsurant* et de *tricophytum* ou champignon du poil, ou bien encore *phytomentagre*), une *teigne furfuracée tonsurante* et une forme de *mentagre,* que le professeur *Gruby* a signalées le premier comme le produit d'un végétal parasite. Les *sporules* siégent ordinairement entre la gaîne extérieure du poil ou du cheveu et la partie bulbeuse et sous-épidermique de celui-ci dans la *mentagre,* tandis que dans la *teigne furfuracée* ou *tonsurante* les sporules se développent dans l'épaisseur du cheveu ou autour de lui ; enfin, dans l'*herpes circiné* proprement dit, les sporules se trouvent en dehors du poil follet, mêlées aux écailles épidermiques : nous aurons à revenir sur ce sujet au chapitre des *Teignes.*

L'*herpes circinatus* siége le plus fréquemment sur le haut de la poitrine, à la région sous-mentale, à la nuque, aux joues. Quelquefois on n'observe qu'un ou deux anneaux rosés, vésiculo-furfuracés, d'une étendue variable, depuis la grandeur d'une pièce de cinquante centimes jusqu'à celle d'une pièce de deux, de cinq francs, et beaucoup plus encore.

Il est, au contraire, des cas plus rares où les groupes circulaires, nombreux et multipliés, se propagent à presque toute l'étendue du tronc et des membres, mais laissant toujours entre eux des intervalles de peau saine plus ou moins considérables. C'est sous cet aspect surtout que se présente l'herpes que nous croyons *non parasitaire.*

L'*herpes tricophytique* est susceptible de se communiquer d'un individu à un autre, et même de l'animal à l'homme (du cheval surtout) et réciproquement.... Toutefois, cette communication est beaucoup moins facile qu'on ne l'a prétendu, ce qui tient sans doute, d'une part, à ce que le végétal parasite par le moyen duquel cette communication peut s'opérer se détruit facilement, et, d'autre part, à ce qu'il y a des conditions tégumentaires plus ou moins accessibles à l'implantation et à la végétation des sporules. Nous reviendrons sur cette question à l'occasion des *teignes* et de la *mentagre* [1].

Mais existe-t-il réellement un *herpes circiné* non parasi-

[1] M. Bazin rapporte l'exemple suivant de la communication de l'*herpes* du cheval à l'homme (transmission observée fréquemment par les vétérinaires) : « Un gendarme s'est présenté à la consultation de l'hôpital Saint-Louis avec des plaques herpétiques sur la face palmaire de l'avant-bras droit; sur l'une de ces plaques, les poils étaient tombés. Ce gendarme nous apprit que cinq ou six de ses camarades avaient, comme lui, contracté cette affection en soignant des chevaux dartreux. Nous vîmes, en effet, dans l'écurie de la caserne, trois chevaux malades, qui portaient sur le garrot, les épaules, le dos et le ventre, des plaques arrondies absolument semblables à celles de l'herpes. Les poils, au centre de la plaque, étaient cassés à six ou huit millimètres de la peau; il y avait en outre, comme dans l'herpes tonsurant, une production blanchâtre, squammeuse et même croûteuse, traversée par les poils... Etudiée au microscope, on y constata la présence de *sporules.* Le gendarme qui nous avait conduits auprès des chevaux malades nous fit voir aussi sa jeune fille, âgée de huit à dix ans, qui portait sur l'un des côtés du nez une plaque herpétique. »

Depuis lors, un vétérinaire, M. Raynal, a soumis à l'Académie un travail complet sur l'*herpes* du cheval et sur les exemples de communication de cette éruption à l'homme... il a eu le tort seulement d'en méconnaître l'étiologie *parasitaire,* bien constatée dans le rapport académique auquel cette communication a donné lieu. (*Bulletin de l'Académie,* an 1857.)

Il est bien remarquable d'ailleurs que l'*herpes tonsurant* du cheval se

taire? Plusieurs faits bien observés me portent à le croire. Il faut du moins admettre que dans les régions non poilues l'herpes guérit beaucoup plus facilement que dans les autres, et que là du moins le champignon, lorsqu'il existe, se détruit souvent sur place et même quelquefois spontanément.

6° *Herpes iris.* — Cette variété, beaucoup plus rare que la précédente, et qui n'en est sans doute qu'une dégénération, est caractérisée par des taches vésiculeuses disposées en anneaux concentriques de différentes couleurs, qui se manifestent ordinairement chez les jeunes sujets sur le dos des mains, sur le cou-de-pied, ou sur la paume des mains, quelquefois sur les doigts.

Lorsque cette maladie, qui, dans son début, ne paraît qu'une efflorescence, est bien développée, elle présente des taches de la largeur d'une pièce de 50 centimes, dont le centre est occupé par des vésicules, limpides d'abord, puis opaques, enfin légèrement croûteuses, et est environné par plusieurs cercles d'un rouge plus ou moins foncé, dont le plus extérieur, ou l'aréole, ne paraît que vers le huitième ou le neuvième jour, et offre une dégradation de couleur rosée qui se perd insensiblement dans la nuance naturelle de la peau environnante. Ces divers anneaux présentent eux-mêmes des vésicules. Cette légère affection ne s'accompagne d'aucun dérangement interne et n'a qu'une courte durée.

§ V. — On voit que plusieurs variétés de la phlegmasie vésiculeuse, désignée sous le nom d'*herpes*, ont, en général,

communique à l'homme sous la forme d'*herpes circiné* qui se développe ordinairement aux mains ou aux avant-bras des palefreniers : ce qui tend à confirmer l'identité de nature établie par M. Bazin entre l'*herpes circiné* des régions glabres de la peau et la teigne tonsurante ou *herpes tonsurant*, bien que les plaques circulaires de celui-ci n'offrent jamais au cuir chevelu les anneaux *vésiculeux* qui caractérisent l'herpes circiné des autres régions. On voit aussi chez l'homme la *teigne* furfuracée herpétique et la *mentagre* parasitaire communiquer, soit sur le même sujet, soit sur d'autres mis en contact avec lui, des anneaux vésiculeux et furfuracés d'*herpes* aux régions glabres de la peau, telles que la face dorsale des mains, la joue, le cou, le haut de la poitrine, etc.

une marche aiguë, une durée courte, une terminaison heureuse, circonstances qui les distinguent des affections cutanées vulgairement désignées sous le nom de *dartres*, et dont la plupart ont une marche chronique, une durée longue, et offrent une grande résistance aux moyens de traitement par lesquels on cherche à les combattre. D'un autre côté, pourtant, elles offrent avec les *dartres* quelques points de contact, comme on peut le voir en observant leur développement spontané, le prurit et l'ardeur qui les accompagnent, le défaut de fièvre et de phénomènes généraux, les récidives fréquentes de quelques-unes, etc.

Dans la plupart des cas, cette phlegmasie est exempte de toute complication, ce qui explique la bénignité du pronostic qu'on doit porter sur elle. Bien plus, comme nous l'avons déjà dit, elle est quelquefois véritablement critique. Enfin, dans la variété dite *herpes circinatus*, une cause accidentelle, locale, *parasitique*, facile à détruire, entretient l'éruption. Cette variété, d'ailleurs, offre une physionomie et une marche qui diffèrent, comme nous l'avons vu plus haut, suivant qu'elle affecte des régions poilues, comme le cuir chevelu et la barbe, ou des régions dénuées de poils apparents, comme le cou, la joue, le haut de la poitrine, la face dorsale des mains, etc.

En somme, on peut établir dans le genre *herpes* deux grandes divisions : la première comprend l'*herpes parasitaire*, qui offre trois variétés importantes : l'*herpes circiné* proprement dit, la *mentagre herpétique* et la *teigne furfuracée herpétique*. — Ces deux dernières seront étudiées de nouveau au chapitre de la *Mentagre* et à celui de la *Teigne*.

La seconde division comprend les variétés non parasitaires, savoir : l'*herpes labialis*, l'*herpes præputialis*, l'*herpes phlyctænodes* et l'*herpes zoster*.

Mais il importe, pour le diagnostic, de conserver ces deux divisions rapprochées dans le même cadre.

§ VI. — L'*érysipèle*, le *pemphigus*, l'*eczema*, la *gale*, offrent quelque ressemblance avec l'*herpes phlyctænodes*, et n'ont pas toujours été distingués avec assez de soin de cette affection.

L'*érysipèle* ne revêt qu'accidentellement la forme bulleuse, et, lorsque celle-ci se manifeste, elle diffère toujours notablement, et par le mode de développement et par le volume des bulles, et par leur figure et leur marche irrégulière, des petites vésicules de l'*herpes phlyctænodes* qui paraissent dès le début de l'éruption et parcourent des périodes régulières.

Les bulles du *pemphigus* se développent rapidement, quelquefois en vingt-quatre heures, acquièrent souvent une grande dimension, sont ordinairement isolées et disséminées sur diverses parties du corps, s'affaissent et se dessèchent quelquefois en un ou deux jours, sans former le plus souvent de croûtes notables.

L'*eczema* diffère de l'*herpes phlyctænodes* par son mode de développement, sa forme, sa marche, sa terminaison. Les vésicules de l'*eczema* sont fort petites ; elles se rompent et se convertissent en excoriations squammeuses en un espace de temps court (deux ou trois jours, par exemple). Dans un très-grand nombre de cas même, on a à peine le temps d'observer la forme vésiculeuse primitive de la phlegmasie cutanée. L'*herpes*, au contraire, a des vésicules qui se développent graduellement jusqu'à acquérir un volume plus ou moins considérable, et qui ont souvent de quatre à six jours de durée ; en même temps que celles-ci se rompent ou se sèchent, d'autres naissent et grossissent à leur tour, de manière que la forme première de l'affection est presque toujours facile à constater. Leur marche est en général rapide et aiguë ; rarement la durée totale de la maladie s'étend au delà de trois à quatre septénaires au plus. Dans le plus grand nombre des cas, l'exsudation et la desquammation qui succèdent aux petites vésicules de l'eczema tendent à se prolonger et à se perpétuer pendant plusieurs semaines, plusieurs mois, quelquefois même plusieurs années. Toujours, quand l'herpes se prolonge ou présente une exacerbation, c'est qu'une nouvelle éruption de vésicules s'opère ; ordinairement, quand l'*eczema* se prolonge, c'est l'excoriation et la desquammation seules qui se renouvellent et s'accroissent, à peine peut-on saisir dans quelques points la formation de quelques petites vésicules miliaires nouvelles, aux environs des excoriations chroniques.

J'ai vu plusieurs fois des praticiens distingués confondre l'*herpes phlyctænodes* avec la *gale*. Il arrive, en effet, quelquefois que les vésicules de l'*herpes* sont accompagnées d'une très-légère inflammation, que la couleur de la peau est peu altérée, et que l'éruption siége uniquement aux mains et aux avant-bras. Mais c'est la face dorsale des mains qui est attaquée ordinairement, et non pas l'*intervalle des doigts*, le *poignet*, le *pli du coude*, etc. Au lieu des petites vésicules rares et isolées de la gale, c'est un semis de vésicules nombreuses et rapprochées, qui, dans leur plus grand développement, acquièrent le volume d'une grosse tête d'épingle ou même d'un petit pois. L'éruption a une marche régulière et se termine *spontanément* par desquammation au bout d'une, deux ou trois semaines ; en sorte que, réellement, il n'y a que des yeux bien peu attentifs ou bien peu exercés qui puissent confondre la gale et l'herpes. J'ai cependant observé dans mon service à l'hôpital Saint-Louis un jeune homme que j'avais reçu d'abord comme atteint d'une *gale* compliquée d'*eczema*, et chez lequel une observation plus attentive et plus soutenue me fit reconnaître un véritable *herpes phlyctænodes* sans complication. Pendant plusieurs semaines, nous vîmes se reproduire sous nos yeux les petits groupes vésiculeux incolores et sans inflammation dans les intervalles des doigts et aux poignets, c'est-à-dire au siége d'élection de la gale. Mais, outre que ces vésicules étaient, la plupart, rapprochées en petits groupes, elles étaient arrondies, volumineuses et presque exemptes de prurit ; on n'observait pas d'ailleurs les sillons caractéristiques de la gale.... Ce cas, toutefois, est un de ceux où la méprise m'a paru le plus difficile à éviter.

Enfin, nous avons déjà signalé, à plusieurs reprises, les difficultés de diagnostic que peut présenter la variété *parasitaire* de l'herpes.

C'est à notre collègue M. Bazin que l'on doit l'histoire exacte de cette éruption, jusque-là souvent confondue avec l'herpes non parasitaire, avec la teigne et surtout la pseudoteigne eczémateuse, avec l'*acne mentagra* ou *sycosis*.

Rappelons ici que les anneaux vésiculo-furfuracés ou les groupes circulaires de l'*herpes circiné* cessent d'être appréciables sous la forme vésiculeuse au cuir chevelu et à la région barbue du menton.

Au cuir chevelu, l'éruption se caractérise par des plaques furfuracées arrondies, d'une étendue variable depuis un centime jusqu'à une pièce de cinq francs et plus, à la surface, et autour desquelles les poils se décolorent, se brisent, se détachent..., d'où le nom d'*herpes tonsurant*, adopté par M. Cazenave.

A la barbe, on ne voit guère non plus la forme vésiculeuse, sauf le cas où un grand anneau herpétique, parti du voisinage (joue, cou, nuque), est venu envahir aussi la région poilue ; mais on découvre de petits débris furfuracés à la base des poils, avec ou sans coloration rosée de la peau. Plus tard, à la forme furfuracée succède la forme pustuleuse acnéique ou pustulo-tuberculeuse que nous aurons à décrire en parlant de la mentagre.

Enfin, même sur les régions de la peau non poilues, chez les femmes, chez les enfants, l'*herpes circiné parasitaire* et résultat du contact avec un sujet malade peut n'offrir que des vésicules très-petites et très-passagères, en sorte que l'éruption se présente sous la forme d'anneaux ou de groupes rosés et furfuracés. Ces groupes, toujours en très-petit nombre (souvent même il n'existe qu'une seule tache arrondie ou qu'un seul cercle annulaire d'une étendue variable depuis un centime jusqu'à une pièce de cinq francs et plus : ainsi, chez une femme, nous avons observé un grand cercle d'herpes qui entourait les deux seins et tout le devant de la poitrine...) ; ces groupes ou anneaux, dis-je, occupent surtout la nuque, la joue, le cou et les environs du menton, le haut de la poitrine, le dos. Lorsqu'un sujet atteint d'*herpes mentagre* offre un groupe ou un anneau herpétique sur une autre région, c'est presque toujours à la face dorsale de la main qu'on l'observe, ce que, avec beaucoup de vraisemblance, M. Bazin attribue à une communication directe produite par le frottement de la barbe sur la main.

§ VII. — *Traitement.* — L'herpes, en exceptant la forme *circinée*, parcourt, en général, avec régularité et promptitude ses diverses périodes, et n'est que légèrement influencé par les secours de l'art, quoiqu'il puisse être exaspéré et prolongé par un traitement intempestif. Aussi, les ressources de la médecine expectante sont-elles à peu près les seules auxquelles on puisse avoir recours dans cette maladie. Des lotions émollientes, calmantes, narcotiques, l'eau fraîche elle-même, appliquée sur la peau malade, peuvent être employées pour calmer le prurit, l'ardeur, la cuisson, qui accompagnent le développement de l'affection cutanée. S'il y a une inflammation vive, on peut même user de cataplasmes émollients ; les bains tièdes sont souvent utiles, surtout dans la seconde période de l'éruption ; les boissons délayantes, les légers laxatifs, un régime doux, sont les seuls moyens internes qu'il faille employer dans le plus grand nombre des cas.

L'*herpes zoster* n'est ordinairement traité par aucun topique. Cependant, lorsque les douleurs sont vives, on se trouve bien quelquefois d'onctions avec un liniment calmant, ou même avec du cérat simple, de l'application de compresses d'eau de guimauve et de pavot, etc. Lorsque les vésicules sont ouvertes, et qu'il y a une exhalation assez abondante, on peut saupoudrer de farine la région malade. Lorsque les douleurs persistent après la disparition de l'éruption, on réussit quelquefois à les dissiper par des applications de vésicatoires volants. Quelques praticiens ont tenté de faire avorter le *zona* par la méthode dite ectrotique, et ils semblent en effet avoir réussi à arrêter la maladie dans sa marche en cautérisant avec la pierre infernale les vésicules ouvertes dès leur début. Cette méthode ne paraît d'ailleurs pas aussi nouvelle qu'on a bien voulu le dire, si l'on s'en rapporte à ce passage de *Bateman :* « ...Les vieux praticiens (dit-il) font des incisions aux vésicules pour évacuer l'humeur morbide, et les irritent même avec le *nitrate de mercure,* malgré la sensibilité des parties malades. Cette pratique vicieuse donne lieu à une ulcération et prolonge la durée de la maladie. »

L'*herpes phlyctænodes* a quelquefois été traité avec avantage par des applications astringentes, telles que la farine brûlée, l'encre, les solutions de sels martiaux, de cuivre, de zinc, de borax, d'alun. Ces moyens ont été aussi employés pour modérer le sentiment de fourmillement et de démangeaison qu'éprouvent les malades dans les parties affectées, et ils ont paru plus d'une fois beaucoup mieux réussir que les applications émollientes qui semblent, chez quelques sujets, favoriser la fluxion qui s'établit à la peau.

L'*herpes circinatus*, passé à l'état chronique, cède ordinairement aux bains *sulfureux* et aux onctions avec une pommade de même nature, telle que la suivante, par exemple :

♃ Axonge	. . . .	30 grammes.
Sulfure de chaux.	. . . . . .	2 grammes.
Camphre	. . . .	50 centigrammes.

Ces topiques dissipent les petits anneaux furfuracés qui restent sur les téguments ; mais, les préparations mercurielles (vantées de tout temps pour détruire les parasites cutanés, et appliquées jadis très-généralement à toutes les éruptions chroniques) sont encore plus efficaces. Ainsi, l'*onguent citrin* du *Codex* (que je n'emploie jamais qu'étendu d'axonge pour éviter l'irritation des téguments et surtout la salivation), la pommade au *précipité blanc* vantée par *Baerensprung* [1], les lotions avec la solution de *sublimé*, recommandées par notre collègue M. *Bazin* comme le spécifique parasiticide par excellence, jouissent d'une grande efficacité contre l'herpes chronique et accompagné de peu d'inflammation. Si on les emploie, au contraire, au début de l'éruption, ces topiques mercuriels provoquent souvent une inflammation assez vive; mais cette inflammation elle-même est un moyen de guérison, pourvu qu'on n'insiste pas sur les applications qui l'ont provoquée. Le topique dont je me sers le plus souvent est l'*oxychlorure ammoniacal* de mercure du *Codex,* sorte de précipité blanc qui retient le mercure à l'état de *deutoxyde,* et que j'unis à l'axonge dans la proportion d'un trentième à un quinzième.

On peut encore très-bien arrêter au début le premier anneau rosé vésiculeux, ou le premier groupe circulaire, par la cautérisation avec le nitrate d'argent.

L'épilation, généralement conseillée par M. Bazin, difficile à pratiquer dans l'herpes ou teigne des régions poilues, attendu le peu de solidité des poils, est rarement nécessaire dans les régions glabres, où il n'existe qu'un faible duvet.

L'*herpes labialis* ne réclame aucun traitement : un peu de cérat, quelques lotions émollientes, peuvent être employés pour calmer le prurit et l'ardeur qui accompagnent ordinairement cette éruption. Mais il est des sujets chez lesquels le moindre écart de régime reproduit et multiplie cette forme d'*herpes*.

L'*herpes præputialis*, qui attaque la face interne du prépuce, guérit avec rapidité quand on ne lui oppose que des

[1] Voir, dans le numéro du 2 mai 1856 de la *Gazette hebdomadaire*, la traduction du Mémoire de ce savant sur l'*herpes;* nous discuterons ses vues générales au chapitre de la *Teigne* et à celui de la *Mentagre*.

soins de propreté et des lotions émollientes ; mais lorsque, le prenant pour le *début* d'un chancre vénérien, on l'attaque par la cautérisation ou qu'on y applique des onguents irritants, il s'excorie, s'agrandit et peut persister pendant assez longtemps. Pour éviter une semblable erreur, il suffirait de se rappeler que jamais le chancre vénérien ne commence par des *vésicules,* et que la méthode *ectrotique*, préconisée il y a plus de vingt ans par un médecin de Paris contre la syphilis, à la condition de cautériser le point *vésiculeux* qui, selon cet auteur, formait l'élément du chancre, repose peut-être sur une erreur de diagnostic. Jamais d'ailleurs les excoriations qui peuvent succéder à l'*herpes præputialis* n'offrent les caractères des ulcérations syphilitiques ; ce sont simplement des excoriations enflammées qui se recouvrent souvent de pseudomembranes, et que les pansements adoucissants ne tardent point à guérir. Lorsque l'excoriation est récente, il suffit de la saupoudrer d'amidon. On ajoute à cette poudre un vingtième d'alun si le mal est un peu ancien ou montre quelque ténacité.

De toutes les variétés d'*herpes,* il n'y a guère que l'*herpes phlyctænodes* qui soit de nature à nécessiter une médication interne. Le régime, les sulfureux alternés avec les purgatifs, voilà les bases principales du traitement.

ECZEMA.

§ I. — Le mot grec *eczema* (dérivé du verbe ἐκζέω, *effervesco*) indique évidemment une affection cutanée accompagnée de phénomènes inflammatoires. *Alibert,* dans sa seconde classification, a fait de ce vieux mot le titre d'un groupe entier de dermatoses dites *eczémateuses* ou inflammatoires. Il n'est pas facile de dire aujourd'hui quelle est précisément l'affection cutanée que les auteurs anciens désignaient sous le nom d'*eczema. Aétius d'Amide* dit que les Grecs avaient donné ce nom à une éruption de vésicules prurigineuses, dites εκζεματα, *ab ebulliente fervore*, à cause de la chaleur, comme d'ébullition, qui les accompagne habituellement. Quoi qu'il en soit, *Willan* a donné à ce mot une acception précise et rigoureuse en l'appliquant à une affection cutanée connue du vulgaire sous le nom de *dartre vive*, décrite par Alibert, dans sa seconde comme dans sa première classification, sous le nom de dartre squammeuse humide (*herpes squamosus madidans*), et qui offre les caractères suivants :

Éruption de vésicules très-petites, rapprochées et agglomérées, accompagnées d'une rougeur superficielle de la peau, qui se rompent, s'excorient et exhalent une matière séreuse ou séro-purulente, qui tache le linge et se concrète en *squammes* plus ou moins épaisses et plus ou moins étendues.

§ II. — Les causes stimulantes externes qui produisent quelquefois l'*érythème* ou le développement de *pustules* donnent aussi assez souvent lieu au développement de *vésicules :* c'est ainsi que l'*eczema*, et même un *eczema* qui peut ensuite s'étendre à toute la surface des téguments, est quelquefois le résultat de l'action prolongée d'un soleil ardent (coup de soleil), de l'application d'un emplâtre de poix, d'un vésicatoire, de frictions irritantes, de frictions mercurielles surtout; c'est ainsi que Bateman dit que ce qu'on nomme la gale des épiciers est quelquefois une affection vésiculeuse, un *eczema;* que, d'après le même auteur, les maçons peuvent aussi en être atteints aux mains par l'effet du contact répété de la chaux, du plâtre; qu'un fabricant de limes qu'il eut occasion d'observer en fut affecté aux mêmes parties, par suite de l'action continuelle de la chaleur de la forge à laquelle il était exposé, et de l'irritation produite par le contact des particules d'acier dont ses mains étaient sans cesse couvertes, etc. Une cause analogue (l'exposition au feu) ainsi que la station continuelle rendent les cuisiniers très-sujets à la *dartre squammeuse* des jambes. La gêne de la circulation produite par la station favorise le développement de cette maladie à la même partie dans un assez grand nombre de professions. En pareil cas, elle se joint souvent aux varices. Toutes les causes que nous avons énumérées dans nos généralités peuvent produire l'*eczema*, soit accidentel, soit constitutionnel. C'est ainsi que la négligence des soins de propreté, l'exposition à un air humide et malsain, à des émanations marécageuses, un mauvais régime, l'usage des substances âcres et stimulantes, l'abus des liqueurs alcooliques, la suppression de la transpiration ou d'autres évacuations habituelles, une vie sédentaire, les travaux de cabinet, les affections morales vives ou prolongées, peuvent en favoriser le développement. Cette maladie attaque fréquemment les sujets lymphatiques et nerveux, les sujets sanguins et lymphatiques, les sujets bilieux, les individus cachectiques, ceux qui, comme on dit, ont le *sang âcre* (c'est-à-dire dont le teint est bilieux, la constitution sèche et sujette aux éruptions).

Les enfants lymphatiques ou même offrant la disposition scrofuleuse, les femmes qui arrivent à l'âge critique et les vieillards y sont particulièrement exposés. On voit souvent cette affection naître au printemps et en été, parfois aussi en automne, quelquefois pourtant en hiver. Elle ne paraît jamais contagieuse.

§ III. — Des vésicules très-petites et remplies d'une sérosité limpide, qui se trouble plus tard, se montrent à la surface du corps, quelquefois presque sans changement de couleur à la peau, mais beaucoup plus souvent avec une coloration rose ou rouge plus ou moins vive de la région affectée; ces vésicules se sèchent dans quelques cas assez promptement et se terminent par une desquammation légère, mais le plus ordinairement elles fournissent, au bout de deux, trois ou quatre jours, en se déchirant, un suintement plus ou moins abondant, et laissent après elles des excoriations plus ou moins rebelles. L'humeur exhalée tache le linge; elle se concrète en *squammes* plus ou moins épaisses, grisâtres, jaunâtres, verdâtres, qui se détachent au bout d'un certain temps et sont remplacées par d'autres. Souvent alors la maladie prend une marche chronique; la desquammation se perpétue, la peau sous-jacente reste lisse, luisante, gercée, excoriée; elle fournit un suintement très-abondant d'une humeur ichoreuse qui tache et roidit le linge; au bout d'un temps variable, l'exhalation se tarit, les excoriations se sèchent, la peau perd de sa rougeur, elle ne se recouvre plus que de squammes minces et foliées, blanchâtres, plus ou moins adhérentes. Dans cet état, qui constitue à proprement parler la *dartre squammeuse* du professeur Alibert, on découvre encore le plus souvent, dans des points voisins de la peau, quelques vésicules éparses qui viennent reproduire la forme élémentaire de la maladie. Cette affection offre une foule de nuances et de degrés différents, qui lui donnent une physionomie très-variée. Lorsqu'elle est aiguë, simple, bénigne, et surtout dans les cas où elle a été causée par une irritation extérieure, on voit les petits boutons vésiculeux groupés et rapprochés se développer rapidement, fournir un léger suintement, se convertir en squammes petites et minces qui se détachent promptement, et toute la scène se terminer en un, deux ou trois septénaires. Lorsque la maladie est plus intense, on voit les vésicules devenir purulentes, s'accompagner d'une inflammation vive et profonde de la peau, caractérisée par une rougeur vive, un gonflement analogue à celui qui accompagne l'éruption de la variole, une chaleur et une douleur assez intenses, avec un sentiment de battement dans la partie malade; quelquefois même un mouvement fébrile se déclare : l'humeur exhalée est âcre et plus ou moins visqueuse; elle se concrète en squammes épaisses et jaunâtres. Cet état aigu persiste pendant un, deux, trois septénaires, après quoi le mal décroît, souvent pour passer à l'état chronique. Enfin, lorsque la maladie est ancienne et invétérée, on la voit s'étendre et se propager successivement aux diverses régions du corps; la peau est gercée, excoriée, saignante, elle fournit une exsudation abondante; une cuisson vive, un prurit atroce, ôtent au malade tout repos et empoisonnent son existence. Cette terrible affection peut ainsi se prolonger pendant plusieurs mois et même pendant plusieurs années avec des alternatives de rémission et d'exacerbation : elle peut même alors devenir fatale, pour peu que l'éruption se généralise. C'est ce qui s'observe surtout chez les sujets adultes atteints d'un *eczema rubrum* subaigu, à la suite de veilles, de fatigues, d'excès divers, et surtout d'émotions morales, tristes et profondes. La mort arrive alors, précédée de phénomènes fébriles ataxo-adynamiques.

L'*eczema* peut envahir toute l'étendue des téguments; plus souvent il est borné à certaines régions du corps. On le voit siéger de préférence aux parties où les follicules sont le plus nombreux, la perspiration cutanée le plus abondante et le plus odorante, aux oreilles, aux aisselles, aux aines, au scrotum chez l'homme; au mamelon, à la vulve chez la femme; à la partie supérieure des cuisses, à l'anus dans les deux sexes. Parfois même il se propage à la partie voisine des membranes muqueuses, et l'entrée du vagin, la fin du rectum, par exemple, deviennent quelquefois le siége d'une irritation dartreuse qui cause les tourments les plus intolérables. Au pénis, on voit assez souvent la maladie s'étendre à la face interne du prépuce, et même à l'orifice de l'urètre; dans ces cas désespérants, il existe des érections fréquentes et horriblement douloureuses. Lorsque l'oreille en est le siége, l'irritation dartreuse se propage au conduit auditif, qui se rétrécit au point d'amener un état de surdité plus ou moins complet. Dans quelques cas, enfin, on voit le tégument interne s'affecter dans une grande étendue, et les malades atteints de dartres invétérées finissent par succomber à des affections gastriques ou intestinales, accompagnées d'un dépérissement général, parfois d'œdème et de cachexie séreuse. Quoique le plus souvent toutes les fonctions conservent toute leur intégrité, même dans les affections dartreuses les plus anciennes et les plus intenses, il est aussi néanmoins des cas où l'on voit l'insomnie, le marasme, l'hydropisie survenir; une sorte de fièvre hectique s'établit et s'empare des malades tombés dans un état cachectique; les viscères s'affectent, la diarrhée survient et les malades succombent.

En général, la durée de l'*eczema* est de deux à trois septénaires lorsqu'il est très-aigu, et de six ou huit lorsqu'il est moins aigu. A l'état chronique, il peut se prolonger indéfiniment, soit que la même région du corps reste malade avec des alternatives de rémission et d'exacerbation, soit que l'affection, dissipée dans un point, se montre de nouveau dans un autre.

Les récidives de cette maladie sont très-fréquentes lorsqu'elle est constitutionnelle, c'est-à-dire lorsque les sujets qu'elle affecte y paraissent spécialement disposés par une modification particulière de l'économie, qu'on reconnaît à certains traits extérieurs, au développement spontané de l'éruption, à la résistance qu'elle oppose aux moyens curatifs, à la facilité avec laquelle les fautes les plus légères de régime la reproduisent, etc. Quelques auteurs ont confondu à tort cette diathèse avec la diathèse *scrofuleuse*, qui, à la vérité, est une source féconde d'éruptions eczémateuses, comme nous l'avons déjà indiqué au chapitre de l'*Étiologie*.

§ IV. — Variétés. — Bateman décrit trois variétés principales, savoir : 1° *Eczema solare*. Il est produit par l'action directe des rayons solaires, et attaque exclusivement les parties du corps qui sont découvertes, telles que la face, le cou, les avant-bras, le dos des mains et les doigts. Il affecte de préférence les femmes et les sujets dont la peau est fine et délicate. L'éruption est précédée et accompagnée d'un sentiment de fourmillement, de chaleur, de cuisson; la peau se couvre de petites vésicules rapprochées, quelquefois entourées d'un cercle inflammatoire, qui renferment une sérosité claire d'abord, puis opaque et laiteuse; elles se sèchent en petites écailles d'un jaune brunâtre, quelquefois laminées et même croûteuses, d'autres fois très-petites et à peine de l'étendue d'une petite tête d'épingle. Les vésicules se renouvellent quelquefois, ou leur apparition est successive; et dans quelques cas même (au lieu de durer deux ou trois semaines, comme cela est le plus ordinaire), l'apparition des vésicules, l'exsudation humorale et la desquammation se prolongent depuis le printemps ou l'été, jusqu'à l'automne ou jusqu'à l'hiver suivant.

2° *Eczema impetiginodes.* — Cette variété est caractérisée par une inflammation plus vive que la précédente, et dans laquelle les vésicules devenant purulentes, la maladie participe à la fois du caractère de l'*eczema* et de celui de l'*impetigo*. Comme le précédent, cet *eczema* peut être le résultat de l'action d'une cause de stimulation extérieure, et particulièrement de frictions irritantes, d'emplâtres résineux, de substances âcres employées contre la gale, etc., surtout chez les sujets prédisposés à cette affection. L'éruption des vésicules est accompagnée de douleur, de chaleur, de cuisson, souvent d'une démangeaison très-vive. L'humeur qu'elles exhalent après s'être rompues est âcre et irrite la peau voisine, qui devient rouge, rude, gercée. Il se forme des squammes jaunâtres, molles, croûteuses, analogues aux croûtes de l'impetigo. Cette variété suit une marche aiguë, et dure deux, trois ou quatre septénaires, surtout lorsqu'elle est survenue à l'occasion d'une irritation extérieure; souvent elle passe à l'état chronique et se prolonge pendant un temps beaucoup plus long.

3° *Eczema rubrum.* — Dans cette variété, l'état inflammatoire de la peau est encore plus hâtif et plus prononcé que dans la variété qui précède. Cette membrane rougit, se tuméfie, devient le siége d'une chaleur brûlante : elle est rude au toucher, se couvre d'une foule de petites vésicules qui, si elles ne se rompent pas, acquièrent en deux ou trois jours la grosseur d'une tête d'épingle et se remplissent d'une sérosité laiteuse. Un gonflement considérable des téguments, analogue à celui qu'on observe dans les fièvres éruptives, accompagne cette éruption. L'humeur qui s'échappe des vésicules rompues est ténue, âcre, irrite et enflamme la peau, qui s'excorie et devient très-douloureuse. Ce liquide tache et roidit le linge, il exhale une odeur très-désagréable. Quelquefois la maladie se propage successivement à presque toute l'étendue de la peau, jusqu'à ce que toute la surface des téguments soit couverte d'excoriations, avec gerçures douloureuses aux plis et aux sillons qu'offrent les diverses régions de la peau. Des squammes jaunâtres et croûteuses, plus ou moins humides ou plus ou moins adhérentes, se forment à la surface de la peau enflammée. Quand l'éruption est aussi intense et aussi générale, elle s'accompagne de quelques phénomènes fébriles, tels que, accélération du pouls, enduit blanchâtre de la langue, etc. Lorsque la maladie est partielle, elle peut se terminer en une quinzaine de jours à l'état aigu : mais lorsqu'elle se propage à une grande étendue du corps, il est rare que la santé se rétablisse avant six semaines ou deux mois. Souvent la desquammation se renouvelle à plusieurs reprises, et finit par une desquammation purement furfuracée : dans quelques cas, les cheveux et les ongles eux-mêmes tombent et se renouvellent. Fréquemment d'ailleurs cette variété passe à l'état chronique.

L'observation suivante est un exemple de la variété décrite par Bateman sous le nom d'*eczema solare :*

Une femme âgée de vingt-sept ans, n'ayant jamais eu jusque-là de maladie de peau, fut prise, le 7 juillet 1818, à la suite d'une insolation prolongée, d'un gonflement érysipélateux de la face, des avant-bras et des mains ; la peau de ces parties se couvrit d'une foule de petites vésicules qui se rompirent au bout de peu de jours, et se convertirent en excoriations superficielles fournissant une exhalation séreuse abondante, dont le produit se concrétait en squammes minces, avec rougeur et sentiment de cuisson assez vif. Le gonflement s'affaissa rapidement, l'exhalation se modéra peu à peu, et au bout de quelque temps il n'y avait plus qu'une desquammation sèche et foliacée avec un peu de coloration rosée des téguments qui, au bout de deux mois environ, avaient repris entièrement leur aspect naturel. — Des lotions à l'eau de sureau pendant les premiers temps, quelques bains de vapeur dans la dernière période, tels avaient été les seuls moyens employés.

Plusieurs fois nous avons été à même d'observer des éruptions vésiculeuses du genre de la *miliaire* ou de l'*eczema*, produites soit par des applications irritantes externes, soit même par des stimulants internes, les préparations mercurielles, par exemple. Nous rapporterons successivement deux observations de ce genre. Dans la première, un *eczema rubrum* se développa à l'occasion de frictions avec une pommade mercurielle, et suivit une marche aiguë; dans la seconde, l'affection cutanée, qui survint à la suite d'un traitement antisyphilitique et sudorifique, fut de même nature que la précédente, mais se prolongea sous la forme chronique. — Un jeune homme, d'une forte constitution et d'une santé intacte jusqu'alors, vit survenir au pli du coude, sur les cuisses et aux jambes, de petits boutons prurigineux qu'un médecin prit pour la gale. Il prescrivit, en conséquence, une fumigation sulfureuse et des frictions avec une pommade où entrait le sulfate jaune de mercure (*turbith minéral*). Ce traitement exaspéra singulièrement l'éruption, qui ne tarda pas à envahir toute la surface du corps, et força le malade à entrer à l'hôpital Saint-Louis, au bout d'une semaine environ. A cette époque l'*eczema* pouvait être observé dans toutes ses phases, sur les divers points des téguments qu'il avait successivement envahis.

En effet, dans plusieurs lieux, des groupes vésiculeux récents et enflammés montraient la forme élémentaire de l'éruption, d'autres points où déjà les groupes se séchaient étaient le siége d'une desquammation furfuracée, avec coloration rosée de la peau; dans d'autres régions enfin, quelques groupes excoriés étaient couverts de squammes légères et humides, avec exhalation séreuse, constituant la seconde période de l'éruption. Un sentiment de prurit général, porté au point de causer l'insomnie, une chaleur et une cuisson vive à la peau accompagnaient cet *eczema*, qui avait respecté seulement la face palmaire des mains et la plante des pieds. Du reste, il n'y avait aucun trouble dans les fonctions, aucun mouvement fébrile; l'appétit était intact. On prescrivit à l'intérieur du bouillon de veau avec addition de 6 grammes de crème de tartre par litre, et à l'extérieur des bains simples. Au bout de quelques jours, le prurit s'apaisa, la coloration de la peau diminua, l'exhalation se tarit, les squammes et les écailles furfuracées se détachèrent, et les téguments revinrent à leur état normal. Le malade sortit guéri, le 17 août 1819, après quinze jours de séjour à l'hôpital.

Le sujet de la seconde observation était une jeune fille, âgée de dix-neuf ans, qui avait été traitée à l'hôpital des Vénériens, de tubercules lenticulaires primitifs des parties génitales (*pustules plates*), par la liqueur de Van Swieten, le sirop sudorifique, une tisane sudorifique. A la suite de ce traitement, elle fut atteinte, à deux reprises, d'une vive irritation de la bouche avec salivation abondante, et après qu'elle eut pris quarante doses de liqueur, une affection herpétique squammeuse envahit tout le visage, s'étendit aux mamelles, et couvrit le bras gauche, où un vésicatoire avait été appliqué. On fit de nouveau pendant un mois un traitement mercuriel par les frictions, puis on usa longtemps de sucs de plantes amères, de tisanes dépuratives, de pastilles soufrées; on appliqua des vésicatoires, on fit prendre des bains simples et sulfureux. Ces moyens produisirent une amélioration sensible; le visage revint à son état naturel; l'exhalation morbide abondante de la peau se tarit, et la malade sortit de l'hôpital des Vénériens après y avoir fait un séjour de dix mois. Huit jours après (27 juillet 1819), elle fut admise à l'hôpital Saint-Louis, un an écoulé depuis l'invasion de la syphilis, huit mois depuis le début de l'affection herpétique.

Le cuir chevelu était le siége d'une desquammation qui s'opérait sous la forme de squammes jaunâtres, souvent humides, assez larges et assez épaisses. La figure offrait un assez grand nombre de taches pâles et rosées, avec une très-légère desquammation furfuracée dans quelques points (traces de la maladie imparfaitement dissipées) ; les oreilles étaient revêtues de légères squammes blanchâtres peu humides. Le menton était couvert d'une plaque squammeuse jaunâtre, épaisse, sèche et adhérente. Les commissures des lèvres offraient quelques excoriations et quelques gerçures squammeuses. Les yeux étaient légèrement irrités. Le bras gauche, dans presque toute son étendue, était rouge, humide, excorié, couvert de quelques plaques squammeuses, humides et jaunâtres ; l'avant-bras ne pouvait être étendu complétement, à cause du tiraillement douloureux que produisait ce mouvement sur la peau tendre, rouge, gercée et irritée du plis du bras. La malade sentait dans ces parties un peu de prurit et de cuisson. Le centre des deux mamelles était couvert de squammes sèches d'un jaune verdâtre, qui adhéraient spécialement à la région qu'aurait dû occuper le mamelon ; chez cette jeune fille, cette partie n'avait jamais existé. La peau de cette région était rouge, sèche, ridée et gercée. L'ombilic était le siége d'une large excoriation purulente recouverte d'une squamme verdâtre. Plusieurs applications de sangsues sur le bras malade, des cataplasmes émollients, les bains tièdes, des boissons rafraîchissantes et laxatives, un régime léger, composèrent le traitement et procurèrent une diminution assez rapide dans l'intensité du mal. Le 14 novembre, après environ six semaines de séjour, cette jeune fille quitta l'hôpital, ne conservant plus de traces de sa maladie qu'aux mamelles, où la peau conservait une teinte rosée et restait le siége d'une légère desquammation, mais sans exhalation appréciable.

Aux trois variétés principales que nous avons décrites, il

faut encore ajouter l'*eczema simplex*. Celui-ci ne constitue le plus ordinairement qu'une éruption passagère et accidentelle de peu d'importance. Les vésicules sont peu nombreuses, peu colorées et se dessèchent en peu de jours sans laisser d'autre trace qu'un peu de desquammation furfuracée. Cette petite éruption se montre assez fréquemment aux mains, où elle simule assez bien la gale; au prépuce et surtout à la face interne de celui-ci, où elle donne assez souvent aux malades des inquiétudes qui ne sont nullement fondées. Elle se dissipe ordinairement d'elle-même, dans l'espace de peu de jours; mais elle peut se reproduire.

§ V. — Malgré tous les détails dans lesquels nous venons d'entrer, on n'aurait encore qu'une idée fort imparfaite de l'*eczema*, si l'on ne s'attachait à retracer les nuances que présente cette affection lorsqu'elle est partielle, soit de prime abord, soit consécutivement, c'est-à-dire lorsque, après avoir été générale, elle persiste opiniâtrément dans certaines régions qu'elle affecte de préférence. Ces régions sont le cuir chevelu, les oreilles, les yeux, les parties génitales. — Au cuir chevelu, la maladie, après avoir été accompagnée de rougeur et d'exhalation, persiste quelquefois très-longtemps sous la forme d'une desquammation sèche que l'on peut confondre avec le *pityriasis* ou le *psoriasis*. Cette desquammation, consécutive à l'*eczema*, a été souvent décrite comme une maladie spéciale sous les noms de *teignes furfuracée* et *amiantacée*, et n'est pas toujours facile à distinguer de l'*herpes* ou *teigne tonsurante*. Nous y reviendrons en faisant l'histoire de ces diverses affections.

Van Swieten a donné une description assez exacte des diverses périodes de l'eczema du cuir chevelu, qu'il a indiquées sous les dénominations suivantes, bien propres à donner une idée de la confusion qui s'est introduite, à diverses époques de la science, dans le langage de la pathologie cutanée : Premier degré, *achores*, prurit du cuir chevelu et odeur acide exhalée ; deuxième degré, *herpes miliaris*, éruption vésiculeuse et propagation du mal ; troisième degré, *herpes ficosus*, érosions et écailles croûteuses ; quatrième degré, *tinea*, chronicité et intensité des excoriations squammeuses et croûteuses qui rongent les téguments, comme l'insecte-teigne ronge les vêtements : « *Uti tinea vestem, sic cutim ichor.* »

Aux oreilles, siége très-commun de l'*eczema*, surtout chez les femmes, la maladie, passée à l'état chronique, détermine une tuméfaction du pavillon de l'oreille et un rétrécissement du conduit auditif qui devient plus tard une cause de *surdité*.

Les paupières peuvent être le siége de diverses formes d'éruptions chroniques qu'on a confondues sous le nom banal d'*ophthalmie dartreuse*. Parmi ces éruptions, les plus communes, sans contredit, sont celles qui appartiennent à l'*eczema* et à l'*impetigo*. Dans le premier cas, on voit se montrer sur le bord libre des paupières de petites vésicules qui s'excorient, suintent, se recouvrent de petites écailles qui adhèrent aux cils, d'où rougeur, agglutinaion des paupières, parfois même chute des cils, qui repoussent plus rares et moins colorés.

Aux parties génitales, l'*eczema* offre quelques particularités assez notables, suivant le sexe qu'il affecte. Chez l'homme, il peut se montrer à l'état aigu sur la face interne du prépuce et sur le gland ; il peut aussi passer à l'état chronique ; et alors l'irritation s'étend quelquefois à l'orifice de l'urèthre, et détermine un prurit et une cuisson pénibles, des érections douloureuses, etc. Souvent, il occupe le scrotum à l'état squammeux sec, et n'est pas toujours facile à distinguer du *pityriasis* ou du *psoriasis* de la même région. Chez la femme, il se montre assez fréquemment au mont de Vénus et aux grandes lèvres, y persiste longtemps à l'état squammeux, s'accompagne parfois d'une irritation du vagin analogue à celle que nous avons signalée pour l'urèthre chez l'homme. Dans tous ces cas, il faut avoir présents à l'esprit les caractères généraux de l'éruption, dont la forme élémentaire vésiculeuse se reproduit de temps à autre aux environs du lieu principalement affecté, la physionomie ultérieure qu'elle revêt et qu'*Alibert* a si bien décrite sous le nom de *dartre squammeuse humide*, l'état squammeux sec qui succède à cette seconde période, et qui peut persister si longtemps dans les régions que nous venons d'indiquer ; surtout il faut bien savoir que les *syphilides* ont des signes spéciaux qui ne permettent pas qu'on puisse les confondre avec les affections dartreuses proprement dites, et que le *siége* ne suffit nullement pour autoriser un médecin à établir des conjectures sur la *nature* d'une maladie. Que de fois pourtant nous avons vu les affections cutanées des parties génitales être traitées comme *vénériennes*, uniquement à cause de cette analogie de siége !

§ VI. — L'*eczema* peut se compliquer accidentellement avec la *gale*, surtout lorsque celle-ci est négligée, ou traitée par des frictions irritantes : il peut encore se joindre au *lichen* ; ou mieux, le développement des papules succède à l'irritation eczémateuse chronique.

Chez plusieurs sujets, on voit des inflammations muqueuses, des phlegmasies viscérales, des lésions organiques internes se joindre à la maladie cutanée : soit qu'elles forment des complications proprement dites, soit que l'affection de la peau paraisse réellement se propager du tégument externe au tégument interne. Mais dans l'immense majorité des cas, l'*eczema*, et surtout l'*eczema* chronique, se montre seul et exempt de toute complication. Toutefois, comme nous l'avons déjà dit, il paraît lié, chez la plupart des sujets, à une crase particulière des humeurs dont la maladie cutanée n'est qu'un des effets les plus apparents ; à une diathèse véritable, et assez souvent à la diathèse *scrofuleuse*.

Le *diagnostic* de la maladie qui nous occupe n'est pas

toujours exempt de difficulté. Nous avons signalé plus haut la méprise d'Alibert qui avait confondu le *pemphigus confluent* avec l'*eczema* chronique. Et, en effet, l'*eczema rubrum* général n'est pas sans analogie d'aspect avec la desquammation par folioles lamelleuses qu'on observe dans cette forme grave du *pemphigus* où le développement des *bulles* est incomplet et parfois très-difficile à saisir.

On a plus d'une fois confondu la gale avec l'eczema, et il est très-probable que les récidives de gale spontanées, que les prétendues gales épidémiques, etc., ne sont autre chose que des *lichen* ou des *eczema* partiels méconnus. Nous avons indiqué, en traitant de la gale, quels sont les signes différentiels qui empêchent de confondre ensemble deux maladies d'une nature aussi différente. Il n'y a guère que l'*eczema simplex* des mains qui puisse réellement offrir quelque incertitude au praticien peu exercé, surtout lorsque les vésicules peu nombreuses, point enflammées et presque incolores, siégent sur les doigts et dans leurs intervalles, comme cela s'observe quelquefois accidentellement, surtout au printemps et dans l'été, chez des personnes jeunes encore, qu'elles soient ou non sujettes à l'*eczema* ou à d'autres affections de la peau, au *prurigo*, par exemple, cas dans lequel le diagnostic deviendrait encore plus difficile. Toutefois, même dans ce cas, l'agglomération de ces vésicules, leur peu de durée, leur très-rapide dessiccation, l'absence du prurit propre à la gale, suffisent pour faire reconnaître la nature de la maladie. L'absence surtout de ces sillons épidermiques que nous avons décrits au chapitre de la *Gale* est tout à fait caractéristique. Ajoutons que, pour peu que la gale ait de durée, les divers points d'élection qu'elle affecte (pli du bras, aisselles, poitrine, ventre, etc.) sont rapidement envahis, ce qui ne s'observe point dans l'*eczema simplex*.

L'état squammeux de la peau qui persiste après la disparition des vésicules peut être confondu avec la desquammation qui accompagne d'autres affections cutanées, telles que le *lichen*, le *pityriasis*, etc. Les circonstances antérieures, le développement dans quelques points de vésicules nouvelles, la rougeur de la peau, les gerçures et les excoriations qui s'y forment, l'exhalation qui s'opère dans le lieu malade, la marche de la maladie éclairent suffisamment le diagnostic, comme nous le ferons voir à l'occasion des maladies qui peuvent présenter quelque analogie avec l'eczema parvenu à cette période. Nous avons déjà dit qu'il existe une espèce particulière de *teigne* (teignes *décalvante*, *furfuracée* et *amiantacée*) que l'on a confondue avec la desquammation du cuir chevelu consécutif à la première période de l'eczema : nous aurons soin de relever ce vice de diagnostic.

L'*eczema partiel* des autres régions du corps (de l'oreille, des yeux, des parties génitales, etc.), peut, ainsi que celui du cuir chevelu, donner lieu à des erreurs de diagnostic sur lesquelles nous reviendrons à mesure que la description des autres maladies de la peau nous en fournira l'occasion.

Quoique nous nous soyons jusqu'ici abstenu de parler des fièvres éruptives, la *miliaire*, et surtout les éruptions miliaires partielles qui se développent quelquefois à la suite des causes de stimulation qui viennent agir sur la peau, telles que, par exemple, des frictions avec l'onguent mercuriel ou avec une autre pommade irritante, ont une telle analogie avec l'*eczema rubrum* à son début qu'il faut que nous en disions ici quelques mots.

La *miliaire* diffère de l'*eczema*, en ce qui a trait seulement à l'affection cutanée, par les caractères suivants :

Les vésicules isolées les unes des autres, quoique rapprochées, forment un semis qui recouvre des surfaces plus ou moins étendues, tout un membre par exemple, la poitrine, le dos, etc. On ne voit point ces *groupes* séparés par des intervalles de peau saine qui se remarquent si souvent sur divers points de l'*eczema*, groupes dans lesquels plusieurs vésicules se confondent quelquefois et deviennent confluentes. Dans l'*eczema*, les vésicules sont fort petites au début, mais se confondent assez souvent plusieurs ensemble, et durent deux, trois, quatre jours au plus, puis des excoriations suintantes et squammeuses leur succèdent et persistent ensuite pendant des semaines, des mois, des années. Dans la *miliaire* (qui est toujours une éruption aiguë et rapide), les vésicules se développent régulièrement pendant un nombre de jours plus grand, acquièrent le volume et l'aspect d'un grain de millet, puis se dessèchent au bout de cinq, six ou sept jours en petits débris furfuracés qni permettent de reconnaître la trace des vésicules, et ne persistent pas plus de quelques jours, en sorte qu'en une ou deux semaines (et souvent dans un temps moins long) l'éruption a parcouru toutes ses périodes, même lorsqu'elle s'est accompagnée de l'inflammation la plus vive, ce qui s'observe notamment dans ces éruptions miliaires produites par des applications irritantes, que quelques praticiens connaissent sous le nom d'*érysipèle miliaire.* Jamais cette éruption ne passe à cet état que M. Alibert a décrit sous le nom pittoresque de dartre squammeuse humide (*herpes squamosus madidans*), et qui est au contraire la forme la plus commune sous laquelle l'*eczema* se présente à l'observation du praticien.

L'eczema accidentel et de cause externe est, en général, une maladie légère et d'assez courte durée, à moins qu'elle ne soit très-intense et très-étendue, cas où elle peut s'accompagner de fièvre, et même de phénomènes graves, ou tendre à se prolonger. L'eczema constitutionnel, généralement peu dangereux par lui-même, est souvent rebelle aux moyens de l'art, et très-sujet aux récidives : il peut, dans quelques cas, comme nous l'avons déjà fait remarquer, lorsqu'il est général et invétéré, se terminer d'une manière funeste, et revêt alors ordinairement la forme que nous avons décrite sous le nom d'*eczema rubrum.*

§ VII. — *Traitement.* — L'eczema aigu et accidentel (surtout s'il n'occupe pas de très-grandes surfaces) cède en général avec assez de facilité au traitement adoucissant, quand on a pris soin d'éloigner la cause qui a pu lui donner naissance. On se bornera à prescrire dans ce cas quelques boissons délayantes; on fera sur la partie malade des lotions adoucissantes pour calmer le prurit et la cuisson; on saupoudrera d'amidon ou de poudre de riz les régions enflammées; en même temps, on ne permettra au malade qu'un régime doux et léger. Lorsque l'eczema est intense, qu'il est accompagné de rougeur à la peau, de symptômes d'excitation, que le sujet est doué d'une constitution valide, la saignée (soit locale, soit générale) devient nécessaire. Si la maladie est constitutionnelle et occupe une certaine étendue, il convient de *préparer* le malade, comme le faisaient les médecins nos prédécesseurs. Ainsi, après avoir laissé passer sous le règne de la médecine expectante les premiers temps, la première période de la maladie, on pratique une saignée, on donne quelques bains tièdes, on prescrit une boisson délayante et laxative, puis on purge le malade; après quoi, l'affection cutanée continuant sa marche, on ordonne un traitement basé sur le degré de la maladie, les phénomènes qui l'accompagnent, l'état général du sujet, etc.

Quand la maladie persiste à l'état chronique, on l'attaque par des moyens internes et par des moyens externes. C'est alors surtout que les dépuratifs, la chicorée, la pensée sauvage, la douce-amère, les toniques, le houblon, le quinquina, les astringents, l'acide sulfurique, les acides minéraux, les purgatifs interposés de temps à autre, les préparations sulfureuses, mercurielles, antimoniales, arsenicales, peuvent convenir. A l'extérieur, les bains, simples d'abord, puis alcalins, sulfureux, les bains de vapeur, pour dépouiller la peau des squammes qui s'y forment, les lotions émollientes, détersives, alcalines; l'eau de son avec le sous-carbonate de soude ou de potasse, les onctions avec des liniments, des onguents ou des pommades auxquelles on ajoute le soufre, le sous-carbonate de potasse, les oxydes mercuriels, et que l'on peut rendre moins irritantes, en y mêlant, comme *correctif*, du camphre, de l'opium, du laudanum, sont mis en usage. Lorsque la maladie cutanée, rebelle et invétérée, est bornée à une surface peu étendue, on réussit quelquefois à la détruire par des applications caustiques, comme l'acide muriatique, le nitrate acide de mercure, la pierre infernale, l'eau rouge avec le sublimé, l'oxyde blanc d'arsenic uni au calomel, etc. C'est dans ce cas surtout qu'on peut avoir recours avec succès à l'application d'un vésicatoire sur le siége du mal. Cette méthode topique est exclusivement employée par quelques praticiens, et le professeur Alibert a plusieurs fois traité et guéri par des applications plus ou moins réitérées de pierre infernale des dartres plus ou moins étendues, sans qu'aucun autre moyen externe ou interne eût été mis en usage. Mais, outre que ces moyens ne sont pas toujours exempts d'inconvénients, ils sont assez souvent inefficaces ou insuffisants, et il est beaucoup plus conforme aux lois de la saine thérapeutique de n'y avoir recours qu'à une période avancée de la maladie, et après que le mal a déjà été combattu rationnellement par les remèdes internes et externes usités en pareil cas. *Biett* même pense que jamais l'*eczema* ne réclame l'emploi des caustiques.

Beaucoup d'astringents et de résolutifs divers ont été tour à tour vantés comme topiques réellement spécifiques dans le traitement de diverses affections dartreuses, et notamment de la *dartre squammeuse humide* d'Alibert, qui se rapporte à notre *eczema*.

Un mémoire intéressant de M. Serre d'Alais est venu particulièrement, en 1846, appeler l'attention des praticiens sur un remède qui n'était guère connu à Paris que dans l'art vétérinaire : je veux parler de l'*huile de cade*[1]. Généralement-

[1] Voir le *Bulletin de thérapeutique*, an 1846, t. XXX, p. 81.

Voir aussi, dans la *Gazette médicale* de Paris, an 1848, le Mémoire que j'ai publié moi-même sur l'emploi de l'*huile de cade* et de quelques autres topiques analogues.

ment, les produits résineux et empyreumatiques étaient très-usités par les anciens : ils jouissent en effet d'une propriété astringente et résolutive qui les rend très-précieux dans l'*eczema chronique.*

On peut, en résumé, poser les bases suivantes dans le traitement de l'eczema constitutionnel :

1° *Première période* (dont la durée peut varier depuis deux jusqu'à cinq ou six septénaires, et qui est caractérisée par l'éruption des vésicules, avec rougeur plus ou moins marquée, par une exhalation consécutive, des excoriations, une desquammation plus ou moins humide, avec cuisson, prurit, etc.) : Saignée, si l'état général le requiert, boissons délayantes, eau d'orge, petit-lait, chicorée sauvage, bouillon aux herbes, et, plus tard, quelques laxatifs, comme l'eau de Sedlitz, le sulfate de soude ou de potasse, la crème de tartre, etc. ; lotions avec l'eau de son, de guimauve, de gruau, de cerfeuil, de pavot; bains tièdes; poudres adoucissantes, absorbantes et résolutives sur les rougeurs et les excoriations.

2° *Deuxième période* (dont la durée peut être plus ou moins longue que celle de la précédente, mais qui, en général, se prolonge davantage, et qui est caractérisée par la continuation des excoriations, de l'exhalation, de la desquammation, sans accidents inflammatoires notables) : Boissons dépuratives, pensée sauvage, scorsonère, pissenlit, douce-amère, avec addition de quelques sels neutres, acidules, alcalins, sulfate de potasse, tartrate acidule de potasse, sous-carbonate de potasse (à la dose de 2 à 4 ou 6 grammes par litre), comme *altérants* et laxatifs; préparations sulfureuses, poudre sulfuro-magnésienne composée de parties égales de magnésie et de fleurs de soufre (à la dose de demi-gramme à 1 et même 2 grammes); pastilles soufrées, préparations mercurielles, et spécialement les pilules de Belloste, à dose altérante ou purgative, peuvent encore être employées. Les acides minéraux, dans la vue de diminuer l'abondance de l'exhalation, réussissent chez quelques sujets. On fait alors un usage journalier des bains alcalins ou sulfureux, des bains de vapeur; les douches s'emploient de préférence quand les squammes se forment avec opiniâtreté, sont adhérentes, que la peau est sèche ou gercée, tendue, rugueuse. Comme topiques, on a recours aux lotions et aux bains locaux avec des décoctions émollientes animées par l'addition du savon, du sous-carbonate de potasse ou de soude; aux onctions avec les pommades soufrées, mercurielles, antimoniales, etc. Dans ces pommades, on met communément 1, 2 ou 3 grammes de la substance active sur 30 grammes d'excipient.

3° *Troisième période* (d'une durée tout aussi variable que les précédentes, et qui peut se prolonger, avec des alternatives de recrudescence et de rémission, pendant plusieurs mois et même pendant plusieurs années): La maladie, passée à l'état chronique, est plus ou moins rebelle et invétérée; la peau, mince, tendue, luisante, gercée, se recouvre de squammes plus ou moins adhérentes, tantôt avec une exhalation parfois assez abondante (*dartre squamm. humide*), tantôt sans exhalation (*dartre squamm. sèche*). C'est alors que les moyens les plus actifs ne sont pas toujours suffisants pour combattre un mal qui fait le désespoir du médecin et du malade, ou du moins ne procurent assez souvent qu'une guérison ou même une amélioration passagère. C'est alors que les préparations arsenicales à l'intérieur, le houblon avec le sous-carbonate de soude, le quinquina avec l'acide sulfurique, les purgatifs répétés, sont employés lorsque l'état des organes digestifs le permet, ce qui est le plus ordinaire. C'est alors que l'on peut appliquer un vésicatoire sur le lieu malade quand le siége du mal est circonscrit; que l'on promène sur la peau (après l'avoir dépouillée des squammes qui la revêtent, au moyen des bains, des douches de vapeur, des cataplasmes) de la charpie trempée dans l'acide nitrique, muriatique, le nitrate acide de mercure;

ou mieux encore, que l'on cautérise superficiellement et à plusieurs reprises, avec le nitrate d'argent fondu, ou avec la solution de 3 grammes de nitrate d'argent cristallisé dans 30 grammes d'eau distillée.

Dans tous les cas, il faut s'attacher à ordonner convenablement le régime, à régler les habitudes de la vie, à modifier la constitution par les moyens hygiéniques convenables, et surtout à dissiper et à éviter pour l'avenir les causes qui ont paru favoriser le développement de la maladie.

C'est surtout dans cette affection que les praticiens du siècle dernier et du commencement du siècle actuel croyaient indispensable l'application d'un *exutoire* destiné à l'élimination des *humeurs* auxquelles on attribuait la production de la maladie dartreuse. Aujourd'hui cette pratique est tellement tombée en désuétude, que je ne me rappelle pas avoir vu une seule fois M. Biett y avoir recours.

Généralement, chez ces sujets, les vésicatoires ont l'inconvénient de favoriser, au moins sur la région où ils sont appliqués, le développement de l'éruption dartreuse lorsqu'elle a déjà disparu, ou de l'exaspérer lorsqu'elle existe.

Il est clair toutefois que les *exutoires* sont indiqués chez les individus qui offrent, en l'absence de la maladie de la peau à laquelle ils sont sujets, des indices d'affection viscérale quelconque. Nous avons vu plusieurs fois des hommes encore jeunes atteints d'hémoptysie et menacés de phthisie à l'occasion de la disparition d'un *eczema rubrum* qui fournissait un suintement plus ou moins abondant. En pareil cas, sans doute il faut apporter beaucoup de prudence dans le traitement de la maladie cutanée, et ne pas craindre de prescrire un exutoire de précaution, lorsque celle-ci marche vers la guérison.

On emploie fréquemment, dans l'eczema *partiel*, les topiques résolutifs que nous avons indiqués plus haut; mais il est généralement convenable de les faire précéder de l'usage des émollients. Nous avons vu la pommade suivante réussir assez bien dans l'eczema chronique des parties génitales :

♃	Cold-cream légèrement alcalinisé	30 grammes.
	Précipité blanc	1 gramme.
	Laudanum	1 gramme.
	M. et f. s. a.	

Quand cet eczema s'accompagne, chez les femmes, d'un prurit pénible ou qu'il occupe le scrotum et s'étend à l'anus chez l'homme, les fumigations sulfureuses, les fumigations cinabrées partielles, administrées au moyen d'un appareil particulier, ont été conseillées par M. Biett, mais, ce nous semble, avec peu de succès ; je préfère l'eau froide, la glace, l'action cathérétique de la solution de nitrate d'argent.

Si le mont de Vénus est spécialement affecté, les douches sulfureuses ou sulfuro-gélatineuses peuvent être utiles.

Ces mêmes douches et mieux encore les douches de vapeur font merveilles dans l'eczema chronique de l'oreille : quand le conduit auditif externe reste induré et rétréci à la suite de cet eczema, on se sert des tentes de racine de gentiane ou d'éponge préparée, introduites dans l'oreille. La compression est quelquefois nécessaire pour réduire le volume et l'épaisseur du pavillon de l'oreille en pareil cas.

Dans la plupart des ophthalmies dartreuses, et en particulier dans celle qui est due à un eczema partiel, les pommades soufrées ou mercurielles conviennent. On emploie fréquemment, par exemple, les formules suivantes :

♃	Onguent rosat	10 grammes.
	Précipité rouge de mercure	10 centigrammes.
	Laudanum	6 ou 8 gouttes.

F. une pommade dont on enduit le soir le bord des paupières, en employant chaque fois le volume d'une tête de grosse épingle pour chaque œil.

♃	Axonge	15 grammes.
	Oxychlor. amm. de mercure du *Codex*	30 centigrammes.
	Camphre	20 centigrammes.

Dans l'eczema chronique des narines, les lotions avec

l'eau de sureau, de cerfeuil, de son, de guimauve, additionnée d'un peu d'eau de savon, sont utiles. Les bains de vapeur font tomber les squammes qui bouchent l'entrée des narines. Le cérat soufré, les pommades résolutives avec les oxydes de plomb, de zinc, de cuivre, peuvent être appliqués le soir en petite quantité sur les points malades.

Quand les mains sont affectées, on se trouve bien de faire porter la nuit aux malades des gants enduits de cérat, de pommade de concombre ou d'autres onguents diversement composés.

Le cérat *calaminaire*, imité de celui de Turner, mais beaucoup plus simplement préparé avec le cérat sans eau et la *calamine* porphyrisée (dans la proportion d'un trentième à un quinzième de principe actif), nous a rendu de véritables services dans le traitement de l'eczema partiel, quel que fût son siége.

L'*huile de cade*, étendue d'huile d'amandes douces ou d'huile de foie de morue, dessèche et résout assez promptement l'*eczema* chronique et calme du moins presque toujours le prurit qui l'accompagne; j'en fais un usage habituel dans l'*eczema* partiel de l'anus, des parties génitales, des membres inférieurs.

Le *glycérolé de goudron* est encore un excellent topique astringent et résolutif. Je le fais préparer comme il suit: d'après le procédé de M. Garot :

℞	Glycérine.	30 grammes.
	Goudron purifié.	2 grammes.

M. et ajoutez à chaud poudre d'amidon, q. s. pour obtenir une pommade peu consistante et bien homogène.

La compression doit être mise en usage chez les sujets dont les jambes deviennent œdémateuses ou variqueuses à la suite d'un eczema chronique.

Enfin, quand la maladie résiste aux moyens ordinaires de traitement, il devient nécessaire que le malade aille chercher sa guérison dans les établissements thermaux, que les médecins ont de tout temps signalés comme *spécifiques* pour la cure des affections cutanées chroniques : les eaux minérales sulfureuses sont celles qui généralement ont le plus de succès dans le traitement de l'eczema, et, en particulier, celles d'*Enghien*, près Paris ; celles de *Saint-Sauveur*, dans les Pyrénées ; de *Challes* et d'*Aix*, en Savoie ; celles d'*Aix-la-Chapelle*, sur les bords du Rhin, etc. Mais nous donnons, entre toutes, avec *Lorry*, la préférence aux sources thermales de *Bagnères de Luchon* (Haute-Garonne).

SYPHILIDE VÉSICULEUSE.

Cette forme de syphilis cutanée est fort rare. Déjà nous avons dit que l'opinion qui donne au chancre vénérien une forme primitive vésiculeuse repose sur une erreur de diagnostic. Les excoriations superficielles qui succèdent parfois aux groupes vésiculeux de l'*herpes præputialis* ou de l'*eczema* des parties génitales n'ont jamais la marche ni l'aspect des ulcérations syphilitiques. Les premières sont légèrement couenneuses, enflammées ou recouvertes de squammes humides ; les secondes se montrent sous deux formes principales : tantôt, c'est un ulcère sinueux, profond, grisâtre, à bords épais et dentelés, qui a commencé par une légère induration du tégument ; tantôt c'est une ulcération ronde, saillante, à bords coupés à pic, qui s'est formée aussi sur un point induré ou tuberculeux.

Dans le très-petit nombre d'exemples que nous avons pu observer de syphilide *vésiculeuse* (sur une très-grande quantité de vénériens), celle-ci occupait diverses régions des membres ou du tronc, et nullement les parties génitales. Elle nous a paru offrir trois nuances bien tranchées, dont l'une se rapprocherait de l'*eczema*, l'autre de la *varicelle*, la dernière enfin de l'*herpes phlyctænodes*.

Nous n'avons vu que deux ou trois fois la première forme : chez un malade (offrant d'ailleurs d'autres symptômes vénériens consécutifs) qui portait à la face externe et postérieure de l'avant-bras une large tache d'un rouge cuivré obscur, semée de petites vésicules séreuses passant à l'état de dessiccation et assez analogues à celles de l'*eczema*; chez une femme déjà âgée dont les membres inférieurs étaient le siége principal de l'éruption, etc.

La teinte cuivrée et livide de cette éruption, bien différente de la coloration rosée ou rouge de l'eczema, l'aspect flétri des vésicules, l'absence des excoriations squammeuses de la *dartre squammeuse humide*, la marche de la maladie, les phénomènes concomitants établissaient des caractères distinctifs suffisants.

Dans la seconde forme, moins rare que la précédente, les vésicules, volumineuses et isolées les unes des autres, ont une marche lente, un aspect terne, et dans quelques cas une petite aréole cuivrée qui les différencie des boutons de la *varicelle*, éruption dont la marche aiguë et les périodes plus ou moins régulières offrent d'ailleurs un tableau qui ne peut représenter l'affection syphilitique. Cette éruption se montre de préférence sur les membres et aux mains; elle est ordinairement composée de vésicules fort peu nombreuses. Nous en avons montré jadis un exemple fort remarquable à nos leçons de l'hôpital Saint-Louis (en 1842). Un homme autrefois atteint de plusieurs affections vénériennes primitives portait depuis six ans sur les membres supérieurs, et notamment sur l'avant-bras et le poignet droits, des boutons vésiculeux ayant à la première vue la plus grande analogie avec ceux de la *varicelle*. Ces vésicules, atteignant à peu près le volume d'une petite lentille, rondes, entourées d'une aréole cuivrée, distantes les unes des autres, quoique assez nombreuses, se séchaient en petites squammes, et laissaient après elles de petites cicatricules blanches très-superficielles. La sérosité contenue dans ces vésicules, claire d'abord, devenait ensuite légèrement laiteuse. Un autre sujet traité dans nos salles en 1858 offrait sur le ventre et les cuisses de légères excoriations vésiculeuses cuivrées, de la grandeur d'une petite lentille. Le bord libre ou l'ouverture du prépuce présentait la trace de chancres primitifs cicatrisés récemment après avoir été cautérisés.

Quant à la variété *herpétique*, elle s'est montrée à nous chez quelques jeunes sujets, du sexe féminin surtout, à la région anale et à la vulve, constituant un semis vésiculeux reposant sur une base cuivrée et légèrement saillante, sans aucun prurit.

On voit, d'après ce que nous venons de dire, que, de toutes les formes de *syphilides*, la syphilis *vésiculeuse* est la plus rare et celle qui peut le moins se confondre avec les maladies cutanées d'une autre nature. Le terme de *gale vénérienne* employé par quelques auteurs est tout à fait impropre, et doit s'entendre d'une éruption *papuleuse* qui se rapproche plus ou moins du *lichen*. Le praticien n'a donc guère à craindre de commettre, sous ce rapport, une erreur de diagnostic, lorsqu'il a à traiter soit la *gale*, soit l'*herpes*, soit l'*eczema*, seules maladies spéciales comprises dans l'ordre des *vésicules*.

ORDRE IV.

—

PUSTULES.

(4. Ecthyma. Acne. Impetigo. Favus et Teignes diverses.)

ECTHYMA.

Εχθυμα, *ατος, id quod erumpit per cutem, pustula.* Εχθυμιαω, *suffitum facio, adoleo :* je gonfle, je fais saillie, je croîs.)

§ I. — On a traduit généralement le mot εχθυματα, employé par Hippocrate, par celui de pustules. D'après *Lorry*,

Celse donne des pustules (*pustulæ*) une description telle que l'on voit qu'elles diffèrent des taches (*maculæ*) par la tumeur qu'elles forment, et des papules (*papulæ*) par l'humeur qu'elles fournissent. Après cette remarque, entièrement favorable à l'acception que les pathologistes anglais ont donnée à ces divers termes, Lorry s'éloigne bientôt de leurs opinions dans la définition spéciale qu'il donne des mots εχθυματα et εξανθηματα, qu'il regarde comme désignant deux ordres de *pustules*, tandis que dans la classification que nous avons adoptée les *exanthèmes* ne sont jamais des affections pustuleuses.

Quoi qu'il en soit, Willan et Bateman donnent le nom d'*ecthyma* à une maladie cutanée apyrétique et non contagieuse, caractérisée par des pustules d'un volume assez considérable (dites *phlyzaciées*), rarement nombreuses, mais s'élevant sur divers points de la surface du corps, à des distances assez grandes les unes des autres, et donnant lieu le plus souvent à la formation de croûtes brunâtres plus ou moins épaisses, qui laissent après elles des maculatures rougeâtres et plus rarement des cicatricules. Pour M. Alibert, cette affection se confondait dans le tableau de la dartre *crustacée* de sa première classification. Cet auteur a créé plus tard un genre *phlyzacia* dans le groupe des dermatoses *eczémateuses*.

§ II. — M. *Bateman* a décrit une variété de l'*ecthyma* propre aux enfants allaités par des nourrices malsaines, ou dont le lait n'est point assez abondant ; mais cette maladie se montre surtout dans l'âge adulte. On la voit attaquer sous diverses nuances les tempéraments sanguins, lymphatiques, bilieux. Elle se montre assez souvent chez les individus cachectiques. — Elle peut régner dans toute saison, mais se montre de préférence dans les saisons chaudes ou variables. Une habitation froide et humide, la négligence des soins de propreté, l'action irritante de certaines substances chez les ouvriers qui manient des produits métalliques (d'après *Willan*); les morsures de sangsues chez les sujets dont la peau est fine et délicate, les frictions avec la pommade stibiée, amènent le développement des pustules et de l'ecthyma. La suppression de la transpiration ou d'autres évacuations habituelles peut aussi y donner lieu. Une nourriture malsaine, l'usage des mets irritants et des liqueurs spiritueuses, produisent quelquefois cette affection. Des fatigues corporelles, des veilles prolongées, des émotions morales tristes, peuvent aussi en favoriser le développement. Diverses maladies fébriles, les fièvres de mauvais caractère, la variole, la rougeole, la scarlatine, amènent quelquefois à leur suite le développement de l'ecthyma. Cette affection pustuleuse survient accidentellement dans le cours d'autres maladies cutanées, et surtout dans la gale invétérée ou exaspérée par des frictions irritantes. Le vice syphilitique produit assez souvent des pustules croûteuses plus ou moins analogues à celles de l'ecthyma. Enfin cette affection cutanée est parfois liée à un état cachectique général ou à une lésion viscérale, telle qu'une irritation gastro-intestinale, un état saburral des premières voies, une disposition morbide des poumons, la scrofule, etc.

§ III. — Dans certains cas, des phénomènes précurseurs, dus le plus souvent à un dérangement des fonctions digestives (malaise, céphalalgie, douleurs contusives dans les membres, inappétence, nausées, constipation ou diarrhée, etc.), s'observent pendant un temps plus ou moins long avant l'apparition de la maladie cutanée. Celle-ci se manifeste sous la forme de boutons rouges qui paraissent aux membres, à la face, sur le tronc, ordinairement en fort petit nombre et assez distants les uns des autres. Ces boutons deviennent purulents à leur sommet presque dès leur apparition, s'ouvrent promptement et donnent lieu à la formation de croûtes brunâtres ou d'un vert obscur, plus ou moins larges, plus ou moins adhérentes, qui se détachent au bout de quelques jours, laissant après elles des maculatures rougeâtres ou livides. Lorsque la maladie se prolonge, l'ulcération croûteuse qui succède à la rupture de la pustule peut s'étendre, persister pendant quelque temps, et laisser après elle une cicatrice plus ou moins apparente.

L'ecthyma aigu parcourt ses périodes en un ou deux septénaires. L'ecthyma chronique peut se prolonger pendant plusieurs mois, de nouvelles pustules se formant successivement sur divers points de la peau, et parcourant lentement leurs périodes. Il est infiniment rare, si même cela existe, que cette affection cutanée soit précédée ou accompagnée de fièvre. Il est bien plus ordinaire de la voir se développer accidentellement dans le cours d'autres maladies cutanées, à l'état aigu ou chronique. Il n'est pas très-rare de la voir liée à quelque lésion interne, à quelque dérangement des fonctions digestives, à un état cachectique général, lorsqu'elle est chronique.

§ IV. Variétés. — Outre les formes aiguë et chronique, accidentelle et constitutionnelle, idiopathique et symptomatique, *Bateman* reconnaît quatre variétés d'ecthyma, savoir :

1° Ecthyma commun (*ecthyma vulgare*), caractérisé par des pustules peu volumineuses qui apparaissent sur quelques points des extrémités, du cou ou des épaules, chez les jeunes gens et particulièrement chez les filles, à l'occasion de quelque dérangement digestif, au retour du printemps ou pendant l'été, et qui, se convertissant en croûtes légères, ou même sans former de croûtes bien marquées, se terminent dans l'espace d'un septénaire sans laisser de traces de leur existence.

2° Ecthyma des enfants (*ecthyma enfantile*), qui survient particulièrement chez les jeunes enfants faibles et mal nourris, chez ceux qui sont allaités par de mauvaises nourrices. L'éruption successive des pustules se renouvelle et se prolonge souvent ; elle peut ainsi acquérir une durée de plusieurs semaines, et même de plusieurs mois. Les pustules, plus volumineuses que dans la variété précédente, se montrent sur le tronc, la face ou même sur le cuir chevelu, s'ulcèrent quelquefois assez profondément, et laissent alors après elles une dépression blanchâtre indélébile.

3° L'ecthyma livide (*ecthyma luridum*) : Cette variété est caractérisée par de larges pustules dont la base est rougeâtre et proéminente, et auxquelles succèdent des ulcérations croûteuses ; ces croûtes, environnées d'une rougeur livide, ne se détachent qu'au bout d'un temps assez long, et si on les arrache, elles laissent à découvert des ulcérations sanieuses qui ne tardent pas à se couvrir de nouvelles concrétions. L'*ecthyma luridum* est ordinairement lié à un état cachectique en général ; il se manifeste quelquefois à la suite des fièvres éruptives, telles que la variole, la rougeole, la scarlatine, et, d'après *Bateman*, on peut même voir survenir en pareil cas une fièvre hectique, la conversion des pustules en eschares, etc. ; mais alors on doit croire à l'existence d'une complication, soit d'une lésion viscérale, soit même d'une altération humorale générale.

4° L'ecthyma cachectique (*ecthyma cachecticum*), qui, dit-on, est quelquefois précédé d'un mouvement fébrile, se rapproche beaucoup du précédent, se montre de préférence aux extrémités, a une marche chronique, et se lie à un état cachectique général.

A ces deux dernières variétés se rattache une forme d'*ecthyma* ulcéreux qui a été confondue avec les *syphilides* et que j'ai observée plusieurs fois dans des circonstances indépendantes de l'existence du virus vénérien.

Cette variété grave d'*ecthyma* n'a point encore été décrite. Indiquée seulement dans une de ses nuances par un célèbre chirurgien de Lyon, M. le docteur Bonnet, qui cherche à la distinguer de la *syphilide pustuleuse*, et conseille comme moyen principal de traitement un simple procédé chirurgical (l'excision des bords décollés des ulcérations), cette éruption mérite d'être étudiée avec soin : elle s'est offerte à mon observation un assez grand nombre de fois. Sous le rapport étiologique et thérapeutique, elle doit être distinguée en deux formes principales : l'une entretenue par une diathèse spéciale, tantôt réellement cachectique, tantôt indépendante de tout indice d'altération grave des solides et des liquides de l'économie ; l'autre, qui peut se rattacher à la diathèse ou à la cachexie scrofuleuse [1]. Dans les deux cas, nous avons vu réussir plusieurs fois le *sirop de deutoïodure ioduré,* que j'ai introduit avec tant de succès dans la thérapeutique des syphilides et des éruptions scrofuleuses serpigineuses ; mais il s'est rencontré aussi des sujets chez lesquels ce sirop a échoué, soit, ce qui est rare, qu'il n'eût amené aucun résultat avantageux, soit, ce qui est arrivé plus souvent, que l'amélioration qui avait d'abord suivi l'usage du remède ne se soit pas soutenue.

Dans ces cas, nous avons insisté sur le régime tonique, les soins hygiéniques et les pansements appropriés. Tantôt nous avons eu recours à l'excision des bords décollés des ulcères, tantôt à la cautérisation successive avec le nitrate acide de mercure, tantôt aux lotions et aux applications chlorurées, à l'onguent styrax, au vin miellé, secondés par les bains alcalins ; d'autres fois aux simples dessiccatifs, comme la poudre d'amidon, d'alun, et les pansements rares.

Cette éruption se présente avec les caractères suivants : Des pustules indurées dont le volume approche de celui d'une petite lentille, et dont la base est d'un rouge livide, se montrent aux membres inférieurs, quelquefois aussi sur le

[1] Nous rappellerons ici, pour éviter toute confusion, que nous désignons, avec M. Cayol, sous le nom de *diathèse*, la disposition morbide générale qui entretient et reproduit les phénomènes locaux, sans que la santé, envisagée dans son ensemble, paraisse compromise ; et sous celui de *cachexie*, l'état plus grave et plus avancé dans lequel, comme l'indique le mot lui-même, il y a dégradation manifeste et reconnaissable à des signes extérieurs palpables (altération du teint, affaiblissement, amaigrissement, etc.), des liquides et des solides de l'économie, et par conséquent non plus seulement disposition morbide, mais bien maladie générale plus ou moins grave.

tronc (et alors le plus souvent confluentes), rarement aux parties supérieures du corps; elles se rompent et laissent après elles de petits ulcères ronds et perforants qui détruisent toute l'épaisseur de la peau. Le plus ordinairement discrète, cette éruption est quelquefois confluente, en sorte que des régions assez étendues des téguments peuvent se trouver envahies presque sans interruption. Le mal a généralement une durée longue et parfois tout à fait indéterminée.

§ V. — L'ecthyma diffère par le volume, la marche, la disposition de ses pustules, des autres affections du même ordre, telles que l'*impetigo*, l'*acne*, etc. Lorsqu'il survient accidentellement dans le cours d'une autre affection cutanée, comme la *gale*, le *prurigo*, etc., il existe ordinairement des circonstances locales qui expliquent l'apparition des pustules: celles-ci sont peu nombreuses, peu saillantes, peu volumineuses, et se rapportent à l'*ecthyma vulgare*. Le *rupia* forme des *bulles*, d'abord séreuses, dans lesquelles on observe souvent encore à la circonférence les débris de la phlyctène, après la transformation croûteuse, ce qui ne se voit pas dans l'*ecthyma*. Celui-ci du reste, par ses causes, sa marche, ses terminaisons, se rapproche beaucoup du *rupia*. Quant aux pustules syphilitiques qui simulent l'ecthyma *cachectique* ou *livide*, on les reconnaît aux signes commémoratifs, à la coloration cuivrée qui les environne, à leur nombre, à leur étendue, à la persistance et à l'épaisseur des croûtes qui revêtent des ulcérations sanieuses, etc.: c'est la *syphilide pustuleuse crustacée* de M. Alibert.

Le pronostic de l'*ecthyma* ne peut devenir grave que dans les cas de complications, lorsque la constitution générale est fortement altérée, que la maladie est rebelle, se prolonge, se reproduit avec opiniâtreté, qu'elle est étendue, reconnaît pour cause un vice humoral; dans ce cas on éprouve en effet des difficultés à combattre la maladie cutanée ou plutôt le vice interne qui l'entretient.

§ VI. — *Traitement.* — L'ecthyma étant quelquefois lié à un dérangement des fonctions digestives, à une phlegmasie interne, à un état cachectique, etc., ce sont ces diverses dispositions morbides qu'il faut s'attacher d'abord à combattre.

Les soins hygiéniques sont les plus importants et les premiers à employer : les soins de propreté, les bains chauds ou tièdes, un bon régime, c'est-à-dire un régime réglé suivant les circonstances particulières où se trouve le sujet, lesquelles indiquent tantôt une grande sobriété et une diète délayante, et tantôt, au contraire, une nourriture restaurante et substantielle ; voilà la base sur laquelle doit reposer le traitement général.

L'auteur anglais conseille d'une manière banale, et dans presque tous les cas, les dépuratifs, les toniques, le quinquina, les purgatifs ; mais l'on conçoit que ces médicaments, avantageux dans le cas de *cachexie* sans irritation locale, ne sont pas toujours indiqués, et doivent même être interdits lorsqu'il existe des indices de phlogose gastro-intestinale, ou simplement une inflammation de la peau elle-même dont l'ecthyma n'est qu'un accident.

Les bains simples ou émollients, les lotions et les applications émollientes, suffisent ordinairement pour dissiper l'ecthyma *vulgare*, qu'il soit idiopathique ou qu'il survienne comme complication dans le cours d'une autre affection cutanée.

Les bains alcalins, les bains sulfureux, les bains de vapeur, quelques boissons dépuratives et laxatives, sont les moyens à opposer à l'ecthyma qui passe à l'état chronique.

Dans tous les cas, le régime doit fixer d'une manière particulière l'attention du praticien.

Notre sirop de deutoïodure ioduré (voir le chapitre des *Syphilides*) nous a très-bien réussi dans quelques cas d'ecthyma *ulcéreux* qui se rattachaient à une cachexie particulière.

Les topiques détersifs, le vin miellé, l'onguent styrax,

l'onguent digestif, sont souvent nécessaires dans le pansement des ulcérations qui succèdent à l'*ecthyma luridum* et *cachecticum*.

ACNÉ.

§ Ier. — Les Grecs ont indiqué sous les noms d'αχνη et de συκωσις, les Latins, sous ceux de *vari* et de *fici*, de petites *pustules*, ou même de petites tumeurs ulcérées, siégeant particulièrement à la face et au menton, dont la description paraît se rapprocher beaucoup de celle de la maladie *pustulo-tuberculeuse* décrite dans l'ouvrage de Bateman sous les deux noms grecs (*latinisés*) *acne* et *sycosis*. C'est la même maladie que M. le professeur Alibert avait étudiée sous le nom fort convenable de *dartre pustuleuse*, auquel il a préféré depuis celui de *varus* : dans la nouvelle classification de cet auteur, le *varus* forme l'un des quatre genres dont se compose le groupe des *dermatoses dartreuses*. Nous conserverons ici les trois principales divisions de ce genre *varus*, connues sous les noms vulgaires de *couperose*, *mentagre*, et pustules *disséminées*. Ces trois nuances diffèrent de siége et d'aspect, mais elles ont une nuance élémentaire et une marche semblables, et doivent être regardées comme variétés d'une seule et même maladie. Il faut toutefois mettre à part la *mentagre* proprement dite, dans laquelle les pustules et les tubercules ne seraient que les progrès d'une phlogose primitivement provoquée par le développement d'un parasite végétal.

Les éruptions *parasitaires*, avons-nous dit plus haut, sont partagées en deux classes, savoir : celles qui sont produites par un parasite du règne animal (éruptions qui se rattachent à la *gale* ou au *prurigo pédiculaire*[1]), et celles qui sont produites par des parasites du règne végétal.

[1] On doit en rapprocher l'espèce d'*urticaire* accidentelle que provoque sur les peaux fines et délicates la morsure des cousins, des puces, des punaises, et le *lichen urticans*, quelquefois assez général, déterminé par l'*acarus* ou puceron spécial des végétaux, qui s'observe chez beaucoup de personnes à la fin de l'été et plus particulièrement durant le mois d'août.

Ces dernières, d'après M. Bazin, offrent trois espèces, dues chacune à un champignon particulier que l'auteur désigne ainsi :

1° *Achorion* (champignon de la vraie *teigne* ou *favus*) ;

2° *Trichophyton* (champignon du poil), occasionnant les éruptions furfuracées, papuleuses, pustuleuses ou pustulo-tuberculeuses, du *porrigo decalvans* ou teigne furfuracée, de l'*herpes circiné*, de la *mentagre*;

3° *Microsporon* (champignon du *pityriasis versicolor*).

Du moins telle paraît être la classification à laquelle l'auteur s'est arrêté en dernier lieu [1].

Pour nous, ces trois genres ne diffèrent que par le siége et le volume du champignon dont les *spores*, à cela près, se présentent au microscope sous le même aspect. En sorte qu'il nous paraîtrait plus simple de n'employer pour désigner cette mousse parasite qu'un seul nom, celui de *mycoderme* (ou mousse de la peau), employé d'abord par M. Gruby, soit que ces sporules se montrent à la surface du derme, comme dans le *favus* ou teigne vraie, soit qu'ils siégent de préférence entre la gaîne du poil et le bulbe pileux, comme dans la mentagre; ou enfin qu'on les observe dans l'épaisseur même du poil, comme dans la teigne furfuracée, dite *herpes tonsurant*.

Quant à la *mentagre*, seule espèce dont nous ayons à traiter en ce moment, il nous paraît difficile de ne pas admettre que la forme pustuleuse acnéique, regardée par M. Bazin comme le dernier terme de l'éruption *tricophytique* (simplement furfuracée au début, puis, papuleuse ou vésiculeuse, et enfin pustuleuse ou pustulo-tuberculeuse), ne puisse être essentielle, primitive et indépendante de l'existence d'un

[1] Voir la *Revue médicale*, numéro du 31 mars 1857, page 331. — C'est dans ce même article que M. *Bazin* divise les maladies cutanées en trois classes, savoir : éruptions *artificielles* ou de cause externe; éruptions *parasitaires*, éruptions *constitutionnelles* (scrofuleuses, syphilitiques, dartreuses, arthritiques).

parasite végétal, au moins dans un certain nombre de cas.

Il paraît qu'on a rencontré dans quelques autres formes acnéiques (notamment dans l'*acne indurata* et dans l'*acne punctata* du nez) un petit animal parasite du genre des *arachnides*, qu'on retrouve plus communément chez les animaux et notamment sur le chien. Nous nous bornons à mentionner ici ce fait, trop peu connu encore pour être exposé avec détail dans un livre élémentaire.

Quoi qu'il en soit, nous désignerons sous le terme générique d'*acné* [1] une affection caractérisée par de petites pustules plus ou moins rouges et enflammées, pénétrant plus ou moins profondément dans le tissu de la peau, ne parvenant que lentement à la suppuration : cette suppuration n'est pas toujours suivie d'une fonte complète, en sorte que dans certains cas l'état *tuberculeux* précède, accompagne et suit le développement des pustules ; ce qui avait engagé d'abord les auteurs anglais à ranger cette maladie dans l'ordre des *tubercules* plutôt que dans celui des pustules ; vice que M. Biett a relevé avec raison, et qui avait été évité par M. Alibert.

§ II. — Bateman distingue quatre variétés dans le genre *acne*, savoir : *acne simplex, acne punctata, acne indurata,*

[1] Le mot αχνη des Grecs peut signifier *acus*, *sordes*, *tenuissima pars alicujus rei*, boutons ténus et pointus : mais la plupart des auteurs, et M. Alibert en particulier, pensent qu'il dérive du mot ακμη, *vigor*, *flos juventutis*, peut-être pour indiquer que les boutons de l'*acné* se montrent assez souvent au front et au visage à l'époque de la puberté.

Quant au mot *varus* des Latins, préféré par M. Alibert, on croit que, dérivé du mot *varius*, varié, bigarré, il était employé pour désigner les boutons du front et du visage qui altèrent la couleur et le poli de la peau.

Le mot *sycosis*, conservé par les auteurs anglais pour désigner la *mentagre* (συκωσις), et dont le mot latin *ficus*, figue, est la traduction, paraît avoir été appliqué par les anciens à quelques cas où les pustules et les tubercules consécutifs de la mentagre donnent en effet au menton un aspect fongueux et granulé qu'on a pu comparer à la peau chagrinée de la figue, ou mieux encore à la chair granuleuse de ce fruit.

acne rosacea; il faut y ajouter encore la *mentagre,* qu'il décrit à part sous le nom de *sycosis,* tout en reconnaissant l'affinité qui rapproche ce genre de l'*acne*. Les trois premières variétés sont caractérisées par la forme particulière des pustules, et les deux autres par le siége : ces dernières seront étudiées à part, à cause de leur importance; nous indiquerons les trois autres en traçant la description générale de notre première espèce, en sorte que nous aurons successivement à traiter en particulier de l'acne *disseminata*, de l'acne *rosacea,* et de l'acne *sycosis* ou *mentagra,* qui, suivant M. Bazin, avons-nous dit, est toujours et dans tous ses degrés une éruption parasitaire, dont le début appartient à la forme dite *herpes circiné,* provoquée par la présence du *trichophytum*.

1° *Acne disseminata*. — Cette maladie a été très-bien décrite par le professeur Alibert sous le nom très-convenable de *dartre pustuleuse disséminée,* aujourd'hui *varus disseminatus;* elle a été indiquée par les Grecs sous celui d'αχνη, et par les Latins sous celui de *vari,* petits boutons dont la forme tuberculeuse a été signalée par *Aétius d'Amide*. Elle est caractérisée le plus ordinairement par une éruption de petits boutons durs, enflammés, d'un volume variable depuis celui d'une très-petite tête d'épingle jusqu'à celui d'une petite lentille, distincts, isolés, et disséminés sur le front, la face, les épaules, le tronc, quelquefois même sur une plus grande étendue du corps (quoique les auteurs anglais aient cru qu'elle était toujours bornée à la partie supérieure du tronc, et ne pouvait jamais se montrer sur les extrémités). Tantôt ces boutons, très-petits et superficiels, forment de petites pustules qui se sèchent promptement en petites écailles presque furfuracées; c'est ce qu'on nomme l'acne *simplex*. Tantôt, plus volumineux, mûrissant plus lentement, ils offrent un noyau central formé par l'inflammation d'un follicule sébacé : ces follicules en effet paraissent être le siége principal et le point de départ de la forme désignée sous le nom d'acne *indurata*.

Dans ce dernier cas, après avoir grossi et persévéré pendant trois, six, huit jours, leur sommet purulent jaunit, s'ouvre et laisse échapper une humeur jaunâtre plus ou moins ténue; souvent même on en expulse, par pression, une sorte de bourbillon formé dans le follicule lui-même, ou du moins par une sorte de pseudomembrane qui en a pris la forme, et qui représente un petit kyste contenant une matière sébacée. Une petite cicatricule succède alors (surtout quand l'éruption occupe le dos) aux pustules les plus enflammées, et se présente sous l'apparence d'un petit trait blanc indélébile. L'humeur formée par les boutons pustuleux se concrète souvent en petites squammes ou en croûtes jaunâtres, ordinairement de peu d'épaisseur et de peu d'étendue. L'inflammation diminue ensuite progressivement, la base tuberculeuse se résout peu à peu, ou persiste encore pendant un certain temps, en prenant une teinte obscure et livide; quelquefois une légère desquammation furfuracée s'opère à sa surface. De nouvelles pustules se forment dans d'autres points, et parcourent les mêmes périodes, en sorte qu'on peut ordinairement observer sur le même sujet les boutons dans leurs divers états de dureté rougeâtre, de suppuration, de résolution ou d'induration, et embrasser ainsi d'un coup d'œil tous les degrés de la maladie. Fréquemment, et particulièrement à la face, on voit parmi les tubercules des points noirs, connus sous le nom vulgaire de *tannes*, qui sont formés par de la matière sébacée, desséchée et noircie, que l'on peut faire sortir par pression, sous la forme d'un petit ver blanchâtre, du follicule où elle s'est concrétée, ou bien encore par des petits faisceaux de poils rudimentaires. Ce sont ces points noirs, comparés par M. Alibert à ceux qui résultent sur la peau de l'incrustation de petits grains de poudre lancés par une arme à feu, qui ont fait donner à la variété dans laquelle on les observe le nom d'*acne punctata*. M. Alibert a préféré celui de *varus comedo* ou *varus vermiforme*. — Quelquefois les follicules sébacés enflammés ne se présentent pas sous la forme pustuleuse ; ils sécrètent seulement un liquide épais qui peut se concréter en squammes et en croûtes ; cette croûte recouvre le visage ou le front d'une sorte de masque assez analogue à celui que peut produire la *melitagre* ou l'*impetigo* : c'est ce que M. Biett a proposé de désigner sous le nom d'acne *sebacea* ou maladie folliculeuse. Dans quelques cas rares, cette affection envahit toute la peau, et les squammes grisâtres qui se forment à la surface des téguments simulent jusqu'à un certain point l'*ichthyose*. Beaucoup plus souvent, elle est bornée aux régions indiquées ci-dessus. Chez une dame qui avait ainsi habituellement le nez couvert de cet enduit sale et épais dû à la coagulation et à l'accumulation de l'humeur sébacée, la maladie, qui avait duré plusieurs années et avait été longtemps méconnue, finit par céder à l'usage des applications émollientes employées avec persévérance.

Nous avons eu dans nos salles, à l'hôpital Saint-Louis, une femme chez laquelle l'*acne sebacea* était caractérisée par une bande folliculeuse rouge et recouverte d'une croûte jaunâtre, sèche, très-adhérente, mamelonnée par l'effet de l'isolement des follicules voisins, mais non confondus ; cette bande entourait le nez, en partant de la lèvre supérieure pour passer sur la joue, puis sur le dos du nez, et se terminait sur la joue de l'autre côté ; cette bande n'avait guère qu'un travers de doigt de largeur. L'éruption simulait assez bien, au premier aspect, l'impetigo passé à l'état croûteux. Elle a cédé aux lotions chlorurées alternées avec des onctions faites avec la pommade à l'*anthrakokali*.

Nous avons vu, chez un autre individu, l'*acne sebacea* occuper les paupières. C'était un homme âgé d'une cinquantaine d'années, et chez lequel, depuis plus de douze ans, il se formait à la face cutanée de chacune des paupières supérieures une petite croûte crasseuse et noirâtre, qui se reproduisait opiniâtrément et s'accompagnait d'un état légèrement chassieux du bord libre de la même paupière. Il s'était trouvé des chirurgiens assez malavisés pour combattre ce mal purement local par des remèdes internes et par des révulsifs violents, tels que le séton à la nuque, et, plus tard, un cautère au bras; remèdes qui, d'ailleurs, n'avaient produit aucun résultat. Je me suis borné à prescrire des bains alcalins, des lotions chlorurées et des onctions tous les soirs avec une pommade composée de 30 grammes d'axonge et 4 gram. de carbonate de potasse.

Enfin, chez une jeune fille de la campagne, que nous avons traitée avec succès par les douches de vapeurs, la pommade alcaline et les purgatifs, tout le visage était couvert d'une sorte de masque.

Les pustules de l'acne *disseminata* sont toujours isolées et distinctes les unes des autres, le plus souvent semées en petit nombre sur le front, sur les épaules, sur le dos; elles parcourent isolément leurs périodes, et se renouvellent de temps en temps sur divers points des régions indiquées.

Cette affection se montre constitutionnelle chez certains individus, et tellement inhérente à l'organisation et au mode de vitalité de la peau, qu'elle se perpétue pendant toute la durée de la vie, tantôt ne constituant qu'une éruption à peine incommode, et d'autres fois allant jusqu'à produire une sorte de difformité. Mais le plus souvent, quoique favorisée et entretenue par l'état organique de la peau, qui est ordinairement, chez ces sortes de sujets, terne, huileuse, un peu brune, d'un tissu serré et peu perméable, cette éruption ne passe qu'accidentellement à l'état de maladie proprement dite, et peut alors être réduite par un régime et un traitement convenables à des proportions tellement insignifiantes qu'elles équivalent réellement à un état de guérison. Ainsi, j'ai donné des soins, au printemps de 1841, à un homme d'une quarantaine d'années, d'une constitution lymphatico-nerveuse et un peu bilieuse, chez lequel, à la suite d'écarts de régime répétés et de préoccupations morales habituelles, s'était développée une effroyable éruption d'*acne indurata*. Cette éruption, dont on voyait quelques vestiges sur le front et sur le nez, était surtout répandue sur le tronc. Le dos, en particulier, était couvert d'une foule de pustules volumineuses, de tubercules indurés, de taches violacées, de petites cicatrices blanches qui offraient, réunies sur cette région, toutes les phases de l'éruption. Le mal d'ailleurs était à peu près indolent, mais il était réellement hideux à la vue. Un régime sobre et sévère, humectant, laxatif et particulièrement végétal, l'emploi alternatif des bains alcalins et de vapeur, les lotions chlorurées; à l'intérieur, une tisane alcaline et dépurative, l'eau sulfureuse d'Enghien, quelques laxatifs, amenèrent en moins de deux mois une guérison à peu près complète. Je suis persuadé qu'à la vue de cette hideuse éruption, plus d'un médecin aurait cru à la présence du vice syphilitique et aurait traité le malade en conséquence.

2° *Acne rosacea* ou *couperose*. — Le nom de cette affection lui vient évidemment de la coloration qu'elle imprime au visage. Les écrivains de la basse latinité ont créé le mot de *guttarosea*, et par corruption *cuperosa*, goutte rose ou coupe rose, dont on ignore l'étymologie précise, mais qui pourrait cependant s'expliquer de plusieurs manières, si ces sortes d'explications pouvaient avoir quelque importance. Ainsi l'on pourrait dire que la première partie du mot composé *guttarosea* vient de ce que, cette coloration du visage se montrant à peu près dans les mêmes circonstances que la goutte, on a pu regarder le principe goutteux comme cause de cette affection; ou bien encore l'étymologie de *cuperosa* vient-elle de *Cypris*, rose de Vénus, coloration envahissant surtout le visage des femmes, ou se montrant de préférence chez les sujets qui se livrent aux plaisirs de Vénus? etc. S'il faut en croire *Lorry*, les Grecs et les Latins d'un âge antérieur n'ont point connu cette maladie, que les progrès du luxe et de la débauche ont seuls rendue si commune et si intense. Mais il est plus vraisemblable qu'elle a été, comme l'espèce précédente, indiquée par les anciens auteurs sous les noms d'αχνη et de *vari*. Quoi qu'il en soit, la *couperose* est caractérisée par des rougeurs pustuleuses disséminées ou plus ou moins rapprochées, qui envahissent le nez, les joues, le front, et présentent d'ailleurs la marche et les caractères propres à l'*acne*.

Mais la couperose présente divers degrés : tantôt elle ne donne lieu qu'à une coloration rosée plus ou moins vive et plus ou moins diffuse de la peau, tout au plus accompagnée d'une légère desquammation furfuracée ; tantôt la peau du visage est en outre rugueuse et hérissée de petites saillies, de petites aspérités dues à une injection plus forte du tissu réticulaire sous-cutané, à une inflammation plus profonde et plus permanente. Le plus souvent les *pustules* sont petites, superficielles, du genre de celles de l'acne *simplex;* quelquefois elles sont entremêlées de ces points noirs qui caractérisent l'acne *punctata;* enfin, les pustules profondes et les tubercules consécutifs de l'*acne indurata* peuvent aussi se montrer, ce qui constitue le degré le plus intense de la *couperose*. Aussi, plusieurs auteurs ont-ils reconnu diverses espèces de couperose : une *simple,* caractérisée par une simple rougeur, une couperose *pustuleuse,* une couperose *ulcéreuse,* une couperose *variqueuse,* etc. (*Nicolaus Florentinus, Ambroise Paré, Astruc.*) — On conçoit que la structure délicate et vasculaire des parties de la face où siége particulièrement la couperose est très-propre en effet à présenter les diverses nuances d'injection simple et passagère, de coloration permanente et avec dilatation des ramuscules vasculaires, d'engorgements légèrement tuberculeux, de pustules, d'inflammation folliculeuse, qui forment les différents degrés de l'*acne rosacea*. M. Biett a retracé, avec sa clarté et sa précision ordinaires, les progrès de la maladie, en terminant par l'espèce de résumé suivant l'excellente description de la *couperose* qu'il a consignée dans le *Nouveau Dictionnaire de médecine* (1re édition) :

« ... Du reste, on conçoit que cette maladie doit offrir des nuances infinies sous le rapport de la gravité. Quelquefois bornées à un petit espace, les pustules sont rares, isolées, et ne laissent à leur suite qu'une rougeur légère. D'autres fois elles se succèdent, se multiplient, envahissent toute la face et s'étendent même jusque sur les oreilles et le cou. Lorsque la couperose est parvenue à ce degré d'intensité, les membranes muqueuses voisines prennent bientôt part à cette irritation si vive : les conjonctives s'enflamment; les gencives deviennent douloureuses, se tuméfient; les dents s'ébranlent, et plusieurs autres symptômes d'une complication scorbutique viennent ajouter à cet état si déplorable. Dans quelques cas assez rares, la couperose n'étend pas son siége au delà du nez, et elle y épuise en quelque sorte ses effets. Tous les tissus se gonflent, au point de donner à cette partie de la face une dimension double ou triple de celle qui lui est ordinaire. On voit s'élever sur divers points, surtout autour des ailes du nez, des tumeurs plus ou moins considérables, rugueuses, livides, qui offrent une difformité dégoûtante. »

Nous venons de dire que la couperose épuisait quelquefois toute sa violence sur le nez, qui se tuméfiait en bourgeons indurés, si remarquables chez certains ivrognes. Mais en outre on rencontre, chez quelques vieillards, des tuméfactions et des indurations considérables dues simplement à l'hypertrophie de la peau et du tissu cellulaire, compliquée le plus ordinairement d'accumulation de matière sébacée dans les follicules distendus et développés outre mesure, mais sans coloration rouge et sans formation de pustules d'*acne*..., bien que, le plus souvent, celles-ci aient préludé au développement de la tuméfaction générale du lobule et des ailes du nez.

Un exemple fort curieux de ce genre de difformité a été

rapporté dans tous ses détails par M. Hutin, chirurgien de l'hôtel des Invalides, qui a présenté à l'Académie le moule en plâtre du sujet, dans la séance du 9 avril 1850.

Un caporal de l'hôtel offrait un développement monstrueux du nez, qui le rendait l'objet des moqueries des passants. Atteint de couperose vers l'âge de vingt-huit ans, il avait été guéri par Larrey au moyen de l'application successive de trois vésicatoires sur le visage. La guérison s'était soutenue un an, mais alors avait commencé le développement devenu plus tard monstrueux de la partie inférieure du nez, qui offrait une tumeur ailée et trilobée, sans coloration de la peau, mais avec exsudation de matière sébacée dans les anfractuosités interlobaires de cette tumeur.

Des onctions avec de l'axonge avaient réduit et desséché la tumeur, lorsque survinrent des maux de tête, puis la tuméfaction flegmoneuse profonde de la région sous-maxillaire du cou...; enfin (celle-ci en grande partie résolue et le malade paraissant presque rétabli), la mort subite due à un œdème de la glotte avec infiltration purulente du tissu cellulaire profond du cou.

La tuméfaction énorme du nez était causée par une simple hypertrophie du tissu cellulaire et de la peau, avec développement énorme de deux follicules sébacés latéraux remplis de matière grasse accumulée. (Voir le numéro du 30 avril 1850 du *Bulletin de l'Académie de médecine.*)

3° *Sycosis menti* ou *mentagre.* — La mentagre (mot composé de *mentum,* menton, et ἄγρα, prise, *præda,* ou αφριοω, *exaspero, irrito,* maladie féroce du menton), s'est montrée avec la plus grande violence en Italie vers le milieu du règne de Claude, d'après le récit de Pline. Peut-être avait-elle été décrite auparavant par les Grecs sous les noms de συκωσις et de φωρα, ou λειχηνες du menton, et par les Latins sous ceux de *fici* et d'*impetigo,* ou *scabricies menti.* Celse s'exprime ainsi à ce sujet : « *Est etiam ulcus, quod a fici similitudine* συκωσις *à Græcis nominatur : caro excrescit;*

et id quidem generale est. Sub eo verò duæ species sunt : alterum ulcus durum et rotundum est, alterum humidum et inæquale. Ex duro exiguum quiddam et glutinosum exit; ex humido plus et mali odoris. Sit verò utrumque in his partibus quæ pilis conteguntur : sed id quidem quod callosum et rotundum est, maximè in barbâ; id vero quod humidum, præcipuè est in capillo.» (Lib. VI, c. I.) — Peut-être doit-on conclure de ce passage de *Celse* (qui écrivait un peu avant *Pline*) que la mentagre était déjà connue à Rome avant l'époque dont parle ce dernier auteur.

M. Biett avait dit que le siége des pustules de la *mentagre* ne pouvait pas s'étendre au delà de la superficie du corps réticulaire, et blâmait les pathologistes qui l'avaient considérée comme une éruption furonculaire. Selon lui, lorsqu'une inflammation plus profonde succédait aux pustules, elle était purement accidentelle, et ne devait pas être confondue avec les caractères propres de la maladie. Il affirmait n'avoir jamais pu découvrir, même à l'aide de la loupe, la moindre apparence de cicatrices après la guérison des pustules de la mentagre.

Cependant, comme M. Biett en convenait lui-même, l'inflammation pustuleuse, au lieu de s'étendre en surface, peut pénétrer tout le derme, le gonfler, le tuméfier au point de lui donner l'apparence de végétations humides, qui justifient les noms de συκώσις et de *fici* des anciens; parfois même l'irritation se propage aux bulbes des poils qui tombent bientôt et laissent de larges places entièrement dénudées. Toutefois, cette destruction des poils n'est le plus ordinairement que passagère, et l'on voit plus tard reparaître des poils plus clairs, plus faibles, qui recouvrent peu à peu leurs qualités premières.

Quoi qu'il en soit, la mentagre offre beaucoup plus souvent que la couperose la forme de l'*acne indurata;* les pustules donnent issue à une humeur qui se concrète quelquefois en croûtes plus ou moins épaisses. Tantôt ces pustules ont une marche rapide; elles deviennent promptement purulentes, se rompent au bout de quelques jours, puis se terminent par une prompte résolution; tantôt, au contraire, l'inflammation, plus étendue, plus profonde, plus lente, plus répétée, donne lieu à ces indurations tuberculeuses isolées qu'on observe si souvent dans les mentagres chroniques. Il ne faut pas croire d'ailleurs que la forme *tuberculeuse* soit exclusivement propre à ces dernières. On voit des mentagres qui n'ont pas plus d'un mois de durée offrir déjà des *tubercules;* d'autre part, cette maladie peut se perpétuer pendant plusieurs années sous la forme pustuleuse pure, et sans complication de tubercules.

Nos lecteurs nous sauront sans doute gré de traduire ici le passage de l'*Histoire naturelle* de *Pline* (liv. XXVII, chap. I) qui a trait à la mentagre :

« Une maladie inconnue jusqu'alors non-seulement à l'Italie, mais encore à l'Europe presque tout entière, vint sévir à cette époque sur le visage de l'homme. Elle se répandit peu en Illyrie, dans les Gaules, en Espagne, et ravagea de préférence Rome et ses environs. Causant, à la vérité, peu de douleur et n'entraînant point de danger pour la vie, cette maladie amenait de si hideuses difformités que la mort eût été préférable. On lui donna en premier lieu le nom grec de *lichen,* mais bientôt, à cause de son siége spécial au menton, elle reçut d'abord par plaisanterie (les hommes ne sont que trop enclins à se rire du mal d'autrui!) le nom de *mentagre,* qui lui est demeuré depuis. Chez beaucoup de sujets, elle ne se bornait point au menton, mais elle envahissait le visage tout entier (à l'exception des yeux), et s'étendait même au cou, à la poitrine, aux mains, qu'elle couvrait de hideuses écailles (*fœdo furfure*). Ce mal, inconnu à nos pères, se montra pour la première fois en Italie vers le milieu du règne de Tibère Claude César : on raconte qu'un chevalier romain l'apporta d'Asie, où régnait cette affection, et la transmit ensuite par contagion aux habitants de Rome. Les femmes n'en furent point affligées; le peuple et même la classe moyenne en furent exempts; mais les grands et les nobles en éprouvèrent cruellement les atteintes, l'affection se propageant rapidement chez eux par le baiser (dont ils se saluent habituellement).

» Ceux qui se faisaient traiter offraient au visage des cicatrices plus hideuses que le mal lui-même. La méthode de traitement consistait en effet dans l'emploi des caustiques, qui n'empêchait point le mal de reparaître si les chairs n'avaient point été brûlées jusqu'à l'os. Cette cruelle ressource fût la seule qu'apportèrent d'Égypte les médecins qui vinrent de ce pays s'enrichir à nos dépens. »

Cette description de Pline, paraît aujourd'hui bien exagérée; et pourtant les ravages récents du choléra asiatique, inconnu jusque-là dans nos climats...., l'exemple de l'*érythème épidémique* des extrémités, observé à Paris en 1828 et 1829, les cas isolés de *pellagre* et de *radesyge* que nous avons eus sous les yeux à l'hôpital Saint-Louis, quoique ces maladies passent pour à peu près inconnues en France....; tous ces exemples, dis-je, d'affections qui ne paraissent ordinairement chez nous que sous une forme modérée et qui peuvent cependant se produire tout à coup avec une physionomie grave et tout à fait spéciale, doivent nous engager à mettre une grande réserve dans le jugement que nous serions disposés à porter, d'après notre observation personnelle, sur le degré de certitude des assertions de l'auteur romain.

Mentagre contagieuse et parasitaire. — En 1840, M. Gruby présentait à l'Académie des sciences un travail dans lequel il établissait, dans une espèce de mentagre (le plus habituellement *furfuracée*), la présence d'un champignon parasite, comme déjà il avait reconnu dans la vraie teigne une étiologie parasitique. Il était facile dès lors de se rendre compte du caractère transmissible ou contagieux reconnu à peu près généralement pour le *favus* et admis dans certaines *mentagres* par plusieurs observateurs. En 1853,

M. Bazin publiait ses *Recherches sur la teigne,* et en 1854, ses *Considérations sur la mentagre et les teignes de la face.* Nous parlerons un peu plus loin de ces travaux, au chapitre de la *Teigne.* Il nous suffit pour le moment de les mentionner comme le point de départ d'une nouvelle ère dans l'histoire de la mentagre.

La mentagre *parasitaire*, et par conséquent transmissible, se présente sous trois formes principales : celle du *pityriasis* ou *porrigo,* celle de l'*herpes circiné*, celle enfin de l'*acne.* D'après M. Bazin, ce ne sont que trois degrés de la même éruption trichophytique.

Dans la mentagre *furfuracée* ou pityriasique (voir à l'ordre des *Squammes* le chapitre du *Pityriasis*), on voit à la base des poils de petites écailles furfuracées, accompagnées de prurit et quelquefois d'un peu de coloration rosée de la peau. Si l'on examine au microscope les poils affectés de cette *phyto-mentagre,* on découvre, à l'aide d'une préparation convenable, une couche de petits granules arrondis qui embrassent le bulbe du poil et qui sont contenus primitivement entre la gaîne et le bulbe, puis s'étendent ensuite à la tige du poil : ce sont des *sporules,* c'est le champignon parasite.

Dans la mentagre *herpétique*, les anneaux rosés et vésiculo-furfuracés de l'*herpes circinatus* se montrent dans la barbe, ou autour d'elle, et l'on reconnaît au microscope la présence des *sporules* de l'herpes, soit dans l'épaisseur du bulbe ou de la portion sous-épidermique du poil, soit même mêlés aux écailles épidermiques.

Enfin, la mentagre *acnéique* offre, soit dans la moustache et sous le nez, soit disséminées dans la barbe, les pustules de l'*acne* qui viennent se joindre à l'une ou à l'autre des formes précédentes, ou qui leur succèdent. Ajoutons que le *porrigo decalvans,* dont nous aurons à parler au chapitre de la *Teigne,* peut se montrer dans la barbe comme au cuir chevelu, et donner lieu à ces places blanches alopétiques arrondies qui constituent la teigne *achromateuse* de M. Bazin, le *vitiligo* de quelques autres, l'alopécie partielle de plusieurs.

Je ne veux pas omettre à ce propos une observation curieuse publiée en 1829 par le docteur Hameau, dans le *Journal de la Société de Bordeaux*. Ce médecin distingué rapporte avoir contracté cette alopécie partielle en visitant un homme affecté de *porrigo decalvans* du cuir chevelu. Voici la description qu'il traçait, il y a près de trente ans, d'une altération dont il ne connaissait ni la nature ni le nom :

« ..... Cet homme, dit-il, avait des cheveux très-lisses et » de couleur de lin ; je remarquai qu'ils étaient par mèches » d'inégale longueur, comme si on les eût *gaspillés* exprès » avec des ciseaux. Je demandai à sa femme pourquoi on les » avait ainsi coupés : elle me répondit qu'on ne les avait » point coupés, mais qu'ils se rompaient ainsi d'eux-mêmes. » Pour m'assurer du fait, j'en saisis une mèche, et il m'en » resta une grande quantité entre les doigts, la plupart » rompus à diverses hauteurs et quelques-uns déracinés. Je » répétai plusieurs fois l'expérience, qui eut le même résultat. » Comme ces gens-là étaient très-pauvres et très-sales, je » jugeai que c'était dû à la malpropreté, et que peut-être » quelque insecte causait ce phénomène. J'examinai la tête » au grand jour, mais je ne vis rien, pas même des poux. » Je fus exprès voir le malade le lendemain. Je regardai » attentivement toute sa tête avec la loupe sans pouvoir rien » distinguer. Je restai donc incertain sur la nature de cette » maladie. Mais voici ce qui me paraît la rendre bien remar» quable : huit jours s'étaient à peine écoulés depuis ma » dernière visite, que je sentis au menton, du côté gauche, » une douleur qui me venait une douzaine de fois par jour, » comme si, avec des pinces, on m'eût chaque fois arraché » *une barbe.* Lorsque cela me prit, j'avais une cravate de » soie, et je crus que *les barbes* se prenaient à la soie. Je » quittai la cravate et je me rasai. Le lendemain, je sentis » la même douleur, et jusqu'au troisième jour, que je me

» rasai de nouveau. Alors j'aperçus que le lieu de la douleur, » *grand comme une pièce de dix sous, était entièrement* » *dépilé et d'un blanc de lait.* Je me rappelai de suite que » j'avais négligé de me laver les mains la première fois que » j'avais touché les cheveux de cet homme, et je pensai, avec » toute la vraisemblance possible, que j'avais pris sa maladie » des cheveux. J'avoue que cela me causa d'abord quelque » inquiétude, ne sachant trop quel remède lui opposer. Ce- » pendant, toujours pénétré de l'idée que quelque insecte » imperceptible causait cette maladie, je pensai que l'onguent » mercuriel pourrait produire un bon effet : je m'en frottai » deux fois ; il me guérit complétement. »

L'auteur rapporte ce fait incidemment, et sans commentaire, à l'occasion d'un sujet affecté d'une maladie endémique dans une commune des landes de Bordeaux, maladie dont l'analogie avec la *pellagre* de Lombardie n'avait point encore été reconnue, et dont le phénomène le plus apparent était un *érythème* spécial des mains. (Voir plus haut, au chapitre de l'*Érythème*, l'histoire de la *pellagre*.)

J'ai moi-même observé plusieurs cas de cette sorte de mentagre analogue au *porrigo decalvans* du cuir chevelu, et coexistant quelquefois avec lui, sans que j'aie pu m'assurer si réellement existait, dans ces cas, cette production de sporules parasites amenant la chute, par places arrondies, des poils de la barbe ; du moins ne les ai-je pas rencontrés dans les cas où j'ai examiné au microscope les poils les plus rapprochés des places alopétiques, soit à la barbe, soit au cuir chevelu. M. Bazin lui-même ne paraissait admettre que par analogie la présence dans cette alopécie partielle du champignon parasite, qu'il a pourtant, dit-il, rencontré dans des recherches ultérieures, mêlé à la crasse tégumentaire que l'on observe quelquefois sur les places dénudées.

La mentagre parasitaire ou phyto-mentagre est transmissible, surtout sous les deux formes *furfuracée* et *herpétique*. Les vétérinaires la voient assez fréquemment se communiquer du cheval à l'homme. Dans ce cas, elle coexiste fréquemment avec l'*herpès circiné* de la face dorsale des mains, soit que la maladie ait commencé par la main, soit que la démangeaison qui s'est fait sentir dans la barbe ait déterminé le frottement de celle-ci par le dos de la main : d'où le dépôt du champignon sur cette partie. Un de nos malades de la salle Saint-Charles présentait à la face interne de l'une des cuisses un anneau d'*herpès circiné* de la grandeur d'une pièce de cinq francs, et il était en même temps affecté d'une mentagre pustuleuse caractérisée par un groupe livide de pustules d'*acne indurata* (vrai *sycosis*) à la joue droite; quelques pustules d'*acne simplex* avec quelques écailles furfuracées étaient en outre disséminées dans une barbe noire et bien fournie. L'anneau herpétique de la cuisse fournissait des *sporules* au microscope entremêlées d'écailles épidermiques, et sur un poil follet arraché au même lieu, de petits *sporanges* dans l'épaisseur de la portion sous-épidermique du poil. Un poil de la barbe offrait au contraire de petites sporules extérieures appliquées sur lui. Évidemment donc, ces diverses formes de l'éruption procédaient de la même source. Beaucoup de malades affectés de mentagre rapportent l'origine de leur mal à la contagion, accusant le barbier qui les a rasés. Cette étiologie, que Biett ne voulait point admettre, est maintenant avérée. Seulement il nous paraît beaucoup plus naturel d'admettre que le champignon se dépose sur les linges ou les pinceaux du barbier que sur le rasoir lui-même, comme on a coutume de le supposer. Aussi, cette affection est-elle bien plus rare chez les gens aisés, qui n'acceptent tout au plus du barbier étranger que le rasoir, que chez les ouvriers et les hommes du peuple, qui sont exposés à être savonnés et essuyés avec les mêmes linges et les mêmes pinceaux. Du mari, l'*herpès circiné* du menton se communique facilement à la femme et se montre alors le plus souvent au cou, au menton, à la joue. L'absence de poils rend chez elle la maladie beaucoup plus légère et beaucoup plus facile à guérir.

M. Bazin lui-même admet d'ailleurs que le champignon parasite de l'*herpès circiné* est susceptible d'une destruction spontanée dans les régions dépourvues de poils. Il admet encore que le champignon peut disparaître lorsque la maladie prend la forme pustuleuse, ce qui expliquerait comment il se fait qu'on ne le rencontre plus dans la plupart des *sycosis* pustuleux et pustulo-tuberculeux.

En somme, la mentagre parasitaire débute ordinairement sous l'apparence pityriasique, et c'est sous cette forme furfuracée qu'elle a été découverte par le professeur Gruby : puis se montrent les pustules de l'*acne*. Dans d'autres cas, c'est la forme *herpétique* qui débute, et l'on voit des cercles ou des débris d'anneaux rosés, vésiculeux, puis furfuracés et même légèrement papuleux, qui habituellement s'étendent aux parties voisines des joues et du cou.

Mais tout en reconnaissant la vérité des traits du tableau tracé par M. Bazin, nous ne pouvons nous empêcher de croire encore à l'existence d'une variété de *sycosis* non parasitaire.

§ III. — Après avoir successivement étudié les trois espèces principales du genre *acne*, nous pouvons reprendre en sous-œuvre l'histoire générale de cette maladie pustuleuse, et exposer ce qui a trait aux causes, à la marche et au traitement, considérés d'une manière générale.

L'époque de la puberté dans les deux sexes offre fréquemment les pustules de l'*acne simplex*, de l'*acne indurata*, ou même de l'*acne punctata*, principalement au front et au visage. Ces pustules se rapportent à la variété que nous avons décrite sous le nom d'*acne disseminata*. Il est d'ailleurs des sujets d'un tempérament bilieux et lymphatique, à cheveux noirs ou bruns, peau brune et huileuse, qui restent, pendant une grande partie de leur vie, habituellement affectés des pustules folliculeuses de l'*acne indurata*. Ces pustules siégent de préférence au dos et sur les épaules.

La *couperose* est plus fréquente chez la femme que chez l'homme : celui-ci, en revanche et à très-peu d'exceptions près, est seul atteint de la *mentagre*. Cette dernière sévit de préférence sur les adultes dont la barbe est épaisse et fournie : toutefois nous l'avons observée chez quelques sujets encore impubères, mais toujours à un degré fort léger. Nous avons eu aussi à traiter à l'hôpital Saint-Louis un exemple fort curieux de *mentagre* chez la femme. Douée d'une assez forte constitution, quoique lymphatique, cette femme était âgée d'une trentaine d'années. Depuis longtemps déjà elle était atteinte d'une éruption d'*acne indurata* exclusivement bornée au menton, lequel d'ailleurs était aussi dépourvu de poils que chez toute autre personne du sexe. A mesure que les pustules se séchaient et disparaissaient par résolution, il en naissait de nouvelles qui reproduisaient le mal. Ces pustules étaient toujours en petit nombre et assez écartées les unes des autres, en sorte que l'éruption était loin d'offrir l'intensité et l'aspect hideux qu'elle présente si souvent chez l'homme. Mais elle persévérait avec beaucoup d'opiniâtreté, et pendant plusieurs mois nous la vîmes se reproduire sous nos yeux, malgré des médications fort actives. Les pustules réellement folliculeuses offraient toujours une base indurée, et quelques-unes laissaient après elles ces petites cicatricules blanches que nous avons déjà plusieurs fois indiquées. Après avoir successivement essayé sans succès chez cette malade un traitement par l'iodure de mercure appliqué à l'extérieur et administré à l'intérieur, puis les pilules de Belloste répétées à dose purgative, en même temps qu'on appliquait des cataplasmes sur le menton ; plus tard, des bains de vapeur, nous avons eu recours à l'anthrakokali en poudre à l'intérieur et aux onctions sur le menton avec la pommade à l'anthrakokali. Les résultats obtenus ont été assez bons ; mais la malade est sortie avant que nous ayons réussi à amener une guérison complète.

D'ailleurs, comme nous l'avons dit plus haut, la mentagre de l'homme communique à l'enfant et à la femme l'*herpes circiné parasitaire*, comme on voit la teigne furfuracée herpétique du cheval communiquer aux mains et aux avant-bras de l'homme les anneaux rosés de l'herpès vésiculeux ; — ces diverses formes d'éruption se rattachant à la présence du champignon, qui donne lieu à des éruptions d'apparence diverse suivant qu'il attaque les régions poilues ou les régions glabres de la peau. Quoiqu'il ne soit pas fort rare de rencontrer au visage des jeunes gens quelques légères taches de *couperose*, c'est surtout dans l'âge adulte, et particulièrement chez les femmes arrivées à l'époque critique, qu'on voit cette éruption altérer et déformer les traits.

Les tempéraments lymphatico-sanguins d'une part, et les tempéraments bilieux de l'autre, sont ceux qui sont le plus exposés aux diverses espèces de dartres *pustuleuses*.

La couperose paraît être plus commune dans les climats froids et humides que dans les autres. Le défaut des soins de propreté, la présence et l'accumulation de matières étrangères sur les téguments, favorisent beaucoup le développement de l'acné *disséminée*. L'exposition du visage à une chaleur vive paraît rendre la couperose et la mentagre plus communes dans certaines professions, telles que celles du cuisinier, rôtisseur, fondeur, raffineur, etc. Une des causes les plus communes de la couperose chez les femmes est l'application sur le visage des cosmétiques, des fards, qui sont surtout mis en usage à l'époque de la vie précisément où la maladie a le plus de tendance à se développer. C'est spécialement dans les erreurs et les fautes de régime que se trouve la source la plus féconde des dartres pustuleuses. Les excès de table, l'abus des liqueurs spiritueuses, des mets épicés, des substances excitantes, des salaisons, des viandes fumées, de la venaison, de la charcuterie, amènent fréquemment le développement de l'acné.

La suppression naturelle ou accidentelle, le dérangement du cours des menstrues chez la femme sont une occasion fréquente de l'apparition de la couperose. Il n'est pas rare de voir celle-ci paraître à l'époque de la puberté, s'aggraver ou au contraire disparaître complétement dans l'état de la grossesse, et surtout se manifester à l'époque critique. La suppression du flux hémorrhoïdal chez l'homme, celle des autres évacuations habituelles, naturelles ou factices, peuvent ainsi amener le développement de l'*acne*. La continence provoque quelquefois ces petits boutons de dartre pustuleuse disséminée si fréquents au front et au visage. Plus souvent encore la masturbation produit ces hideux stigmates qui décèlent les habitudes coupables du sujet. Les excès vénériens peuvent aussi, dit-on, provoquer le développement de l'acné. Nous avons déjà mentionné certaines professions où cette maladie se montre de préférence ; elle est fort commune chez les personnes d'un âge mur qui mènent une vie sédentaire, qui se livrent aux travaux de cabinet, aux veilles prolongées, surtout si elles y joignent l'usage d'un régime succulent, entretenant ainsi un foyer de fluxion habituel vers la tête et les parties supérieures du corps, siége habituel de l'acné. Les affections morales, source si féconde de maladies, provoquent quelquefois la manifestation des diverses formes de l'acné, soit qu'elles agissent d'une manière brusque et rapide, comme la colère, soit qu'elles aient une action plus lente et plus profonde, comme les chagrins, les passions concentrées. — Enfin, dans un assez grand nombre de cas, l'*acne*, comme les autres maladies de la peau, est liée à l'existence d'une affection interne, et surtout à celle de quelque lésion digestive; elle peut être le produit d'une diathèse générale, d'une altération humorale particulière, comme le pensaient généralement nos prédécesseurs, tant critiqués par les modernes, à l'occasion d'une opinion qui paraît néanmoins fondée sur l'observation et l'expérience.

Beaucoup de praticiens regardent la couperose comme héréditaire.

La *phyto-mentagre*, due au développement de la production végétale parasite dont nous avons parlé ci-dessus, est la seule qui puisse se communiquer.

Quant à l'hérédité de la couperose, j'ai rencontré plusieurs cas qui sembleraient propres à confirmer cette étiologie. Ainsi, j'ai guéri une dame née d'un père goutteux et elle-même à la fois atteinte de douleurs de goutte et de couperose; en sorte que l'on pourrait supposer que, dans ce cas, ainsi que l'ont pensé quelques auteurs, il y avait production de l'éruption par une diathèse goutteuse héréditaire. Cette dame a guéri en effet par le régime végétal et réfrigérant et par l'usage extérieur et intérieur des préparations alcalines (de l'eau de Vichy en particulier), succès tout à fait confirmatif de l'opinion que j'avais conçue sur l'étiologie goutteuse de l'éruption chez cette malade. J'ai observé depuis plusieurs cas analogues, tant chez l'homme que chez la femme, ce qui viendrait à l'appui du nom de *goutte-rose* (*gutta-rosea*) donné à la maladie par quelques auteurs.

La marche de l'acné est quelquefois aiguë, et plus souvent chronique. Dans ce dernier cas, les boutons pustuleux mûrissent lentement, laissant après eux des engorgements tuberculeux qui persistent encore assez longtemps après la suppuration; de nouveaux boutons se forment dans les intervalles des anciens, et la maladie se prolonge ainsi pendant plusieurs semaines, plusieurs mois, plusieurs années. Il n'est pas rare de voir des *couperoses* qui ne disparaissent jamais complétement, et qui laissent constamment au visage des tâches rouges plus ou moins étendues, des engorgements folliculeux qui déforment le nez, comme cela s'observe surtout chez les individus voués au culte de Bacchus, où on les désigne familièrement sous le nom de *rubis des ivrognes*. Dans quelques cas, au contraire, on voit la couperose et même la mentagre se terminer rapidement. Quelquefois même un véritable mouvement critique opéré par une *fièvre*, une *phlegmasie*, par un *érysipèle* qui s'empare du visage, vient subitement enlever l'affection cutanée.

On n'a plus guère occasion d'observer aujourd'hui ces effets terribles mentionnés par Pline dans la description de la mentagre qui régna à Rome sous l'empire de Claude ; mais on voit quelquefois la couperose, par ses progrès, amener l'irritation chronique des yeux, du nez, de la bouche, la tuméfaction scorbutique des gencives, la chute des dents, etc. Mais on voit trop souvent les diverses formes de l'*acne* résister avec la plus grande opiniâtreté aux moyens que l'art emploie pour les combattre, ou récidiver avec une extrême promptitude et sous l'influence des causes les plus légères. M. Biett a fréquemment vu ces récidives et ces recrudescenses s'opérer spontanément, et dans le moment même où la peau ayant presque entièrement repris sa couleur et sa souplesse naturelles, tout semblait présager une guérison prochaine et solide. Ces récidives s'observaient surtout dans la mentagre quand on n'en connaissait point l'étiologie parasitaire et qu'on ne savait point recourir au besoin à l'épilation.

§ V. — Quelques maladies cutanées peuvent être confondues avec l'acné ; ce sont surtout les éruptions *syphilitiques*, l'*impetigo* du menton, le *lichen agrius* de la face, la *dartre rongeante* scrofuleuse de la même région.

M. Alibert a signalé l'erreur de quelques médecins peu exercés, qui ont pris pour des pustules syphilitiques les *dartres pustuleuses* survenues aux parties génitales. La même affection siégeant au front a pu aussi être confondue avec la *corona Veneris* ; enfin, la couperose et la mentagre elles-mêmes n'ont pas toujours été soigneusement distinguées des *tubercules syphilitiques* du visage. Pourtant l'apparence particulière de ces *tubercules*, leur volume et leur étendue, la coloration terne et cuivrée qu'ils présentent, leur surface souvent inégale, fendillée et comme *végétante*, leur siége spécial autour des ailes du nez, aux commissures des lèvres ; l'absence de prurit et de cuisson, la coexistence d'autres symptômes de syphilis constitutionnelle, les signes commémoratifs, fournissent dans tous les cas des caractères distinctifs suffisants. — La *dartre rongeante* scrofuleuse de la face pourrait tout au plus être confondue avec la *couperose* à son début, et lorsqu'elle ne forme encore que des tubercules légers, diffus et superficiels; mais ses progrès ultérieurs ne tardent point à la faire reconnaître. La coloration de la peau est d'ailleurs fort différente dans les deux affections.

Le *lichen agrius* de Willan (variété de la *dartre squammeuse humide*, de M. Alibert) est caractérisé par des *papules* rapprochées et excoriées à leur sommet, qui se recouvrent de petites squammes minces, tandis que la couperose donne lieu à la formation de *pustules* qui ne s'excorient pas, et dont la marche est isolée et distincte.

La dartre crustacée flavescente ou l'*impetigo* du menton se distingue de la mentagre par sa marche le plus souvent rapide et aiguë, par ses petites pustules superficielles rapprochées, groupées, et qui se transforment rapidement en croûtes jaunâtres plus ou moins épaisses, par l'absence des engorgements tuberculeux consécutifs, etc. D'ailleurs, il n'y aurait pas grand inconvénient pour le traitement dans les erreurs que l'on pourrait commettre à ce sujet : tandis que pour les précédentes affections, la méprise pourrait avoir de fâcheuses conséquences.

Quant à la distinction de l'*acne sycosis* simple et de la *mentagre parasitaire*, elle n'est pas facile à établir, surtout lorsque cette dernière a revêtu la forme pustuleuse.

On peut dire cependant, d'une manière générale, que la mentagre due à un champignon parasite se reconnaît ordinairement à la physionomie que nous avons décrite sous les deux formes *furfuracée* et *herpétique*. Les poils sont environnés d'une petite poussière blanche écailleuse, ou bien l'on observe soit autour de la barbe, soit dans la barbe elle-même, tantôt de petites taches rosées et furfuracées, arrondies, de la grandeur d'une pièce de vingt centimes environ, tantôt des cercles ou des débris de cercles vésiculo ou papulo-furfuracés, rosés, qui rappellent la physionomie de l'*herpes circinatus*.

Les pustules de l'*acne* ne surviennent que comme complication dans la mentagre parasitaire, tandis qu'elles sont le véritable élément du *sycosis* acnéique. Enfin, tant que la forme pustuleuse est bien prononcée, le traitement est le même dans les deux cas, et ce n'est que lorsque la maladie persiste sous la forme de taches furfuracées, après la résolution ou du moins la modération de l'inflammation pustuleuse, qu'on doit procéder à l'épilation et aux lotions mercurielles parasiticides.

Nous exceptons, bien entendu, les cas où la forme pustuleuse et pustulo-tuberculeuse a résisté aux antiphlogistiques et aux résolutifs ordinaires. Alors, en effet, on doit supposer que, même en l'absence d'un *mycoderme*, les poils altérés sont eux-mêmes une cause qui entretient l'inflammation, et par conséquent il est rationnel de les enlever par l'épilation; d'autant plus que la nature elle-même tend à produire toute seule la chute des poils dans la mentagre chronique et rebelle.

Les poils arrachés repoussent ici beaucoup plus habituellement que dans la *teigne*, le champignon, dans cette dernière, pénétrant toujours à une plus grande profondeur à mesure que la maladie s'invétère, et amenant ainsi à la longue la destruction du bulbe pileux.

Le pronostic à porter sur les diverses formes du genre *acne*, doit varier suivant l'âge du sujet, son tempérament, le degré d'intensité de la maladie, la marche aiguë ou chronique, l'état de simplicité ou de complication, la nature accidentelle ou constitutionnelle de l'éruption, etc. Souvent la dartre pustuleuse disséminée et même la *couperose* sont des maladies légères et de peu de durée dans la jeunesse. Presque toujours, au contraire, dans l'âge adulte, l'*acne* est plus ou moins rebelle aux moyens de l'art. D'ailleurs, il faut être réservé sur le jugement que l'on porte à cet égard ; car, comme l'a si judicieusement fait remarquer M. Biett, tantôt on voit une mentagre intense, par exemple, céder promptement à un traitement simple, d'autres fois, au contraire, une mentagre ou une couperose légère, qui paraissait en voie de guérison, prendre tout à coup un grand développement, et sévir avec une nouvelle intensité. La mentagre est particulièrement entretenue chez l'homme par la présence de la barbe, et surtout par l'action du rasoir qu'elle nécessite; aussi cette circonstance mérite-t-elle dans le traitement une attention toute particulière. La mentagre *parasitaire* est la seule qui soit contagieuse; elle est aussi la plus facile à guérir, surtout au début.

§ VI. Traitement. — Bateman qui, en sa qualité de médecin anglais, est grand partisan de l'usage des toniques, des purgatifs, des dépuratifs, ne manque pas cependant de signaler leurs inconvénients dans le traitement de l'*acne*, maladie qu'il regarde comme nécessitant en général un régime tout opposé, d'autant plus, ajoute-t-il, qu'on sait que l'irritation et la plénitude de l'estomac accroissent d'une manière sympathique les mouvements fluxionnaires qui s'opèrent vers la tête et le visage, d'autant plus surtout que l'on voit quelquefois la dartre pustuleuse se lier à une affection des voies digestives.

Voici quelles sont les bases générales du traitement :

Après avoir mis en usage la saignée générale et même la saignée locale, si elles paraissent indiquées, prescrit quelques bains tièdes, un régime léger et rafraîchissant, on donnera quelques boissons délayantes et laxatives, on en viendra à l'usage des préparations sulfureuses, telles, par exemple, que les fleurs de soufre unies à la magnésie par parties égales, et données chaque jour à la dose de 50 centigram. et plus le matin à jeun. L'eau sulfureuse d'*Enghien* pourra aussi être prescrite avec avantage. Mais c'est surtout à l'extérieur que les lotions et les douches sulfureuses froides (quand la maladie est bornée à une région circonscrite) sont utiles. Les bains sulfureux, les bains de vapeur employés alternativement ou à des époques différentes de la maladie, sont d'un usage général dans cette affection passée à l'état chronique. Souvent elle résiste à tous ces moyens, et l'on est obligé de seconder leur action par l'application de quelque topique stimulant ou astringent, tel, par exemple, que le suivant : Pr. : Chaux éteinte, 2 grammes. — Camphre, 1 gramme. — Cérat calaminaire, 60 grammes.

On a conseillé aussi l'*iodure de soufre,* sous forme de pommade, le précipité blanc, le turbith minéral, etc. L'iodo-chlorure mercureux a été vanté de nos jours comme une sorte de spécifique. Je l'ai vu plus d'une fois échouer ou même aggraver le mal. J'ai toujours, pour ma part, redouté son action si fortement irritante.

De tout temps les femmes ont été jalouses de la conservation de la fraîcheur de leur teint et de la beauté de leurs traits. Aussi *Celse* fait-il remarquer[1] que, vu les précautions que les dames romaines prenaient pour conserver leur beauté, il lui paraissait utile de parler des topiques propres à dissiper les taches et les éruptions qui pouvaient enlaidir le visage.

Le visage, en effet, parmi les femmes de l'antiquité, ne recevait pas moins de façons et d'ornements que la chevelure : elles employaient le fard pour réparer la perte des couleurs naturelles ou pour en augmenter l'éclat. Il paraît même qu'il y avait des hommes assez efféminés pour s'en servir.

On trouve dans Ovide la recette suivante de l'une des compositions alors en usage parmi les femmes, pour ajouter à l'éclat de leur teint ou pour en conserver la fraîcheur : « Prenez, dit-il, de l'orge de Libye ; ôtez-en la paille et la robe ; prenez une pareille quantité d'ers ou d'orobe ; détrempez l'une et l'autre dans des œufs ; faites sécher et broyez le tout ; jetez-y de la poudre de corne de cerf, de celle qui tombe au printemps ; joignez-y quelques oignons de narcisse pilés dans

[1] *Pene ineptiæ sunt, curare varos et lenticulas et ephelidas : sed eripi tamen fœminis cura cultus sui non potest.... Vari commodissimè tolluntur imposita resina, cui minus quam ipsa est, aluminis scissilis et paululum mellis adjectum est.* Liv. VI, c. II, s. 1.

un mortier; faites entrer ensuite dans le mélange de la gomme et de la farine faite avec du froment de Toscane; enfin, liez le tout par une plus grande quantité de miel, et cette composition rendra le teint plus net que la glace d'un miroir. »

Pline parle d'une vigne sauvage qui a les feuilles épaisses et tirant sur le blanc, dont le sarment est noueux et l'écorce ordinairement brisée : « Elle produit, dit-il, des grains rouges, avec lesquels on teint en écarlate; et ces grains, pilés avec des feuilles de la vigne, nettoient parfaitement la peau. »

L'encens entrait alors dans la plupart des cosmétiques en usage : tantôt il servait à enlever les taches de la peau, et tantôt les inégalités et les tumeurs. « Bien que l'encens, dit Ovide, soit agréable aux dieux, il ne faut pas néanmoins le jeter tout dans les brasiers sacrés : il est d'autres autels qui réclament sa vapeur parfumée. »

Le même poëte a connu des femmes qui pilaient du pavot dans de l'eau froide, et s'en mettaient sur les joues. D'autres se faisaient enfler le visage avec du pain trempé dans du lait d'ânesse. Poppée se servait d'une espèce de fard onctueux où il entrait du seigle bouilli; on se l'appliquait sur le visage, où il formait une croûte qui subsistait quelque temps, et ne tombait qu'après avoir été lavée avec du lait. Poppée, qui avait mis cette pâte à la mode, lui laissa son nom. Les femmes allaient et venaient ainsi masquées dans l'intérieur de leur maison. C'était là, pour ainsi dire, leur visage domestique, et le seul connu des maris. « Leurs lèvres, dit Juvénal, s'y prenaient à la glu. Les fleurs nouvelles qu'offrait le visage, après la toilette, étaient réservées pour les amants. »

Il y eut une recette plus simple que celle d'Ovide, et qui eut la plus grande vogue : c'était un fard composé de la terre de Chio ou de Samos, que l'on faisait dissoudre dans du vinaigre. Pline nous apprend que les dames s'en servaient pour se blanchir la peau, de même que de la terre de Selinuse, blanche, dit-il, comme du lait, et qui se dissout promptement dans l'eau. Les Grecs et les Romains avaient un fard métallique qu'ils employaient pour le blanc, et qui n'est autre chose que la céruse. Leur fard rouge se tirait de la racine *rizion*, qu'ils faisaient venir de la Syrie. Ils se servirent aussi, mais plus tard, pour leur blanc, d'un fard composé d'une espèce de craie argentine, et pour le rouge, du *purpurissimum*, préparation qu'ils faisaient de l'écume de la pourpre lorsqu'elle était encore toute chaude. Les qualités nuisibles de ces ingrédients ont été senties par les anciens autant que par les modernes. « Des grâces simples et naturelles (a dit *Afranius*), le rouge de la pudeur, l'enjouement et la complaisance, voilà le fard le plus séduisant de la jeunesse. Quant à la vieillesse, il n'est pour elle d'autre fard que l'esprit et les connaissances [1] ! »

Quoi qu'il en soit, et bien qu'on puisse dire à la louange des dames de notre époque que cette recherche de soins, de toilette et de cosmétiques perfectionnés soit aujourd'hui beaucoup moins outrée et beaucoup moins répandue qu'au temps de Juvénal, nous pensons que le dédain superbe de *Celse* doit être circonscrit dans de justes limites, et nous ne dédaignons pas, pour notre part, de donner quelque attention aux cosmétiques simples qui peuvent contribuer à l'entretien des fonctions de la peau. A plus forte raison devons-nous nous occuper sérieusement de la *couperose*, qui constitue une véritable maladie dont on ne peut espérer de triompher que par un ensemble de soins hygiéniques et médicamenteux observés avec rigueur et continués avec persévérance.

Lorsque la *couperose* est légère, qu'elle survient dans la jeunesse, qu'elle ne paraît pas constitutionnelle, on peut se borner à la combattre par des remèdes externes. Les anciens employaient dans cette affection et dans la mentagre un grand nombre de topiques stimulants, astringents, cathérétiques, dont on trouve dans leurs ouvrages des formules très-variées. Ils prescrivaient des lotions, des onctions, des liniments, des

[1] Note de la *Satire de Pétrone*, traduite par M. D***. 2 vol. in-8°. Paris, 1803.

onguents, avec le vinaigre, le miel, l'émulsion d'amandes amères, la térébenthine, la myrrhe, les racines pulvérisées de lis, de narcisse, le savon, la terre cimolée, l'alun, les préparations saturnines, les oxydes et les sels métalliques, et plusieurs autres substances diversement combinées entre elles. Nous employons comme eux, pour dissiper les taches et résoudre les tuberculés de l'*acne*, les lotions aromatiques et spiritueuses, l'eau de lavande avec addition d'une faible dose d'alcool, par exemple. Lorsque la couperose est à son début, qu'elle offre seulement des taches roses et enflammées, les topiques adoucissants sont ceux qui réussissent le mieux. On peut se servir, par exemple, de l'onguent proposé comme cosmétique par *Joseph Frank*, et qui se prépare avec parties égales de blanc de baleine et d'huile d'amandes douces, que l'on fait fondre ensemble sur un feu doux et qu'on laisse ensuite refroidir. Quand la maladie est plus invétérée, nous usons de pommades plus ou moins actives dans lesquelles entre l'*oxy-chlorure ammoniacal de mercure* (ou précipité blanc ammoniacal), le *proto-sulfate de mercure*, avec addition d'une dose légère de camphre. *Bateman* parle de la liqueur de *Gowland* comme d'un remède fort usité à Londres parmi le peuple; c'est au sublimé que cette liqueur doit son activité, ainsi que le topique connu à Paris sous le nom d'*eau rouge* de l'hôpital Saint-Louis. Ce dernier est formé d'eau commune, 500 grammes, sublimé, 1 gramme; avec addition d'une matière colorante. On sait que dans un cas de couperose rebelle, *Ambroise Paré* réussit à guérir la malade par l'application d'un vésicatoire sur le visage [1].

Quelques praticiens ne craignent pas d'employer les caustiques proprement dits, l'acide hydrochlorique, la pierre

[1] Une damoiselle vint réclamer *ses* soins estant fort couperosée au visage, y ayant de gros saphirs, ou boutons, avec une grande rougeur, etc.; *il* lui fit appliquer un vésicatoire avec de la poudre de cantharides sur la face..., et trois ou quatre heures après que le vésicatoire fut réduit de puissance en effect, elle eut une chaleur merveilleuse à la vessie, et grande

infernale passée une ou plusieurs fois sur la peau malade. Toutefois, il ne faut pas croire que ces médications hardies, dont l'usage remonte à la plus haute antiquité, soient toujours exemptes d'inconvénients. M. Biett a observé un érysipèle intense, compliqué d'accidents cérébraux, à la suite d'une semblable cautérisation ; il a vu des cicatrices plus hideuses que le mal qu'elles remplaçaient suivre l'action trop profonde et trop étendue des caustiques. Déjà *Pline* avait signalé le même résultat. Nous avons vu nous-même des accidents cérébraux mortels succéder à des applications irritantes faites sur le visage enflammé par la couperose.

Cependant lorsque la couperose est partielle et bornée, par exemple aux ailes du nez, on peut arriver à la détruire par l'application cathérétique d'un linge fin mouillé d'une solution de 1 gramme de nitrate d'argent cristallisé dans 20 grammes d'eau distillée. On peut encore employer la pommade au nitrate d'argent au dixième; mais la coloration noire du visage produite par cette application en rend l'emploi difficile.

La saignée générale et locale, les sangsues appliquées au cou et derrière les oreilles, les pédiluves, les bains tièdes, une diète végétale, les boissons délayantes, réussissent beaucoup mieux chez les sujets pléthoriques, et pendant la période d'acuité de la maladie; on y joint l'usage de quelques laxatifs. Le calomel a surtout été recommandé comme ayant une action directe sur le foie, viscère dont les fonctions ont paru à quelques médecins avoir de l'influence sur la production de la couperose.

Les eaux de *Baréges*, de *Cauterets*, d'*Enghien*, sont utiles à l'intérieur quand la maladie est chronique et qu'il n'y a

tumeur au col de la vessie avec grandes empreintes : et vomissait, pissait et asselait incessamment, se jettant çà et là comme si elle eust été dans un feu, et estait comme toute insensée et fébricitante : *dont je fus alors émerveillé de telle chose* (ajoute le naïf observateur), etc.»

AMB. PARÉ, ch. XXXV, p. 586.

point de signe d'irritation gastrique, ce qui est le cas le plus ordinaire. Mais c'est surtout à l'extérieur que les eaux sulfureuses employées en lotions et en douches, soit tièdes, soit même froides, se montrent avantageuses. Les bains et les douches de vapeur hâtent puissamment la résolution des tubercules et favorisent singulièrement le retour de la souplesse de la peau et le rétablissement de ses fonctions. Pour dissiper entièrement les vestiges de la maladie, on continue quelque temps à la fin du traitement les lotions avec le lait, avec l'émulsion d'amandes amères, avec le mucilage de semences de coings, et l'on ne néglige pas l'usage des douches sulfureuses froides, telles, par exemple, que celles administrées avec l'eau d'Enghien.

Je conviens d'ailleurs que ces médications actives sont plus nuisibles qu'utiles chez certains sujets et qu'il est souvent fort difficile de juger par avance de l'effet qu'elles pourront produire dans tel cas donné. Aussi, pour ma part, pour peu que le sujet offre de résistance et de vigueur, je donne presque toujours en premier lieu la préférence à une médication plus rationnelle et plus simple. Je combats la turgescence qui se remarque au visage par les douches froides en arrosoir, un régime froid, les boissons laxatives et alcalines, et à l'aide de ces seuls moyens employés avec persévérance, j'ai guéri plusieurs individus des deux sexes affectés de couperose déjà fort ancienne.

Lorsque surviennent (ordinairement dans l'âge mûr ou dans la vieillesse) ces hypertrophies énormes du nez dont nous avons cité plus haut un exemple remarquable, je crois qu'il est permis de débarrasser par l'instrument tranchant le sujet atteint de cette pénible difformité. Il paraît même qu'il a suffi quelquefois de simples onctions avec de la graisse de porc faites avec assiduité pour résoudre ou diminuer sensiblement ces tuméfactions indurées.

Mais que l'on se décide à opérer ou que l'on se borne à de simples résolutifs, l'observation citée montre quelles conséquences redoutables peut avoir la cessation et le déplacement de la fluxion habituelle qui s'opérait sur le nez. On doit donc toujours, dans ce cas comme dans la couperose ancienne en général, s'occuper, par des saignées dérivatives, des purgatifs répétés, un régime sobre, à prévenir les accidents ultérieurs qui pourraient survenir.

Le vésicatoire, que nous avons indiqué comme remède héroïque, a eu, dans l'observation dont il s'agit, une part évidente à la production de la tuméfaction consécutive du nez, et c'est là un inconvénient grave à ajouter aux douleurs et aux dangers de cette ressource extrême dans le traitement de la *couperose.*

La *mentagre* présente à peu près les mêmes indications thérapeutiques à remplir que la couperose. Cette affection réclame des moyens généraux et locaux, variés et appropriés aux conditions dans lesquelles se trouve le sujet, et à la période ainsi qu'au degré d'intensité qu'offre la maladie. Ainsi, la saignée générale et locale, les bains tièdes généraux et locaux, les boissons délayantes, les topiques émollients, d'une part, et les boissons dépuratives, les purgatifs doux, les topiques résolutifs, d'autre part, trouvent leur emploi suivant que la mentagre est accidentelle ou constitutionnelle, aiguë ou chronique, accompagnée ou non de symptômes de pléthore générale ou locale. — Ici, comme dans la couperose, les douches de vapeur, les douches sulfureuses froides jouissent de la plus grande efficacité comme moyens résolutifs; les premières, plus convenables quand il y a encore des signes d'excitation; les secondes, plus actives quand les tubercules persistent à l'état chronique et indolent. — On a souvent recours dans les mêmes circonstances aux pommades excitantes dans lesquelles entrent le protonitrate de mercure, le calomel, le soufre, le sous-carbonate de potasse. On a aussi employé avec succès dans la mentagre des pommades avec l'*iodure de soufre* ou l'*iodure de mercure.* Les préparations mercurielles administrées à l'intérieur ont quelquefois réussi, quoiqu'il n'y eût pas lieu de soupçonner l'existence du virus vénérien. Le muriate d'or, en frictions sur la langue, à la dose d'un douzième à un sixième de grain (deux fois par jour), compte aussi quelques succès.

Dans le cas de mentagre rebelle et invétérée, on n'a pas hésité à appliquer un vésicatoire sur le siége du mal, et on a réussi de cette manière à dissiper les dartres qui avaient résisté à tous les autres topiques.

Cette méthode de traitement, attribuée par les auteurs modernes à *Ambr. Paré,* tire son origine d'un temps bien plus éloigné de nous : on trouve, notamment dans les œuvres d'*Aétius d'Amide,* auteur du cinquième siècle, les détails les plus circonstanciés sur son emploi. Cet écrivain relate la formule du topique employé avec succès par *Pamphile* dans la mentagre de Rome décrite par Pline : ce topique n'était autre chose qu'un onguent vésicant dans la composition duquel entraient l'oxyde de cuivre, l'orpiment, l'ellébore et les *cantharides ;* on avait même soin, comme de nos jours, de rejeter les ailes et les pieds de cet insecte, comme parties inertes. *Aétius* conseille d'appliquer cet onguent sur le menton, une ou plusieurs fois, s'il est nécessaire, puis de le recouvrir d'une membrane de vessie que l'on assujettit par un bandage convenable, de manière à obtenir le développement des bulles, la *vésication.*

Il est très-important, dans le traitement de la mentagre, de pallier, autant que possible, les inconvénients qui résultent de la présence de la barbe et de la nécessité de la couper. Il faut qu'elle soit faite rarement, et de préférence avec des ciseaux courbés sur le plat, plutôt qu'avec un rasoir.

Voici quelle était l'ordonnance familière à M. Alibert, dans cette variété si opiniâtre de l'*acne* (*sycosis menti*) :

1° Pour boisson, tisane rafraîchissante ou légèrement dépurative, telle que celle de pensée sauvage, par exemple ;

2° Application de sangsues autour du menton, pour peu que l'irritation soit vive ;

3° Un bain tiède (dans lequel on aura soin de faire plonger le menton) tous les deux jours;

4° Se servir, pour se faire la barbe, d'un rasoir bien affilé, bien tranchant, promené sur le menton avec beaucoup de lenteur, de douceur et de légèreté, de manière à causer le moins d'irritation possible; ou mieux encore, se faire faire la barbe avec des ciseaux par un barbier juif. Sitôt après la barbe, faire plonger le menton dans un bain local très-chaud, pendant environ une demi-heure;

5° Chaque jour, un ou plusieurs bains locaux d'une demi-heure à une heure de durée (à la température de 30° R.), dans une décoction de son animée par l'addition de quelques cuillerées d'eau-de-vie;

6° Appliquer le soir sur le menton un mélange de suif et de soufre, ou de cérat soufré ordinaire;

7° Nettoyer le menton, le matin, avec la crème anglaise, la pommade de concombre ou quelque autre cosmétique analogue;

8° Plusieurs fois par jour, approcher des tubercules et des pustules du menton une croûte de pain rôtie au feu, toute chaude, pour hâter leur maturité.

9° Observer un régime sobre, s'abstenir de mets épicés, de boissons stimulantes, de liqueurs spiritueuses.

Suivant M. Alibert, il n'est point de dartre pustuleuse mentagre, quelque rebelle qu'elle soit, qui puisse résister à ce traitement bien observé et convenablement prolongé. Toutefois, nous pensons qu'il peut être fort utile d'y ajouter quelques laxatifs à l'intérieur, et l'usage des douches de vapeur à l'extérieur. Enfin, après l'usage préparatoire des bains locaux émollients et des cataplasmes, il nous est souvent arrivé d'employer avec succès, comme topique résolutif, l'onguent digestif du *Codex*.

La mentagre *parasitaire* nécessite, d'après le procédé de M. Bazin, l'épilation opérée avec des pinces et les lotions avec un linge mouillé de la solution de sublimé. Si elle s'est compliquée de pustules d'*acne*, le traitement rentre alors dans celui du *sycosis* ordinaire, sauf à le terminer par l'épilation et la lotion parasiticide, si ce traitement ne suffit point à enlever complétement le mal. Un certain nombre, d'ailleurs, des topiques que nous avons indiqués, agissent à la fois comme résolutifs et comme destructeurs du parasite végétal : tels sont l'onguent térébenthiné, dit *digestif*, la pommade à l'oxychlorure ou au précipité blanc, l'onguent citrin, etc. Seulement dans la mentagre comme dans la teigne, ainsi que l'a démontré M. Bazin, la guérison radicale ne peut que rarement être obtenue sans épilation, à cause du siége profond du champignon. Nous reviendrons sur ce sujet au chapitre de la *Teigne*.

Bornons-nous à dire ici, d'une manière générale, que la forme *furfuracée* et *herpétique* de la mentagre cède souvent aux lotions et aux topiques parasiticides (onguent digestif, onguent citrin, pommade au goudron, etc.). Nul doute pourtant que la guérison ne soit plus sûre, plus rapide et plus radicale par l'emploi de l'*épilation*, à laquelle nous ne manquons pas de recourir toutes les fois que la maladie se prolonge ou qu'elle récidive.

Une femme âgée d'environ quarante ans, exerçant le métier de cuisinière, et rapportant, avec assez de vraisemblance, l'origine de son mal à la chaleur d'un fourneau placé dans une cuisine étroite et peu aérée, vint se présenter à la consultation de l'hôpital Saint-Louis.

Ses joues étaient rougies et finement injectées; çà et là s'observaient sur cette région quelques petites pustules pointues à base rouge et à sommet purulent, isolées les unes des autres (*acne rosacea*). Le mal datait d'environ deux ou trois mois; les parties qui en étaient le siége éprouvaient habituellement un sentiment de chaleur et de fourmillement.

Voici le plan de traitement prescrit à cette femme par M. Biett, il y a une trentaine d'années :

1° Une pilule matin et soir, d'après la formule suivante :

℞ Calomel. . . . . 1 gramme.
Extrait de taraxacum. . . . . . . 3 grammes.
M. et d. en 36 pil.

2° Pour boisson habituelle, une infusion de pissenlit.

3° Oindre tous les soirs le visage avec la pommade suivante :

℞ Protochlorure (ou mieux *oxychlorure*) ammoniacal de mercure. . 1 gramme.
Camphre . . . . 1 gramme.
Axonge. . . . . 30 grammes.

4° Prendre trois bains de vapeur par semaine.

Un adulte, portant une *mentagre* chronique à l'état tuberculeux, avec desquammation furfuracée de la lèvre supérieure et du menton, reçut du même médecin la consultation suivante :

1° Boire tous les jours quatre tasses d'une infusion de saponaire.

2° Tous les matins, à jeun, prendre une pilule de *Plummer*.

Formule des pilules de Plummer.

℞ Soufre doré d'antimoine. . . } ãã 3 grammes.
Protochlorure de mercure. . }
Suc épuré de réglisse. . . . . 2 grammes.
Mucilage de gomme arabique. Q. s.
F. des pilules de 25 centigrammes.

3° Oindre tous les soirs le menton et la lèvre avec la pommade suivante :

℞ Turbith minéral (ou *sous-deuto-sulfate de mercure*. . . . 1 gramme.
Camphre . . . . 50 centigrammes.
Axonge. . . . . 30 grammes.
M.

4° Prendre trois bains de vapeur par semaine.

Est-il d'ailleurs nécessaire d'ajouter que, dans le traitement des diverses espèces du genre de l'acné, plus encore peut-être que dans celui des autres maladies de la peau, les soins de l'hygiène et un régime convenablement ordonné ont sur les résultats du traitement l'influence la plus décisive, et sont seuls capables de prévenir les récidives ?

« ..... Le plan curatif le mieux combiné (dit à ce sujet M. Biett) et suivi avec le plus de persévérance n'aurait que des effets passagers si les malades n'adoptaient pas un régime propre à favoriser l'action des remèdes. Ne sait-on pas que tous les soins, tous les efforts, sont infructueux chez les individus adonnés aux excès de la table, qui se gorgent de viandes succulentes, épicées, et boivent des vins forts, des liqueurs spiritueuses ? Une vie sobre et régulière, un régime habituel composé de viandes blanches, de légumes frais, de fruits aqueux et fondants ; le soin constant d'éviter les exercices fatigants, les travaux de cabinet, le séjour prolongé dans des lieux chauds ou près du feu (dans le cas de *couperose* et de *mentagre* surtout), sont les règles hygiéniques les plus salutaires et les seules qui puissent, avec les autres parties du traitement, compléter la cure de cette maladie si opiniâtre. »

IMPÉTIGO.

§ Ier. — *Mercurialis* croit que c'est la même espèce de maladie cutanée qui a été décrite par les Grecs sous le nom de *lichen*, par Celse sous celui de *scabies*, et par Avicenne sous celui d'*impetigo*. *Lorry* s'écarte peu de cette opinion, et fait remarquer d'ailleurs que ce terme est purement latin et ne peut correspondre qu'au mot *lichen* des Grecs ; toutefois il ajoute que Galien lui-même paraît avoir confondu avec l'*impetigo* (terme des traducteurs), la *mentagre* décrite par Pline. Ce dernier ne s'exprime pas avec assez de précision pour qu'on puisse reconnaître quelle est la maladie spéciale qu'il désigne sous le nom d'*impetigines*, car il n'emploie ce mot qu'au pluriel. Il dit d'ailleurs que ce nom est tiré de l'espèce d'impétuosité que montre l'éruption (*ab impetu*). Celse distingue quatre espèces d'*impetigo;* l'une d'elles au moins paraît bien être une affection pustuleuse. Willan et Bateman ont restreint la dénomination d'*impetigo* à une maladie caractérisée par de petites pustules ordinairement groupées et agglomérées (*psydraciées*), qui se convertissent en croûtes jaunâtres. C'est la même affection que M. Alibert décrivait autrefois sous le nom de *dartre crustacée flavescente,* et qui forma plus tard un genre du groupe des dermatoses *dartreuses,* sous le nom de *mélitagre.*

§ II. — Des causes excitantes locales et directes peuvent quelquefois déterminer le développement de la phlegmasie pustuleuse de la peau, décrite par les pathologistes anglais sous le nom d'*impetigo*. Ainsi, comme le remarque Bateman, la maladie connue du vulgaire sous le nom de *gale des épiciers, gale des maçons,* etc., et provoquée par l'action irritante de la chaux, du plâtre, du sucre, ou d'autres substances irritantes, a quelquefois tous les caractères de l'*impetigo.* On voit aussi, dans quelques cas, ces petites pustules se développer dans les points les plus enflammés de la peau chez les individus atteints de gales invétérées ou traitées par des frictions irritantes, à la suite de l'application de substances âcres sur les téguments, etc. Nous nous rappelons notamment un homme qui avait fait sur l'avant-bras droit des frictions avec l'essence de térébenthine pour combattre une douleur qu'il y éprouvait, et chez lequel ces frictions irritantes avaient provoqué l'éruption de pustules superficielles rapprochées, sur un fond rouge et enflammé. Ces pustules variaient depuis la grosseur d'un grain de millet jusqu'à celle d'une grosse tête d'épingle ; elles s'excoriaient rapidement, fournissaient une humeur qui tachait et roidissait le linge, offraient en un mot les caractères, mais un peu exagérés, de l'*impetigo erysipelatodes*. M. Alibert cite plusieurs faits qui prouvent que l'exposition à l'ardeur du soleil, à celle du feu, peuvent aussi provoquer cette affection. Elle peut d'ailleurs survenir à la suite de l'action de toutes les causes que nous avons énumérées dans nos généralités, et on la voit quelquefois liée à des phlegmasies internes, à des dérangements des fonctions digestives. Elle affecte de préférence les individus d'un tempérament lymphatique et lymphatico-sanguin. On la voit cependant aussi attaquer quelquefois les sujets bilieux dont la peau est fine et sèche. Elle paraît, dans bien des cas, *constitutionnelle,* c'est-à-dire liée à une disposition morbide particulière des solides et des liquides de l'économie, ou à une susceptibilité spéciale des téguments, ou enfin à une lésion viscérale chronique du thorax ou de l'abdomen qui paraît déterminer la maladie cutanée d'une manière sympathique. Les jeunes sujets en sont particulièrement atteints, ainsi que les femmes, quoiqu'elle n'épargne pourtant ni aucun âge ni aucun sexe. Les individus menacés ou atteints de scrofules sont sujets à l'impétigo, soit général, soit partiel, du cuir chevelu, du nez, des yeux, etc.

§ III. — La maladie cutanée qui nous occupe débute le plus souvent sans symptôme précurseur, et parcourt toutes ses périodes sans que la santé générale offre aucune altération. Quelquefois pourtant elle est précédée des phénomènes que nous avons déjà plusieurs fois mentionnés, tels que malaise, inappétence, dérangement des fonctions digestives, lassitudes spontanées, etc. Elle paraît sous la forme de taches rouges plus ou moins étendues, irrégulières ou plus ou moins régulièrement circulaires ou ovalaires, sur la face, le menton, le cuir chevelu, les membres, le tronc lui-même, bornées à une région peu considérable, ou s'étendant successivement à plusieurs parties, et même à presque tous les points de la surface du corps, quoique cela soit beaucoup moins ordinaire pour l'*impetigo* que pour l'*eczema*. On reconnaît bientôt que ces tâches rugueuses sont formées par la réunion de petites pustules jaunâtres entourées d'une rougeur plus ou moins vive, qui, en grossissant, acquièrent tout au plus le volume d'un grain de millet, et qui, se rompant promptement, laissent échapper l'humeur visqueuse qu'elles contiennent. Celle-ci se sèche et se concrète en *croûtes* plus ou moins humides, jaunâtres ou légèrement verdâtres, que l'on a comparées avec raison au suc gommeux de certains arbres, ou à du miel desséché : d'où le nom de *mélitagre*.

Les pustules subissent, en deux, trois ou quatre jours, la transformation croûteuse, et quelquefois même passent si rapidement à cet état, qu'on a à peine le temps de les observer ; c'est ce qui a sans doute engagé le professeur Alibert à prendre pour caractère de la maladie le phénomène le plus apparent et le plus permanent, c'est-à-dire le produit croûteux.

Lorsque les *croûtes* sont formées, elles s'épaississent par la concrétion de l'humeur qui continue à être exhalée sous elles par la surface excoriée et poreuse qu'elles recouvrent. Elles sont environnées d'une rougeur plus ou moins vive, avec exhalation plus ou moins abondante, qui tache le linge; prurit, ardeur, cuisson, plus ou moins intenses. Souvent à cet état aigu, il existe une tuméfaction assez prononcée des parties ou siége du mal, et les ganglions lymphatiques du voisinage se tuméfient et s'engorgent. Ainsi, quand l'*impetigo* occupe la face, comme cela se voit très-fréquemment, la région du visage affectée est bouffie et tuméfiée, et quelques ganglions lymphatiques sous-maxillaires sont quelquefois gonflés. De même, lorsque les pustules croûteuses occupent le cuir chevelu, les ganglions mastoïdiens et occipitaux sont tuméfiés et douloureux : cela s'observe particulièrement chez les enfants.

La maladie, passée à l'état croûteux, peut persister ainsi pendant un temps plus ou moins long, sans qu'il se forme de nouvelles pustules, sans que la forme élémentaire se reproduise. On n'observe dans la région affectée qu'une surface croûteuse, fendillée, gercée, excoriée, avec rougeur, exhalation plus ou moins abondante, prurit et chaleur. Le plus ordinairement; néanmoins, de nouvelles pustules se montrent aux environs de la croûte première, ou sur d'autres points de la surface du corps, et l'on voit ainsi de nouveau la maladie parcourir toutes ses phases.

Au bout d'un temps plus ou moins long, et qui peut varier de deux à quatre ou huit septénaires à plusieurs mois même, l'exhalation se tarit, les croûtes se détachent; une tache légèrement squammeuse, puis furfuracée, leur succède, et bientôt la peau recouvre toute son intégrité. Lorsque les croûtes tombent prématurément, elles laissent la surface qu'elles recouvraient excoriée ou simplement luisante, tendue, enflammée, et alors de nouvelles croûtes se reproduisent sans qu'il se forme de nouvelles pustules.

La durée de l'*impetigo* est très-variable; souvent cette maladie suit une marche aiguë, et se termine en deux, quatre, six septénaires, dont les deux ou trois premiers sont occupés par la période inflammatoire. Lorsque la maladie est chronique, qu'elle se montre successivement sur divers points du corps, qu'elle donne lieu à la formation de croûtes qui restent longtemps adhérentes, et qui se reproduisent à plusieurs reprises après être tombées, elle peut se prolonger pendant plusieurs mois et même pendant plusieurs années.

§ IV. — Variétés. — L'impétigo est aigu ou chronique; il est accidentel ou constitutionnel, simple ou compliqué, idiopathique ou symptomatique, partiel ou général. Quelquefois il semble constituer une affection dépuratoire dont le retour est nécessaire au maintien de la santé, du moins tant que la constitution n'a pas pu être modifiée de manière à ce que cette dépuration puisse être supprimée sans danger.

Bateman décrit cinq variétés d'impétigo, d'après les diverses formes que revêt cette affection cutanée:

1° *Impetigo figurata,* impétigo de forme régulière. Cette

variété est la plus commune de toutes ; elle est caractérisée par des plaques pustuleuses de grandeur variable, mais dont la forme est arrondie. Cette variété se montre très-souvent à l'une des joues chez les sujets lymphatiques et lymphatico-sanguins. On la voit aussi former de larges taches pustuleuses, de larges ovales croûteux sur les membres supérieurs. Elle peut d'ailleurs se montrer sur les autres régions du corps. C'est particulièrement cette variété que M. le professeur Alibert a décrite sous le nom de *dartre crustacée flavescente.*

2° *Impetigo sparsa,* impétigo diffus. Cette variété ne diffère de la précédente que par la forme : au lieu de former des taches et des plaques arrondies ou ovalaires, elle offre des groupes de pustules irrégulièrement disséminés sur des surfaces plus ou moins étendues, aux épaules, aux membres, au tronc, à la face, au cuir chevelu. Elle envahit de préférence les membres inférieurs, où elle est souvent très-opiniâtre chez les sujets avancés en âge, chez ceux que leur profession oblige à rester constamment debout, etc. Bateman dit avoir observé que cette variété se reproduisait de préférence à la fin de l'automne et pendant l'hiver, disparaissant ensuite pendant l'été ; tandis que la précédente, plus propre aux jeunes sujets, et attaquant surtout les régions supérieures du corps, se montrait souvent au printemps. Cette remarque nous paraît assez fondée. L'*impetigo sparsa* se montre aussi pourtant chez les jeunes sujets, et particulièrement chez les enfants pendant le travail de la dentition. Nous pensons avec *Bateman* que la maladie désignée par *Willan,* sous le nom de *porrigo larvalis* (teigne muqueuse des auteurs, *achor muciflus* de M. Alibert), n'est autre chose qu'un *impetigo* modifié par l'âge du sujet et les conditions où il se trouve.

3° *Impetigo erysipelatodes,* impétigo érysipélateux. Une inflammation plus vive, une marche plus aiguë, caractérisent cette variété, dont le siége à la face rend plus sensible encore son analogie avec l'*érysipèle,* d'autant plus qu'elle peut être précédée comme lui d'un mouvement fébrile plus ou moins prononcé. Une rougeur vive, une tuméfaction assez grande du visage, l'œdème des paupières accompagnent le développement de la maladie, que l'apparition des pustules et leur transformation en croûtes jaunâtres humides, avec exhalation, prurit, ardeur, cuisson, caractérisent suffisamment.

5° *Impetigo scabida,* impétigo rugueux. Les auteurs anglais ont donné ce nom à un impétigo étendu et intense, occupant toute la longueur d'un membre, et donnant lieu à la formation de croûtes épaisses, d'un jaune verdâtre, brunâtre ou grisâtre, fort adhérentes, rugueuses, inégales, fendillées, de manière à offrir quelque analogie avec l'écorce de certains arbres. Une exhalation abondante, des excoriations profondes, quelquefois même des ulcérations, lorsque la maladie a son siége aux membres inférieurs, suivent cette forme grave de l'impétigo, dans laquelle, comme on le conçoit facilement, les mouvements des membres affectés deviennent fort difficiles et fort douloureux.

5° *Impetigo rodens,* l'impétigo rongeant. Cette variété, qui tient au genre que nous décrivons par sa forme élémentaire, en diffère beaucoup par sa marche ultérieure. Elle occupe ordinairement le lobule du nez : on voit se développer sur cette région un ou deux groupes de petites pustules miliaires, qui se convertissent rapidement en une croûte d'un jaune brunâtre assez analogue à celle de l'*impetigo;* mais sous cette croûte, qui est environnée d'une rougeur un peu obscure, se forme une ulcération rongeante qui détruit la peau en tout ou en partie, et laisse après elle une cicatrice indélébile. Nous observions en écrivant ceci, dans les salles de M. Biett (dont le service nous avait été temporairement confié), un malade qui portait ainsi sur le nez une cicatrice enfoncée et blanche, autour de laquelle s'étaient reproduites quelques petites pustules croûteuses d'*impetigo,* et chez lequel la même affection couvrait aussi de croûtes l'intérieur des narines. La cicatrice était le produit de la cautérisation par l'acide nitrique de l'ulcération rongeante qui avait succédé à un groupe pustuleux. Depuis lors, tant à l'hôpital qu'en ville, nous avons rencontré plusieurs cas d'*impetigo rodens,* non pas seulement au siége que nous venons d'indiquer, mais encore sur la face dorsale de la main et sur quelques autres points de la peau. En ce moment même nous avons dans nos salles un jeune garçon atteint de cette forme impétigineuse rongeante (ou *lupus* impétigineux) au pied. Un limbe pustulo-croûteux ulcéreux, induré, entoure la plante du pied et se répand sur la face dorsale et entre les orteils. La maladie date de plusieurs années, et reconnaît pour cause probable une diathèse *scrofuleuse* qui ne se manifeste cependant pas par d'autres indices. Souvent cette variété n'occupe qu'une région très-limitée, et, de préférence, le lobule du nez, la région sous-nasale de la lèvre supérieure, le centre de la joue, etc.

A ces cinq variétés décrites par l'auteur anglais, il convient d'ajouter le *porrigo larvalis* de Willan, rangé à tort parmi les *teignes,* comme nous l'avons dit plus haut, et que l'on pourrait désigner seulement sous le nom d'*impetigo larvalis.* L'impétigo chronique du cuir chevelu des enfants, désigné par le vulgaire sous le nom de *galons,* et que M. Alibert décrivait jadis sous le nom de *teigne granulée,* est encore une forme de l'*impetigo sparsa,* qui mérite une mention spéciale à cause des erreurs de diagnostic auxquelles elle peut donner lieu. Disons quelques mots de chacune de ces pseudoteignes.

La première a reçu son nom de l'espèce de masque qu'elle forme sur le visage des enfants qui en sont atteints (*larvalis,* de *larva,* masque), ou de l'aspect muqueux du liquide visqueux qu'elle sécrète et qui se concrète en croûtes jaunâtres, d'où le nom de teigne *muqueuse.* Elle se montre au menton, sur les joues, au front des enfants, pendant le travail de la dentition surtout, et règne en général entre un an et trois ou quatre. Les groupes pustuleux sont quelquefois peu nombreux et isolés les uns des autres ; d'autres fois ils se rapprochent, deviennent confluents, et lorsqu'ils se convertissent en croûtes, ils recouvrent d'une sorte de masque le visage tout entier. Les yeux alors, le nez, les oreilles participent plus ou moins à la maladie de la peau. Ordinairement accompagnées d'une assez vive inflammation, les pustules se rompent au bout de deux, trois ou quatre jours, et se convertissent en excoriations croûteuses qui fournissent un suintement abondant. Tantôt cette éruption est aiguë, s'accompagne même d'un mouvement fébrile, d'une tuméfaction assez considérable du visage, de l'engorgement des ganglions lymphatiques voisins ; d'autres fois elle revêt une forme chronique, et, développée par exemple au printemps comme c'est le cas le plus ordinaire, elle peut se prolonger pendant l'été, l'automne et l'hiver. Nous avons même observé quelques cas où la *croûte de lait* n'était que le point de départ d'une affection dartreuse constitutionnelle qui persistait ensuite opiniâtrément jusque dans l'âge adulte. J'ai observé à la fin de 1839 un terrible exemple de ce genre d'*impetigo,* pour ainsi dire congénial. Le sujet, âgé de vingt-cinq ans, était affecté depuis les premiers temps de son existence d'un impétigo chronique qui avait envahi presque toute l'étendue des téguments, et ne s'améliorait ou ne disparaissait dans une région du corps que pour se développer et s'étendre dans une autre. Beaucoup de remèdes avaient été employés sans succès. Je conseillai à ce malheureux de s'expatrier et d'aller vivre dans un climat chaud, à Naples, par exemple, où il pourrait faire un usage assidu des bains de mer.

Heureusement les cas de ce genre constituent des exceptions ; dans la règle ordinaire, la teigne muqueuse ne se prolonge pas au delà de quelques semaines ou quelques mois ; assez souvent même elle cède rapidement au simple régime des maladies aiguës modérées. La plupart du temps, elle semble constituer une affection dépuratoire que l'art doit respecter et à laquelle il ne doit opposer aucun remède actif.

Il n'en est pas tout à fait de même de la seconde nuance, à laquelle on pourrait conserver le nom d'impétigo *granulé*. Celle-ci occupe le cuir chevelu des enfants de l'âge de deux à six ou huit ans, tend presque toujours à passer à l'état chronique, est assez ordinairement entretenue par le défaut de soin et la malpropreté ; elle donne lieu à la formation de croûtes brunâtres, bosselées, sèches, semées sur le cuir chevelu, et qu'on a comparées à des fragments de mortier grossièrement brisé, ou à du plâtre tombé des murs et sali par l'humidité et la poussière. Cette éruption n'est pas toujours facile à distinguer, au premier abord, de la teigne *nummulaire* (*favus squarrosus* de M. Alibert).

Du reste, ces pseudoteignes ne sont point contagieuses et ne déterminent point l'*alopécie*.

Nous ne rapporterons qu'un seul exemple d'*impetigo*, maladie cutanée des plus communes et des plus faciles à reconnaître — *Impétigo constitutionnel,* suivi de mort[1] :

Un homme âgé de soixante ans, d'une constitution molle et lymphatique, ayant le teint pâle et les chairs molles, était autrefois sujet à un érysipèle annuel qui envahissait le membre inférieur gauche, et qui fut supprimé sans retour, il y a plusieurs années, par un charlatan qui prescrivit l'usage de boissons et d'un sirop dont la composition n'est pas connue. Cet homme qui, de plus, avait la poitrine habituellement catarrheuse, sentit dans le cours du mois de janvier 1819 les premières atteintes de l'affection cutanée qui le força plus tard à entrer à l'hôpital Saint-Louis. La peau de la région des lombes devint rouge, humide, prurigineuse, et se couvrit de croûtes. Plus tard, la maladie envahit les cuisses, puis se montra aux membres supérieurs ; elle fit des progrès rapides lors du développement des chaleurs, donnant lieu à une exha-

[1] On voit que cette observation, ainsi que plusieurs autres contenues dans notre deuxième édition (et que le défaut d'espace nous a forcé de supprimer), remonte au temps où nous remplissions à Saint-Louis, sous notre prédécesseur Biett, les fonctions d'interne.

lation abondante, à un prurit et à une cuisson très-vifs, qui, augmentant par la chaleur du lit, produisaient l'insomnie.

Le malade fut admis en cet état à l'hôpital Saint-Louis, le 8 juin 1819, cinq mois environ écoulés depuis le début de l'*impetigo* dont il était atteint.

La peau de la région lombaire, celle des cuisses, des avant-bras et des mains, était couverte de plaques croûteuses, jaunâtres, épaisses et consistantes, avec exhalation au-dessous des croûtes d'une humeur qui tachait le linge; rougeur assez vive alentour, tuméfaction légère des régions affectées, prurit et cuisson assez intenses; çà et là on remarquait, dans les régions indiquées, quelques petites pustules enflammées qui reproduisaient la forme élémentaire de la maladie. Il y avait de l'inappétence, de la dyspepsie, de l'amertume à la bouche, de la constipation. L'expectoration habituelle avait beaucoup diminué; le malade éprouvait un peu d'oppression. On prescrivit pour boisson de l'eau de veau, avec addition d'un grain d'émétique par pinte, moyen qui rétablit la liberté du ventre en déterminant une selle chaque jour. Au bout de huit jours, le mal commença à perdre de son intensité. A la fin de la quinzaine, on commença l'usage des bains tièdes, administrés de deux jours l'un : ils accélérèrent les progrès du mieux. La rougeur décrut rapidement, l'exhalation devint peu abondante, le prurit faible, la tuméfaction presque nulle; les croûtes se détachèrent dans plusieurs points, et se renouvelèrent moins étendues et moins épaisses; mais les jambes devinrent un peu œdémateuses. Cependant, les symptômes gastriques s'étant accrus, on administra un vomitif qui provoqua plusieurs évacuations par haut et par bas. Il se manifesta alors de la fièvre; une douleur vive s'empara du membre abdominal gauche, s'étendant de l'aine vers le bas de la jambe; la tuméfaction œdémateuse de ce membre augmenta rapidement, et une rougeur érysipélateuse vive envahit les téguments. Le malade reconnut là le retour de l'*érysipèle* qui, depuis quelques années, avait cessé de paraître. On donna pour boisson du petit-lait avec un peu de crême de tartre ; mais du dévoiement s'étant manifesté, avec quelques indices d'irritation intestinale, on substitua à cette boisson une tisane purement adoucissante. Au bout de cinq à six jours, l'érysipèle s'effaça, la fièvre cessa, mais l'œdème persista, et l'avant-bras droit lui-même devint œdémateux. Les urines diminuèrent de quantité ; l'exhalation morbide cutanée avait complétement cessé, et les croûtes qui restaient étaient entièrement sèches. En même temps l'oppression devint plus forte, la toux n'était point suivie d'expectoration. La fièvre se ralluma ; et, après une amélioration passagère, obtenue par l'application de sangsues, suivie d'un vésicatoire sur le sternum et de deux vésicatoires aux membres inférieurs, la respiration devint de plus en plus gênée, l'œdème envahit les membres supérieurs, et le malade succomba le 25 juillet, après six semaines environ de séjour à l'hôpital.

A l'*ouverture du corps* on trouva dans les deux cavités de la poitrine un liquide séreux un peu trouble, épanché en la quantité d'environ 2 litres. Les poumons étaient sains ; mais la muqueuse bronchique était rouge, et les bronches contenaient quelques mucosités puriformes. Le cœur était augmenté de volume et légèrement anévrismatique, la membrane interne qui tapisse ses cavités était d'un rouge livide. La vésicule biliaire était distendue par une bile de couleur jaune. La muqueuse de l'estomac offrait une teinte grisâtre et légèrement livide.

On peut voir dans ce cas un effort impuissant de la nature pour établir chez un sujet cacochyme un travail dépuratoire externe, propre à dissiper les affections viscérales préexistantes, qui ont fini par devenir funestes.

§ V. — L'agglomération, la petitesse, la courte durée des *pustules* de l'impétigo, suffisent pour qu'on ne puisse les confondre avec celles de l'*acne* ou de l'*ecthyma*. Les croûtes molles et jaunâtres qui succèdent à ces pustules pourraient, lorsqu'elles se forment au menton, ressembler à celles qui se montrent accidentellement, parfois, dans le cours de la *mentagre;* mais on peut dire, en général, que la marche de l'*impétigo* et la physionomie particulière qu'offre chacune de ses périodes ne permettent guère de le méconnaître.

La variété de *pompholix diutinus,* avec rupture des bulles, que nous avons signalée plus haut, offre, au premier abord, une physionomie fort analogue à celle de l'*impetigo*. Dans cette variété, toute l'étendue des téguments est malade (ce qui est assez rare dans l'*impetigo*), et l'on observe çà et là des maculatures, traces de bulles séchées, au milieu de larges places rouges et squammeuses, occupées par les excoriations qui ont succédé à des bulles plus récentes : ces excoriations elles-mêmes se sèchent promptement et par parties. On peut saisir le développement dans quelques points des soulèvements épidermiques bulleux, quand on observe le malade avec beaucoup d'attention : le lit, les vêtements se remplissent d'une immense quantité de débris squammeux qu'on n'observe point chez les individus atteints de la *dartre crustacée flavescente,* etc. Enfin, dans le *pompholix,* les excoriations *bulleuses;* en tout semblables à celles que produit la vésication, n'offrent jamais ces surfaces poreuses et pointillées, humides, qui succèdent à l'excoriation des pustules de l'*impetigo* ou des vésicules de l'*eczema.*

Le pronostic doit varier suivant le degré d'intensité et d'étendue de l'*impetigo,* son siége, sa marche aiguë ou chronique, son état simple ou compliqué. En général, pourtant, on peut dire que cette affection cutanée est assez bénigne, et a assez souvent une courte durée. Comme elle paraît, dans quelques cas, constitutionnelle ou même dépuratoire, elle doit être quelquefois respectée, surtout dans l'enfance ou dans la vieillesse ; ou du moins on ne doit alors entreprendre de la guérir par des moyens actifs que lorsque l'on s'est mis en garde contre les accidents qui pourraient résulter d'une suppression prématurée et intempestive.

§ VI. — *Traitement.* — Il se rapproche beaucoup de celui que nous avons conseillé dans l'*eczema,* lequel, ainsi que déjà nous l'avons dit plusieurs fois, constitue, avec l'*impetigo,* la masse et comme le type des affections dartreuses proprement dites.

Dans la période inflammatoire, si le mal a une certaine étendue, la saignée, les sangsues, deviennent quelquefois nécessaires. Dans les périodes suivantes, les boissons laxatives à l'intérieur, les bains simples à l'extérieur, forment la base du traitement. Plus tard, les bains de vapeur, les bains sulfureux, les topiques résolutifs sont indiqués, en même temps que les boissons dépuratives et les préparations sulfureuses sont employées à l'intérieur.

Bateman conseille d'une manière générale, dans l'*impetigo,* le soufre uni à une partie de soude, de nitre, de tartre cristallisé, comme remède interne, et les lotions tièdes à l'extérieur, tant que l'irritation est bien marquée. Plus tard, il prescrit les tisanes toniques et dépuratives, la salsepareille, le quinquina avec addition de substances alcalines et antimoniales, le calomel, les pilules de *Plummer,* comme *altérants,* etc., et, à l'extérieur, des topiques dessiccatifs, tels que l'oxyde de zinc et l'onguent saturnisé, ou encore la poudre d'oxyde de zinc ou de *calamine,* qu'on sème sur la partie après la chute des croûtes. Les bains de mer peuvent aussi réussir. D'ailleurs, l'auteur anglais convient que, dans beaucoup de cas, on doit se borner à éviter le frottement, et laver les parties avec de l'eau tiède, de l'eau de son, du lait, ou les oindre avec de la crème, l'émulsion d'amandes, etc. L'infusion de digitale et la décoction de têtes de pavots sont indiquées lorsque les parties sont fort douloureuses.

Une petite fille âgée de huit ans avait le sommet de la tête couvert de débris de croûtes d'un jaune verdâtre foncé, restes d'un *impetigo sparsa,* qui avait également envahi la nuque. Voici le traitement qui lui fut prescrit à la consultation de l'hôpital Saint-Louis :

1° Tous les matins à jeun, une cuillerée à bouche de la mixture suivante :

♃	Sirop de pensée sauvage. . . .	300 grammes.
	Sous-carbonate de soude. . . .	5 grammes.
M.		

2° Tous les soirs, couvrir les croûtes (après avoir fait préalablement couper ou raser les cheveux) d'un cataplasme de farine de graine de lin, auquel on ajoutera, au moment de l'appliquer, 2 grammes de soufre sublimé.

Un malade adulte qui portait aux sourcils et aux paupières les traces d'un *impetigo* chronique reçut le conseil d'oindre tous les soirs les parties malades avec la pommade suivante :

♃	Sulfure de mercure	1 gramme.
	Camphre.	50 centigrammes.
	Cérat simple.	30 grammes.

Bien des fois j'ai vu M. Biett prescrire dans l'impétigo un peu étendu le traitement suivant :

1° Pour boisson habituelle pendant quelques jours, un litre d'eau de veau dans laquelle on ajoutera 4 grammes de sulfate de soude ;

2° Tous les jours, le matin, une prise de la poudre suivante :

♃	Soufre sublimé.	30 grammes.
	Tartrate acidule de potasse. .	15
M. et d. en xviij prises.		

3° Tisane de houblon avec addition de 3 grammes de carbonate de soude par litre (quand l'effet laxatif de la première boisson aura été suffisant) ;

4° Prendre trois bains de vapeur par semaine.

L'ordonnance suivante était encore assez familière à ce médecin distingué :

1° Chaque jour, prendre trois tasses de décoction de douce-amère ;

2° Chaque matin à jeun, une prise de la poudre suivante dans du pain à chanter :

♃ Soufre sublimé. . . . . . 30 grammes.
Sous-carbonate de soude. 15 grammes.
M. et d. en 16 paquets.

3° Laver les parties malades avec de l'eau de son ;

4° Prendre trois bains alcalins par semaine.

Ces exemples suffiront, je pense, pour diriger les jeunes médecins dans le traitement de l'*impetigo :* il faut y joindre, comme nous l'avons fait dans l'*eczema,* les topiques résolutifs, astringents et répercussifs, si souvent utiles dans le traitement de l'*impetigo* chronique et que nous employons journellement dans nos salles : l'huile de foie de morue pure ou additionnée d'huile de cade, le glycérolé de goudron, le *cold-cream* additionné de précipité blanc, etc. Les poudres absorbantes de riz, d'amidon, de fécule, pures ou mélangées de soufre, d'alun, de charbon, de calomel, etc., trouvent souvent leur application dans la période d'excoriation et d'exhalation. Enfin, les eaux thermales, salines et sulfureuses, les bains de mer, sont le remède héroïque des éruptions impétigineuses entretenues par la diathèse lymphatique ou scrofuleuse.

Le régime a une part importante dans le traitement de cette affection ; nous avons quelques exemples de guérison par le *cura famis* employé en désespoir de cause.

TEIGNE.

§ Ier. — Le mot teigne, *tinea,* est un mot barbare introduit dans la science par les écrivains du moyen âge. On croit qu'il a été tiré des mots *sahafati* et *alvathim* des Arabes. Sous ces noms, Avicenne décrit une maladie ulcéreuse et croûteuse du cuir chevelu, dont il admet deux espèces, l'une humide (pseudo-teigne), et l'autre sèche (*favus* des modernes). Des mots arabes indiqués ci-dessus, par abréviation et par corruption, les commentateurs et les traducteurs latins barbares ont pu former les mots de *thim, thineum* et *tineam;* telle est du moins l'opinion qu'embrasse *Lorry*. Peut-être aussi faut-il croire avec *Mercurialis* que l'on a donné à la maladie le nom de teigne, *tinea,* à cause des ravages qu'elle exerce sur le cuir chevelu, comparés à ceux que produit sur les vêtements l'insecte connu sous le même nom de *tinea,* teigne. — Quoi qu'il en soit, les auteurs qui écrivirent après les Arabes, notamment *Gordon, Nicolas Florentin, Arnauld de Villeneuve,* et particulièrement *Gui de Chauliac,* adoptèrent ce mot, et s'en servirent pour désigner les maladies spéciales du cuir chevelu propres à l'enfance.

Gui de Chauliac avait admis cinq espèces de teigne, *Ambroise Paré* les réduisit à trois, et depuis, presque tous les auteurs en ont décrit un nombre variable d'après les idées particulières qu'ils se sont formées de la maladie. *Lorry* même a été jusqu'à dire qu'on ne devrait reconnaître qu'une seule espèce de teigne proprement dite, savoir : la teigne lupinée, *tinea lupinosa,* de Gui de Chauliac ; c'est la même affection que M. Alibert a décrite, peut-être à tort, sous le nom de *teigne faveuse*.

Déjà, comme Lorry lui-même a le soin de le faire remarquer, *Eust. Rudius,* en reproduisant la doctrine d'Avenzoar et d'Avicenne, avait établi qu'on ne devait appliquer le nom de teigne qu'à l'affection sèche et croûteuse du cuir chevelu qu'Avicenne regardait comme produite par une humeur mélancolique.

Cette opinion, qui établit une distinction nette et bien tranchée entre la teigne et les pseudo-teignes, nous paraît aujourd'hui la seule admissible.

Les Grecs avaient indiqué sous les noms d'αχῶρες et de κηρια des pustules et des ulcérations croûteuses du cuir chevelu. Les Latins traduisirent ces mots par celui de *favus,* conservant encore pourtant celui d'*achores*. *Bateman* prétend que la forme élémentaire des teignes, qu'il désigne à tort sous le nom de *porrigo* (ce mot, correspondant au mot πιθυριασις des Grecs, n'est ordinairement employé que pour indiquer une affection cutanée sèche et furfuracée ou squammeuse, et non point une forme pustuleuse et croûteuse), consiste dans une éruption de *pustules* appelées *favi et achores*, qu'il croit appartenir à deux espèces de teignes différentes. Mais, s'il faut s'en rapporter à la description d'Arétée, ces mots, et surtout celui de *favus*, désigneraient plutôt les pustules de l'*impetigo* que l'élément de ce que nous appelons aujourd'hui la vraie teigne ou la teigne *faveuse*, détournant ainsi le mot *favus* de l'acception qu'il avait chez les Latins.

La plupart des médecins modernes, effrayés de la confusion du langage des auteurs relativement à cette maladie, ont fini par réunir sous le titre de *teignes* toutes les affections du cuir chevelu particulières à l'enfance, de même qu'ils avaient réuni la plupart des maladies chroniques des téguments du reste du corps sous celui de *dartres*.

M. Alibert a cherché à restreindre cette dénomination à quelques espèces bien déterminées, et cependant on voit encore dans la description qu'il en a donnée qu'il n'a pu s'empêcher de ranger sous les noms de teignes *furfuracée* et *amiantacée* plusieurs maladies qui ne sont point toujours de vraies teignes, et qui s'offrent souvent avec les mêmes caractères que celles qu'il a décrites ailleurs sous le nom de *dartres furfuracées* ou *squammeuses*.

Le même vice se retrouve dans la nouvelle classification du même auteur. En effet, il a déposé sur la troisième branche de l'*arbre des dermatoses* le groupe des dermatoses *teigneuses*; dans ce groupe, il a distingué trois genres, savoir : le genre *achor*, le genre *porrigo* et le genre *favus*. Or ce dernier seul appartient aux *teignes* proprement dites. L'*achor*, divisé en *achor lactuminosus* (croûte de lait), et *achor mucifluus* (teigne *muqueuse*), doit être rapporté, pour la première variété, au *pityriasis capitis* des enfants à la mamelle (ordre des *squammes*), et pour la seconde, à l'impétigo (*impetigo larvalis*), comme nous l'avons fait voir plus haut. Le *porrigo* présente trois espèces, savoir : le *porrigo granulata ;* c'est la teigne *granulée* dont nous avons parlé ci-dessus, qui n'est qu'une forme particulière d'*impetigo* chronique du cuir chevelu ; le *porrigo asbestina* (teigne *amiantacée*), et le *porrigo furfuracea* (teigne *furfuracée*), caractérisés par des desquammations furfuracées du cuir chevelu souvent consécutives à un *eczema* chronique de cette région. Reste donc seulement, comme nous venons de le dire, le genre *favus* (*teigne lupinée* de Gui de Chauliac), que M. Alibert a partagé avec raison en deux variétés, nuances d'une affection fondamentalement la même, qui, comme l'avait déjà si judicieusement remarqué *Lorry*, à la fin du dernier siècle, constitue seule la *teigne* proprement dite. Nous pouvons, toutefois, admettre aujourd'hui (contrairement à l'opinion de *Biett*) qu'Alibert a pu avoir particulièrement en vue, dans son genre *porrigo*, les espèces de teignes vraies que nous désignons encore aujourd'hui sous les noms de *teigne tondante*, de *teigne furfuracée*, d'*herpes tonsurant*, etc., mais sans réussir à les distinguer des desquammations consécutives à l'*eczema* et à l'*impetigo*.

Bateman a admis cinq espèces de *teigne*, savoir : le *porrigo lupinosa* et le *porrigo scutulata*, qui répondent aux deux variétés du *favus* de M. Alibert (*favus squarrosus* et *favus urceolaris ;* teigne faveuse *raboteuse* ou irrégulière, et teigne faveuse *alvéolaire* ou régulière). Des trois dernières variétés (*porrigo favosa*, *furfurans* et *decalvans*), la première n'a point les caractères de la teigne proprement dite ; le *porrigo favosa* n'est qu'une variété de l'*impetigo :* les deux autres, qui produisent une alopécie spéciale, constituent, comme la vraie teigne, une affection contagieuse et parasitaire.

D'après les recherches microscopiques de M. Gruby, cette alopécie, désignée par *Bateman* sous le nom de *porrigo fur-*

furans, est due à la présence, soit en dehors du cheveu, soit dans son intérieur, de *sporules*, c'est-à-dire d'une sorte de produit végétal d'un ordre encore inférieur à celui qu'on trouve dans le *favus* d'*Alibert*, dont les formes régulières sont si caractéristiques et constituent une espèce si tranchée. Cette affection, méconnue par *Biett* et mal appréciée par les autres dermatologistes, a été bien étudiée par notre collègue le docteur *Bazin*.

Quant au *porrigo decalvans*, la présence du mycoderme y est moins bien constatée que dans l'espèce précédente.

On a pu voir jusqu'ici que, malgré toutes les dissidences et toutes les variations que nous avons signalées, il semble qu'il y a lieu de reconnaître que les caractères spéciaux assignés par les meilleurs observateurs à la vraie teigne se réduisent aux deux suivants, savoir : la susceptibilité de se transmettre par contagion, et d'amener à une certaine époque de la maladie une alopécie plus ou moins complète. Or ces deux circonstances capitales, qui se remarquent notamment dans la teigne *lupinée* de Gui de Chauliac et de *Bateman* (genre *favus* d'*Alibert*), se retrouvent encore dans les deux genres que nous venons de signaler d'après *Bateman*, et paraissent dues également à la présence d'un champignon ou mousse parasite.

Assurément cette étiologie *parasitaire* de diverses maladies, et notamment des maladies de la peau, avait déjà eu cours dans la science.

Les maladies épidémiques et contagieuses avaient été plus d'une fois attribuées à des germes animaux ou végétaux suspendus dans l'air ou contenus dans les fluides, et susceptibles de pénétrer avec ces fluides dans l'économie animale, où ils devenaient la source de maladies plus ou moins graves.

Ainsi, dans le siècle qui précéda l'ère chrétienne, *Varron* (*De re rustica*) admettait dans les effluves marécageuses l'existence d'animalcules invisibles qui pénétraient dans l'air respiré par la bouche et par les narines, et engendraient des maladies.

Ainsi, *Columelle*, dans le siècle suivant, premier de notre ère, parlait aussi de ces animalcules « qui pouvaient, disait-il, engendrer dans le corps de l'homme des maladies dont les médecins ignoraient la cause ».

Mais c'est surtout à la fin du dix-septième siècle et dans le cours du dix-huitième, lorsque les expériences microscopiques de Leuwenhoek (*Arcana naturæ detecta*, 1695), et les beaux travaux de Réaumur (*Mémoires pour servir à l'histoire des insectes*) eurent popularisé l'existence des animalcules infusoires, que les médecins furent portés à donner un corps à la contagion, et à faire de ces animalcules microscopiques le germe des maladies épidémiques et contagieuses.

« *Cum autem adeo subito*, dit Van Swieten, *multiplicentur hæc insecta, inde voluerunt deducere quidam contagium in morbis animatum esse, et ab uno homine in alium per talia insecta propagari.* »

Ces idées, après avoir été combattues comme fausses et ridicules par les savants de la dernière partie du dix-huitième et du commencement du dix-neuvième siècle, furent de nouveau reproduites par quelques médecins allemands, à l'occasion de la transmission épidémique du *cholera-morbus*, et depuis furent propagées par quelques empiriques.

Il y a déjà bien longtemps que nous signalions, dans un journal[1], les recherches microscopiques du professeur *Gruby*, de Vienne, auquel est due la découverte du champignon producteur de la *teigne* et de la *mentagre*.

Plusieurs années auparavant, la nouvelle constatation de l'insecte microscopique de la gale, à l'hôpital Saint-Louis, était devenue l'occasion du rajeunissement des opinions émises par d'anciens auteurs sur l'étiologie parasitique d'un certain nombre de maladies contagieuses ou épidémiques, et notamment de plusieurs maladies de la peau..., à tel point

[1] *Gazette médicale*, numéro du 14 août 1841, art. VARIÉTÉS. *Nouvelle Étiologie de la teigne.*

qu'un empirique, s'emparant de l'idée déjà exprimée par le chimiste Raspail, affirmait, dans une brochure adressée à toutes les autorités scientifiques et administratives, que l'emploi seul des spécifiques parasiticides pouvait guérir toutes les maladies de la peau, sans qu'il fût besoin de recourir aux médicaments internes.

« Toutes les maladies (*disait-il* dans cette brochure) an-
» ciennement connues sous le nom de *dartres*, de *teignes*, etc.,
» aujourd'hui rangées sous les dénominations de phlegmasies
» exanthémateuses, vésiculeuses, bulleuses, pustuleuses, pa-
» puleuses, squammeuses, etc., sont dues, *comme la gale*, à
» des parasites cutanés. Ces maladies, dont la cause est iden-
» tique, se guérissent par des remèdes semblables : l'*intoxi-*
» *cation des animalcules qui les produisent*. »

Il proposait en conséquence l'eau de chaux, la solution de deutochlorure de mercure, les savons médicamenteux à base de soude. Il affirmait avoir souvent guéri des *mentagres* rebelles et traitées sans succès, avant lui, par les plus célèbres médecins, en faisant lotionner le menton avec une solution de deutochlorure de mercure, ou le faisant savonner avec un savon dans la composition duquel entraient la soude, le soufre et le sulfure de mercure.

Aujourd'hui, le docteur *Bazin*, auquel on doit (après le professeur *Gruby*, cité plus haut) la constatation scientifique de l'étiologie parasitique de la *teigne*, de la *mentagre*, de l'*herpes circiné* et *tonsurant*, du *pityriasis versicolor*, etc., applique avec succès un traitement analogue (plus l'*épilation*, procédé empirique auquel le même auteur a donné aussi une base vraiment scientifique) à la cure radicale d'un certain nombre de maladies de la peau.

Déjà nous avons dit que notre collègue rapportait à trois sources principales les maladies cutanées que l'on observe communément dans notre hôpital, savoir :

1° Les éruptions *artificielles* produites par l'application de substances irritantes, telles que l'eau *sédative*, les huiles âcres, les pommades irritantes, les végétaux âcres, les cantharides, l'onguent mercuriel, etc. ;

2° Les éruptions *parasitaires,* soit animales (*acarus scabiei* et *prurigo pédiculaire*), soit végétales ou mycodermiques (*teignes, mentagre, pityriasis versicolor*) : ces dernières dues à trois espèces de champignons qu'il distingue sous les noms d'*achorion* (spores du *favus*), *trichophyton* (sporules de l'*herpes* et de la *mentagre*), *microsporon* (sporules du *pityriasis versicolor*) : à ces trois noms employés pour désigner un champignon de l'ordre des *mucédinées,* dont les trois nuances ont à peu près le même aspect au microscope, sauf le volume, nous préférerions le nom générique et unique de *mycoderme* (ou mousse cutanée), donné d'abord au parasite végétal de la vraie teigne par le professeur *Gruby ;*

3° Enfin, éruptions *constitutionnelles* ou diathésiques, dont M. Bazin reconnaît quatre espèces, qu'il convient, selon moi, de réduire à trois en supprimant la dernière : *dartreuses, scrofuleuses, syphilitiques* et arthritiques.

Cette division n'offre de vraiment nouvelle que la seconde classe, les deux autres ayant toujours été reconnues, soit implicitement, soit explicitement, par tous les praticiens.

Cette seconde classe, qui comprend les éruptions *parasitaires,* au lieu d'offrir, comme le prétendaient Raspail et Héreau, une étiologie animale, se compose au contraire principalement d'éruptions entretenues par un parasite végétal. Il n'y a, à vrai dire, que deux éruptions, la *gale* et le *lichen urticans* acarique du mois d'août, qui soient dues à un animalcule parasite. Toutes les autres éruptions, *favus, herpes* tonsurant et circiné, *phytomentagre, pityriasis versicolor,* sont entretenues par un parasite végétal. Toutefois, il ne faudrait pas rejeter tout à fait dans cette sous-division de cette seconde classe toute considération de diathèse, car il est bien avéré que pour le *favus,* par exemple, qui est la vraie teigne, la teigne par excellence, comme le proclamait avec raison le savant *Lorry*.... les conditions d'âge, de tempérament, d'hygiène, entrent pour une part très-importante dans le développement, la propagation et la persistance de l'éruption.

Quoi qu'il en soit, il est avéré aujourd'hui, grâce à la découverte du professeur *Gruby* et aux travaux ultérieurs de notre collègue *Bazin*, auquel on ne saurait disputer la gloire d'avoir fait faire à la dermatologie le seul progrès important que puisse revendiquer notre époque..., il est avéré, dis-je, qu'un nombre déjà assez grand (et probablement susceptible de s'accroître encore) de maladies cutanées reconnaît une cause accidentelle, importée du dehors, qu'un traitement topique spécifique réussit à détruire assez rapidement, sans qu'il soit besoin de recourir à ces médications générales, habituellement inefficaces, que la plupart de nos prédécesseurs et plusieurs de nos contemporains ont recommandées par pure ignorance de la vraie cause du mal.

En tête de ces maladies doit être placé le genre *teigne*, que nous pouvons maintenant dégager de toutes les incertitudes et de toutes les obscurités qui avaient si fort embarrassé nos prédécesseurs et nous-même jusqu'à ce que l'on eût constaté la cause efficiente de l'éruption, savoir : la présence d'un végétal parasite.

Il y a trois espèces de teigne proprement dite, savoir :

1° La *teigne lupinée* ou *favus* de la plupart des auteurs modernes;

2° La *teigne furfuracée* ou herpétique (*herpes tonsurant* de quelques modernes);

3° La *teigne tondante* ou *porrigo decalvans* de *Bateman*, qu'il faut distinguer de l'alopécie proprement dite, bien que notre collègue M. Bazin ait cru devoir l'en rapprocher.

Chacune de ces espèces mérite une description à part que nous allons maintenant aborder, après avoir cependant dit un mot de réponse à une objection très-naturelle qui nous est faite sur notre persistance à laisser le genre *teigne* dans notre ordre des *pustules,* bien que (comme nous l'avions déjà reconnu dans la première édition de ce livre, publiée en 1834) aucune des trois espèces de *teigne* admises par nous n'ait une forme *pustuleuse.*

Au point de vue scientifique, il est clair que c'est là un vice de notre classification ; mais il n'en est plus tout à fait de même au point de vue pratique, qui est celui que nous avons toujours pris pour règle de conduite. Le point important pour le praticien est de distinguer la vraie teigne des pseudo-teignes eczémateuses et impétigineuses rangées dans l'ordre des *pustules.* Or ce diagnostic n'est pas toujours aussi facile à établir qu'on pourrait le croire au premier abord, et il nous paraît facilité par le rapprochement dans la même classe de la teigne et de l'*impetigo.* En outre, le terme de *favus,* très-usité parmi les modernes pour désigner la teigne par excellence, celle que nous nommons, avec *Gui de Chauliac* et avec *Bateman,* la *teigne lupinée,* nous paraît évidemment avoir été donné par les auteurs latins à une affection pustuleuse du genre de l'*impetigo.* Les modernes qui prennent uniquement pour point de départ l'élément parasitique *microscopique,* et qui sont ainsi amenés à ne faire qu'un genre des éruptions herpétiques, mentagreuses et teigneuses, où ils étudient successivement le *mycoderme* dans ses diverses manifestations extérieures, ont sans doute raison jusqu'à un certain point, en théorie, mais suscitent pour l'élève et le médecin praticien, plus habitué à l'observation clinique qu'aux recherches microscopiques, des difficultés de diagnostic presque insurmontables. Nous reconnaissons d'ailleurs qu'à la différence de volume près, ce sont les mêmes granules microscopiques que présente à la vue le champignon producteur de ces diverses éruptions. Ceci posé pour notre justification, abordons enfin la description de chaque espèce en particulier.

1° *Teigne lupinée* ou *favus.* — Nous désignons sous le nom de *favus* une maladie spéciale du cuir chevelu, généralement propre à l'enfance, susceptible de se transmettre par *contagion*, entraînant souvent l'*alopécie*, et particulièrement caractérisée par des croûtes sèches fortement enchâssées dans le tissu de la peau (auquel elles adhèrent intimement), d'une couleur jaune pâle et sale, offrant une dépression centrale plus ou moins régulière, qui donne au produit croûteux quelque ressemblance avec les alvéoles d'une ruche à miel (d'où le nom de *favus*), ou avec les semences du lupin (d'où le nom de *tinea lupinosa*).

§ II. — La contagion de la teigne est reconnue par presque tous les pathologistes, et Bateman n'hésite point à attribuer la propagation de la maladie, dans beaucoup de familles aisées, à la fréquentation des colléges, dans lesquels les enfants bien portants sont souvent en contact avec les enfants malades, et font usage dans bien des cas des mêmes linges, des mêmes peignes, des mêmes coiffes et des mêmes chapeaux. Plusieurs fois nous avons été à même d'observer, dans les salles de l'hôpital Saint-Louis, ou au traitement externe du même hôpital, des individus (enfants pour la plupart) qui paraissaient avoir contracté un *favus* en se servant de peignes, de bonnets, de coiffes, etc., qui avaient servi à des sujets atteints de cette maladie. Dans les salles de l'hôpital, on a pu voir plus d'une fois des embrassements entre jeunes gens propager le mal, qui alors se montrait au menton et aux environs de la bouche. Chez un malade même qui avait porté une perruque provenant d'un individu atteint de *favus*, la maladie se montra aux bras et aux jambes. Cette circonstance bizarre put s'expliquer quand on apprit que cet homme, en se retournant la nuit dans son lit, déplaçait habituellement sa perruque, et la retrouvait presque toujours le matin en contact avec ses bras ou ses jambes. Il y a quelques années, on a vu dans des pensionnats le *favus* se manifester pour la première fois, et attaquer successivement une douzaine d'enfants dans l'espace de quelques semaines ou de quelques mois, à l'occasion de l'introduction furtive dans l'établissement d'un sujet affecté de cette maladie. Enfin, j'ai moi-même, plusieurs fois, dans mes leçons publiques de l'hôpital Saint-Louis, présenté des exemples de *favus* communiqué par contagion, tels que celui de deux sœurs qui portaient plusieurs groupes faveux à la nuque et sur l'épaule ; une petite fille qui avait un seul bouton à la cuisse ; un adulte qui portait sur la peau du cou un groupe faveux de l'étendue d'une pièce de deux francs ; un jeune garçon qui en offrait trois à la peau de la nuque, etc. Chez tous ces individus le cuir chevelu était intact, le mal était récent et se rattachait à des circonstances précises. Ainsi, chez le jeune garçon mentionné en dernier lieu, le développement du *favus* avait suivi l'usage d'un bonnet de pénitence qui avait servi à un autre enfant de la même école affecté de teigne. Ici le favus accidentel, récemment communiqué, borné à une région encore très-restreinte, a guéri rapidement et sans retour par une simple cautérisation avec la pierre infernale (après la chute des croûtes, provoquée par un cataplasme). L'adulte précédemment cité était vigoureux et bien constitué ; il avait contracté le favus en couchant sans précaution, la tête et le cou appuyés sur les vêtements d'individus détenus avec lui à la Force, et dont quelques-uns étaient teigneux. Parmi tous ces exemples, le plus singulier que j'aie vu est celui fourni par un jeune homme d'environ dix-huit ans, et qui portait un groupe croûteux de favus sur la peau du prépuce. Tous ces exemples montrent en même temps que la *teigne lupinée* n'a pas pour siége exclusif le cuir chevelu, mais qu'elle peut se montrer exceptionnellement sur les régions non chevelues ; dans ce cas, elle est toujours beaucoup plus facile à détruire et peut même s'effacer spontanément à l'aide des simples moyens de propreté.

En somme, la contagion de la teigne faveuse est donc un fait bien établi, quoi qu'en ait pu dire M. Alibert, qui, après l'avoir admis dans ses premiers ouvrages, a voulu depuis le révoquer en doute.

Il faut toutefois, pour que cette contagion s'opère, la réunion de certaines conditions d'âge, de tempérament, de vitalité particulière des téguments, de communication spéciale, etc.; et, comme le prouvent plusieurs faits rapportés par M. Alibert et quelques expériences de M. Gallot, citées par le même auteur, la transmission de la maladie est bien loin de s'opérer dans tous les cas où il paraîtrait naturel que la contagion s'exerçât. Si donc la prudence invite à ne pas laisser des communications intimes et répétées s'établir entre des enfants sains et des enfants affectés de teigne, la raison et l'expérience s'accordent aussi pour éloigner des craintes exagérées, des alarmes dénuées de fondement, des précautions minutieuses et ridicules.

Cette maladie peut d'ailleurs naître spontanément. Elle est, en général, propre à l'enfance. Les pseudo-teignes elles-mêmes sévissent particulièrement sur cet âge; ainsi l'*impetigo larvalis*, ou teigne *muqueuse*, s'observe surtout dans les trois ou quatre premières années de la vie, la teigne *granulée* (*imp. granulata*) se rencontre de quatre à dix ans, etc. Cependant il arrive que la teigne véritable se montre chez les jeunes gens, les adultes et même les vieillards. Remarquons toutefois que, même dans ce cas, il s'agit le plus souvent d'une récidive de teigne chez des sujets qui avaient éprouvé ce mal dans leur enfance, à moins que le mal ne soit le produit d'une contagion accidentelle : alors, en effet, la communication peut s'opérer à tout âge et chez tous les sujets, bien que, comme déjà nous l'avons fait remarquer, cette communication exige le plus souvent des conditions de débilité, de jeunesse, de tempérament lymphatique, propres à favoriser la contagion.

En effet, le tempérament lymphatique et lymphatico-sanguin, la débilité, la misère, le défaut de soins de propreté, une mauvaise nourriture, une habitation humide et malsaine, favorisent le développement de la teigne. Suivant M. Alibert, la teigne *faveuse* se remarque surtout chez les sujets blonds, roux, lymphatiques; la teigne *granulée* se montre plutôt chez les enfants dont la peau est brune et basanée; la teigne *muqueuse* se voit fréquemment chez les sujets lymphatico-sanguins, dont la peau est fine et le visage coloré (surtout à l'occasion du travail de la dentition).

Le même auteur est disposé à croire que la disposition aux éruptions teigneuses peut se transmettre par voie d'hérédité. Il rapporte même une observation qui semblerait prouver qu'une teigne (ou mieux une pseudo-teigne) peut survenir chez un enfant à l'occasion de l'altération du lait de la mère qui le nourrit, altération provoquée par des émotions morales ou par des excès de diverse nature. J'ai moi-même observé le développement rapide d'une *gourme* qui affecta d'abord le cuir chevelu, puis qui devint générale et persista pendant plusieurs mois, malgré le changement de nourrice, chez un petit enfant à peine âgé de deux mois, à l'occasion d'une violente émotion éprouvée par sa mère, qui l'allaitait à cette époque.

§ III. — Le *favus* (hors les cas exceptionnels que nous avons indiqués en parlant du mode de propagation de la maladie par *contagion*) se montre ordinairement au cuir chevelu; il peut toutefois se développer aussi sur d'autres points de la surface du corps, soit que le mal se soit étendu de la tête aux autres régions (ainsi que cela se voit le plus communément), soit que, le cuir chevelu restant intact, la maladie ait débuté primitivement dans quelque autre partie du corps. En général, elle affecte les lieux où le tissu de la peau est dense, serré, et où le tissu cellulaire est peu abondant, comme les tempes, le front, le dos, les lombes, les coudes, les genoux, la partie inférieure et externe des jambes, etc.; mais on peut la rencontrer aussi dans d'autres points. L'éruption commence par de très-petits points jaunâtres peu ou point élevés au-dessus du niveau de la peau, qui, dès leur début, présentent une petite croûte sèche. Cette croûte (souvent traversée par un poil ou un cheveu) s'accroît peu à peu et acquiert un volume variable, suivant qu'elle reste isolée, ou qu'elle se confond par ses bords avec les croûtes voisines ; à mesure qu'elle s'étend et se rapproche de la forme lenticulaire, son centre se déprime en godet. Elle est fortement adhérente et comme enchâssée dans le tissu de la peau ; si on veut l'enlever de vive force, pour peu que le mal soit ancien, on excite de la douleur et on fait saigner les téguments, qu'on trouve au-dessous rouges et excoriés : ces excoriations, quand la maladie se prolonge et s'aggrave, peuvent s'étendre à une certaine profondeur. Les bulbes des poils s'altèrent, les cheveux deviennent grêles, décolorés, lanugineux, et tombent : il en résulte souvent une *alopécie* incurable ; la surface de la peau demeure lisse et luisante dans la région dépouillée de cheveux. Chez les enfants, des poux pullulent quelquefois sous les croûtes et ajoutent encore aux démangeaisons vives que cause la maladie cutanée. La croûte exhale une odeur nauséabonde, *sui generis,* comparable à celle qui se répand autour de certains individus atteints de fièvres graves, et que l'on a assez justement nommée *odeur de souris*. Souvent, quand l'inflammation de la peau est vive (ce qui arrive bien plus fréquemment dans les pseudo-teignes et notamment dans l'*impetigo* que dans le *favus*), les ganglions lymphatiques occipitaux et mastoïdiens se tuméfiant, de petits abcès se forment dans le tissu cellulaire sous-cutané ; l'ophthalmie même, le coryza, peuvent être provoqués par l'extension de l'irritation ; toutes ces complications peuvent passagèrement occasionner un mouvement fébrile.

Les croûtes faveuses restent très-longtemps adhérentes à la peau, et, pour reconnaître la forme caractéristique de la maladie et voir se reproduire l'élément faveux, on est parfois obligé de provoquer la chute des croûtes par l'application des cataplasmes émollients. En vieillissant, ces croûtes se dessèchent de plus en plus et se résolvent en une poussière d'un blanc jaunâtre sale à leur centre et à leur circonférence.

Lorsqu'elles tombent ou qu'on provoque leur chute, on voit au-dessous d'elles tantôt la peau saine et seulement déprimée; d'autres fois, la peau enflammée, privée d'épiderme, rouge, gercée, excoriée, le tissu réticulaire enflammé, etc., ce qui tient à une inflammation consécutive des téguments.

Cette maladie a ordinairement une fort longue durée, et résiste parfois aux traitements les mieux combinés. Quand elle guérit, les croûtes se détachent et ne se renouvellent plus : la peau, d'abord lisse, rouge, enflammée, revient peu à peu à sa couleur naturelle; mais les cheveux tombés dont les bulbes ont été détruits ne repoussent plus dans les régions qui sont restées longtemps malades.

L'élément faveux est essentiellement constitué par un petit point sec et jaunâtre évidemment développé entre les lames de l'épiderme, autour de la portion sous-épidermique du poil. De là une sorte de capsule épidermique qui recèle au début cette sorte de petite croûte jaunâtre à peine du volume d'une très-petite tête d'épingle. Examinée au microscope, on la voit essentiellement composée de petites granulations ou *spores*, qui constituent le champignon ou mousse parasite. A mesure que cette production s'étend et se développe, on y découvre de petits chapelets formés par les granules rapprochés et des *sporanges* ou petites branches tubulées qui contiennent des spores et ont ainsi une apparence végétale plus prononcée. Quand on compare d'ailleurs ce mycoderme avec les mousses parasites qui se développent sur l'écorce de certains arbres, on remarque à l'œil nu une très-grande analogie entre ces deux productions, de même qu'avec les *moisissures* qui se forment à la surface des substances végétales ou animales altérées.

L'adhérence que contracte le mycoderme avec le bulbe et la portion sous-épidermique du poil explique la nécessité du procédé de l'épilation pour la guérison radicale de la *teigne* [1].

[1] Je n'ai pas cru devoir, dans un livre élémentaire essentiellement des-

§ IV. — Nous avons dit que le *favus* offrait deux variétés principales, savoir : le favus *urceolaris* et le F. *squarrosus*. Dans la première, on voit assez souvent le cuir chevelu tout entier recouvert d'une sorte de calotte croûteuse d'un blanc jaunâtre sale, creusé d'une multitude de godets qui rappellent les alvéoles d'une ruche à miel (d'où le nom de *favus*), ou les dépressions centrales des graines jaunâtres du *lupin* (d'où le nom de teigne *lupinée*).

Dans la seconde variété, la maladie est plus rarement aussi générale; dans quelques cas, elle est bornée au sommet de la tête, où elle forme une plaque croûteuse sèche qui n'offre point de godets réguliers. La forme arrondie de ces plaques a fait supposer que le nom de teigne *nummulaire* ou *porrigo scutulata*, chez les Anglais, avait pu lui être appliqué. D'autres croient que c'est plutôt à notre teigne *furfuracée* (ou *herpes tonsurant*) que se rapporte cette dénomination. L'irrégularité et l'aspect raboteux des croûtes l'ont fait désigner par M. Alibert sous le nom de *favus squarrosus*, teigne faveuse à croûtes rudes, inégales et irrégulières. Elle est généralement moins grave que la précédente, détermine moins fréquemment l'*alopécie*, paraît causer, en un mot, une altération moins grave et moins profonde du système pileux. Du reste, comme nous l'avons déjà dit, ces variétés ne sont que deux nuances de forme d'une même affection.

Deuxième espèce. TEIGNE HERPÉTIQUE FURFURACÉE OU TONSURANTE. (*herpes tonsurans; porrigo furfurans*, etc.). — Cette seconde espèce, entretenue comme la précédente par un parasite cutané ou *mycoderme*, dont les sporules ont,

tiné aux praticiens, m'étendre davantage sur les caractères microscopiques de la teigne. Je renvoie ceux qui voudront approfondir le sujet aux mémoires originaux dont voici l'indication succincte : GRUBY, *Comptes rendus de l'Académie des sciences*, 1841. — BAZIN : 1° *Nature et traitement des teignes*, 1853 ; 2° *Mentagre et teignes de la face*, 1854 ; 3° *Leçons sur les affections cutanées parasitaires*, 1858. — BAERENSPRUNG, *De l'herpes* (*Gaz. hebd.*), 2 mai 1856. — CRAMOISY, *Du trichophyton*. Thèses de la Faculté de Paris, 1856.

sauf le volume et la disposition générale, un aspect fort analogue à celui du champignon *faveux*, se présente au cuir chevelu sous la forme de plaques circulaires furfuracées, d'une étendue qui varie depuis celle d'une pièce d'un franc jusqu'à celle d'une pièce de cinq francs et davantage. Ces plaques, que l'on a rapprochées de l'*herpès circiné*, à cause de leur forme et de leur coïncidence assez fréquente avec de véritables anneaux herpétiques sur d'autres régions du corps, ne présentent jamais ni la coloration rosée ni la forme vésiculeuse élémentaire de l'*herpès*. M. Bazin caractérise cette espèce en ces termes :

« La teigne tonsurante, dit-il, est une affection contagieuse » du système pileux, caractérisée par la décoloration des » poils, l'altération de leurs qualités physiques, qui les rend » fragiles et susceptibles de se casser à quelques lignes de » leur insertion sur la peau ; — par l'état chagriné, bleuâtre, » hérissé des *follicules* pileux, et aussi par des squammes » blanches, minces, pulvérulentes, formant de petites gaînes » à la base des poils. »

Comme l'a démontré le professeur *Gruby*, les écailles furfuracées qui couvrent la plaque teigneuse sont un mélange et une agglomération de *sporules* et de débris épidermiques. Ici, le siége d'élection du champignon paraît être dans l'épaisseur même du cheveu, tandis que dans l'espèce précédente le champignon se développe à l'extérieur du poil, et que dans l'*herpès circiné parasitique* (celui que nous avons vu constituer la mentagre contagieuse) le développement principal des sporules s'opère entre la gaîne du poil et le bulbe. Mais, en se développant, le mycoderme s'étend et se propage au dehors et vient ainsi se mêler au détritus épidermique qui constitue les écailles de la teigne furfuracée.

C'est particulièrement sous cette forme furfuracéo-squammeuse que se montre, comme nous l'avons dit au chapitre de l'*Herpès*, la teigne tonsurante herpétique du cheval [1].

[1] L'espèce bovine est également sujette à la teigne herpétique. Cette

Lorsque cette affection se communique à l'homme, c'est particulièrement sur les régions non poilues qu'elle se montre, de préférence sur les avant-bras des palefreniers qui pansent le cheval, et alors elle présente les cercles rosés et vésiculo-furfuracés de l'*herpès circiné*. Il est remarquable que dans ce cas de communication accidentelle l'éruption disparaît et s'éteint souvent spontanément dans l'espace de deux ou trois septénaires. Ce fait vient d'ailleurs à l'appui de l'identité de nature déjà admise chez l'homme entre l'*herpès circiné* et la *teigne furfuracée herpétique* ou *herpès tonsurant*, bien que dans celui-ci on n'observe jamais la forme élémentaire *vésiculeuse*, qui caractérise surtout l'*herpès* et nous l'a fait classer dans l'ordre précédent.

Troisième espèce. TEIGNE TONDANTE ou *porrigo decalvans,* de *Bateman.* — Très-voisine de l'espèce précédente, dont elle ne serait, suivant M. Bazin, que la terminaison ou le degré le plus avancé, elle en diffère cependant par les caractères suivants : Au lieu de plaques écailleuses et furfuracées sur lesquelles ne se trouvent plus que quelques débris de cheveux plus ou moins altérés, la teigne tondante ne présente que des places nettes et blanches entièrement dénudées, comme si le rasoir d'un barbier en avait enlevé les cheveux. Cette alopécie partielle, qui, chez l'adulte, peut s'étendre à la barbe, diffère de l'alopécie ordinaire par son caractère contagieux et par la forme arrondie et nettement limitée des places dénudées au milieu, très-fréquemment, d'une région très-fournie de cheveux. La blancheur de la peau dénudée lui a fait donner par quelques dermatologues le nom de *vitiligo*.

Le *porrigo decalvans* est en effet caractérisé, suivant *Ba-*

éruption se montre de préférence chez les jeunes veaux ; elle se communique à l'homme comme celle du cheval et aux mêmes régions le plus ordinairement, c'est-à-dire aux avant-bras. (Voir le mémoire de M. le docteur *Houlez,* de Sorèze, dans le numéro du 31 août 1858 de la *Revue médicale.*)

teman, par une alopécie partielle qui se présente sous l'apparence de plaques plus ou moins circulaires dépourvues complétement de cheveux, et autour desquelles la chevelure est aussi touffue qu'à l'ordinaire. La peau de la tête dans ces places est unie et d'une blancheur remarquable. Les places s'élargissent graduellement et deviennent parfois confluentes. La calvitie qui en résulte peut durer plusieurs semaines ou plusieurs mois. Quand les cheveux commencent à repousser ils sont moins résistants et de couleur plus claire ; gris chez les personnes au-dessus de l'âge moyen.

C'est une sorte de calvitie, dit *Celse*, qui la décrit sous le nom d'*ophiasis*, qui commence par l'occiput et s'étend des deux côtés tout autour du crâne, de manière même quelquefois à se réunir sur le front.

Nous l'avons observée chez de jeunes sujets à la région temporale. On l'a rencontrée dans des réunions d'enfants où régnaient les autres formes de teignes, mais d'autres fois elle s'est montrée dans des circonstances où il n'y avait pas lieu de soupçonner de communication d'un sujet à un autre.

Dans une séance de la Société médicale d'émulation, de l'été de 1839, un médecin de Paris, M. le docteur Gillette, qui avait eu occasion d'observer cette affection du cuir chevelu dans un des colléges royaux de la capitale, rendit compte en ces termes des résultats de son observation :

« Il y a quatre mois, un élève de douze à treize ans arriva de province. Le lendemain de son arrivée on reconnut qu'il portait sur un côté de la tête, en avant de l'oreille, une place dégarnie de cheveux, ayant à peu près trois centimètres de diamètre. Le médecin de l'établissement l'examina, n'y vit rien de suspect, et pensa qu'il pouvait impunément habiter avec les autres élèves. Au bout de quinze jours, le voisin d'études de celui-ci eut également la tête dépouillée dans une largeur un peu moins grande, sans qu'aucun signe précurseur eût pu avertir. Depuis ce temps, et dans la même étude, six autres élèves ont été atteints et toujours brusquement, mais jamais dans une étendue plus grande que celle que je viens d'indiquer. Chez tous, il ne s'est montré qu'une seule place qui s'est peu élargie. J'ai examiné plusieurs fois avec soin les places, même quand elles commençaient à se former, et je n'ai rien remarqué que cette blancheur indiquée par *Bateman* chez les six derniers ; chez le premier atteint il y avait quelques pustules éparses d'impétigo ; chez le second un peu de desquammation furfuracée était mêlée aux cheveux environnants. Les onctions avec la pommade soufrée n'ont produit aucun résultat. Chez l'un on s'est abstenu de tout traitement et les cheveux ont repoussé au bout de trois semaines, plus rares et plus soyeux, mais sans avoir changé de couleur ; chez les autres, les cheveux manquent encore [1]. »

Comme le docteur Gillette, nous avions observé le *porrigo decalvans* dans des circonstances qui semblaient indiquer qu'il s'était propagé par contagion. Ainsi, chez un petit garçon de neuf ans qui nous fut présenté par sa mère : au rapport de celle-ci, le mal s'était développé depuis une quinzaine de jours seulement, dans un pensionnat où successivement plusieurs élèves avaient été atteints par suite de leur communication avec un autre pensionnaire qui en était affecté et qui avait introduit cette sorte de teigne dans l'établissement. Sur l'enfant soumis à notre examen, il existait au-dessus et un peu en arrière de l'oreille, vers la partie postérieure de la région pariétale gauche, une place de la largeur d'une pièce de cinq francs au plus, dépouillée de cheveux et recouverte de petites écailles grisâtres, assez épaisses et comme très-légèrement croûteuses. Ces petites squammes, accompagnées d'un léger prurit, ne s'étaient développées que consécutivement à l'alopécie. Le premier trait qui avait frappé l'attention de la mère avait été la dénudation de cette portion du cuir chevelu, comme si elle avait été rasée. On crut même au premier abord que l'enfant s'était servi pour cette espièglerie du rasoir de son père dans un jour de congé.

[1] *Gazette médicale de Paris*, t VII, nº 36, page 574, an 1839.

Chez deux autres enfants plus âgés de plusieurs années, frère et sœur, l'alopécie à peine furfuracée se montra d'abord sur le frère et plus tard sur la sœur, comme si celle-ci l'avait gagnée du premier. Tous deux habitaient la maison paternelle et allaient seulement en demi-pension ; *on supposa* que le garçon avait pu contracter le mal dans l'institution où il passait la plus grande partie de la journée. Quoi qu'il en soit, les caractères de cette sorte d'alopécie étaient tout à fait semblables chez les deux sujets. Une place arrondie, d'environ trois centimètres de diamètre, sur la région pariéto-temporale, était dépouillée de cheveux; la peau était blanche et offrait quelque peu de desquammation furfuracée. Les pommades mercurielle et sulfureuse restèrent sans effet; le temps seul parut amener la guérison, qui eut lieu au bout d'environ deux mois; les cheveux repoussèrent d'abord faibles, rares, peu colorés, puis plus forts et plus denses chez le garçon, mais il resta chez la fille quelque peu d'alopécie.

Les trois individus cités avaient tous le cuir chevelu assez touffu, mais les cheveux assez fins et de cette couleur vulgairement désignée sous le nom de cheveux châtains ; ils étaient tous trois assez délicats et d'une constitution lymphatico-nerveuse. Nous avons assez souvent depuis lors rencontré des exemples de *porrigo decalvans* chez des sujets de sept à quatorze ans, particulièrement du sexe masculin, et il nous a toujours paru que la contagion était la cause probable, sinon absolument démontrée, du mal. Celui-ci, en effet, comme dans le cas que nous avons rapporté au commencement de cet article, s'était développé au sein d'un pensionnat et avait pu ensuite s'étendre au frère ou à la sœur du sujet affecté. Dans la plupart des cas, il n'y avait aucune desquammation appréciable sur les points dénudés.

On pouvait se demander si le *porrigo decalvans* (*teigne achromateuse* de Bazin, *vitiligo* partiel de Cazenave) n'était pas tout simplement une des phases les plus avancées de la *teigne furfuracée* proprement dite (*herpès tonsurant* de Cazenave), et, après quelque hésitation, il paraît que M. Bazin a adopté cette opinion. Il est certain qu'il peut arriver qu'on rencontre sur la même tête et des places dépouillées de cheveux, dénudées, comme rasées (*porrigo decalvans*), et des plaques arrondies furfuracées, squammeuses, quelquefois même presque croûteuses, formées par une agglomération de débris épidermiques mélangés de sporules.

Dans un des nombreux exemples de *teigne furfuracée* que nous a présentés la consultation de l'hôpital Saint-Louis, nous constations sur le même sujet la réunion de ces trois formes d'éruption : la *teigne tonsurante herpétique*, le *porrigo decalvans* et l'*herpès circiné*. C'était un petit garçon de cinq à six ans : il portait, 1° au sommet de la tête (d'ailleurs bien fourni de cheveux), une plaque circulaire sèche et furfuracée, fort épaisse, de la grandeur d'une pièce de cinq francs environ, dépouillée de cheveux ; 2° sur la région pariétale gauche, on découvrait, en écartant les longs cheveux qui la recouvraient, deux places nettes et blanches, avec un peu de duvet à la circonférence, et là, quelques petits restes de furfures autour de ce duvet ; 3° enfin un petit *herpès* rosé et furfuracé, pâlissant et s'éteignant au-dessus de la clavicule droite. Le microscope constata la présence des sporules dans les débris épidermiques de ces trois lésions, dont il paraissait naturel d'établir ainsi la filiation : *teigne herpétique tonsurante*, en sa vigueur au sommet de la tête ; la même affection en sa terminaison à la région pariétale, sous la forme de *porrigo decalvans ;* enfin, la lésion à son degré le plus léger et s'éteignant rapidement, faute d'un terrain propice à la végétation du cryptogame, sous la forme de l'*herpes circinatus*.

Toutefois, comme dans les cas cités précédemment, le *porrigo decalvans* se montre le plus ordinairement seul et offre, dès le début, ces surfaces nettes et blanches, dépouillées de cheveux, sans aucune autre lésion apparente. C'est en vain alors que, dans et autour des poils qui avoisinent la place dénudée (ne pouvant rien recueillir sur cette place elle-même), nous avons cherché le *mycoderme,* dont la présence est au contraire si constante et si facile à constater dans la *teigne furfuracée.* M. Bazin lui-même, qui admet aujourd'hui l'identité du *porrigo decalvans* et de la *teigne herpétique,* dit avoir découvert le champignon dans l'espèce de crasse recueillie à la surface des places dénudées, et ne dit pas l'avoir constaté sur les poils voisins; ce qui devrait être si le *porrigo decalvans* était toujours, comme l'*herpes,* entretenu par le *trichophytum.* Il reste donc aujourd'hui quelques doutes sur l'identité de ces deux variétés de teigne.

A plus forte raison, nous ne saurions admettre avec M. Bazin que l'*alopécie* simple doive être rangée aussi dans l'ordre des teignes, et soit provoquée par la présence du même champignon. Il y a là une analogie forcée et que ne justifie pas l'observation clinique.

§ V. — L'âge des sujets, la contagion, le siége spécial au cuir chevelu, l'éruption *faveuse* régulière, ou les plaques furfuracées circulaires avec brisure et altération des cheveux de l'*herpes,* ou bien encore les places dénudées arrondies du *porrigo decalvans* : voilà les signes diagnostiques des teignes vraies. Les *pseudo-teignes* eczémateuses, impétigineuses, pityriasiques, n'offrent point ces caractères et, de plus, n'entraînent point l'alopécie. On ne peut se dissimuler cependant que certains *impétigos chroniques* ne se rapprochent beaucoup, à la première vue, du *favus* confluent dont les croûtes sont devenues irrégulières; de même que les desquammations chroniques consécutives à l'*eczema* ou au *pityriasis* ne sont pas toujours faciles à rapporter à leur véritable source. Nous ne pouvons que renvoyer à la description que nous avons tracée de chacune de ces éruptions diverses pour qu'on puisse établir le tableau comparatif de la teigne vraie et des *pseudo-teignes.* Le microscope doit être invoqué dans ces cas difficiles, auxquels il devient d'ailleurs souvent nécessaire d'appliquer le traitement de la teigne vraie, savoir : l'épilation et les topiques mercuriels, secondés par un traitement général conforme à la diathèse.

§ VI. — Les *pseudo-teignes* disparaissent assez souvent vers l'époque de la puberté. Le vulgaire croit généralement que les affections de ce genre sont salutaires et dépuratives, et qu'elles peuvent prévenir dans l'enfance le développement de maladies plus graves, en sorte qu'elles assurent la vie des enfants chez lesquels elles se montrent. Il est encore des médecins qui partagent cette opinion, laquelle est surtout applicable à la teigne *muqueuse*, et qui sont portés à croire que dans le plus grand nombre des cas on doit respecter les teignes ou du moins ne les combattre qu'avec lenteur et précaution. D'autres, au contraire, pensent avec plus de raison que cette affection, comme toutes les autres, doit être traitée par les moyens appropriés, et qu'elle ne réclame des ménagements que lorsque, ayant une certaine durée, elle constitue une sorte d'habitude morbide de l'économie. N'oublions pas cependant qu'il est des faits assez nombreux (de quelque manière d'ailleurs qu'on cherche à les expliquer), qui montrent la disparition des pseudo-teignes coïncidant avec le développement d'accidents graves du côté de l'encéphale ou d'autres viscères importants.

Il est même des praticiens qui, pour dissiper les accidents de ce genre, ont eu recours avec succès à des moyens propres à rappeler la maladie de la peau, ou à provoquer le développement de cette affection chez des sujets qui n'en avaient point encore offert d'indice. M. Lhomme, cité par M. Alibert, a réussi de la sorte à combattre des accidents sérieux d'entérite chronique en déterminant, par inoculation, une éruption du cuir chevelu et du front chez le sujet qui était atteint de cette dangereuse maladie.

M. Alibert a rapporté l'observation d'une jeune fille traitée, à l'hôpital Saint-Louis, d'une affection furfuracée du cuir chevelu qui était remplacée par une éruption prurigineuse des parties génitales, avec évacuation d'urine chargée d'un sédiment très-épais (lorsque la maladie de la tête se guérissait sous l'influence de l'application du soufre).

Au rapport du même auteur, une autre jeune personne, âgée de quatorze ans, fut prise de douleurs d'estomac et de catarrhe utérin à l'occasion de la répercussion de la teigne. Une femme qui portait au front des boutons faveux devint aveugle par suite d'applications répercussives faites sur la tête. *Hippocrate* a avancé que les enfants chez lesquels il se forme des ulcérations à la tête ou au voisinage des oreilles sont délivrés de l'*épilepsie* (lib. *De sacro morbo*) : *Avicenne* a reproduit plus tard la même opinion. D'ailleurs, la nature elle-même s'est mise en garde contre la rétropulsion de la teigne, et, dans le cas où le mal est ancien, ce n'est qu'avec beaucoup de temps, de peine et de persévérance qu'on parvient à obtenir la guérison non-seulement des pseudo-teignes, mais même des *teignes* proprement dites.

La teigne ne peut guère amener une terminaison funeste que par les complications qui s'y joignent, ou par l'extension de l'irritation de l'extérieur à l'intérieur du crâne, de manière qu'on voie le développement d'une *méningite,* d'une *encéphalite* ou d'un *hydrocéphale* succéder à l'affection du cuir chevelu. Ces redoutables accidents surviennent plutôt dans la pseudo-teigne dite *muqueuse* que dans le *favus* ou teigne vraie. On trouve alors à l'ouverture du corps les traces des phlegmasies viscérales aiguës ou chroniques qui ont entraîné la mort du malade ; souvent aussi le corps de ces sujets présente les vestiges de la diathèse scrofuleuse, des tubercules pulmonaires, mésentériques, etc.

Les désordres locaux consécutifs à la teigne elle-même sont l'injection du tissu réticulaire de la peau, les excoriations superficielles des téguments, la phlegmasie ou la destruction des bulbes des cheveux, et dans quelques cas fort rares, des traces de fluxion dans le péricrâne et dans les os eux-mêmes, qui ont été trouvés hypertrophiés chez quelques sujets.

On voit quelquefois les sujets qui ont été délivrés de cette affection dans leur enfance par des moyens appropriés éprouver dans l'âge adulte, et même dans la vieillesse, des récidives de cette hideuse maladie, lorsque des causes débilitantes, un mauvais régime, la misère, la malpropreté, la maladie viennent détériorer leur constitution.

Chez plusieurs teigneux, le développement du corps et l'époque de la puberté sont singulièrement retardés ; il nous est arrivé de voir des individus âgés de vingt ans et plus n'offrir encore aucun signe de puberté : dans ces cas, il est évident que ce n'est pas seulement par des moyens locaux qu'on pourra arriver à obtenir une guérison radicale de la teigne.

La diathèse scrofuleuse est celle qui coïncide le plus souvent avec la teigne, soit vraie, soit fausse.

§ VII. — *Traitement.* — Suivant *Lorry,* il y a deux indications principales à remplir dans le traitement de la teigne, savoir : 1° modifier les fluides et les solides de l'économie par un traitement général ; 2° attaquer vigoureusement le mal local par des topiques capables d'enlever les croûtes ; faire suppurer profondément la peau malade et substituer une *cicatrice* solide à l'ulcération morbide du cuir chevelu.... (*Unde a tinea bene curata semper sequitur calvities*).

Ambroise Paré conseille de différer le traitement de la teigne jusqu'à ce que les enfants aient grandi et que leur constitution se soit fortifiée. Jusque-là, il veut qu'on se borne à appliquer sur la tête des feuilles de chou ou de poirée : cette méthode est encore suivie par plusieurs praticiens de nos jours (surtout dans la pseudo-teigne). *Gui de Chauliac, Forestus, Ambroise Paré,* conseillent de commencer le traitement par la saignée. *Eustachius Rudius* préfère l'application des sangsues. *Avicenne* avait déjà depuis longtemps recommandé cette pratique, et conseillé d'appliquer les sangsues aux environs de la partie affectée. Le même auteur prescrit, en pareil cas, la saignée des veines de la tête, et notamment celle de la veine frontale. La plupart des auteurs conseillent ensuite l'usage des boissons dépuratives (chicorée, pissenlit, scabieuse, fumeterre, etc.) et des purgatifs plus ou moins répétés. *Galien* prescrivait, comme évacuant, dans ce cas, des pilules composées d'aloès, de diagrède et de trochisque d'alhandal, enveloppées de poudre d'écorce de racine d'ellébore noir. Si l'on a affaire à un enfant très-jeune et qui tette encore, *Rhasès* donne le conseil d'administrer les médicaments à la nourrice. Il est évident que toutes ces médications s'adressent particulièrement aux pseudo-teignes impétigineuses ou eczémateuses.

Mais c'est surtout le traitement externe ou local de la teigne qui a exercé la sagacité des praticiens. Les fastes de l'art offrent une foule de formules, de recettes, de compositions diverses, appliquées au traitement topique de cette maladie. Galien remarque avec raison que, lorsque les *achores* sont enflammés et douloureux, on doit se borner aux applications émollientes, et conseille aussi les cataplasmes faits avec la farine de lentilles et le miel, la farine d'orge ou de froment, mêlée à quelque décoction détersive, etc.

Ce sont surtout les Arabes qui ont introduit dans la science le plus grand nombre de topiques propres à combattre la teigne, et, depuis eux, ces topiques ont été diversifiés de mille manières. Ainsi, on a conseillé les lotions avec les plantes détersives, les feuilles de noyer, la fumeterre, le lis blanc, la racine de bryone, l'éclair, le saule, le plantain, le myrte, les roses rouges, l'eau de cendres alcalines, l'eau de chaux, la lie de vin, l'eau chalybée, le vinaigre, etc.; la conspersion du cuir chevelu à l'aide de poudres diverses, et principalement de poudres métalliques, de nitre, soufre, charbon, craie, etc.; l'onction de la tête avec des liniments, des onguents, des pommades, dans la composition desquels entrent le soufre, les oxydes métalliques, la litharge, la chaux, les oxydes et les sels de mercure, de cuivre, de plomb, de zinc, etc.

On a senti de tout temps la nécessité, dans les teignes tenaces et rebelles, d'agir profondément sur le cuir chevelu, et de pratiquer même l'épilation lorsque les cheveux étaient gravement affectés. Galien employait, dans ce cas, comme *épilatoires*, des préparations qu'il désignait sous le nom de *psilothra*, dans lesquelles entraient des substances corrosives et caustiques, comme l'orpiment, l'arsenic, la chaux vive. Depuis longtemps déjà on a généralement abandonné, à Paris, la méthode barbare de la *calotte*, qui consistait dans l'application sur la tête (dont les cheveux avaient été coupés) d'emplâtres adhésifs qu'on enlevait ensuite en arrachant avec eux des portions d'épiderme et des poils; on excoriait ainsi la peau, non sans produire beaucoup de douleur. On avait substitué à cette méthode cruelle, dans les hôpitaux, la méthode *épilatoire* des frères Mahon, qui compte un grand nombre de succès. Dans cette méthode, on commence par couper les cheveux, à deux pouces du cuir chevelu; on provoque ensuite, par des applications émollientes, la chute des croûtes, puis on nettoie la peau par des lotions savonneuses. Après l'emploi de ces moyens préliminaires, on fait, tous les deux jours, sur les points affectés de teigne, des onctions avec une pommade composée de saindoux et d'une poudre épilatoire dont la composition est secrète, mais qui, d'après l'analyse faite par M. Chevallier, paraît devoir son activité à la chaux et au sous-carbonate de potasse qu'elle contient. Ce chimiste y a trouvé, en effet, de la chaux éteinte et presque carbonatée; de la silice, de l'alumine et de l'oxyde de fer (provenant probablement de la chaux); du sous-carbonate de potasse et du charbon. Les substances actives varient en proportion dans diverses poudres numérotées 1, 2, 3, que les frères Mahon emploient successivement. Outre ces onctions, on sème de temps à autre sur le cuir chevelu (une fois par semaine, par exemple), une pincée de poudre épilatoire, et l'on peigne doucement les malades avec un peigne fin bien huilé, dans les jours intermédiaires aux onctions. L'épilation s'opère ensuite avec les doigts. La durée moyenne du traitement, par cette méthode, est de plusieurs mois au moins, quelquefois d'un an et plus; elle a réussi dans des cas où toutes les autres, et même l'application de la calotte, avaient échoué. Elle ne cause point de douleur, n'offre point de danger quand elle est convenablement appliquée, n'altère point l'organisation du cuir chevelu, et n'empêche pas les cheveux de repousser, lorsqu'elle est mise en usage à une époque où leurs bulbes ne sont pas fortement altérés. Il est évident, d'ailleurs, qu'elle n'est pas plus infaillible que les autres méthodes, et qu'elle échoue quelquefois.

La durée du traitement, avons-nous dit, est toujours longue. Dans le premier trimestre de l'année 1843, par exemple, les médecins de l'hôpital Saint-Louis n'ont eu à constater (sur plus de cinquante enfants habituellement soumis au traitement externe des frères Mahon, et dont plusieurs n'ont qu'une *pseudo-teigne*) que huit guérisons obtenues après un laps de temps qui offrait une moyenne d'environ un an de traitement. Les proportions de guérison et de durée moindre de traitement se sont, à la vérité, montrées plus favorables dans d'autres trimestres; mais toujours est-il que cette durée est longue et ces guérisons assez péniblement obtenues. On doit même remarquer que le procédé des frères Mahon reste assez souvent impuissant contre les *pseudo-teignes* chroniques appartenant à l'*eczema* et à l'*impetigo* constitutionnel, tandis qu'il est presque toujours efficace dans la teigne vraie, surtout dans le genre *favus*, car la *teigne furfuracée herpétique* résiste beaucoup plus.

En 1851, j'ai eu de nouveau l'occasion de faire le relevé d'un tableau semestriel des guérisons obtenues au traitement externe de l'hôpital Saint-Louis, d'après la méthode secrète des frères Mahon.

Dans l'intervalle des huit années écoulées entre ces deux relevés, le nombre des individus en traitement s'était successivement accru.

Le tableau du dernier semestre de l'année 1850 contenait 125 guérisons obtenues sur des admissions dont la plus ancienne remontait à l'an 1845, et dont le chiffre total ne devait guère être au-dessous de 700; mais il est à noter que beaucoup de ces sujets abandonnent le traitement.

Sur 51 sujets, le traitement avait duré plus d'un an. Chez le plus grand nombre, cette durée variait de plusieurs mois à un an.

L'âge des individus traités s'élevait de deux ans jusqu'à vingt-sept : le plus grand nombre avaient de sept à dix ans.

En résumé, dans le traitement de la teigne et surtout des *pseudo-teignes*, comme dans celui des autres maladies de la peau, il faut d'abord s'occuper du régime et des soins de propreté; il est des cas où un régime sobre et doux, l'ordonnance convenable des précautions hygiéniques, le nettoiement assidu du cuir chevelu, par le peigne et les lotions savonneuses ou détersives (après que les cheveux ont été coupés et que les croûtes sont tombées sous l'influence d'applications émollientes), suffisent pour obtenir, au bout d'un temps plus ou moins long, la guérison de la teigne, et surtout de la *pseudo-teigne*, qui est encore confondue tous les jours avec la teigne véritable.

On a recours à la saignée et aux sangsues quand les symptômes locaux ou la constitution générale indiquent l'irritation et la pléthore, ce qui ne se rencontre guère que dans le cas de pseudo-teigne. Les boissons dépuratives et les purgatifs, comme propres à opérer une révulsion salutaire et à modifier d'une manière utile la composition des humeurs, sont fréquemment avantageux. Dans quelques cas rares, il peut être convenable d'appliquer au bras un exutoire. Ce moyen a le double avantage d'opérer une dérivation puissante, et de fournir une voie d'évacuation supplémentaire, très-propre à prévenir les accidents qui pourraient résulter de la suppression de l'évacuation morbide qui s'opérait par le cuir chevelu.

Enfin, on en vient à l'emploi des topiques actifs, tels que le soufre uni à l'axonge, au cérat ou à l'onguent rosat. Les *iodures* de soufre, d'ammoniaque, de mercure, à la dose d'un scrupule à un gros sur une once d'excipient graisseux; plus tard, les *épilatoires* analogues à ceux employés par les frères Mahon, et bien plus anciennement par *Galien,* pourront amener une cure radicale.

Le formulaire de Cadet mentionne comme *épilatoires* les préparations suivantes :

1° ÉPILATOIRE DE PLENCK.

♃	Chaux vive.	60 grammes.
	Amidon.	50 grammes.
	Sulfure jaune d'arsenic. .	5 grammes.

F. S. A. une poudre très-fine que l'on réduit en pâte claire avec s. q. d'eau. Cette pâte est appliquée sur les parties du corps que l'on veut dégarnir de poils, et dès qu'elle est sèche, on l'enlève avec de l'eau. Ce topique est fort actif et ne doit être employé qu'avec prudence.

2° RUSMA DES ORIENTAUX.

♃	Chaux vive	30 grammes.
	Sulfure d'arsenic	6 grammes.
	Lessive alcaline	500 grammes.

F. bouillir jusqu'à ce que la liqueur soit assez active pour qu'une plume, plongée dans ce liquide et retirée, laisse tomber ses barbes. On applique cette préparation froide sur la partie dont on veut enlever les poils. Elle est très-caustique, et demande encore bien plus de ménagements que la précédente.

3° POMMADE DES FRÈRES MAHON.

♃	Soude du commerce.	10 grammes.
	Chaux éteinte.	6 grammes.
	Axonge	50 grammes.

Beaucoup plus facile à manier que les épilatoires ci-dessus mentionnés, cette pommade est aussi beaucoup moins énergique, et c'est pour cela que les frères Mahon y joignent l'usage de leur poudre épilatoire, où entre la poudre d'ardoise pilée, qui n'a qu'une action mécanique, et surtout qu'ils épilent avec les doigts.

4° POMMADE DE M. ALIBERT.

℞		
℞	Soude d'Alicante bien pulvérisée.	ãã 10 grammes.
	Sulfure de potasse en poudre. . .	
	Axonge.	100 grammes.

Mêler exactement.

Après avoir coupé les cheveux très-courts et provoqué la chute des croûtes par des lotions et des cataplasmes, on se sert de cette pommade résolutive et détersive pour frictionner tous les jours la tête du teigneux, après quoi on recouvre celle-ci d'un papier brouillard.

Le sulfhydrate de sulfure de calcium (sulfhydrate calcique vert) obtenu en faisant absorber de l'hydrogène sulfuré, jusqu'à saturation, par une bouillie faite avec deux parties de chaux éteinte ou hydratée sèche, et trois parties d'eau, est vanté par quelques modernes comme l'épilatoire le plus commode et le plus sûr.

Cette matière se présente sous la forme d'une gelée d'un bleu verdâtre : il suffit d'en appliquer une couche de l'épaisseur de deux ou trois millimètres sur une partie couverte de poils, telle que la barbe, pour qu'en enlevant la pâte au bout de deux ou trois minutes, à l'aide d'un plioir en ivoire ou d'un linge, on trouve la peau sous-jacente parfaitement débarrassée de poils, sans que l'épiderme soit aucunement entamé ou excorié, et sans que l'individu ait éprouvé la moindre douleur.

M. Boudet a lu à l'Académie de médecine, en 1849, une note intéressante sur les épilatoires. Selon lui, les sulfures *natifs* employés par les anciens étaient ordinairement innocents, tandis que les sulfures *artificiels* qu'y a substitués la pharmacie des modernes peuvent donner lieu à de graves accidents par suite de la forte proportion d'acide arsénieux qu'ils contiennent.

Ayant constaté par des expériences directes que le sulfure de chaux naissant est le seul agent dépilatoire des composés en usage, et que l'arsenic qu'ils contiennent peut très-bien être remplacé par le sulfure de sodium, il propose de substituer à ces composés la préparation suivante :

Poudre d'amidon.	10 grammes.
— de chaux vive	10 grammes.
Hydrosulfate de soude cristallisé.	3 grammes.

Cette poudre, convertie en pâte par l'addition d'un peu d'eau, s'applique sur la peau qu'on veut dépiler, et y supplée très-avantageusement l'action du rasoir.

Tous ces épilatoires n'ont qu'une action très-incomplète sur le cuir chevelu, et qui nous paraît, comme à notre collègue M. Bazin, tout à fait infidèle et insuffisante dans les teignes vraies, et surtout dans la *teigne lupinée* ou *favus*. Le *mycoderme*, en effet, occupe la région intra-épidermique, l'intérieur de la capsule bulbeuse ou du poil lui-même, et ne peut être atteint par les épilatoires appliqués sur la peau.

Replaçant sur une base vraiment scientifique l'étiologie et le traitement de la teigne, M. Bazin établit que, pour guérir la teigne, l'épilation et l'application d'un topique parasiticide sont la seule voie sûre et rapide pour arriver à une cure radicale.

Il préfère à tous les procédés d'épilation employés avant lui l'arrachement rapide à l'aide de la pince épilatoire; après quoi, des lotions avec la solution de sublimé suffisent dans la plupart des cas.

Voici comment nous procédons, en marchant sur ses traces, non-seulement dans la vraie teigne, mais encore dans quelques pseudo-teignes rebelles et tenaces où les poils ont fini par s'altérer.

Après avoir fait couper les cheveux court, et déterminé

par des cataplasmes la chute des croûtes et des écailles, nous faisons procéder à l'épilation, soit générale, soit partielle, suivant l'étendue du mal, mais toujours en prolongeant cette épilation bien au delà des limites de l'affection. Pour plus de sûreté, cette épilation est répétée au bout d'un certain temps. Des frictions sont faites matin et soir avec un linge mouillé de l'*eau rouge* de l'hôpital Saint-Louis, ainsi formulée :

♃	Eau distillée	500 grammes.
	Deutochlorure de mercure (en solution dans 30 grammes d'alcool).	1 gramme.

Mêl., colorez en rouge, et étiquetez pour l'usage externe.

En outre, on panse la tête avec une pommade mercurielle ou sulfureuse, telle que l'une des deux qui suivent :

1°	♃	Axonge.	50 grammes.
		Sulfure de chaux porphyrisé. .	2 grammes.
		Carbonate de soude alcalin. . .	1 gramme.

M. et f. s. a.

2°	♃	Axonge	30 grammes.
		Oxychlorure ammoniacal de mercure du *Codex*.	3 grammes.

M.

Ou bien encore on fait des onctions à l'huile de cade, soit pure, soit mélangée avec l'huile de foie de morue.

La *teigne lupinée* cède à ce traitement dans l'espace de trois mois au plus.

La *teigne furfuracée* ou tonsurante herpétique offre moins de prise à l'épilation, parce que, le champignon se développant dans l'épaisseur même du poil, celui-ci se brise, en sorte que la portion sous-épidermique du cheveu reste et résiste à la traction opérée par la pince. Mais l'épilation est encore utile ici en empêchant le mal de s'étendre au voisinage, et s'applique aux poils sains les plus proches.

Il en est de même dans le *porrigo decalvans,* qui d'ailleurs, chez les jeunes sujets, guérit assez souvent tout seul par l'isolement du malade, un bon régime, les soins de propreté et l'emploi de quelque pommade fortifiante.

Quant à l'*alopécie* proprement dite, que M. Bazin a cru devoir rapprocher des teignes, nous renvoyons ce que nous pourrions en dire ici (et ce qui, malheureusement, se réduit à bien peu de chose) au chapitre où nous aurons à traiter de l'*alopécie syphilitique*.

Il est encore une affection du système pileux, inconnue à nos climats et connue dans le Nord sous le nom de *plique polonaise*, dont nous ne voulons rien dire, n'ayant jamais eu occasion de l'observer.

Mais nous ne terminerons pas ce chapitre sans dire quelques mots de l'épilation par la calotte, qui, avant l'introduction du procédé des frères Mahon dans nos hôpitaux, était la seule méthode efficace de traitement de la vraie teigne.

Cette méthode avait subi, entre les mains de quelques chirurgiens célèbres, des modifications que nous devons mentionner.

Le journal de chirurgie de *Desault* préconise un emplâtre adhésif composé d'une solution de gomme ammoniaque dans du vinaigre étendue sur de la toile. Ce topique, laissé en place deux mois, devait être enlevé ensuite et emporter le mal avec lui.

M. *Baumès*, de Lyon, a utilisé cet emplâtre de la manière suivante :

On traite d'abord 125 grammes de gomme ammoniaque en larmes, pulvérisée, par 375 grammes de vinaigre rouge de vin, dans une capsule de porcelaine et à une température voisine de l'ébullition; on passe au travers d'un linge peu serré; on verse de nouveau sur le résidu 250 grammes de vinaigre; on le traite de la même manière, et on joint cette solution à la première. On laisse reposer quelques instants pour que les matières étrangères se précipitent; on décante et on fait évaporer à une douce chaleur, jusqu'à consistance de miel demi-liquide.

Le mélange étendu à froid sur des bandelettes de toile, ces bandelettes sont appliquées sur le cuir chevelu, dont les poils ont été coupés à deux lignes de la peau, et laissées en place trois jours, après quoi on les enlève d'un seul trait, en sens contraire de la direction des cheveux.

A deux applications de bandelettes par semaine, le traitement a duré environ deux mois et demi à trois mois.

Nous avons essayé dans nos salles, sur le *favus*, l'application de la calotte, en épargnant aux malades les douleurs de l'arrachement, au moyen de l'anesthésie chloroformique.

L'emplâtre adhésif (préparé avec la poix de Bourgogne ou mieux encore avec la gomme ammoniaque liquéfiée à chaud dans du vinaigre) était appliqué aussi exactement que possible par bandelettes rapprochées. Il était laissé en place vingt-quatre heures. Arraché ensuite pendant le sommeil anesthésique, il entraînait avec lui presque tous les cheveux.

Une seconde et même une troisième application étaient cependant à peu près indispensables, au moins sur quelques points, et s'il restait encore quelques poils, l'épilation avec la pince achevait l'œuvre. Nous avons acquis la certitude qu'on pouvait ainsi guérir promptement et *sans douleur* la teigne faveuse ou lupinée.

Mais avant la précieuse découverte de l'anesthésie chirurgicale, le procédé de la calotte devait être fort douloureux, d'autant plus qu'il était souvent mal appliqué et qu'il fallait alors y recourir plusieurs fois sur le même sujet : c'est ainsi que nous avons eu dans nos salles une femme adulte dont la tête, presque entièrement dénudée de cheveux, avait subi, dans un hôpital de province, *soixante-trois fois* l'application de la calotte, sans être jamais arrivée à une guérison radicale.... qu'elle obtint enfin entre les mains des frères Mahon.

Après l'épilation, on peut employer avec avantage des lotions avec une liqueur détersive que Biett appliquait aussi aux pseudo-teignes squammeuses et furfuracées qui se rapportent au pityriasis, à l'eczéma et à l'impétigo chronique.

Cette liqueur se formule ainsi :

♃	Sulfure de soude (ou hydrosulfate de soude cristallisé).	6 grammes.
	Savon d'Espagne	10 grammes.
	Alcool	5 grammes.
	Eau de chaux.	500 grammes.
M. s. a.		

L'huile de cade, l'huile camphrée, la conspersion du cuir chevelu avec les fleurs de soufre, nous ont paru aussi des topiques utiles à la suite de l'arrachement des cheveux par la calotte[1].

[1] Dans l'*Annuaire de la Syphilis et des Maladies de la peau* de MM. Diday et Rollet (1 vol., Lyon, 1859) on trouve les indications suivantes sur le traitement de la teigne, tel qu'il se pratique à l'hospice de l'Antiquaille de Lyon :

« Depuis que M. Baumès a introduit à l'Antiquaille ce moyen de traitement, bien des médecins se sont succédé dans le service des teigneux, et tous, après l'essai varié des procédés variés vantés ailleurs, y compris celui de l'épilation avec les pinces, en sont revenus aux bandelettes.

» Jamais nous n'avons vu les teigneux redouter le pansement.... Voici la formule et le mode d'emploi du remède :

» Bon vinaigre.	1000 grammes.
» Gomme ammoniaque.	250 grammes.

» (Choisir la gomme ammoniaque, non celle en larmes, qui ne produit pas un mélange adhésif, mais celle qui est en petits grains et entourée de semences).

» Faites dissoudre la gomme ammoniaque dans le vinaigre, passez à travers un linge dans un pot de terre ; faites évaporer à petit feu jusqu'à suffisante consistance ; retirez du feu et remuez avec une spatule jusqu'à complet refroidissement.

» On étend cette pommade sur des bandelettes en toile un peu forte, de 3 ou 4 centimètres de largeur ; on applique celles-ci sur la tête en les imbriquant (comme des bandelettes de diachylon) de manière à recouvrir entièrement et même dépasser les surfaces malades.

» Le pansement se fait deux fois la semaine. On enlève les bandelettes vivement, une à une, au rebours de l'implantation des poils.

» On doit ne le cesser qu'après que le cuir chevelu est devenu blanc, lisse, parfaitement net ; il convient même de laisser le malade pendant quelque temps en expectation, afin de voir si la guérison est définitive. »

Lorsque le *favus* est accidentel, qu'il est récent, que le sujet n'est point débile, la guérison est quelquefois assez prompte et assez facile à obtenir. C'est ainsi que nous avons vu un adulte robuste, dont les membres supérieurs étaient couverts de croûtes épaisses de *favus*, guérir dans l'espace de six semaines au moyen des bains alcalins et d'un régime convenable. Ce sujet avait déjà été affecté de la même maladie dans son enfance, et elle avait laissé sur le cuir chevelu plusieurs places dénuées de cheveux qui attestaient ses ravages antérieurs.

Plusieurs fois, chez les sujets qui avaient contracté le *favus* par contagion, j'ai obtenu une guérison rapide et sans retour par la cautérisation avec le nitrate d'argent, les croûtes ayant été préliminairement détachées par des cataplasmes émollients. Bien plus, j'ai vu le *favus* accidentel occupant des régions autres que le cuir chevelu (siége d'élection où il se montre le plus tenace) guérir seul, sans autre moyen que les bains et les soins de propreté, chez les sujets bien constitués d'ailleurs..., le cuir chevelu paraissant être réellement le seul terrain propre à la végétation durable du cryptogame teigneux.

SYPHILIDE PUSTULEUSE.

Il existe deux espèces principales de *pustules syphilitiques* [1] qui correspondent aux deux formes que nous avons indiquées sous les noms de pustules *phlyzaciées* et *psydraciées*. Les premières rappellent les pustules de l'*ecthyma*, ou même celles de la *variole*, les secondes ressemblent beaucoup aux pustules de l'*acné*.

[1] Déjà nous avons signalé plus haut l'incorrection de langage qui avait fait donner le nom de *pustules* à toutes les affections vénériennes de la peau, qu'elles fussent d'ailleurs *tuberculeuses*, *papuleuses*, ou même simplement *exanthématiques*; il est donc inutile de rappeler ici que nous ne désignons sous le nom de *pustules* que les syphilides qui ont réellement une forme élémentaire *pustuleuse*, c'est-à-dire qui sont caractérisées par des boutons *purulents*.

Deux fois nous avons vu des médecins très-versés dans l'étude des maladies de la peau prendre (à la première vue, il est vrai) pour des traces de pustules syphilitiques les maculatures de la *variole,* bien plus, regarder comme le début d'un *ecthyma syphilitique* les boutons commençants de la variole ou de la *varioloïde.* Il ne faut donc pas croire qu'un coup d'œil superficiel puisse suffire, même au praticien le plus habile, pour discerner dans tous les cas les caractères d'une éruption quelconque. *Festina lentè,* hâtez-vous lentement, c'est la devise du sage. Ce n'est pas toujours trop de la réunion de tous les renseignements que peut fournir le malade, et de l'examen attentif de tous les phénomènes morbides qu'il présente, pour asseoir un jugement solide sur la nature d'une affection cutanée, surtout lorsqu'il s'agit de décider si cette affection est ou non vénérienne, quelle est sa forme élémentaire, etc. Je sais bien que ceux-là mêmes qu'un peu trop de précipitation aurait égarés pour un moment reviennent bientôt de leur erreur, dès qu'un examen plus attentif vient rectifier le jugement porté à la première vue. Mais c'est déjà trop d'avoir donné prise aux accusations de ces détracteurs vulgaires qui trouvent plus commode de railler les *dermatologues* que d'imiter la patience, le zèle et l'assiduité qu'ils mettent dans l'étude de l'une des branches les plus intéressantes de la pathologie.

Dans le mois de juin 1829, M. Biett montrait à sa clinique de l'hôpital Saint-Louis un exemple très-bien caractérisé de la seconde espèce de syphilide à petites pustules, que nous avons dit avoir une physionomie assez analogue à celle du genre *acné.*

Le malade sujet de cette observation était un homme âgé de trente et quelques années, qui avait été antérieurement affecté de plusieurs *blennorrhagies,* mais qui n'avait jamais eu aucun autre symptôme primitif; il n'avait d'ailleurs jamais subi de traitement mercuriel. La première chaudepisse éprouvée par ce malade datait de 1821 ; elle avait duré treize mois;

la seconde, survenue en 1826, avait duré huit mois et avait été suivie, au dire du malade, d'une éruption analogue à celle qui avait motivé cette fois son entrée à l'hôpital. Enfin, la troisième et la plus récente datait de neuf mois : l'*éruption* syphilitique s'y était ajoutée. Cette éruption était bornée aux membres inférieurs ; elle se composait de petites pustules très-nombreuses et très-rapprochées, mûrissant imparfaitement, laissant après elles de petites maculatures cuivrées ou grisâtres, et quelquefois même de petites cicatrices rondes, blanches et déprimées, bien différentes de ces petits *traits* saillants qui succèdent parfois aux pustules de l'*acne indurata*.

Le siége seul de cette éruption aurait suffi pour la faire reconnaître : en effet, comme l'ont si justement fait remarquer les médecins anglais, les éruptions du genre *acne* sont presque toutes exclusivement bornées aux parties supérieures du corps. Les exceptions que nous avons indiquées à cette règle générale ne sauraient s'appliquer à l'exemple que nous avons rapporté ; car il est inouï que l'*acne disseminata* elle-même se montre aux jambes, et surtout qu'elle s'y montre en pustules nombreuses, sans qu'on en rencontre en même temps dans les régions supérieures du corps.

Voici d'ailleurs quels sont les caractères distinctifs de la *syphilide pustuleuse*, soit qu'elle se montre sous la forme de pustules *phlyzaciées* (*ecthyma syphilitique*), soit que les pustules soient de celles dites *psydraciées*, et offrent quelque analogie avec les petites pustules pointues et isolées du genre *acne*.

Dans le premier cas, les pustules, généralement plus volumineuses que celles de l'*ecthyma vulgare*, siégent assez souvent au visage, quelquefois aux membres, quelquefois aussi sur le tronc ; elles mûrissent incomplétement et lentement, se recouvrent de croûtes brunâtres épaisses, au-dessous desquelles se forment souvent des ulcérations qui laissent après elles des cicatrices rondes, blanches et déprimées. Cette nuance de syphilide pustuleuse est assez rare, si ce n'est chez le nouveau-né, où elle occupe assez souvent le tronc et le siége.

Dans le second cas, qui est beaucoup plus commun, les pustules sont nombreuses et rapprochées, assez souvent répandues sur toute la surface tégumentaire (sauf le visage, où elles sont assez rares, si ce n'est au front), quelquefois bornées au tronc ou aux membres; elles mûrissent incomplétement, se sèchent assez promptement sans former de croûte sensible, laissant après elles des maculatures livides, cuivrées ou grisâtres, qui persistent fort longtemps, ou même de petites cicatricules superficielles, rondes et blanchâtres.

Ces deux formes se reconnaissent à la marche lente de l'éruption, à sa persistance, à la coloration *cuivrée* qui l'accompagne et qui la suit, aux phénomènes concomitants attestant la présence du vice syphilitique, tels que des douleurs ostéocopes, l'*iritis*, des ulcérations au voile du palais, des tubercules plats à l'anus, etc. L'éruption *phlyzaciée* annonce généralement une détérioration plus profonde et plus ancienne de l'économie; l'éruption *psydraciée* ou à petites pustules peut coïncider avec une santé robuste et avec une syphilis peu ancienne. Toutes deux, néanmoins, doivent être comptées au nombre des symptômes *consécutifs*. Comme nous l'avons déjà dit, c'est par erreur que l'on a avancé que la syphilis *primitive* pouvait reconnaître la forme *vésiculeuse* ou *pustuleuse*; bien plus, cette dernière forme est, après la syphilide *vésiculeuse*, la moins commune des syphilis cutanées [1]. C'était donc bien à tort qu'on s'était emparé du mot *pustules* pour en faire le terme générique des *syphilides*. La syphilide

[1] L'inoculation par la lancette du virus vénérien est suivie du développement d'une pustule ordinairement assez volumineuse qui doit être rapportée à cette espèce. A la pustule elle-même succède un ulcère rond qui a tous les caractères du chancre vénérien. Mais, je le répète, cette pustule initiale ne s'observe que dans l'infection artificielle par la lancette; je ne comprends pas, d'ailleurs, comment un praticien aussi habile que M. Ricord a pu découvrir une contradiction entre la constatation de ce fait et le mode de développement du chancre contracté par la voie ordinaire.

pustuleuse *à larges pustules* n'est pourtant pas très-rare chez les enfants qui naissent infectés; mais là encore il est bien évident qu'elle est l'indice d'une affection *constitutionnelle*. (Voir plus loin le *Traité de la Syphilis*.)

ORDRE V.

—

PAPULES.

(3. Prurigo. Lichen. Strophulus.)

Cet ordre comprend deux maladies principales : le *prurigo* et le *lichen*.

Le genre *strophulus*, décrit à part par *Bateman*, constitue, à proprement parler, une espèce intermédiaire entre les exanthèmes et les papules. Tantôt les petites élevures prurigineuses qui le caractérisent se rapprochent des élevures de l'urticaire ou du *lichen urticatus;* tantôt elles s'entourent d'une auréole véritablement érythémateuse ; assez souvent elles offrent une grande analogie avec les papules volumineuses du *prurigo;* enfin, dans d'autres cas, elles ressemblent davantage aux papules rosées et rapprochées du *lichen* ordinaire. Quoi qu'il en soit, sans trop nous écarter de la classification anglaise, nous avons préféré ne pas séparer le *strophulus* du genre *lichen*, et le décrire comme une variété de cette affection papuleuse. Il faut se rappeler néanmoins l'importance et la physionomie spéciale de cette variété, assez notable aux yeux de *Bateman* pour qu'il ait cru devoir en faire une espèce distincte dans l'ordre des *papules*. Cette espèce a d'ailleurs été admirablement représentée dans l'Atlas publié par les soins de cet auteur.

PRURIGO.

§ I. — *Mercurialis*, écrivain du seizième siècle, fait remarquer avec raison, avant d'entreprendre l'histoire du *pruritus* ou *prurigo*, que le *prurit* est un phénomène qui accompagne plusieurs affections cutanées, notamment le *scabies* des Latins, le *lichen* et le ψωρα des Grecs ; mais il ajoute que le *pruritus* proprement dit, κνισμος ou κνεσμος des Grecs, ξυσμος d'Hippocrate, constitue une affection distincte, et qui diffère des autres maladies cutanées accompagnées de prurit en ce que dans celles-ci il existe toujours à la surface des téguments quelque saillie, quelque tumeur ou quelque excoriation, tandis que dans le *pruritus* on ne voit rien de tout cela. La peau conserve à peu près sa couleur naturelle, tout au plus paraît-elle hérissée de légères aspérités, sans qu'il y ait ni tumeur, ni excoriation, ni même d'exhalation ; car, dit-il encore, comme l'a fait remarquer *Avicenne* dans le *pruritus*, rien ne se détache de la peau, si ce n'est peut-être quelques petites parcelles furfuracées enlevées par l'action des ongles. *Avenzoar*, qui en cela avait imité *Paul d'Égine* et *Galien*, pense comme *Avicenne*, et dit que le *scabies* (qu'il désigne aussi sous le nom de *vésicules*, en sorte qu'on pourrait soupçonner que cet auteur a reconnu la forme vésiculeuse élémentaire de la *gale*) est produit par une humeur épaisse et visqueuse ; tandis que le *pruritus* est dû à une humeur beaucoup plus ténue. Avicenne (imité par tous les auteurs arabes) distingue aussi le *pruritus* du *scabies*, et a bien soin de noter que dans le *pruritus* on n'observe pas de boutons vésiculeux ou pustuleux (*bothor*) comme dans le *scabies*.

Ce passage de *Mercurialis* semble prouver que le prurigo était connu des anciens. Toutefois, jusqu'à la fin du siècle dernier, il a régné trop d'obscurité et de confusion dans la classification et la nomenclature des maladies de la peau pour que le *prurigo* ait pu toujours être convenablement distingué des autres maladies avec lesquelles il peut offrir quelque analogie, telles que le *lichen,* la *gale,* etc.

Willan, qui a imposé au *pruritus* des anciens le nom de *prurigo,* sous lequel cette maladie est aujourd'hui généralement connue, a fait cesser complétement cette confusion en précisant avec soin la forme élémentaire et les caractères particuliers du prurigo. M. Alibert, en France, s'était déjà attaché à distinguer le prurigo de la gale, avec laquelle on le confondait généralement au commencement de ce siècle (malgré les distinctions déjà établies par les auteurs), et avec laquelle même beaucoup de médecins, peu versés dans la connaissance pratique des maladies de la peau, le confondent encore fort souvent aujourd'hui.

Pour éviter une pareille erreur, il suffit de s'attacher à donner du *prurigo* une définition qui comprenne la forme élémentaire et les principaux caractères de cette affection, bien différents de la forme élémentaire et des autres caractères de la gale. Le prurigo est une maladie cutanée *non contagieuse,* caractérisée par de petites *papules* (un peu plus volumineuses pourtant que celles du *lichen*), sans changement de couleur à la peau, le plus souvent bornées à la face dorsale des membres et du tronc (sens de l'extension), et qui sont accompagnées d'un prurit souvent insupportable, tellement qu'on peut ajouter aux autres caractères de la maladie un caractère purement accidentel, mais qui se présente presque constamment, savoir : de petites croûtes noires de sang concret formées au sommet des papules excoriées par les ongles du malade. M. Alibert a rangé cette éruption dans le groupe des dermatoses *scabieuses.* Ce groupe comprend deux genres : la *psoride papuleuse* ou le *prurigo,* et la *psoride vésiculeuse* ou la *gale.*

§ II. — *Hippocrate* a noté fort justement que c'était dans les deux extrêmes de la vie, l'enfance et la vieillesse, qu'on observait surtout le *pruritus.* Paul d'Égine et Avicenne regardaient cette affection comme incurable chez les vieillards, et pensaient qu'à cet âge elle n'était susceptible que de palliatifs. Galien a dit, avec raison, que le mauvais régime influe souvent sur la production du *pruritus*.

Quoiqu'on ait remarqué pour le *prurigo,* comme pour beaucoup d'autres affections cutanées, que la misère, la malpropreté, une mauvaise nourriture, un régime stimulant, etc., favorisent en général le développement de la maladie, toutefois il n'est pas rare de le rencontrer dans des circonstances où aucune cause évidente ne peut être accusée. On l'a quelquefois vû se développer sous l'influence d'une émotion morale : il est, comme nous l'avons dit, plus fréquent dans l'enfance et dans la vieillesse qu'aux autres époques de la vie, dans le peuple que parmi les classes aisées de la société, chez les femmes arrivées à l'époque critique que chez celles qui sont moins avancées en âge ; il sévit plus particulièrement pendant les saisons chaudes et variables, mais il peut exister à tout âge, dans tout sexe, dans toute saison, dans toute condition de la vie. Il n'est nullement contagieux.

§ III. — De petites *papules* [1] prurigineuses, avec peu ou point de changement de couleur à la peau, font saillie à la surface du corps, et, appréciables à la vue et au toucher, se montrent sur les épaules, sur les faces dorsale et externe des membres supérieurs, sur la nuque, etc. Dans quelques cas, elles se répandent sur presque toute l'étendue des téguments, quand la maladie est invétérée. Ces papules discrètes, isolées, tantôt petites, peu saillantes, accompagnées d'un prurit modéré, d'autres fois plus larges, plus saillantes (mais toujours de forme aplatie), accompagnées d'un prurit intolérable qui s'exaspère surtout le soir et la nuit, et qui force quelques malades à se frotter avec des brosses dures, à se déchirer avec les ongles, à se ratisser la peau avec des étrilles de ma-

[1] C'est-à-dire de petits boutons, de petites élevures sèches, pleines et solides.

nière à se mettre tout en sang, présentent souvent, comme nous l'avons dit, une petite concrétion sanguine noirâtre à leur sommet, lorsqu'elles ont été excoriées par les ongles. Quand la maladie est bénigne et accidentelle, elle peut se terminer en deux ou trois septénaires; les papules s'effacent sans laisser de traces de leur existence, tout au plus s'accompagnent-elles dans leur résolution d'une très-légère desquammation furfuracée. Mais dans beaucoup de cas la maladie, lorsqu'elle a de l'intensité, s'invétère et se prolonge pendant des mois, des années, et même pendant un temps infini. Alors les papules sont dures, larges, saillantes, accompagnées d'un épaississement rugueux très-marqué de la peau; de temps à autre, de nouvelles papules se montrent, des exacerbations plus ou moins intenses ont lieu; c'est surtout dans ces cas qu'on peut voir survenir accidentellement des éruptions d'*eczèma*, d'*impetigo*, d'*ecthyma*, des furoncles, des abcès même dans le tissu cellulaire sous-cutané, complications qui sont amenées par l'intensité de l'irritation dont les téguments sont le siége.

§ IV. — *Variétés.* — Bateman décrit plusieurs variétés de prurigo, qui présentent en effet quelques particularités à noter. Les principales sont: le *prurigo mitis*, le *prurigo formicans*, le *prurigo senilis* et *pedicularis*, et le *prurigo partiel*.

1° Le prurigo *mitis* est caractérisé par de petites papules discrètes et peu saillantes, accompagnées d'un prurit plus ou moins incommode, mais en général modéré et temporaire. Il se montre particulièrement au printemps et dans l'été chez les jeunes sujets dont la peau est fine et délicate, et peut alors ne constituer qu'une affection passagère et bénigne.

2° Le prurigo *formicans*, au contraire, ainsi nommé à cause de la sensation de *fourmillement* qui l'accompagne souvent, attaque de préférence les adultes et les vieillards, se manifeste par des papules plus larges et plus saillantes qui excitent un prurit intense et parfois intolérable. C'est surtout cette variété qui est sujette à récidiver ou à se perpétuer, et qui présente en général une ténacité qu'on n'observe pas dans la précédente.

3° Le prurigo *senilis* revêt souvent cette forme et empoisonne alors le reste de l'existence. Il s'accompagne chez plusieurs vieillards de la présence d'insectes, ordinairement du genre *pediculus* (poux), qui se reproduisent et se multiplient avec une extrême facilité; à cet état, il est souvent incurable, et constitue toujours une affection fort pénible.

On lit dans la *Gazette médicale* du 12 mai 1838 :

« MORBUS PEDICULARIS. — Dans la séance du 15 janvier, M. Bryant a rapporté à la Société médico-chirurgicale de Londres un cas remarquable de maladie pédiculaire qui se trouve en ce moment à *Guy's hospital*. Le sujet de cette terrible maladie est une femme âgée d'une trentaine d'années, ancienne gouvernante. Toute la surface de son corps est constamment couverte de poux; l'irritation qu'elle en éprouve est telle, qu'elle s'écorche considérablement à force de se gratter, et plusieurs endroits de son corps sont en conséquence couverts de croûtes comme dans le prurigo. A son entrée à l'hôpital, elle a été mise dans un bain chaud, et tous ses vêtements enlevés; toutes les précautions ont été prises pour la nettoyer complétement de tous ces insectes; mais deux heures après, son corps en était couvert de nouveau, encore qu'elle eût été couchée dans un lit très-propre; on a essayé inutilement de la nettoyer de nouveau, la vermine reparaît peu d'instants après; tous les remèdes qu'on a employés ont été inutiles. On n'a pu trouver aucun nid à la surface du corps contenant des œufs de ces insectes.

» Cette communication a donné lieu à quelques observations de la part d'autres membres de la Société. — M. *Whiting* n'a jamais entendu dire que les insectes pussent naître et se perfectionner dans l'espace de deux heures, ainsi qu'on l'a avancé dans le cas précédent. Il pense qu'il y a quelque chose d'obscur sur ce sujet. Il n'a jamais rencontré d'exemple d'insectes couvrant le corps de l'homme qui n'aient pu être complétement détruits à l'aide de fomentations avec un mélange de térébenthine et d'infusion de tabac dans des proportions convenables. M. Whiting, du reste, regarde la génération des insectes en question comme dépendant en grande partie d'un état particulier de la constitution ; du moins c'est ce qu'il a constaté chez les animaux : ce sont effectivement les animaux pauvres et maigres qui en sont infectés en général ; les gras et les bien portants en sont toujours exempts. — M. *Dendy* considère la maladie comme une affection formidable. Il rappelle qu'un des rois d'Angleterre est mort victime de cette maladie, de même qu'une des dernières duchesses royales. Tous les moyens ont été essayés sans succès dans ce dernier cas. — Plusieurs remèdes ont été indiqués par plusieurs membres comme propres à détruire les insectes qu'on trouve souvent au pubis. M. Bryant a rappelé le cas d'un jeune homme qui a péri victime de quelques lotions avec une forte décoction de tabac qu'on lui avait fait faire pour cet objet. M. Linacre assure que les lotions avec une forte solution de soude lui ont parfaitement réussi sans le moindre danger pour le malade. »

4° Le prurigo *partiel*, confondu par quelques auteurs avec l'*intertrigo* et avec d'autres éruptions *papuleuses* ou *vésiculeuses*, occupe le siége ou les parties génitales de l'un ou de l'autre sexe ; mais quoique rapportées au *prurigo*, ces affections prurigineuses n'offrent point toujours ces *papules* qui constituent la forme élémentaire et caractéristique de la maladie ; dans quelques cas, il n'y a d'autre symptôme apparent que la démangeaison et les conséquences accidentelles qu'elle entraîne ; ce n'est que par une analogie (d'ailleurs très-fondée) que l'on réunit ces affections sous le nom de prurigo *podicis*, *pudendi muliebris*, *scroti*, *præputii*. Comme l'a remarqué avec raison M. Rayer, le savant *Lorry* a fait une peinture très-énergique des tourments qu'entraînent les affections prurigineuses des parties génitales, qu'il a rapportées à tort à l'*intertrigo*. Cette dernière maladie n'est, comme nous l'avons dit précédemment, qu'une variété de l'*érythème*, et ne peut guère déterminer les accidents signalés par Lorry.

Voici la traduction du passage latin que nous extrayons du *Tractatus de morbis cutaneis*, in-4°, p. 49 :

« Cette affection, dit *Lorry*, attaque particulièrement les » adultes et ceux qui ont passé l'âge de la puberté; les indi- » vidus qui, doués d'un appétit vénérien très-prononcé, vi- » vent dans la continence et la chasteté. Les femmes en sont » aussi quelquefois atteintes; mais dans un âge plus mûr. Au » commencement, la maladie se présente sous un aspect assez » bénin, et ne cause que de la démangeaison; mais plus tard, » tant chez les hommes que chez les femmes, surgit une ar- » deur incroyable pour les plaisirs vénériens. C'est en vain » que la morale et la pudeur résistent à ces désirs; la main se » porte involontairement vers les parties irritées; le frotte- » ment ajoute encore au prurit..., *et animus ipse in partem* » *operis venit cum artuum tremore et palpitatione*. Il y a des » heures de rémission pendant lesquelles les malades jouis- » sent de quelque tranquillité, mais le mal se reproduit par » accès qui se montrent surtout la nuit. Les relations fami- » lières qui existent entre les personnes de sexe différent con- » tribuent beaucoup à entretenir ces paroxysmes [1]. Le vin, les » épices, le café, les spiritueux, accroissent les accidents, » tellement même que j'ai connu des hommes qui n'étaient » en proie à ce tourment que lorsqu'une semblable cause ve- » nait le provoquer : aussi, instruits par l'expérience, ils évi- » taient soigneusement l'usage des stimulants. Le mal faisant » des progrès, les parties où il siége se couvrent de taches » jaunâtres; le *scrotum* s'épaissit et devient rugueux; il se » rétracte singulièrement pendant le paroxysme; il en est à » peu près de même des grandes lèvres chez la femme. La

[1] M. Biett a vu une dame âgée atteinte de *prurigo pudendi* qui était prise d'attaques hystériformes toutes les fois qu'un jeune homme s'approchait d'elle.

» fréquence des érections réagit sur le moral, qu'enflamment » des images passionnées. Les parties n'offrent pas précisé» ment d'éruption *lichenoïde,* mais elles ont un épiderme » rugueux d'où suinte une perspiration odorante dont le pro» duit ne tache pas le linge et n'adhère pas aux doigts, mais » rend la peau onctueuse au toucher. A mesure que la mala» die s'accroît, le prurit devient de plus en plus insupportable, » les paroxysmes redoublent de force et de fréquence, si bien » que le malade, perdant toute retenue, ne saurait s'empêcher » de se gratter, même en présence d'un roi! Souvent, dans » l'intervalle même des paroxysmes, la peau est le siége d'é» lancements douloureux, comme si elle était traversée par » des aiguilles enflammées, et cette sensation pénible ar» rache des cris au malade. La peau se gerce, se ride, se fen» dille; elle est écorchée par les ongles du patient; le moindre » frottement lui fait exhaler un liquide odorant, et l'éréthisme » vénérien devient continu. »

Le prurigo *podicis* attaque de préférence les personnes sédentaires, les vieillards, les femmes qui ont passé l'âge critique; il s'étend souvent chez l'homme au scrotum, s'exaspère sous l'influence d'un régime stimulant, donne souvent lieu à des démangeaisons intolérables; dans beaucoup de cas il est très-rebelle et très-opiniâtre.

Il en est de même du prurigo *scroti,* dans lequel la peau du scrotum devient parfois épaisse, rugueuse, brune, et qui cause dans certains cas une démangeaison si violente que l'insomnie en est la suite.

Le prurigo de la vulve est ordinairement caractérisé par des papules plus ou moins volumineuses et plus ou moins enflammées qui occupent le pourtour de la vulve, depuis le pénil jusqu'à la partie inférieure des grandes lèvres; il donne lieu à de vives démangeaisons qui reviennent par accès et qui se reproduisent particulièrement la nuit quand le malade est au lit. Nous l'avons vu favorisé par un développement variqueux des veines des grandes lèvres et des cuisses, suite de gestations répétées. La station prolongée que rendent nécessaire certaines professions y prédispose. Les affections morales tristes concourent à le déterminer. Toutes ces causes produisent surtout leur effet dans les années qui avoisinent l'âge de retour.

Ce prurigo s'accompagne assez souvent de leucorrhée, et même parfois d'une inflammation chronique des parties génitales; il devient assez fréquemment une cause d'onanisme et même de nymphomanie. « M. Biett l'a observé chez une femme de soixante ans; il examina les parties génitales à la loupe, il n'y découvrit jamais rien. Cependant cette femme avait des pollutions fréquentes; la maladie avait commencé d'abord par des démangeaisons; celles-ci augmentèrent et prirent le caractère de la nymphomanie : la malade avait des syncopes à la vue des jeunes gens. » (*Schedel* et *Cazenave*.)

Le prurigo des parties génitales, dans les deux sexes, coexiste assez souvent avec le prurigo du siége, et se rencontre dans les mêmes circonstances que celui-ci. Il peut être accidentellement produit par le frottement déterminé par la marche, par des vêtements de laine, et n'a ordinairement alors qu'une durée passagère. Lorsqu'il est spontané, c'est toujours une affection fort difficile à guérir.

§ V. — Nous parlerons plus loin des différences qui existent entre le prurigo et une autre éruption *papuleuse* (le *lichen*). Deux affections *vésiculeuses* peuvent offrir quelques traits de ressemblance fortuite avec le prurigo, ce sont l'*eczema* et la *gale*. La première ne peut guère présenter d'analogie avec le prurigo que dans le cas où celui-ci est partiel et occupe l'anus et les parties génitales : d'ailleurs, la violence des démangeaisons, l'absence des *vésicules*, une desquammation beaucoup moins marquée, etc., doivent suffire, dans la plupart des cas, pour établir le diagnostic. Mais c'est surtout la *gale* qu'il importe de distinguer avec soin, et à l'aide de caractères précis, du prurigo, puisque, comme nous l'avons déjà dit, ces deux maladies ont été souvent confondues ensemble par les praticiens.

Les principales différences reposent sur la forme élémentaire *vésiculeuse* de l'une, *papuleuse* de l'autre, le siége spécial des *vésicules* au poignet, entre les doigts, au pli des articulations, à la face interne des membres, et la présence de *sillons* acariques aux mêmes régions; le siége des *papules* aux épaules, à la nuque, à la face dorsale et externe des membres, l'existence de petits points noirâtres nombreux, formés par du sang concrété sur les *papules* excoriées par les ongles; la nature contagieuse et accidentelle de la gale, non contagieuse et souvent constitutionnelle du prurigo, etc.; enfin, dans les cas douteux, la recherche de l'*acarus scabiei.*

Le prurigo est très-souvent une maladie grave par les tourments qu'il cause et la résistance opiniâtre qu'il oppose aux moyens curatifs; la facilité avec laquelle il se reproduit, surtout quand il revêt les formes de prurigo *formicans, senilis,* partiel, fait le désespoir du malade et du médecin. Il n'entraîne point d'ailleurs de danger direct pour la santé générale, mais on l'a vu quelquefois pousser au suicide l'individu qui en était atteint.

§ VI. — *Traitement.* — Les bases du traitement reposent sur les considérations suivantes, qui dirigent le médecin dans le choix des remèdes très-variés qui ont été conseillés par les divers auteurs dans cette maladie, parfois si terrible : l'âge et l'état du sujet, l'état de la peau, les phénomènes du mal, la forme sous laquelle il se présente, le siége qu'il occupe.

Ainsi, lorsque la constitution est bonne, la peau fine ou irritée, que la maladie présente une certaine acuité, on a recours d'abord au traitement antiphlogistique; la saignée générale, la saignée locale lorsque l'affection est partielle (et spécialement quand elle occupe la vulve), les boissons tempérantes, délayantes, relâchantes, légèrement acidules,

les bains tièdes, les lotions ou les applications froides, etc., conviennent très-bien au début du traitement.

Lorsque la maladie résiste à ces premiers moyens, lorsque le sujet est plus avancé en âge, peu irritable, affaibli par la misère ou un mauvais régime, que la peau est rugueuse, épaisse, qu'il n'y a point d'irritation inflammatoire, alors on a recours à des *topiques* plus ou moins actifs.

A l'intérieur, les purgatifs, le calomel, le soufre uni à la magnésie, les boissons rendues acides par l'addition de l'acide muriatique, ou alcalines par l'addition du sous-carbonate de soude et de potasse, ou laxatives par les sels neutres ou acidules; les tisanes amères, le houblon, la patience, la gentiane, le vin antiscorbutique même, les eaux ferrugineuses; et, à l'extérieur, les bains alcalins purs ou tempérés par l'addition de la gélatine, les lotions savonneuses, les onctions avec des pommades dans lesquelles les calmants sont unis à certains excitants spéciaux qui jouissent d'une efficacité bien constatée dans les affections cutanées prurigineuses (comme par exemple les onguents où le camphre, le laudanum, sont unis à un excipient auquel est incorporé le soufre, le sous-carbonate de potasse, la chaux, etc.), sont employés avec beaucoup d'avantage.

Mais entre ces deux cas bien tranchés, il est une foule de nuances, de degrés, de formes, d'*idiosyncrasies* même qui nécessitent dans le traitement des modifications qu'un praticien exercé saisit avec promptitude, mais qui demandent un certain tâtonnement de la part du médecin plus novice : ces modifications, d'ailleurs, ne pourraient que bien difficilement être détaillées dans un traité théorique. Bornons-nous donc à indiquer brièvement les moyens thérapeutiques conseillés par les divers auteurs dans les principales variétés du prurigo.

1° *Prurigo mitis.* — Bateman : Bains tièdes, lotions à l'eau chaude; puis, à l'intérieur, soufre uni à la soude ou au nitre; plus tard, acides minéraux : soins de propreté assidus.

2° *Prurigo formicans.* — Bateman : Régime convenable et approprié à l'état des organes digestifs, à la constitution du sujet, aux habitudes qui ont paru causer ou qui paraissent entretenir le prurigo ; petit-lait, laitage. A l'intérieur, soufre avec carbonate de soude (lorsque la constitution a été affaiblie), décoctions de salsepareille, de quinquina. Quelquefois le chlore, à la dose d'un gros, augmentée jusqu'à trois, dans un véhicule convenable, a fait céder l'éruption et la démangeaison. Le même auteur conseille de s'abstenir des purgatifs forts et répétés, des préparations antimoniales et mercurielles, ainsi que des sudorifiques actifs. A l'extérieur, les lotions à l'eau chaude, les bains sulfureux, les bains de mer, les lotions avec la liqueur d'acétate d'ammoniaque étendue, sont les moyens qu'il recommande ; il a peu de confiance dans les pommades faites avec le soufre, l'ellébore, le mercure, le zinc, l'eau de chaux.

(*Prurigo mitis et formicans.*) Rayer : Émissions sanguines, bains tièdes, alcalins et alcalins-gélatineux, boissons délayantes, laitage, régime doux. L'auteur a peu de confiance dans les autres moyens. — Cazenave et Schedel : Dans les cas les plus simples, tisane d'orge avec 4 grammes de sous-carbonate de potasse par litre; bains tièdes. Puis, soufre avec un quart de sous-carbonate de soude ou de potasse. Dans les cas les plus graves, boissons acidulées avec les acides nitrique ou sulfurique (2 grammes par litre). Régime succulent quand la constitution est détériorée; quand les organes digestifs sont altérés, régime lacté. Point d'applications stimulantes si la peau est fine et irritable; si, au contraire, elle est rude et sèche, lotions salines, alcalines, bains alcalins et de vapeur alternés, bains de mer; au déclin, lotions avec eau, 500 grammes; sulfure de potasse, 6 grammes; sous-carbonate de potasse, 2 grammes. — Opiacés à l'intérieur contre les exacerbations violentes. — Chez les enfants, soufre sublimé et magnésie calcinée, 12 grammes pour huit paquets; bains simples ou émollients, rendus plus tard alcalins par l'addition de 30 à 100 grammes de sous-carbonate de potasse. — Ces auteurs croient peu à l'efficacité des émissions sanguines recommandées par l'auteur précédent.

3° *Prurigo senilis et pedicularis.* — BATEMAN : Bain chaud (il produit un soulagement efficace, mais momentané) ; eaux sulfureuses à l'extérieur et à l'intérieur; bain chaud d'eau de mer; quelquefois lotions avec le sublimé, la liqueur d'acétate d'ammoniaque; onctions avec l'huile de térébenthine délayée dans l'huile d'amandes pour détruire les insectes quand la peau n'est point excoriée; ou lotions avec le *sublimé,* de 10 centigrammes à 15 grammes en solution, mais par doses graduées, dans un litre d'eau.

CAZENAVE et SCHEDEL : Bains sulfurés, fumigations cinabrées. A l'intérieur, eau de Passy, vins amers, mets succulents, soins de propreté.

4° *Prurigo partiel.* — BATEMAN : Lotions chaudes ou froides, avec les préparations de plomb, de zinc, d'eau de chaux (elles sont généralement peu efficaces); lotions avec le vinaigre ou l'acétate d'ammoniaque (elles soulagent momentanément); onctions avec les onguents mercuriels, et surtout avec le nitrate de mercure étendu (elles se montrent plus utiles). A l'intérieur, petites doses de calomel, toniques végétaux et minéraux chez les gens faibles et vieux. Tempérance; car dans le cas de *prurigo podicis,* un genre de vie stimulant aggrave toujours la maladie. — Dans le *prurigo pudendi muliebris,* lotions saturnines et salines; eau de chaux seule ou avec calomel; vinaigre, liniments huileux avec la soude ou la potasse, et surtout solution de sublimé dans l'eau de chaux (10 centigrammes par 30 grammes); toujours après que l'irritation et les excoriations auront été palliées suffisamment.

(*Prurigo podicis*) RAYER : Cataplasmes émollients frais ou froids, suppositoires de beurre de cacao, lavements opiacés. Douches gélatino-sulfureuses, onctions avec l'onguent de nitrate de mercure affaibli; lotions avec l'acide acétique étendu. — (*Prurigo scroti*) : *Idem.* — (*Prurigo pudendi*) : Saignée de pied, sangsues à la vulve, lotions et douches d'eau fraîche, chargée de sucs émollients et narcotiques, puis douches gélatino-sulfureuses. Dans les exacerbations de la nuit, linges imbibés d'eau très-froide sur les parties génitales.

Cazenave et Schedel : Sangsues au voisinage, lotions émollientes d'abord, puis froides, souvent alcalines, quelquefois opiacées; bains locaux froids, bains alcalins ou sulfureux. Fumigations sulfureuses, fumigations cinabrées partielles. (Ces dernières sont administrées à l'hôpital Saint-Louis dans un appareil particulier qui est fort commode.)

Généralement, le prurigo partiel est plutôt exaspéré que réprimé par les topiques astringents, résolutifs et stimulants. Les réfrigérants et les narcotiques sont encore les remèdes qui pallient le mieux les tourments qu'endurent les malades. Cela est surtout vrai du prurigo de la vulve. L'eau froide, l'eau vinaigrée sont souvent employées instinctivement par les malades. Les bains de siége froids quotidiens, les douches d'eau froide, secondées de petites saignées locales révulsives et de purgatifs à l'intérieur, triomphent à la longue de cette redoutable affection. Quelques praticiens hardis ont cependant tenté la cautérisation avec le nitrate d'argent; mais outre que cette cautérisation est alors fort douloureuse, elle produit un état de sécheresse et de rigidité des téguments qui semble tout à fait défavorable au rétablissement des fonctions de la peau. Le régime froid me paraît le meilleur à suivre dans cette redoutable affection, contre laquelle nous avons aussi employé avantageusement l'hydrothérapie chez les sujets d'une bonne constitution. L'application de la glace pure en morceaux, ou même de mélanges réfrigérants contenus dans une vessie (parties égales de sel et de glace pilée) réussit chez quelques sujets, mais il faut en surveiller soigneusement les effets. Nous avons vu l'hémoptysie, des spasmes épigastriques, la suffocation, la syncope, en être la conséquence. Aussi ce n'est que lorsque les topiques ordinaires, et notamment l'*huile de cade*, ont échoué que nous avons recours à cette médication hardie.

Nous terminerons ce relevé thérapeutique en publiant quelques-unes des formules que nous avons recueillies au traitement externe de l'hôpital Saint-Louis.

A. Pour un enfant.

1° Chaque jour, prendre cinq pastilles soufrées.

2° Frictionner les parties malades avec la pommade suivante :

♃ Chaux éteinte.	4	grammes.
Sous-carbonate de soude.	1	—
Laudanum.	1	—
Axonge.	30	—

M.

3° Prendre trois bains alcalins par semaine.

B. Pour une femme adulte.

1° Boire chaque jour trois verres d'eau sulfureuse d'Enghien.

2° Se purger une fois par semaine avec la potion suivante :

♃ Huile de ricin.	āā 30 grammes.
Sirop de rhubarbe.	

M.

3° Frictionner le soir les parties affectées de boutons avec la pommade alcaline opiacée de l'hôpital Saint-Louis. (Voir plus loin.)

4° Trois bains alcalins par semaine.

5° Se nourrir spécialement de légumes aqueux, tels que : épinards, chicorée, laitue, etc.

C. Topiques usités contre le prurigo.

1° Pommade antiprurigineuse de M. *Alibert* :

♃ Axonge.	60	grammes.
Fleurs de zinc.	2	—
Fleurs de soufre	1	—
Laudanum	1	—
Huile d'amandes douces. . . .	15	—

M.

2° Pommade contre un prurigo manuel rebelle (M. *Biett*) :

♃	Cinabre.	6	grammes.
	Soufre sublimé	15	—
	Laudanum	4	—
	Axonge.	120	—
M.			

3° Autre médication topique.

A. Se laver tous les matins avec une eau de savon très-chargée.

B. Onctions tous les soirs avec la pommade suivante :

♃	Racine d'ellébore blanc en poudre.	15	grammes.
	Hydrochlorate d'ammoniaque . . .	2	—
	Axonge	60	—
M.			

4° Pommade vulgaire contre les affections prurigineuses des parties génitales chez la femme :

♃	Axonge.	ãã parties égales.
	Suc de joubarbe	
	Huile de millepertuis.	
	Eau de chaux.	
M.		

Enfin, l'huile camphrée, l'huile de cade, la pommade au goudron, sont des topiques auxquels nous avons souvent recours.

La plupart de ces pommades, astringentes, résolutives, narcotiques, peuvent être employées dans beaucoup de cas autres que le prurigo ; ainsi, dans le *lichen,* dans l'*eczema,* dans le *pityriasis* même, on peut y avoir recours avec succès.

Quant à ce qui est du prurigo en particulier, tous ces moyens ne peuvent avoir qu'un succès éphémère si l'affection est entretenue par une manière d'être particulière de la constitution, si elle est, comme on le dit avec raison, *constitutionnelle.* C'est ainsi que, pendant plusieurs années, j'ai pu présenter à mes cours, comme un exemple de *prurigo* général et invétéré, un jeune garçon qui faisait usage sans succès de plusieurs des moyens thérapeutiques que nous avons indiqués. Il a fini par renoncer complétement à leur emploi, et son état ne s'est notablement amélioré que depuis que des changements avantageux ont pu être faits dans son régime de vie habituel. Aujourd'hui que sa constitution, appauvrie et étiolée par la misère, la malpropreté, un mauvais régime, l'habitation d'un lieu humide et dépourvu de l'influence solaire, s'est fortifiée sous l'influence d'une manière de vivre tout opposée, il est évidemment en voie d'amélioration et finira par guérir par la modification de la diathèse qui entretenait l'éruption.

Une dame que je soigne depuis fort longtemps, et chez laquelle le *prurigo* a coïncidé avec les approches de l'époque critique, n'a échangé les incommodités que lui causait la maladie cutanée que contre celles plus inquiétantes d'une affection rhumatismale et d'un mode particulier d'irritation chronique des membranes muqueuses, qui ont succédé à la guérison de la maladie de la peau.

Le *prurigo* a fait le tourment des dernières années d'un assez grand nombre de personnages célèbres, parmi lesquels le professeur *Alibert* cite Platon, l'empereur Charles-Quint, le roi Charles IX, plus récemment l'abbé Morellet, etc. Ce dernier, âgé de quatre-vingts ans, obligé de se lever plusieurs fois la nuit pour se faire éponger le dos et la poitrine avec de l'eau et du vinaigre saturné, écrivait à M. Alibert : « *Je suis sur le gril de saint Laurent !* » en même temps qu'un militaire atteint de la même maladie, empruntant pour peindre ses souffrances une comparaison plus en harmonie avec ses habitudes guerrières, disait au même auteur : « *Il me semble que je suis sans cesse piqué par des hallebardes !* »

LICHEN.

§ I. — « ... *Vulgatum est apud antiquos lichenum nomen.* Λειχὴν *dicitur* ἀπὸ τοῦ λείχω *lambo, quod cutem exteriorem quasi lambat atque lingat, intactâ interiori ejusdem substantiâ, sed lichenum qui arboribus innascuntur more, cortici insident; undè etiam lichen apud rei agrariæ scriptores habetur pro morbo in ficubus et oleis arboribus maximè notabili.* » (LORRY.)

« *Barbari multi appellârunt hunc morbum serpiginem... — Sunt lichenes asperitates quædam cutis, et veluti tumores cum pruritu multo, ex quibus materia emanat.* (GALEN., *lib. De defin. medic.*). — « Les Grecs et les Arabes en ont établi deux genres, l'un bénin, *benignum et mite;* l'autre féroce, *ferum,* αγριαν. » (MERCURIALIS.)

« La signification primitive du mot *lichen* n'a point été donnée d'une manière distincte depuis les écrits d'*Hippocrate,* et par conséquent elle a été interprétée différemment par les successeurs de ce médecin [1]. La plupart d'entre eux ont regardé ce mot (*lichen*) comme synonyme de l'*impetigo* des Latins : mais, comme l'ont remarqué *Foës, de Gorter* et d'autres habiles commentateurs, l'*impetigo* décrit par l'auteur le plus propre à faire autorité chez les Romains, par *Celse,* est une maladie très-différente, tandis que le bouton (*papula*) décrit par le même auteur paraît se rapporter plus exactement au *lichen* d'Hippocrate [2]. Voilà pourquoi le doc-

[1] Hippocrate classe les λειχηνες avec les *prurigo, psora, lepra, alphos,* sans spécifier leurs formes caractéristiques. *Voy.* ses Προρρητικων, liv. II, et son livre περι Παθων, dans lequel il regarde ces affections morbides plutôt comme des taches de la peau que comme des maladies. Cette manière de voir indiquerait, ce me semble, que les écrivains grecs qui lui ont succédé considéraient le *prurigo,* le *lichen,* le *psora* et la *lèpre* comme des degrés progressifs de la même maladie, le premier consistant dans une simple démangeaison, le second dans une démangeaison unie à la rudesse de la peau, le troisième dans une démangeaison unie à des exfoliations furfuracées, et le quatrième dans une démangeaison avec des écailles. (BATEMAN.)

[2] *V. Foës, OEcon. Hipp. De Gorter, Medicina Hipp., Aph.* XX, *lib.* III. Gorter fait l'observation suivante relativement à cet aphorisme : « In hoc loco, Hippocrates per leichenas intelligit talem cutis fœdationem, » in qua summa cutis pustulis siccis admodum prurientibus exasperatur.... » Sed quia humor totus ferè volatilis est, non relinquit squamas ut lepra,

teur Willan se détermina à donner le nom de lichen à une affection *papuleuse* (accompagnée de caractères particuliers) » (*Bateman.*)

Lorry, au contraire, qui avait consacré aux *papules* un chapitre particulier (où se retrouvent, ainsi que dans celui des maladies dites *scabieuses*, les traits principaux de notre *lichen*, de notre *prurigo* et même de quelques affections *exanthémateuses*); Lorry, dis-je, avait regardé le mot lichen comme l'équivalent du terme vulgaire *dartre farineuse*, et en avait fait ainsi une affection furfuracée ou *squammeuse*.

Mais Willan, tout en précisant la forme élémentaire et caractéristique de l'affection désignée sous le nom de *lichen*, et attachant ainsi à ce mot un sens rigoureux, avait donné de la maladie une définition fort inexacte; on doit à M. Biett d'avoir simplifié et éclairci l'histoire de cette affection.

Il faut désormais appliquer le nom de *lichen* à une affection cutanée, parfois aiguë, mais beaucoup plus souvent chronique, non contagieuse, caractérisée par de petites élevures pleines et solides (*papules*), peu différentes de la couleur de la peau et légèrement rouges, presque toujours agglomérées, accompagnées de prurit, donnant lieu, à une certaine époque, à une légère desquammation, ou même, dans une des formes de la maladie (*lichen agrius* des anciens, sorte de *D. squamm.* de M. Alibert), à des excoriations enflammées qui se recouvrent de légères concrétions, en quelque sorte intermédiaires entre les squammes et les croûtes.

§ II. — Le *lichen* reconnaît à peu près les mêmes causes que les autres maladies spéciales de la peau, et se montre dans beaucoup de cas où l'on ne sait à quelle circonstance rapporter son origine; il peut attaquer tous les âges et tous

» neque furfures ut psora, sed siccam et asperam pustulosam cutim. » Il faut faire attention que le mot *pustula* signifiait alors toute élevure de l'épiderme, et que, par conséquent, des pustules qui se trouvent dans un état de sécheresse ne sont autre chose que des *papules*, etc.

(BATEMAN.)

les sexes. *Bateman* dit qu'il paraît parfois chez les individus sujets à des maux de tête violents et à des douleurs d'estomac ; il ajoute qu'en pareil cas l'éruption forme ordinairement une espèce de crise qui soulage sur-le-champ les personnes attaquées de ces incommodités. Le même auteur dit que le *lichen simplex* est sujet à se reproduire chaque été chez quelques individus d'une constitution irritable.

Mais il n'est pas rare de voir le contraire avoir lieu, c'est-à-dire l'affection se reproduire ou s'exaspérer l'hiver. Certaines circonstances externes et locales donnent assez souvent lieu au développement de cette affection papuleuse dans certaines parties. C'est ainsi que la *gale des maçons, des épiciers, des cordonniers,* etc., est ordinairement le *lichen,* que chez certains sujets dont la peau est fine et délicate l'usage des bains sulfureux peut déterminer une éruption qui a cette forme, qu'à la suite des frictions irritantes faites chez quelques individus pour guérir la gale, des papules de *lichen* succèdent aux vésicules de la gale, etc.

§ III. — Les auteurs anglais ont regardé comme une circonstance très-ordinaire que l'éruption du *lichen* fût précédée d'un appareil fébrile et accompagnée d'un dérangement intérieur ; assez souvent, au contraire, le lichen, comme les autres maladies spéciales de la peau, est exempt de tout indice de trouble de la santé générale ; aussi M. Biett a-t-il retranché de la définition donnée par *Willan* l'indication de l'état morbide interne que cet auteur avait rangé à tort au nombre des caractères distinctifs du *lichen,* et qui ne se rencontre que lié à certaines diathèses. Il est bien certain que chez quelques sujets à diathèse nerveuse ou nervoso-lymphatique, ou bien encore nervoso-mélancolique, etc., on a vu l'éruption papuleuse servir de crise à des accidents nerveux divers et même à des névroses bien caractérisées (aliénation mentale, asthme, hystérie, etc.). Ces névroses peuvent ainsi, à plusieurs reprises, alterner avec l'éruption cutanée. Aussi admettrions-nous volontiers, avec M. Cazenave, que le *lichen* a son siége dans les papilles nerveuses de la peau et que ce siége peut jusqu'à un certain point expliquer la corrélation qu'on observe assez souvent entre cette maladie cutanée et les névroses. Mais hâtons-nous d'ajouter que ce n'est là qu'une hypothèse. Or les hypothèses *anatomiques* sont, de toutes, selon nous, les moins acceptables au point de vue scientifique.

Cette affection se manifeste par une éruption de très-petites papules rosées dans le lichen aigu, rouges et enflammées dans le lichen *agrius*, souvent peu différentes de la couleur de la peau dans le lichen ordinaire. Ces papules se montrent à la face, au cou, aux membres, et surtout aux membres supérieurs, dans le sens de l'extension. Très-souvent elles sont bornées aux mains dans les professions où ces parties sont exposées à l'action journalière de causes stimulantes (chez les cordonniers, les épiciers, les serruriers, etc.); en général, elles n'occupent que des régions de la peau fort limitées. Ces papules, petites, agglomérées et non point distinctes et isolées comme celles du *prurigo*, peuvent se répandre sur tout le corps, en sorte que, à l'état aigu, par exemple, l'éruption peut en quelques jours envahir tous les téguments; mais beaucoup plus fréquemment, surtout à l'état chronique, il n'y a qu'une partie affectée, comme la face dorsale des mains, les membres supérieurs, la face, le cou, les coudes-pieds, etc. Lorsque la maladie a la forme aiguë, et surtout lorsqu'elle survient accidentellement chez un individu qui n'y est point sujet, les papules se résolvent et disparaissent en un ou deux septénaires (et quelquefois en un temps beaucoup plus court encore); elles donnent lieu à une légère desquammation furfuracée qui s'établit à mesure que la coloration de la peau s'efface. Un fourmillement ou une démangeaison plus ou moins incommode accompagne cette éruption. Mais des éruptions successives peuvent la prolonger pendant plusieurs septénaires, et lorsqu'elle est chronique, les papules persistent fort longtemps, la peau reste rude et hérissée de petites saillies, des exacerbations et des éruptions nouvelles ont lieu de temps à autre; en sorte que la maladie peut ainsi se prolonger pendant des mois et des années. Dans quelques cas, alors, les papules s'enflamment, s'excorient, exhalent une humeur visqueuse qui se concrète en petites squammes croûteuses très-adhérentes. En général, quand une région de la peau a été longtemps le siége d'un lichen chronique, les téguments s'épaississent, deviennent rudes, rugueux, s'exfolient à leur surface, et offrent une altération consécutive véritablement caractéristique, et qu'on ne retrouve point du tout, par exemple, à la suite de l'*eczema*, avec lequel des yeux peu exercés pourraient, au premier abord, confondre dans quelques cas le lichen *agrius*. Mais, pour donner une idée plus précise de cette maladie, il est important de signaler ses variétés principales, qui sont au nombre de trois, savoir : le lichen *simplex*, le lichen *agrius* et le lichen *strophulus*; auxquelles il faut encore ajouter les nuances qui se rapportent à la forme, à l'aspect, au siége de l'éruption.

Ainsi, lorsque les papules se développent sur les points de la peau traversés par les poils (circonstance qui rend le pronostic moins favorable, en ce que la maladie paraît alors plus tenace et que quelquefois le bulbe pileux lui-même est atteint), cette variété reçoit le nom de *lichen pilaris*. Lorsque les papules sont disposées en groupes circonscrits et isolés, de forme irrégulièrement circulaire (variété qui s'observe surtout à la face dorsale de la main, à l'avant-bras, au jarret), le lichen est dit *circumscriptus*. Willan a donné le nom de *lichen lividus* à une nuance caractérisée par la coloration rouge-obscur ou livide des papules, qui, dans ce cas, siégent surtout aux membres inférieurs. M. Biett, après avoir professé d'abord qu'en créant cette variété l'auteur anglais avait bien pu avoir en vue la syphilide papuleuse, qui, en effet, offre assez souvent une teinte livide, a reconnu depuis que le *lichen lividus* était une forme réelle et bien tranchée. Nous en avons nous-même présenté deux exemples fort remarquables à notre cours de l'an 1835 et à celui de l'année 1858. L'éruption, chose bien digne d'être notée, siégeait aux membres supérieurs. Les sujets étaient adultes et offraient à la face dorsale des mains et des poignets des papules nombreuses et assez volumineuses, d'une couleur rougeâtre-obscur chez l'un des deux malades, et livide-noirâtre, presque analogue à celle des taches du purpura, chez l'autre; d'ailleurs, elles n'étaient que très-faiblement prurigineuses. Elles étaient plus étalées que celles du lichen ordinaire.

Depuis lors, nous avons rencontré quelques autres exemples de *lichen lividus*, mais siégeant aux membres inférieurs.

Chez quelques sujets, et particulièrement chez les enfants, les jeunes gens (surtout durant les mois les plus chauds de l'année), on observe à la face, au cou, quelquefois aux membres, la variété dite *lichen urticatus*, parce que les papules du *lichen*, saillantes, volumineuses, blanches, ou entourées d'une petite aréole rosée, rappellent assez bien les élevures de l'*urticaire*, et sont quelquefois fugaces comme elles. Cette analogie est assez grande pour expliquer comment *Lorry* a cru devoir comprendre dans le chapitre qu'il a consacré aux PAPULES l'espèce d'urticaire accidentelle que provoque, chez certains sujets, l'ingestion des moules, les élevures érythémateuses du même genre que déterminent, chez les individus jeunes et dont la peau est délicate, les morsures ou les piqûres d'un certain nombre d'insectes, et enfin l'urticaire proprement dite décrite par nous dans l'ordre des exanthèmes.

Le lichen *agrius* (αγριος, *ferus*) est la forme la plus grave de cette maladie; elle est caractérisée par des groupes de papules rouges et enflammées, réunies en grand nombre, accompagnées d'un prurit très-intense, souvent écorchées par les ongles des malades, ou qui s'excorient à leur sommet, et exhalent une humeur qui se dessèche en petites concrétions croûteuses, d'un aspect parfois analogue à celui de l'*impetigo* ou de l'*eczema* passé à l'état squammeux.

Le lichen *agrius* peut avoir une marche aiguë, et alors, au bout d'un à deux septénaires (quelquefois beaucoup moins), les excoriations se sèchent, l'exhalation cesse, une simple desquammation furfuracée s'établit, la rougeur s'efface, et la peau revient plus ou moins promptement à son état naturel. Il y a même des cas où les papules enflammées du lichen *agrius* paraissent çà et là sur des points variables de la surface du corps (de préférence, toutefois, au front ou au visage), sont excoriées par l'action des ongles, et se sèchent en quelques heures, de manière à égaler en rapidité la marche des élevures de l'urticaire dite *evanida*. Le lichen alors est tellement accidentel et tellement passager, qu'il ne peut être regardé comme une maladie. Mais souvent il se prolonge pendant plusieurs semaines, ou même suit une marche tout à fait chronique : la peau reste rude et hérissée de petites papules acuminées ; elle s'épaissit, s'exfolie et présente ainsi pendant plusieurs mois les traces de l'éruption, qui d'ailleurs est sujette à récidiver. Nous avons eu bien des fois occasion d'observer cette variété chez les individus exerçant quelqu'une des professions manuelles que nous avons indiquées plus haut, professions dans lesquelles une stimulation journalière entretient et aggrave la maladie de la peau. On voit alors sur le dos de la main ou des doigts, sur la face dorsale du poignet, sur les avant-bras, un ou plusieurs groupes de papules enflammées, suintantes, avec rougeur, dureté, gerçure de la peau. Ces groupes ont quelquefois une forme régulière (comme dans la variété dite lichen *circumscriptus*), et une étendue variable depuis celle d'une pièce d'un franc jusqu'à celle d'une pièce de 5 francs : généralement alors ils sont en petit nombre, quelquefois même on n'en observe qu'un seul. D'autres fois ce lichen *agrius* occupe le visage : nous l'avons vu ainsi former, pendant des années entières, une sorte de masque rouge, excorié dans quelques points, légèrement squammeux dans d'autres, rugueux et hérissé de petites aspérités dans d'autres lieux, etc., chez un élève en pharmacie qui vint à plusieurs reprises chercher du soulagement à l'hôpital Saint-Louis.

Chez d'autres sujets, et assez fréquemment chez des individus robustes, sanguins ou sanguins-lymphatiques, le lichen *agrius* affecte spécialement les membres inférieurs, et forme des bandes de papules de trois à quatre travers de doigt de large, qui s'étendent le long de la face interne de la cuisse et de la jambe.

Enfin, il est des individus chez lesquels l'éruption finit par devenir générale ; de nombreux groupes se répandent sur le visage, sur le cou, sur les membres supérieurs et inférieurs. Nous avons présenté il y a longtemps, à notre cours, un malheureux garçon épicier qui était affligé d'un lichen *agrius* occupant presque toute l'étendue des téguments. Les traitements employés jusque-là n'avaient fait que pallier momentanément le mal, qui n'avait pas tardé à reparaître quand le malade avait voulu de nouveau se livrer aux travaux de sa profession.

Le lichen *simplex*, beaucoup moins redoutable que l'espèce précédente, est caractérisé par de petites papules peu ou point enflammées qui se résolvent en peu de jours avec une légère desquammation furfuracée. Cette éruption a quelquefois la marche aiguë : c'est à elle que se rapportent ordinairement les éruptions consécutives à la gale, etc. On la voit quelquefois l'été se développer accidentellement à l'état aigu ou subaigu, et se répandre sur la face antérieure du tronc et palmaire des membres.

Le lichen *strophulus*, dont *Bateman* a fait une maladie distincte, peut être regardé comme une variété de l'affection papuleuse qui nous occupe. En effet, les particularités qu'il présente paraissent dues surtout à l'âge qu'il affecte ; c'est principalement chez les enfants à la mamelle qu'on l'observe ; mais on le voit chez plusieurs sujets se prolonger et se perpétuer jusque vers l'époque du renouvellement des dents, c'est-à-dire jusque vers l'âge de sept ans. Le *strophulus* a souvent son siége à la face, et se lie fréquemment au travail de la dentition. *Ita multi sunt infantes*, a dit Lorry, *quibus ad singulas dentitionis periodos irritatio lichenes exteriùs producit* (p. 245). Les groupes de petites papules enflammées qui caractérisent le *strophulus* ont ordinairement une marche rapide. Quelquefois les papules sont blanches ou seulement environnées d'une légère aréole inflammatoire, d'autres fois elles sont entremêlées de taches érythémateuses, d'où résultent diverses apparences désignées par l'auteur anglais sous les dénominations (qu'il nous suffira d'énoncer) de *strophulus intertinctus, confertus, albidus, volaticus,* etc. Il est rare que cette affection papuleuse dure au delà de trois à quatre septénaires : elle peut même être éphémère et survient alors par crises qui causent l'insomnie. Mais elle se reproduit très-facilement, surtout sous l'influence des variations de température et des surcharges de l'estomac. Certains enfants lymphatiques ou lymphatico-sanguins ne sont pris de *strophulus* qu'à l'époque du sevrage, mais y restent ensuite sujets jusqu'à un âge assez avancé. Plusieurs jours, plusieurs semaines, parfois des mois entiers s'écoulent sans qu'il se produise de boutons à la peau ; puis tout à coup des élevures prurigineuses analogues à des papules de prurigo ou de *lichen urticatus*, souvent entourées d'une aréole erythémateuse, se montrent sur le cou, le tronc, les membres, s'évanouissant en quelques heures dans certains points, après avoir été le siége d'un violent prurit, pour se manifester dans d'autres, causant l'insomnie et tourmentant beaucoup le petit malade. Chez quelques sujets l'éruption passe à l'état chronique, laissant en permanence sur la peau, et notamment sur celle des membres, des papules à peine colorées et fort analogues à celles du prurigo, qui peuvent se reproduire opiniâtrément pendant plusieurs semaines ou plusieurs mois, et que l'on a plus d'une fois confondues avec la gale. Dans des cas de ce genre, nous avons vu les bains de mer produire les meilleurs effets. Il est rare d'ailleurs que cette éruption persiste dans les années qui se rapprochent de l'âge de la puberté ; et sous ce rapport, le pronostic de cette affection papuleuse est beaucoup moins grave que celui du *prurigo*.

Quant au lichen *tropicus*, nous ne ferons qu'indiquer cette forme douloureuse du lichen, particulière aux climats qui sont sous les tropiques, et désignée sous le nom de *chaleur piquante* dans les Indes. Le docteur *Johnson*, qui l'a lui-même éprouvée dès les premières semaines de son arrivée dans l'Inde, se plaint des picotements et du prurit que lui faisait éprouver cette éruption. Forcé souvent de quitter son lit pour se laver avec de l'eau froide, il avait le cou, la poitrine, les membres couverts de papules d'un rouge vif, du volume d'une tête d'épingle. C'est dans un livre publié à Londres en 1821, et qui a trait à l'influence du climat des tropiques sur les Européens, que l'auteur anglais décrit la variété que nous venons de mentionner. *Bontius*, qui en avait fait mention dans sa Médecine des Indes, ne trouvait rien de mieux à opposer au prurit qui accompagne cette éruption que l'application de linges mouillés d'eau froide acidulée avec le vinaigre ou le jus de citron.

Nous avons observé plusieurs fois à Paris, dans les étés chauds et orageux, une espèce d'épidémie d'éruption papuleuse disséminée, ordinairement de courte durée, parcourant divers points et quelquefois toute l'étendue du tronc et des membres, cédant assez bien au régime froid, au repos et aux lotions froides, qui nous a paru représenter dans notre climat l'affection que nous venons de mentionner sous le nom que lui ont imposé les Anglais, de *lichen des tropiques*. Mais généralement beaucoup plus bénigne, cette éruption offre un semis de petites pointes rosées couvrant de préférence la partie antérieure du tronc et la face palmaire des membres. La résolution a lieu ordinairement dans l'espace d'un septénaire, accompagnée d'une légère desquammation furfuracée.

Enfin, il est une autre espèce de lichen d'été qu'on pourrait désigner sous le nom de *lichen acarique,* et qui se montre surtout vers la fin de l'été chez les citadins qui vont séjourner à la campagne, dans des lieux boisés où se rencontrent, à cette époque de l'année, de petits *acarus* végétaux qui s'implantent sur la peau de l'homme et y meurent promptement, mais après avoir déterminé pendant plusieurs jours de très-vives démangeaisons accompagnées de petites papules plus ou moins enflammées, au cou, aux aisselles, au pli du coude, aux jarrets, au bas-ventre, etc. J'ai connu une personne qui n'était parvenue à se préserver de ces éruptions qu'en brossant soigneusement la peau, lorsqu'elle se déshabillait le soir en rentrant de ses excursions champêtres. Il est remarquable que, à la différence du sarcopte de la gale, ce parasite ne creuse point de sillons sous-épidermiques et meurt promptement sur la peau de l'homme.

Des lésions élémentaires de nature diverse peuvent s'ajouter aux papules du lichen *agrius,* par suite de l'irritation vive dont la peau est le siége; ainsi, des éruptions vésiculeuses d'*eczema,* des vésicules pustuleuses d'*eczema impetiginodes,* des croûtes dues à la concrétion de l'humeur de ces pustules, peuvent s'observer dans les régions occupées par le lichen, et rendre ainsi le diagnostic plus difficile. De même on voit quelquefois des éruptions papuleuses succéder à l'*eczema,* à la gale traitée par des frictions irritantes, etc. Chez quelques sujets lymphatiques, les gourmes impétigineuses de l'enfance se dessèchent et subissent avec l'âge la transformation papuleuse. On explique ainsi comment on a pu confondre le *lichen agrius* avec l'*eczema,* comme l'a fait M. Alibert, ou avec l'*impetigo,* comme le font encore tous les jours les médecins anglais [1]; comment on a pu croire que la gale pouvait

1 «... Alterum est (*genus papularum*), dit Celse, quod Græci ἀγρίαν » dixêre in quâ cutis magis exasperatur exulceraturque, ac vehementius » et roditur, et rubet, et interdum etiam pilos remittit. Quæ minùs ro- » tunda est, difficilius sanescit; nisi sublata est, *in impetiginem transit.* »

passer à l'état de *lichen*, celui-ci à l'état d'*impetigo* ou de *lèpre*...; mais nous nous réservons de revenir sur ce point important à l'occasion du *psoriasis* ou *lepra*, lorsque nous en serons à l'ordre des *squammes*.

Le siége, l'apparence des *papules*, l'époque à laquelle on les observe, l'irritation plus ou moins vive qui les accompagne, etc., peuvent donc faire quelquefois confondre le *lichen* avec des affections dont la forme élémentaire est différente; nous indiquerons rapidement les cas où de pareilles méprises pourraient être commises par les médecins qui ne seraient point encore assez familiarisés avec l'étude des caractères fondamentaux des affections cutanées.

Lorsque le lichen *simplex* occupe la face et que les papules sont colorées, on pourrait au premier abord croire à l'existence de l'*acne rosacea*, dont les caractères sont pourtant bien différents : cette erreur n'aurait du reste aucun inconvénient bien sérieux. Lorsque l'éruption papuleuse est bornée aux mains, elle offre parfois une ressemblance grossière avec une gale négligée ou mal traitée, et c'est même à cause de cette ressemblance que certaines affections papuleuses de ce genre ont reçu en Angleterre le nom vulgaire de *gale des épiciers*.

En général, les maladies que l'on est le plus exposé à confondre avec le lichen sont : le *prurigo*, la *gale*, l'*eczema* et l'*impetigo*.

Dans le *prurigo*, les papules sont plus larges, plus aplaties, elles ont la même couleur que la peau; elles offrent ordinairement de petites concrétions sanguines à leur sommet, qui forment un caractère accidentel qui n'est point à négliger. De plus, elles sont isolées et non pas groupées et réunies comme celles du lichen; elles ne revêtent pas, comme certaines variétés de celui-ci, une apparence squammeuse bien prononcée, etc. La marche et la physionomie propres du *strophulus* (voir plus haut) empêchent de le confondre avec le *prurigo*.

La *gale* a la forme élémentaire *vésiculeuse*, et non *papu-*

leuse, et les caractères que nous avons déjà mentionnés comme pouvant la faire distinguer du *prurigo* serviront également à la faire distinguer du *lichen.* L'*eczema* peut être plus facilement confondu dans quelques cas avec le lichen, surtout lorsque celui-ci revêt la forme de lichen *agrius.* Il n'est pas toujours facile, en effet, de constater la forme vésiculeuse de l'*eczema,* et il y a des cas où ce lichen *agrius* offre un aspect qui se rapproche beaucoup de cet état que nous avons décrit sous le nom de *dartre squammeuse humide.* Toutefois, l'existence des papules, l'épaississement de la peau, qui offre parfois une sorte d'état squammeux assez voisin de celui qui caractérise une *ichthyose* légère, suffisent encore ponr établir le diagnostic. L'eczéma chronique, non plus que l'*impetigo,* ne donne jamais lieu à cet épaississement rugueux particulier de la peau, il détermine plutôt au contraire l'amincissement de l'enveloppe tégumentaire; à moins, comme cela se voit quelquefois, qu'il ne se forme dans quelques points une éruption papuleuse secondaire : en outre, l'eczéma est assez souvent général, le lichen est presque toujours partiel. Il n'est pas rare de voir accidentellement survenir de véritables *pustules* dans les points les plus enflammés de la région de la peau occupée par le lichen *agrius,* et c'est sans doute cette complication qui fait souvent confondre cette éruption avec l'impétigo par les praticiens anglais.

Le lichen *circumscriptus* et surtout le lichen *agrius,* passés à l'état chronique, sont souvent très-opiniâtres et très-sujets aux récidives. Le lichen *pilaris* se montre aussi fort rebelle. Nous présentâmes à notre cours, en 1833, un malade affecté d'un *lichen pilaris* de la nuque, chez lequel, après beaucoup de remèdes inutiles, on se décida à avoir recours à la cautérisation (après vésication) à l'aide du nitrate acide de mercure. Une vive inflammation succéda, et le mal en fut aggravé. Un an plus tard, au mois d'août 1834, je revis ce malade, qui offrait à la nuque, dans un espace à peu près égal à l'étendue de la paume de la main, des bourrelets cutanés rouges et indurés, et de volumineuses papules devenues réellement tuberculeuses. Des onctions avec la pommade à la suie, des cataplasmes, des douches de vapeur employées avec persévérance, amenèrent de l'amélioration, mais la résolution fut lente et difficile. J'eus occasion de revoir cet individu au printemps de 1837; il était enfin guéri de sa maladie. Ce fait vient à l'appui de l'observation usuelle qui apprend que les cathérétiques, et en général les médications stimulantes, sont plus souvent nuisibles qu'utiles dans le *lichen.* Un malade est venu mourir dans nos salles de l'hôpital Saint-Louis des suites du traitement *Raspail,* très-intempestivement et très-irrationnellement appliqué à un *lichen agrius* répandu sur une grande étendue des téguments. Les bains salins et camphrés, l'eau prétendue *sédative,* les stimulants intérieurs et extérieurs qui font la base de ce traitement, exaspérèrent l'inflammation des téguments, et firent dans plusieurs points, notamment au visage, passer les papules à l'état tuberculeux, en même temps qu'une fièvre lente, jointe à des symptômes de méningite chronique, s'établit et conduisit ce malheureux au tombeau.

Enfin, deux fois sous mes yeux, un véritable *molluscum,* donnant lieu à des tumeurs volumineuses, a succédé au *lichen agrius,* sans cause connue. De ces deux sujets, l'un a succombé dans le troisième mois de cette transformation; l'autre a été *presque* guéri.... Mais il a fallu enlever avec l'instrument tranchant deux des tumeurs les plus volumineuses. (L'une d'elles, située à la nuque, avait acquis le volume du poing!)

Doit-on admettre, avec notre collègue le docteur Bazin, que le *lichen circumscriptus* puisse, comme l'*herpes circiné,* être provoqué et entretenu par un *mycoderme,* et être assimilé ainsi aux affections parasitaires? Je croirais plutôt à la transformation papuleuse de certains débris d'*herpes* passés à l'état chronique. Tout ce que je puis dire, pour ma part, c'est que j'ai cherché en vain, dans plusieurs exemples de *lichen circumscriptus* que j'ai eus sous les yeux, le champignon dont je constatais, au contraire, si facilement la présence dans l'*herpes circiné* et dans le *pityriasis versicolor*. Mais j'ai rencontré aussi des cas de *lichen annulaire* ou circulaire dans les écailles furfuracées desquels le microscope découvrait des *spores*; et alors je suis porté à penser que nous avions affaire à d'anciens *herpes* devenus papuleux.

§ IV. *Traitement.* — Un régime adoucissant plus ou moins sévère, des boissons délayantes, acidules, laxatives, des bains tièdes, des soins de propreté : tel est le traitement simple auquel cède le lichen, lorsqu'il est peu intense et point invétéré. Les acides minéraux et surtout l'acide sulfurique, les préparations ferrugineuses (quand l'individu est débile), les solutions de *Fowler* et de *Pearson*; à l'extérieur, les bains sulfureux, les onctions avec les onguents résolutifs, les caustiques mêmes ou le vésicatoire si le *lichen* est circonscrit : tels sont les remèdes actifs auxquels on peut avoir recours quand la maladie est chronique, rebelle et invétérée. Le lichen *agrius* réclame en général, de préférence, un traitement adoucissant pendant une grande partie de son cours, et il ne faut pas hésiter, surtout au début, à le combattre par la saignée générale et locale, quand le malade est d'une constitution qui permet ou indique les émissions sanguines. En général, on fait peu d'usage, dans cette variété, des préparations sulfureuses à l'intérieur et même à l'extérieur. On ne les emploie qu'après avoir suffisamment modéré les symptômes par le traitement antiphlogistique. — On a conseillé, pour apaiser les vives démangeaisons qui accompagnent le *lichen tropicus*, de faire des lotions avec le vinaigre ou le suc de citron étendu d'eau, et, après une augmentation momentanée de la douleur, on a obtenu par ce moyen un soulagement assez marqué.

Dans le lichen chronique des mains, on peut, outre les bains locaux émollients gélatineux, alcalins, sulfureux, employer avec avantage les pommades résolutives suivantes :

1° ℞	Sulfate jaune de mercure. . .	3	grammes.
	Laudanum.	3	—
	Axonge	30	—

M.

2° ℞ Deutoxyde de mercure. . . . 3 grammes.
Camphre. . . . . 1 —
Axonge . . . . 30 —
M.

3° ℞ Protonitrate de mercure bien lavé. 1 gramme.
Camphre. . . . . 1 —
Axonge. . . . . } āā 15 —
Huile d'amandes douces . . . . . }
M. s. a.

4° ℞ Sulfate acide d'alumine. . . . . . 1 gramme.
Camphre. . . . . 1 —
Axonge. . . . . 30 —
M.

J'ai employé avec un avantage très-marqué dans le lichen *agrius* chronique des onctions avec le *cérat calaminaire;* toutefois, ce topique résolutif et siccatif n'a pas de résultats aussi décisifs dans le *lichen* que dans l'*eczema.* Le *glycérolé de goudron* est encore un topique très-approprié aux éruptions lichénoïdes.

Mais, au résumé, et quoiqu'il m'ait paru nécessaire de mentionner les remèdes plus ou moins actifs qui ont été conseillés contre cette éruption, l'expérience m'a appris que le traitement le plus sûr et qui compte le plus de succès est, d'une manière générale, le traitement réfrigérant et astringent employé avec persévérance et modifié suivant les conditions du sujet.

C'est ainsi que, dans plusieurs cas de lichen *agrius* invétéré et rebelle combattu sans succès par les médications empiriques et presque toujours exaspéré par les remèdes héroïques, tels que les arsenicaux, les iodures, les mercuriaux et même les sulfureux, j'ai obtenu la guérison après un temps qui s'est plusieurs fois étendu jusqu'à une ou même plusieurs années, par l'emploi méthodique et convenablement dirigé du régime froid, des bains légèrement salins, des bains de mer, des lotions froides, et surtout d'un ensemble régulier de conditions hygiéniques appropriées.

L'huile camphrée, l'huile de foie de morue, l'huile d'amandes douces mélangée d'huile de cade, peuvent être employées comme adjuvants et causent moins d'irritation que les topiques minéraux.

SYPHILIDE PAPULEUSE.

Cette forme de syphilis cutanée est assez commune. Elle se présente sous deux nuances qui ont quelque tendance à se confondre : tantôt ce sont des papules peu volumineuses (toujours plus considérables néanmoins que celles du *lichen* non syphilitique), que leur coloration cuivrée ou livide, leur marche lente, leur grand nombre, les maculatures grisâtres ou cuivrées qu'elles laissent après elles, l'absence de prurit, etc., distinguent suffisamment des éruptions papuleuses que nous avons précédemment décrites ; tantôt ce sont des saillies plus larges, qui s'étalent, s'aplatissent, se recouvrent de petites squammes, et se rapprochent singulièrement de la syphilide *squammeuse* proprement dite, dont il sera question à la fin de l'ordre des *squammes*. Ces deux nuances, qui peuvent se succéder sur le même sujet, font, comme la plupart des *syphilides*, partie du cortége des phénomènes *consécutifs ;* on les voit cependant quelquefois survenir chez des sujets qui n'ont encore que des phénomènes *primitifs*, tels qu'une *blennorrhagie*, des *chancres*, etc. ; mais alors on doit les considérer comme des indices d'une syphilis *constitutionnelle*, car elles ne se montrent ordinairement qu'après qu'un temps assez long (quelques semaines ou quelques mois, par exemple) s'est écoulé depuis l'apparition des premiers symptômes vénériens. L'éruption devient ordinairement générale, et recouvre notamment les épaules, le dos, les membres supérieurs. Jamais on ne voit, comme dans le *lichen* ordinaire, une région peu étendue restée seule affectée, ou des intervalles assez notables séparer les papules, comme dans le *prurigo ;* mais, au contraire, la peau se montre sèche, cuivrée, violacée, semée de papules saillantes, ou marquée de petites maculatures grisâtres, cuivrées ou livides, en sorte que c'est à peine si l'on trouve çà et là, sur le dos, par exemple, ou sur toute l'étendue des faces externe et dorsale du bras, quelques points où les téguments aient conservé leur couleur et leur intégrité. Le visage seul est assez souvent intact ; encore le front est-il presque toujours affecté. Les papules, après avoir persisté quelque temps, se terminent par résolution, et sont remplacées par d'autres, qui renouvellent et entretiennent l'éruption pendant des semaines, des mois et des années.

Cette forme de syphilide, très-commune chez l'adulte, ne s'observe point chez le nouveau-né ; du moins, ne l'avons-nous jamais rencontrée à cet âge. Au contraire, comme déjà nous avons eu l'occasion d'en faire la remarque, les syphilides *papuleuse* (à grosses pustules) et *tuberculeuse* (tubercules *plats*) sont communes dans l'enfance.

Quoique moins grave que les deux formes que nous venons de mentionner (puisqu'elle n'entraîne pas d'ulcération à sa suite), la syphilide *papuleuse* offre souvent une longue durée et une résistance assez opiniâtre aux remèdes.

Nous verrons ailleurs (traité de la *Syphilis*) que la *papule muqueuse* des auteurs, ou *pustule plate,* accident tantôt primitif et tantôt consécutif, pourrait, en effet, être rapportée à la *syphilide papuleuse,* bien que nous ayons préféré, avec Biett, la rattacher à la forme *tuberculeuse,* du moins dans l'étude comparative des affections cutanées. Mais, comme symptôme syphilitique, il est très-certain que le *tubercule plat* ou *papule muqueuse* est le plus ordinairement le point de départ ou l'extension de la syphilide papuleuse lenticulaire dont la physionomie est influencée *par le siége.* C'est aussi le symptôme initial de la contagion secondaire.

ORDRE VI.

SQUAMMES.

(3. Ichthyose. Pityriasis. Psoriasis.)

Trois sous-divisions partagent cet ordre, auquel se rattache un pareil nombre de maladies.

La première est caractérisée par des écailles qui recouvrent les téguments, sans que ceux-ci offrent d'autre altération élémentaire appréciable. La seconde comprend les desquamations *furfuracées*; la troisième, les *plaques squammeuses*. L'*ichthyose* se range dans la première catégorie; le *pityriasis* dans la seconde; le genre *psoriasis* (auquel nous avons réuni le genre *lepra*) dans la troisième.

ICHTHYOSE.

Nous ne ferons qu'indiquer ici cette affection, qui est plutôt, à vrai dire, une difformité qu'une maladie. Le nom sous lequel on la désigne (dérivé d'ιχθυς, poisson) indique l'apparence grossière d'écailles de poisson que revêt l'enveloppe tégumentaire des individus qui en sont atteints. L'ichthyose est ordinairement congéniale et souvent héréditaire [1] : elle peut cependant survenir accidentellement dans quelques circonstances, et alors elle offre des chances de guérison, quoi-

[1] Nous avons eu longtemps, dans nos salles de l'hôpital Saint-Louis, deux sœurs, âgées, l'une de onze ans, l'autre de treize ans, impubères, affectées toutes deux d'une *ichthyose* congéniale qu'elles tenaient de leur père.

que, en général, l'état de la peau ne subisse qu'une amélioration temporaire sous l'influence des bains alcalins, des bains de vapeur, des pilules de goudron, moyens qui sont d'un usage familier dans le traitement de cette affection.

M. Alibert décrit deux variétés principales d'ichthyose, savoir : l'*ichthyose nacrée cyprine* et l'*ichthyose nacrée serpentine*. Dans toutes deux, la peau, sèche, rugueuse, terreuse, imperméable, est recouverte d'un épiderme épais, fendillé, qui forme des écailles dures, d'un blanc grisâtre sale, plus ou moins analogues à celles qui enveloppent les carpes ou les serpents ; quelquefois minces et ténues, d'autres fois d'une épaisseur et d'une dureté très-grandes, ordinairement fort adhérentes à la peau. On voit souvent ces écailles se détacher spontanément à certaines époques de l'année : elles s'enlèvent par le frottement, par l'usage des bains, etc. ; mais la peau ne recouvre pas, après leur chute, son état naturel ; elle reste sèche, terreuse, grisâtre, et les écailles ne tardent pas à se reproduire.

Cette affection, ordinairement générale, mais modifiée par les divers états des téguments dans les diverses régions du corps, est le plus souvent peu ou point marquée au visage, au sein, au voisinage des parties génitales, etc. ; quelquefois même elle est partielle et ne se montre qu'aux membres supérieurs ou inférieurs : cela s'observe surtout dans l'ichthyose *accidentelle*.

On la distinguera toujours de l'exfoliation épidermoïque consécutive à certaines maladies cutanées, et en particulier de celle qui succède au *lichen* chronique par la sécheresse, la dureté, l'épaisseur, la teinte grisâtre de la peau, qui n'offre d'ailleurs ordinairement aucune autre altération appréciable que cet état écailleux de l'épiderme, quoiqu'il soit évident que cet état lui-même doive dépendre d'une modification particulière des couches vivantes de la peau.

Nous avons observé il y a quelques années à l'hôpital Saint-Louis une malade affectée de *pompholix diutinus*, et chez laquelle les environs du pli du coude et du coude-pied offraient des écailles épaisses et grisâtres qui rappelaient tout à fait celles de l'*ichthyose*, mais qui, au lieu d'être dures et sèches, étaient molles et humides. M. Biett a rencontré aussi une fois cet aspect des squammes de l'ichthyose chez un jeune sujet dont la peau transsudait sous les écailles, et était ainsi le siége d'une sorte d'exhalation *éliminatoire*. Ordinairement les sujets atteints d'ichthyose ont la peau si sèche et si peu vivante, qu'elle ne paraît pas susceptible d'exhalation apparente ni d'éruption quelconque. Toutefois, comme nous le dirons tout à l'heure, nous avons vu la variole sévir sur une petite fille ichthyosique.

Chez un adulte que nous eûmes à traiter pendant plusieurs mois, et qui affirmait que l'ichthyose générale dont il était atteint, loin d'être congéniale, était survenue brusquement quatre ans auparavant à la suite d'une maladie fébrile occasionnée elle-même par des émotions morales vives, nous vîmes échouer complétement les onctions avec l'huile de foie de morue, les fumigations, les bains alcalins, les bains de vapeur, les sudorifiques, et notamment les pilules de goudron à l'intérieur. Chez d'autres sujets, nous avons vu ces moyens produire la chute des écailles et une amélioration temporaire dans l'état des téguments.

Enfin, sur deux sœurs affectées d'ichthyose congéniale et héréditaire, nous avons, de concert avec M. le docteur Wertheim, essayé l'emploi de la méthode *hydrothérapique* de Priessnitz, que nous introduisîmes à l'hôpital Saint-Louis en 1841.

Ce traitement amena les résultats les plus satisfaisants chez les deux enfants : en moins de deux mois, la peau avait complétement repris sa souplesse, son poli, son éclat, sa perméabilité; il semblait ne plus y avoir de trace d'ichthyose. Nous avions comme objet de comparaison une autre jeune ichthyosique, traitée par les moyens ordinaires, et chez laquelle la peau, à la vérité dépouillée en partie de ses squammes, était restée opiniâtrément sèche, terne, et non perspirable.

Le traitement hydrothérapique ayant été cessé, la guérison parut se soutenir quelque temps; mais durant l'hiver, l'ichthyose se reproduisit avec tous ses caractères, surtout chez la sœur aînée, qui était plus délicate et plus valétudinaire que la cadette (elle était âgée de treize ans).

Au printemps de l'année suivante, l'aînée fut prise d'une variole; mais ce fut l'éruption aiguë qui fut modifiée par l'état des téguments, et nullement ceux-ci améliorés par la maladie aiguë. En effet, quoique l'éruption varioleuse fût considérable, elle ne fut accompagnée que de fort peu de rougeur et de gonflement; la dessiccation fut prompte : l'ichthyose resta au même point qu'auparavant. La jeune sœur, couchée dans un lit voisin, n'eut qu'une *varicelle* (ni l'une ni l'autre ne paraissaient avoir été vaccinées). A la fin de mai, cette dernière fut de nouveau soumise à l'hydrothérapie, et avec le même succès que l'année précédente, mais bien plus rapide encore.

Toutefois cette seconde guérison ne fut pas plus durable que la première, et ces deux enfants finirent par quitter l'hôpital comme incurables.

PITYRIASIS.

(*Dartre furfuracée volante et Ephélides hépatiques*, de M. Alibert.)

§ I. — «... Est alter morbus, qui a Græcis Πιτυριασις vo-
» catur. Corn. Celsus et Latini appellant porriginem;
» Barbari verò furfurationem : qui morbus frequentissime
» homines exercere consuevit. Fit autem hic, ut docet Gale-
» nus primo de Comp. medic. sec. loc. c. VI, quando homi-
» nibus sese secundum cutem capitis scalpentibus exeunt
» squamulæ quædam veluti furfures. Paullus addit hunc mor-

» bum fieri etiam in universo corpore, atque fieri sine ulcere. » Corn. Celsus, lib. VI, c. II, tradens modum quo generatur » hic morbus, inquit fieri inter pilos quasdam veluti squamu- » las, quæ interdum madent, sæpius vero siccæ sunt, idque » evenit modo sine ulcere, modo exulcerato loco, modo malo » odore, modo nullo : fiuntque ut plurimum hæ squamulæ in » capite; raro in barba, interdum in superciliis. Ex quibus » verbis oritur contradictio inter Paullum et Corn. Celsum. » Nam hic non vult hunc morbum fieri interdum in toto cor- » pore : vult præterea nonnunquam fieri cum ulcere. Ille ex » adverso scribit, fieri in toto corpore, atque esse sine ulcere. » Pro hac contradictione tollenda recurrendum est ad Avicen- » nam 7; 5, tract. I, c. XXIV, quo in loco scribit, triplicem » esse porriginem. » (MERCURIALIS, *De porrigine;* TRACT. DE MORB. CUT., C. VIII.)

Ce passage de *Mercurialis* peut donner lieu à plusieurs remarques importantes; d'abord on y voit clairement que le *pityriasis* des Grecs (dérivé de Πιτυρον, son, à cause de la desquammation *furfuracée* qui caractérise cette affection), et le *porrigo* des Latins sont une seule et même maladie, et que par conséquent c'est à tort que les auteurs anglais (imitant la faute commise par *Celse*) ont fait servir ce dernier nom à désigner une affection rangée dans l'ordre des pustules, tandis qu'ils ont conservé le premier pour dénommer une affection furfuracée, se conformant dans ce dernier cas à l'étymologie réelle du mot. Ensuite, on reconnaît facilement que les mêmes erreurs de diagnostic auxquelles ont donné lieu de nos jours les diverses maladies du cuir chevelu qui peuvent être suivies de desquammation, comme le *pityriasis*, l'*eczéma*, le *psoriasis*, la *teigne*, avaient déjà été commises par plusieurs auteurs anciens; d'où la confusion qui s'est introduite dans la description de la maladie, dont quelques écrivains ont admis à tort, par exemple, une variété humide et une variété avec excoriations ou ulcérations : ces prétendues variétés se rapportaient évidemment à d'autres affections, et, en particulier, à l'*eczema* du cuir chevelu. *Lorry* a judicieusement établi cette distinction dans son chapitre *De porrigine.* Il regarde en effet la variété sèche comme appartenant à l'espèce *lichen* (qui est pour lui la dartre furfuracée ou notre *pityriasis*), et la variété humide comme devant être rapportée à la famille des dartres (*herpetes*), famille dans laquelle se trouve compris dans son livre notre genre *eczema.* Voici le passage latin qui termine le chapitre que nous venons d'indiquer : « *Igitur in operosa horumce malorum curatione non insudabimus, cum ea quæ de herpetibus dicta sunt ad porriginem referantur humidam, et ea quæ de lichenibus prolata sunt alibi pertineant ad siccam.* »

Nous restreignons, avec les auteurs anglais, le nom de *pityriasis* à une affection cutanée superficielle, accompagnée quelquefois d'une légère coloration rosée de la peau, ou même d'une coloration d'un autre genre, mais toujours exempte de ces altérations de tissu qu'on observe dans les autres formes élémentaires que nous avons précédemment décrites, et qui n'offre guère d'autre phénomène caractéristique qu'une desquammation de l'épiderme : celui-ci se détache en petites lamelles blanchâtres, ou tombe en petites molécules pulvérulentes et, comme on le dit (d'après leur analogie avec la poudre de son ou de farine, *furfur*), *furfuracées.*

Cette maladie peut se borner à certaines régions, au cuir chevelu par exemple; mais elle peut aussi envahir toute l'étendue ou du moins une très-grande partie de l'enveloppe du corps. Elle est ordinairement accompagnée de prurit et d'un état sec et légèrement rugueux de la peau affectée.

§ II. — Il n'y a guère que le *pityriasis versicolor* (éphélides hépatiques) qui ait pu, dans quelques cas, être regardé comme susceptible de se lier à une disposition morbide interne, à une lésion quelconque du foie ou des voies digestives; et encore ce n'est qu'une erreur grossière. L'influence d'un climat chaud a paru quelquefois exciter le développement de cette variété, ce qui la rapproche des *éphélides* ordinaires; ainsi *Bateman* fait mention d'un jeune gentilhomme qui en fut atteint après une année de résidence dans les îles grecques; et le même auteur ajoute que, pour cette raison même, elle n'est pas rare chez les militaires et les marins anglais. Cela se conçoit d'autant mieux que l'usage des boissons alcooliques paraît aussi avoir quelque influence sur le développement des éphélides hépatiques. *Bateman* dit que l'éruption la plus étendue de cette espèce dont il ait été témoin se déclara chez un officier de douane, après qu'il eut bu, un jour de jeûne, des boissons spiritueuses en abondance. M. Alibert dit que l'éphélide hépatique qu'il appelle *persistante* attaque principalement les hommes dont la vie est trop renfermée, trop appliquée, trop sédentaire, tandis que l'éphélide hépatique qu'il appelle *fugitive* se montre surtout chez les femmes. Le même auteur cite l'observation d'une jeune dame très-belle et d'une peau très-blanche qui, toutes les fois qu'elle éprouvait la plus légère contrariété, voyait se développer à la surface de ses deux seins, ainsi qu'à la région abdominale, de petites taches circonscrites, isolées, et du diamètre d'une pièce de dix sous; ces taches hépatiques disparaissaient au bout de quelques heures. M. Alibert cite un autre exemple bien plus terrible de l'influence des affections morales sur la production du *pityriasis*. Un domestique vit tout son corps se couvrir d'une desquammation furfuracée prurigineuse par suite de la vive émotion dont il fut saisi en apercevant son ancien maître qu'on traînait à la guillotine dans le temps de la Terreur.

Cette *dartre furfuracée volante* persista; et fort longtemps après cet événement, M. Alibert observait ce malade, alors âgé de cinquante-huit ans, dont l'épiderme s'exfoliait légèrement et offrait l'aspect d'une farine très-blanche qui recouvrait principalement le front, le menton, les tempes, l'occiput, la partie postérieure du cou, la partie externe des deux bras, la poitrine, l'abdomen et les cuisses; cette desquammation était accompagnée d'une vive démangeaison. Notons en passant combien, en pareil cas, l'épithète de dartre volante semble mal appliquée.

Nous avons vu à l'hôpital Saint-Louis un vieillard atteint aussi d'un *pityriasis* général, chez lequel la maladie de la peau s'était subitement déclarée à l'occasion d'un violent chagrin que ce malheureux avait éprouvé en voyant inopinément succomber sa femme, emportée par une maladie aiguë.

Comme la plupart des maladies cutanées, le *pityriasis* se montre surtout chez les enfants, les femmes, les individus dont la peau est fine et délicate; mais on l'observe aussi chez les autres sujets.

§ III. — On ne connaît pas bien l'altération élémentaire qui donne lieu à la desquammation épidermoïque qui forme le phénomène le plus apparent et quelquefois unique du *pityriasis*. Quelquefois, la peau est rougie et comme superficiellement injectée dans le lieu malade (*pityriasis rubra*); ordinairement, elle est sèche et légèrement rugueuse; on y observe de petites squammules blanchâtres qui recouvrent une surface plus ou moins étendue, se détachent au moindre frottement, quelquefois même au moindre mouvement, sous la forme de petites molécules pulvérulentes analogues à celles de la farine; la peau est sèche et ne transpire point dans la partie affectée; elle est ordinairement le siége d'un prurit plus ou moins marqué. Cette affection peut être bornée à certaines régions du corps, et dans ce cas elle se circonscrit assez souvent dans les lieux où abondent les poils, comme au cuir chevelu (*pityriasis capitis*), ce qui se voit particulièrement chez les jeunes enfants, et chez ceux qui négligent d'entretenir la propreté de la tête; aux sourcils, au menton: dans ce dernier cas, le *pityriasis* peut être déterminé accidentellement par l'action du rasoir. Il est important de distinguer ces cas de la *teigne furfuracée* et de la *phytomentagre* de Gruby.

§ IV. — Les *variétés* principales de cette maladie sont au nombre de cinq, savoir : le *pityriasis simplex,* le *P. rosé,* le *P. rubra,* le *P. versicolor* et le *P. nigra.* Le *P. simplex* (*herpes furfuraceus volitans* d'Alibert; groupe des dermatoses *dartreuses*) est celui dans lequel la peau, conservant à peu de chose près sa couleur naturelle, offre çà et là, au cuir chevelu, aux sourcils, dans la barbe ou sur d'autres parties du corps, des régions plus ou moins étendues dans lesquelles on observe une sécheresse accompagnée d'un peu de dureté et de rugosité, avec desquammation furfuracée de l'épiderme qui se détache en petite poussière blanche ou en petites lamelles. Dans les *P. rosé* et *rubra,* il y a de plus une coloration rosée ou même rouge des points affectés. J'ai vu un jeune homme d'une constitution lymphatique chez lequel se reproduisaient constamment tous les hivers, dans le cuir chevelu, les sourcils et les favoris, de petites taches rouges de la largeur d'une lentille à une pièce de 50 centimes, qui se recouvraient de petites lamelles blanchâtres que le moindre frottement détachait.

Nous avons eu à l'hôpital Saint-Louis un jeune garçon de treize ans, né en Corse, à peau brune et fortement colorée, dont le dos, la poitrine et les membres supérieurs étaient bigarrés de lignes rosées et furfuracées formées par une éruption bien caractérisée du *pityriasis rosé,* simulant presque les bandes et les cercles du genre *lepra vulgaris*. Dans d'autres cas, nous avons cru devoir rapporter aussi au *pityriasis* des élevures rosées et furfuracées qui semblaient participer à la fois de la forme papuleuse du lichen et de l'aspect squammeux du *psoriasis.* Ces diverses éruptions occupaient toujours des surfaces fort étendues du corps, et particulièrement le tronc et les membres supérieurs.

En sorte que l'on pourrait établir de nouvelles distinctions intermédiaires entre le pityriasis *simplex* et le pityriasis *rubra*, suivant la forme, l'étendue, la marche et le degré de coloration de l'éruption. Les deux formes les plus tranchées que nous ayons observées dans cette catégorie d'éruptions sont : 1° celle que nous venons de signaler ci-dessus et dont l'aspect se rapproche un peu tantôt du *lichen*, tantôt du *psoriasis*; 2° une autre variété que l'on pourrait désigner sous le nom de pityriasis *rosé*, et qui offre les caractères suivants : de petites taches furfuracées très-légèrement colorées, irrégulières, d'une étendue qui ne dépasse guère celle de l'ongle, nombreuses et rapprochées, quoique séparées toujours par quelque intervalle de peau saine, prurigineuses, qui se répandent sur les parties supérieures du corps, de préférence sur le cou, le haut de la poitrine, le haut des bras, mais peuvent successivement se propager de haut en bas, jusque sur les cuisses, en sorte que la durée totale de l'éruption, qui s'efface peu à peu dans les parties qu'elle avait occupées en premier lieu, à mesure qu'elle descend plus bas, se prolonge assez ordinairement pendant six semaines ou deux mois. Cette éruption, plus commune chez la femme que chez l'homme, s'observe assez fréquemment durant la saison chaude de l'année. Elle ne se montre guère que dans la jeunesse et sur les individus dont la peau est blanche, fine et délicate; 3° le *pityriasis rubra*, proprement dit, forme la plus grave et la plus persistante, est caractérisé par une desquammation *foliacée* et lamelleuse (et non plus seulement *furfuracée*), que l'on voit ordinairement envahir toute l'étendue des téguments. Dans ce genre d'affection, la peau tout entière est d'un rouge comparable à celui que laisse après elle la dessiccation toute récente d'une *vésication*. Des écailles minces, blanches, foliacées, s'en détachent en fragments d'une étendue variable (plusieurs de la largeur de l'ongle, par exemple) qui se soulèvent et restent d'abord adhérents par un de leurs bords, puis tombent par le frottement. Sur le sujet qui a servi de type pour cette description, la maladie datait de plusieurs mois, et s'était développée sans cause connue. Chez un autre individu du sexe féminin, l'éruption, également générale, avait brusquement apparu à la suite de vives émotions de terreur. Enfin, chez un vieillard que nous avons déjà cité, un chagrin violent et subit l'avait déterminée; chez tous ces individus, chose assez notable, c'est le visage qui était resté le plus étranger à l'éruption. Cependant, sur une vieille femme que la misère et l'incurie avaient réduite au plus misérable état, nous avons vu le visage presque aussi malade que le reste du corps. Le front, notamment, était sec, dur, épaissi et couvert d'une sorte de poudre blanchâtre qui, fort adhérente aux téguments, se répandait sur la partie supérieure du visage et simulait une sorte de masque de pierrot. Cette femme, d'ailleurs, nous a offert le cas le plus grave que nous ayons jamais vu. Le corps, desséché et presque momifié, avec roideur et contracture des jointures des membres, présentait partout une surface comme parcheminée de laquelle on soulevait des lamelles foliacées aussi minces que des pelures d'oignon séché; la peau était rougie au-dessous de ces espèces de squammes; les ongles, allongés et recourbés, venaient recouvrir la pulpe des doigts. Cette femme était ainsi malade depuis plus d'un an lorsqu'elle entra au pavillon Gabrielle, au mois de février 1843. Elle sortit non guérie après un séjour de quelques mois, puis rentra plus tard et mourut dans nos salles dans le dernier degré du marasme et du dépérissement.

Cette variété se montre ordinairement très-opiniâtre; elle résiste pendant des mois et des années aux traitements les plus actifs. Nous avons vu le *pompholix diutinus* être confondu avec elle par un médecin fort habile : sa physionomie est pourtant bien caractéristique. Les lames épidermoïques foliacées sont presque continues les unes aux autres dans de grandes surfaces, tandis que les squammes lamelleuses formées par la dessiccation des *bulles*, dans le *pompholix*, sont ordinairement isolées et laissent entre elles des points de la peau blancs et intacts. La forme de celles-ci est arrondie comme la bulle à laquelle elles succèdent ; tandis que les folioles épidermiques sont irrégulièrement allongées dans le *pityriasis*, etc., etc. Le *psoriasis* confluent est plus facile encore à confondre avec le *pityriasis rubra*. Nous reviendrons plus loin sur ce diagnostic.

Le *pityriasis versicolor*, rangé autrefois dans les *éphélides* par M. Alibert, et décrit plus tard par le même auteur sous le nom de *pannus hepaticus*, dans le groupe des dermatoses *dischromateuses*, se distingue par la coloration grisâtre, fauve, jaunâtre, safranée qui avait fait donner à cette affection le nom de *taches hépatiques*. Dans cette variété, on voit apparaître à la surface des téguments, et particulièrement au-devant de la poitrine, sur le cou, sur les épaules, des taches de forme et d'étendue variables, assez généralement arrondies, de la largeur d'une lentille à une pièce de 5 francs et plus encore, plus ou moins rapprochées, quelquefois confluentes, mais ordinairement séparées dans plusieurs points par des intervalles où la peau conserve sa blancheur naturelle ; ce qui donne lieu à une bigarrure très-remarquable lorsque les taches, s'étant réunies et s'étant étendues à de grandes surfaces, ne laissent entre elles que des places blanches plus ou moins étroites. Il peut même résulter de cette disposition une apparence telle, qu'au premier abord on croie à une décoloration blanche survenue à une peau brune, et qu'ainsi on regarde comme altérés précisément les seuls points des téguments qui soient restés intacts. C'est ainsi que chez beaucoup de sujets chez lesquels le *pityriasis versicolor* avait coloré presque toute la surface du tronc, nous avons observé à la partie antérieure de la poitrine une couleur blanche qui occupait environ l'étendue de la paume de la main, et qui, due à une portion circonscrite des téguments restés sains, tranchait tellement sur la coloration jaunâtre, grisâtre, brunâtre, répandue sur tout le reste du tronc, qu'il était difficile, au premier coup d'œil, de se défendre de l'illusion qui tendait à faire croire à l'existence d'une décoloration partielle de la peau dans le lieu où elle avait au contraire conservé sa teinte naturelle.

Presque toujours bornée aux parties supérieures du corps, et même à la poitrine, il est cependant des cas où l'éruption envahit le cou, le ventre, les membres supérieurs, les cuisses elles-mêmes et les jarrets, mais sans s'étendre aux jambes. Dans ce cas, elle se répand surtout sur le côté interne des membres et dans le sens de la flexion; les taches, souvent arrondies et comme lenticulaires, sont nombreuses au pli du coude et au jarret; chez un sujet, à peau brune et à cheveux noirs, qui présentait une éruption de ce genre, d'environ huit à dix ans de date, peut-être y avait-il lieu de soupçonner un principe héréditaire. Il était âgé d'environ vingt-cinq ans, et sa mère, sujette, disait-il, à la même affection, l'avait vue apparaître pendant la grossesse. J'avoue pourtant qu'il me paraît plus naturel d'attribuer tout simplement cette maladie de la peau à la constitution même du sujet, constitution brune, délicate et mélancolique, éminemment favorable à ce genre d'éruption.

Il est assez digne de remarque que cette affection respecte le visage, siége d'élection, au contraire, de l'*éphélide* proprement dite, et siége assez commun du *pityriasis simplex* et même du *pityriasis rubra*.

La couleur des taches du *pityriasis versicolor* est d'un jaune plus ou moins prononcé, qui, suivant M. Alibert, peut se comparer à celui de la rhubarbe ou du safran. Quelquefois, ajoute le même auteur, c'est un jaune très-pâle, comme dans les feuilles mortes de certains arbres. En général, dit-il, les *éphélides hépatiques* ont des nuances de couleur qui varient selon la texture naturelle des téguments et les endroits qui sont affectés. Cette coloration, plus ou moius superficielle et plus ou moins foncée, peut se rapprocher quelquefois de la teinte noire (*pityriasis nigra*, W.; *éphélid. scorbutiq.*, Alibert). Au moment même où nous écrivions ceci, il existait à l'hôpital Saint-Louis un individu dont presque toute l'étendue des téguments était ainsi colorée en brun noirâtre par un *pityriasis* (accompagné d'ailleurs de prurit et de desquammation furfuracée) qui paraissait s'être développé à la suite d'une gastro-entérite. Chez ce sujet, les cheveux étaient noirs, le teint brun ; en outre il exerçait une profession qui l'exposait à être fortement hâlé par le soleil. *Willan* établit que la couleur du *pityriasis versicolor* pénètre dans l'épaisseur même de la peau, et que, lorsque l'épiderme a été enlevé de dessus plusieurs taches, la couleur jaunâtre existe encore comme auparavant sur la peau ou sur le corps muqueux. *Bateman* fait remarquer avec raison que cela n'est point général et que plusieurs fois il a vu (dans le *P. versicolor* comme dans le *P. rubra*) la chute de l'épiderme laisser une place rouge analogue à celles qui se voient si souvent après de larges desquammations, et qui sont dues à la finesse du nouvel épiderme reproduit.

Les taches hépatiques ne sont pas sensiblement saillantes à la surface de la peau, elles sont légèrement rugueuses par l'effet de la sécheresse de la peau, qui ne transpire pas dans ce lieu (tandis que, suivant M. Alibert, la transpiration est accrue dans les portions de peau restées saines) et par suite de la desquammation épidermoïque qui s'opère ordinairement à la surface de ces taches.

Souvent, dit M. Alibert, les éphélides sont passagères et fugitives ; et j'en ai observé, ajoute-t-il, qui ne restaient qu'une demi-journée sur les téguments. Ce caractère de mobilité, continue notre auteur, est surtout propre aux peaux qui sont blanches et d'un tissu très-fin. Il est des femmes qui ne sont affectées d'*éphélides* qu'aux approches de la menstruation, et des hommes qui ne les offrent qu'avant l'apparition des hémorrhoïdes.

M. Alibert avance que l'*éphélide hépatique* est fréquemment accompagnée d'une altération grave dans les fonctions du foie ; il ajoute même que, dans ce cas, la maladie peut faire des progrès très-dangereux.

Bateman dit au contraire (et, ce nous semble, avec raison) que le *pityriasis versicolor* est ordinairement une affection de peu d'importance et très-rarement accompagnée de quelque dérangement interne. Tout au plus peut-il arriver quelquefois que la démangeaison qui l'accompagne soit assez vive pour causer l'insomnie. Mais cette éruption est très-sujette à récidiver, et il y a des personnes qui en sont habituellement atteintes au retour des chaleurs.

La découverte moderne, due à notre collègue M. Bazin, de la présence d'un champignon analogue à celui de la teigne, mais à *sporules* beaucoup plus petits (et qu'à cause de cela M. Bazin désigne sous le nom de *microsporon*) est venue confirmer notre opinion sur l'étiologie toute locale dn *pityriasis versicolor* et sur l'erreur où était tombé notre prédécesseur Alibert en supposant, en pareil cas, une corrélation quelconque entre l'affection cutanée et les voies digestives ou biliaires.

Si l'on examine au microscope le produit du grattage superficiel des *taches hépatiques*, on reconnaît facilement au milieu des écailles épidermiques les petits granules et les petits tubes ou *sporanges* qui caractérisent le mycoderme. On ne trouve rien de semblable à l'examen des taches rosées du *pityriasis rosé*. C'est un examen comparatif que nous avons plusieurs fois répété. Aussi, tandis que celui-ci se prolonge toujours pendant un temps assez long, les taches du *pityriasis versicolor* s'effacent rapidement sous l'influence d'un topique parasiticide, tel que l'onguent citrin, la pommade à l'oxychlorure ammoniacal de mercure, les frictions avec l'*eau rouge*, etc., sans qu'il soit besoin d'employer aucune autre médication. Mais il est sujet à récidives.

Le *P. nigra* est beaucoup plus rare que l'espèce précédente, on l'a observé dans le cours de cette épidémie de Paris que nous avons signalée en faisant l'histoire de l'*érythème*. Alors il devenait assez souvent général : la peau de tout le corps, et notamment celle du tronc et des membres se colorait en brun noirâtre et était le siége d'une desquammation lamelleuse et furfuracée (accompagnée de prurit) qui se prolongeait quelquefois pendant plusieurs semaines et même pendant plusieurs mois.

M. Alibert a décrit dans son petit ouvrage en deux volumes un exemple de *pityriasis nigra* dont il a rendu compte en ces termes (sous le nom d'*éphélides scorbutiques*) : « Le nommé Honoré Grandery, commissionnaire, âgé de soixante-six ans, est entré à l'hôpital Saint-Louis et nous a présenté le tableau d'une maladie aussi rare que surprenante. Ce fut au sein de la misère et de la détresse que cette maladie prit naissance. L'individu dont il s'agit, doué d'un tempérament lymphatique, habitait Arras avant la révolution. C'est dans cette ville qu'il fut employé à des travaux très-pénibles, durant le régime de la Terreur. Depuis cette époque, il a langui dans les rues et les carrefours, demandant l'aumône ou faisant des commissions, et manquant quelquefois des choses les plus nécessaires à la vie. Dans le mois de juillet 1806, il éprouva des démangeaisons très-incommodes dans toutes les parties du corps. A ces démangeaisons succédèrent des taches, d'abord grisâtres, puis d'un brun de café; elles s'élargirent au point d'occuper une étendue considérable. Toute la surface cutanée était marquée de ces taches ; dans certains endroits, elles étaient très-larges ; dans d'autres endroits elles étaient d'une petite circonférence. Il est à considérer que, dans les parties saines, la peau était d'un blanc d'albâtre analogue à celui de la peau des cadavres. Ce contraste était surprenant : le malade paraissait chamarré comme un zèbre ou comme certaines vaches des campagnes de la Bretagne ; cet homme éprouvait des démangeaisons considérables sur différentes parties du corps. Sa peau offrait aussi des écailles furfuracées qui provenaient des frottements réitérés qu'il exerçait sur la peau, pour apaiser le prurit dont il était dévoré. La face du malade était d'un jaune plombé. Il chancelait en marchant, tant sa faiblesse était extrême. »

§ V. — Le *pityriasis capitis* est celui qui a le plus souvent donné lieu à des erreurs de diagnostic.

Les enfants nouveau-nés y sont assez sujets : le cuir chevelu se recouvre de squammes imbriquées au-dessous desquelles on trouve la peau un peu rouge. Dans l'âge adulte, le *pityriasis* se montre sous un aspect différent ; ce n'est plus une couche squammeuse continue qui recouvre la peau du crâne, mais c'est une desquammation légère et moléculaire qui s'opère à sa surface et qui salit les cheveux d'une sorte de poudre de son ou de farine, dite, à cause de cela, *furfuracée*. Cette affection, quoique en apparence fort légère, oppose quelquefois beaucoup de résistance aux moyens de traitement, et est fort désagréable pour les individus qui y sont sujets. Chez les vieillards on voit quelquefois les parties chauves devenir le siége d'une desquammation furfuracée.

Le *pityriasis capitis* des adultes diffère de la desquammation squammo-furfuracée consécutive à l'*eczema chronique* et de celle que nous avons signalée comme constituant un genre particulier de *teigne*, par l'absence de la rougeur et de l'humidité qui accompagnent ordinairement l'*eczema*, et par le défaut de ces plaques arrondies alopétiques qui constituent la *teigne furfuracée herpétique* et la *teigne tondante* ou *porrigo decalvans*. Les cheveux ne sont point altérés dans le *pityriasis*, et l'examen *microscopique* ne fait point découvrir de *sporules* mêlées aux écailles épidermiques.

La desquammation du *pityriasis capitis* des enfants à la mamelle forme une sorte d'enduit gras et grisâtre qui semble le produit de la sécrétion des glandes sébacées de la peau, aussi a-t-il été rapporté par quelques auteurs à l'*acne sebacea* plutôt qu'au *pityriasis*.

Au contraire, le *pityriasis* des adultes offre, comme nous l'avons dit, une desquammation sèche et pulvérulente.

§ VI. — Une desquammation furfuracée légère sur une peau sèche, quelquefois rouge, il est vrai, mais par amincissement et non par inflammation bien prononcée, caractérise donc le *pityriasis*, tandis que dans l'*eczema* des squammes larges recouvrent une surface rouge, enflammée, en exsudation, et que d'ailleurs des vésicules se reproduisent aux alentours. Le *psoriasis* (comme nous le dirons un peu plus loin) se reconnaît à ses plaques saillantes et injectées, ordinairement arrondies et recouvertes de squammes brillantes plus larges que celles du *pityriasis*.

Le *P. rubra* est caractérisé, dans sa nuance légère, par de petites plaques rosées et très-légèrement saillantes, d'abord peu étendues, puis qui s'élargissent, se rapprochent et finissent même par se confondre. Quand l'inflammation est un peu vive, la coloration de la peau affectée se rapproche de l'*érythème*. Dans celui-ci, toutefois, l'inflammation est plus étendue, plus saillante et plus profonde. Le *P. rubra*, proprement dit, occupe de larges surfaces, et finit même par envahir toute l'étendue des téguments. Le vieillard dont nous avons parlé plus haut et chez lequel une impression morale vive avait déterminé au bout de quelques jours l'apparition de la maladie de la peau, offrait des squammes foliacées assez larges qui recouvraient tout le corps, mais surtout le front, le cou, les épaules, etc. Sur ce sujet, l'inflammation, plus vive dans les régions où la peau formait des plis et était en contact avec elle-même, donnait lieu aussi à des squammes plus larges. D'ailleurs la santé générale de cet homme n'avait point été visiblement altérée ; seulement le moral était resté un peu affaissé.

La surface cutanée affectée de *pityriasis* est ordinairement sèche et rugueuse au toucher ; d'autres fois, elle est rendue douce et onctueuse par un mode de sécrétion particulier de la peau dont les glandes sont altérées.

Le *pityriasis versicolor* est une éruption de couleur fauve, que beaucoup de personnes confondent avec l'*éphélide* véritable, qui n'est qu'une tache sans desquammation. Dans cette espèce, il y a un développement d'un principe colorant jaune, qui persiste souvent, en partie, plus ou moins longtemps après la guérison et la cessation de toute desquammation. Certaines taches syphilitiques offrent une coloration qui présente quelque analogie avec celle du *pityriasis;* mais, comme le font justement remarquer MM. Cazenave et Schedel : « la teinte livide ou cuivrée, le défaut d'exfoliation épidermique, l'absence de toute démangeaison, les circonstances antérieures, et souvent les symptômes concomitants, distingueront toujours les colorations qui dépendent d'un principe vénérien. » Ajoutons que les taches vénériennes, qui se rapprochent pour la forme et la couleur de l'*éphélide* et du *pityriasis versicolor,* ont ordinairement un siége différent. Ainsi on les voit au front, aux tempes, près de la racine des cheveux, au pli qui sépare l'aile du nez de la joue, aux membres inférieurs. Ces taches sont, en outre, un peu saillantes et comme légèrement grenues.

Enfin, l'on peut constater au microscope, dans le *pityriasis versicolor,* la présence des sporules du mycoderme mêlées au *détritus* furfuracé qui recouvre les taches.

Le *pityriasis nigra,* d'après M. Biett, diffère un peu des autres variétés. Dans les cas qu'il a observés, les squammes lui ont paru le produit d'une sécrétion particulière des follicules sébacés. Dans l'épidémie de Paris (1829), une autre nuance s'est présentée : dans ce cas, tantôt la coloration était bornée à l'épiderme et s'enlevait avec les squammes ; tantôt elle était plus profonde, et pénétrait dans les couches sous-jacentes de la peau. Cette espèce demande encore de nouvelles recherches. D'ailleurs, elle ne saurait guère être l'occasion d'erreurs dans le diagnostic ; tout au plus, comme nous le dirons en son lieu, pourrait-elle, aux yeux d'un observateur superficiel, offrir quelque analogie grossière avec les taches du *scorbut* ou du *purpura,* et c'est ce qui explique la méprise d'Alibert qui a décrit cette variété sous le titre d'*éphélides scorbutiques*.

§ VII. — *Traitement*. — Le *pityriasis capitis* des enfants cède en général aux moyens de propreté, au soin de brosser la tête, de couper les cheveux, de faire des lotions journalières avec l'eau de savon ou avec une eau légèrement spiritueuse. Le *pityriasis capitis* des adultes est beaucoup plus rebelle et réclame ordinairement, pour peu qu'il offre de durée et d'intensité, les moyens que nous avons conseillés d'une manière générale en parlant des *pseudo-teignes*. Ainsi, faire raser la tête, prescrire des lotions spiritueuses ou alcalines, des onctions avec des pommades sulfureuses, et après ces moyens préliminaires, lorsqu'il y a menace d'*alopécie*, comme dans le cas de *pityriasis decalvans*, oindre la tête avec les graisses et les onguents vantés contre cette dernière affection : telle est la base du traitement dans cette circonstance.

Les journaux de médecine ont préconisé dans ces derniers temps, la recette suivante, comme propre à combattre l'inertie des bulbes pileux dans le cas d'*alopécie* imminente :

℞	Moelle de bœuf préparée. . . .	20	grammes.
	Huile d'amandes douces. . . .	6	—
	Quinquina rouge	3	—

On délaie la poudre de quinquina avec une petite quantité de l'huile dont on ajoute ensuite le reste. Lorsque le mélange est fait, on fait fondre à une douce chaleur la moelle, que l'on incorpore peu à peu à ce mélange en se servant d'un mortier et agitant jusqu'à refroidissement complet.

Dans le *pityriasis* du menton, il faut se servir du rasoir avec beaucoup de précaution, ou même se faire couper la barbe avec des ciseaux. Quelques boissons laxatives, quelques bains alcalins, quelques douches de vapeur, suffisent en général pour dissiper la *dartre furfuracée volante*. Les sulfureux à l'intérieur, les bains de même nature à l'extérieur, les bains et les douches de vapeur, dissipent également le *pityriasis versicolor*, et il n'est pas nécessaire, dans le plus grand nombre des cas, de recourir aux moyens prescrits par les médecins anglais, tels que le chlore, les sudorifiques, les antimoniaux, à l'intérieur; les bains d'eau de mer, les lotions avec le chlore (3 grammes sur un demi-litre d'eau distillée), avec la potasse caustique (6 grammes de *liqueur de potasse* sur un demi-litre d'eau distillée), les lotions ou les onguents auxquels on ajoute le borax, l'alun, l'acétate de plomb, à l'extérieur. Nous avons indiqué plus haut les topiques mercuriels qui suffisent en pareil cas.

Toutefois, quand la maladie est rebelle, on a encore essayé de remèdes plus actifs, tels que les solutions arsenicales.

Lorsque les voies digestives sont affectées, comme cela s'observe dans quelques cas de *pityriasis,* les boissons acidules, les laxatifs, et surtout un régime convenable, sont fort utiles. Lorsque le sujet est robuste, qu'il y a des accidents inflammatoires, comme cela se voit dans le *pityriasis rubra,* il ne faut pas hésiter à employer au début le traitement antiphlogistique, et notamment la saignée.

Cette dernière variété, surtout lorsqu'elle est générale, comme c'est le cas le plus commun, est très-difficile à guérir, parfois même réellement incurable. Le domestique dont nous avons emprunté l'observation à M. Alibert conserva sa maladie pendant un grand nombre d'années. La jeune femme que nous avons citée était affectée de *pityriasis rubra* depuis dix ans. Le vieillard dont nous avons parlé resta plusieurs mois soumis à notre observation sans amélioration notable. Enfin la vieille femme dont nous avons tracé plus haut le triste état était malade depuis plus d'un an lorsqu'elle fut admise dans notre service, et elle en sortit, après un long séjour, bien faiblement améliorée. Elle n'y rentra plus tard que pour y succomber misérablement, dans le plus haut degré de la cachexie et du marasme.

Mais le pityriasis simplement *rosé,* et qui ressemble un peu au *psoriasis,* est beaucoup moins grave et cède en général aux bains sulfureux, aux lotions alcalines et aux pommades résolutives. Il faut avouer toutefois qu'il est sujet à récidiver.

En somme, le *pityriasis* cède facilement lorsqu'il est accidentel et dû à une cause de stimulation passagère sur les téguments. Il est rebelle et sujet à récidiver lorsqu'il est devenu constitutionnel ou qu'il dépend d'une organisation spéciale de la peau dont les fonctions ne s'accomplissent pas avec une entière liberté. Il est surtout grave et peut devenir mortel, lorsque, par suite de la cachexie générale, la maladie se propage au tégument interne et aux viscères eux-mêmes.

PSORIASIS ET LEPRA.

§ I. — Dans la classification anglaise, le mot de *lepra* a une tout autre acception que celle que lui donne le vulgaire des médecins. Ce n'est plus cette maladie grave et hideuse qui inspire l'horreur et le dégoût, et qui devient funeste au malheureux qui en est atteint. Celle-ci, décrite par M. Alibert sous le nom de *lèpre tuberculeuse,* appartient à l'ordre suivant (*tubercules*), et sera étudiée plus loin sous son véritable nom (*éléphantiasis des Grecs*). Le *psoriasis* ou *lepra,* au contraire, est une affection qui se rapproche tout à fait des maladies dartreuses ordinaires, et qui, à cause de cela, a été rangée par l'auteur que nous venons de citer dans le groupe des dermatoses *dartreuses,* avec le titre de dartre furfuracée arrondie (*herpes furfuraceus circinatus*).

Mais avant de donner la définition précise de notre genre *psoriasis-lepra,* il ne sera pas inutile de rapporter les paroles de quelques auteurs anciens et modernes, qui nous aideront beaucoup à éclaircir le sujet.

Galien donne de la lèpre la définition suivante (traduction latine) : « Lepra est transmutatio cutis ad contrarium naturæ habitum cum asperitate, dolore, atque pruritu, et *squamarum resolutione,* et quandoque plures corporis partes depascitur. »

On trouve dans la version latine du texte grec de *Paul d'Égine* (auteur du septième siècle), le passage suivant, au chapitre intitulé *De lepra et psora :*

« Lepra pariter et psora communis quædam summæ cutis scabredo est, cui sanè prurigo lentaque corporis absumptio accedere consuevit, ex atra bile utraque originem trahens. Sed lepra profondiùs circularibusque erosionibus corporis cuticulam depascit, et squamorum psciùm instar squamulas ex se remittit. Psora vero superficie tenus summam corporis cutem variâ erosione depascit, furfurosaque magis quàm squamosa ex se corpuscula edit. » Dans ce passage, il nous semble que Paul d'Égine a rapproché trois espèces de l'ordre des *squammes*, savoir : le *pityriasis*, le *psoriasis* et le genre *lepra*.

Mercurialis traduit par le mot *scabies* des Latins, le mot ψωρα des Grecs, et il dit au chapitre v *De lepra :* « *Congeneus scabiei est alius affectus, qui* lepra *communiter dicitur, cujus materiam eamdem esse cum materia scabiei, non modo* Galenus, *verum etiam* Oribasius, Paullus, *et omnes testati sunt.* » — *Actuarius*, partageant l'avis de tous les autres Grecs, dit *lepram vocari* απο των λεπιδων, *hoc est a squamis.* Un autre a voulu faire dériver ce mot απο του λεπρυνετου, *quod significat scabrum fieri et albescere.* »

Lorry (*Tract. de morb. cut.*, in-4°, p. 233) s'exprime en ces termes, au chapitre *De psora et scabie :* « Hippocrates videtur nomine (*De affect., aph.*, S. 5. *Præn.* et alibi) Ψώρας non eam tantum quam nos observare aggredimur affectionem intellexisse, sed cætera omnia malorum prurientium genera. Cujus si voces ad accuratam loquendi distinctionem ponderare velis, tria tantum morborum cutaneorum genera agnovit, psoras, lepras, lichenes. Quas etiam in lib. *De affectionibus* in curandi methodo non sejungit. Galenus etiam et alii fere omnes auctores græci lepram vix a psora nisi gradu distinxere (lib. v, c. 29, 16); ita ut Celsus primus sit, qui distincte de scabie tanquam morbo peculiari scripserit. Fernelius *psoram* Græcorum longe a scabie differre pronunciat (lib. vii, c. 5, *De ext. corp. aff.*), quod si verum fuerit, ignotam veteribus Græcis fuisse scabiem dicendam foret.... »

— Plus loin, le même auteur dit, au chapitre *De lepra Græcorum*, p. 365 : « .... Hæc satis fuerint ut intelligamus lepram Græcorum non ita raro apud nos occurrere, nec sævitie semper adeo metuendam, sed, ut aiunt antiqui, *lepram esse ad morbos psoricos ablegandam.* »

On lit la note suivante à l'article *Lepra* de l'*Abrégé pratique* de BATEMAN : « La confusion qui a eu lieu toutes les fois » que l'on a employé les mots *lepra* et *leprosi*, paraît être due » aux écrivains qui ont traduit les ouvrages arabes après la » renaissance des lettres. Les Grecs donnèrent, d'un commun » accord, le nom de λεπρα à une éruption squammeuse (comme » l'indique l'étymologie λεπις écaille). La plupart d'entre eux » regardèrent cette maladie comme le degré le plus élevé de » l'*affection squammeuse*, comprenant sous ce point de vue » les *lichen*, *psora* et *alphos*[1]. Les auteurs, qui ont fait leur » description avec l'exactitude la plus minutieuse, disent que » cette maladie se manifeste sur la peau sous la forme de taches » *circulaires*; qu'elle en affecte profondément le tissu, en » même temps qu'elle produit des écailles semblables à celles » des poissons. (Voy. Paul d'Egine, *De remed.* lib. IV, c. 2; » Actuarius, *De meth. med.* lib. II, ch. 2; Aétius, *Tetrab.* IV, » *serm.* I, cap. 134; Galen., *Isagog.*). Ce fait est assez évi» dent; mais ceux qui ont traduit les ouvrages des Arabes en » latin ont commis une erreur bien plus grande; en appli» quant la dénomination grecque à une maladie *tuberculeuse*, » qui a été décrite par les Grecs sous le nom d'*éléphantiasis*, » ils appelèrent du nom barbare *morphea*, et de ceux de *sca*» *bies*, *impetigo*, les maladies squammeuses retracées par ces » médecins. Voilà pourquoi leurs successeurs, qui ont connu » cette erreur, traitèrent de la *lèpre* décrite par les Arabes, » comme de celle qui a été retracée par les médecins grecs;

[1] Ψωρα *scabies*, *asperitas cutis* : *quasi à* ψαιρω, *frico; quià fricari solet;* ou peut-être *à* ψυχω, *in frustra comminuo*, *quasi à* ψαω, *minuo;* ou mieux encore de ψω, *contr. ex* ψαω, *detergo*, *comminuo*, à cause des petites écailles qui se détachent des téguments.

» tandis que des écrivains moins exacts ont compris sous le » nom de *lèpre* toute maladie de la peau caractérisée par des » formes hideuses. Les Arabes eux-mêmes n'emploient pas » dans leurs ouvrages le mot *lèpre*, mais ils ont décrit ces » maladies en leur donnant des noms plus convenables. »

Nous avons cru devoir rapporter ces divers passages pour établir : 1° que les mots *psoriasis* et *lepra* doivent s'appliquer à des affections cutanées de la même nature, et qui ne diffèrent entre elles que par la forme, en sorte qu'on peut très-bien n'en faire que deux variétés d'une même maladie [1]; 2° que le nom de *lepra vulgaris* doit être exclusivement réservé à une maladie *squammeuse* comme l'ont remarqué les auteurs anglais dont nous suivons les traces, et comme nous le dirons encore en parlant de l'*éléphantiasis* ou *lèpre tuberculeuse* [2].

[1] M. *Plumbe* s'est également attaché à établir l'identité de nature de la lèpre et du *psoriasis*, dans un travail assez récent.

[2] Il paraît bien évident, d'ailleurs, que la *lèpre des Grecs*, la seule dont nous ayons entrepris de faire l'histoire dans ce chapitre, n'est pas la lèpre antique des Hébreux, décrite par Moïse dans le Lévitique; nous n'avons sur cette dernière que des renseignements fort incertains. *Lorry* croit devoir en admettre quatre espèces différentes, dont l'une, d'après la description tracée aux chapitres XIII et XIV du Lévitique, se rapporte assez bien à l'*alphos* des Grecs ou au *vitiligo* des Latins, mais dont l'autre, qui donne lieu à l'ulcération de la peau, en diffère beaucoup. Il reconnaît d'ailleurs que ces quatre espèces ne sont peut-être que des degrés de la même maladie, en sorte qu'en définitive la lèpre des Hébreux pourrait être regardée comme une affection inconnue de nos jours.

C'est à peu près l'opinion de *Phil. Ouseel*, auteur d'une dissertation latine sur la lèpre des Hébreux, dont *J. D. Hahn* publia à Leyde, en 1777, une édition réunie aux deux dissertations de son compatriote *Schilling*. L'érudit *Ouseel* reconnaît aussi plusieurs espèces ou degrés dans la lèpre antique décrite par les auteurs juifs, et n'en trouve qu'une seule qui se rapproche du *leuce* des Grecs ou du *vitiligo* des Latins. Il ne pense pas d'ailleurs qu'on puisse établir d'analogie entre cette maladie et l'*éléphantiasis* ou lèpre des modernes; enfin il nie le caractère contagieux de cette affection, qui lui paraît une lèpre particulière aux Juifs, se fiant, entre autres, aux paroles d'un rabbin célèbre, qui dit en propres termes que les étrangers n'y sont point sujets : « *Omnes polluuntur lepra, exceptis peregrinis et inquilinis.* »

Schilling, au contraire, veut que la lèpre des Hébreux soit une maladie

En conséquence, réunissant ensemble le *psoriasis* et le genre *lepra* (séparés par *Bateman*), nous donnerons comme caractères de la maladie squammeuse dont ils constituent deux variétés, les signes suivants :

Plaques rosées et légèrement élevées au-dessus du niveau de la peau, recouvertes de squammes minces, d'un blanc argentin, chatoyant, nacré, de forme arrondie et disposées en

de même nature que le *leuce* des Grecs, le *vitiligo* des Latins, l'*éléphantiasis* des Grecs et des Arabes; en sorte que pour lui la lèpre tuberculeuse (qu'il avait observée à Surinam) est aussi ancienne que la Bible. Il fait remarquer à cette occasion que déjà l'historien *Josèphe* avait eu jadis à combattre le préjugé qui imputait la lèpre aux Hébreux, comme un mal propre au peuple juif.

Les modernes ont adopté tour à tour ces diverses opinions, dont aucune, il faut le dire, ne peut être établie sur des bases entièrement inattaquables. (*Voir* plus loin l'histoire de l'*éléphantiasis*.)

M. Alibert qui (dans le groupe des dermatoses *lépreuses*) reproduit la lèpre antique sous le nom de *lèpre écailleuse* ou lèpre blanche (*leuce* des Grecs), dit qu'il ne faut pas la confondre avec l'*alphos* ou *vitiligo*, qui appartient au groupe des dermatoses *dischromatiques*, et qui ne consiste que dans une décoloration des téguments.

M. Biett, de son côté, croit que Moïse a voulu indiquer le *vitiligo* dans le passage relatif à la lèpre où il est dit : « que si un individu présente » sur la tête des taches blanches, il doit être regardé comme suspect et » soumis à une observation attentive; si au bout de sept jours, les taches, » au lieu de s'étendre, disparaissent et que les cheveux ne s'altèrent pas, » on peut le regarder comme sain et le renvoyer : si au contraire on voit » les taches s'étendre et les cheveux se décolorer, il doit être déclaré » impur. » Suivant M. Biett, l'individu dont parle l'auteur sacré n'avait, dans le premier cas, qu'un *pityriasis capitis;* dans le second, il étai atteint du *vitiligo*. Cette affection, infiniment rare de nos jours, consiste en une décoloration des téguments avec diminution ou abolissement du tact (*vitiligo* de *vitulus*, chair de veau.) Quant à l'*alphos* et au *leuce* des Grecs regardés par la plupart des auteurs comme deux degrés d'une même affection, voici la description qu'en a tracée *Celse*, qui les confond avec le *vitiligo* (lib. v, cap. 28) : « Vitiligo, quamvis per se nullum periculum » afferat, tamen et fœda est, et ex pravo corporis habitu fit. Ejus tres » species sunt; αλφος vocatur (απο του αλφαινειν, mutare), ubi color albus » est, ferè subasper et non continuus, ut quædam quasi guttæ dispersæ esse » videantur. Interdum etiam latius et cum quibusdam intermissionibus » serpit. Μελας colore ab hoc differt, quia niger est et umbræ similis, » cætera eadem sunt. Λευκη habet quiddam simile αλφω, sed magis al» bida est, et altius descendit, in eâque albi pili sunt et lanugini similes.

cercles dans la *lèpre vulgaire,* de forme variable et irrégulière dans le *psoriasis.*

Il faut bien se garder désormais de confondre cette affection dartreuse avec le mal hideux et terrible indiqué sous le nom de *lèpre* par la plupart des médecins et des historiens. Relativement à celui-ci, nous avons signalé dans la note de la page précédente les opinions diverses des auteurs, et en par-

» Omnia hæc serpunt, sed in aliis celerius, in aliis tardius. Αλφος et » μελας in quibusdam variis temporibus oriuntur et desinunt : λευκη quem » occupavit non facile demittit. »

Si l'on compare cette description avec celle de la *plaie de la lèpre* tracée dans les livres sacrés, d'une part, et de l'autre avec celle des *taches* désignées par *Schilling* comme formant le début de la lèpre tuberculeuse ou *éléphantiasis*, on ne peut s'empêcher d'établir, comme l'a fait ce dernier auteur, quelque similitude entre la lèpre des modernes et celle des livres sacrés. Dans les deux cas, en effet, ce sont des taches insensibles avec dépression et altération de couleur de la peau et des poils (tantôt blanche, tantôt rougeâtre et noirâtre)... qui constituent le principe et le caractère premier du mal.

On voit, en somme, que le nom de *lèpre* a été donné à diverses maladies de date et d'origine différentes, savoir :

1° A l'affection décrite par Moïse dans le Lévitique, et que M. Biett croit devoir rapprocher du *vitiligo* des Latins, M. Alibert du *leuce* des auteurs grecs, mais qu'il serait plus rationnel de regarder, avec *Ouseel* et *Lorry*, comme une maladie particulière au peuple hébreu et inconnue de nos jours ; tandis que *Schilling* croit qu'elle doit être confondue avec le *vitiligo* et considérée comme le premier degré de l'*éléphantiasis ;*

2° A l'affection squammeuse indiquée par Hippocrate et ses successeurs, et que nous décrivons encore aujourd'hui sous le nom de *lepra vulgaris* (du mot λεπις, écaille ou squamme) ;

3° A la maladie tuberculeuse inconnue à Hippocrate et décrite seulement par les auteurs contemporains de l'ère chrétienne, sous le nom qu'elle conserve encore aujourd'hui d'*éléphantiasis* des Grecs ;

4° Enfin à l'affection exotique mentionnée par Rhazès, auteur arabe du dixième siècle, et que nous connaissons aujourd'hui sous le nom d'éléphantiasis *des Arabes.*

Si l'on ajoute à ce vice de nomenclature la confusion introduite dans le langage usuel, et par suite dans celui de la science elle-même, par le mélange et la réunion dans les *ladreries* et *léproseries* du moyen âge de toutes les maladies graves de la peau qui s'étaient propagées en Europe au temps des croisades, on comprendra comment il est devenu nécessaire de faire pour le mot *lèpre* ce que l'on a fait pour les mots *dartre* ou *herpes* et *teigne*, c'est-à-dire d'en restreindre l'application à une espèce

ticulier celle adoptée par *Schilling*, médecin hollandais, qui a décrit la lèpre qu'il observait à Surinam au dix-huitième siècle. Cet auteur éclairé pense que le mal redoutable vulgairement désigné sous le nom de *lèpre*, se présente avec une physionomie qui varie dans ses divers degrés, dans ses diverses phases et dans les diverses latitudes, en sorte que la même maladie a reçu des noms différents de divers observateurs dans des pays différents. Ainsi, la lèpre antique ou lèpre des Hébreux n'a été décrite dans le Lévitique qu'à son

bien déterminée, et de cesser de s'en servir comme terme générique nécessairement vague et incertain, vu les diverses acceptions qu'il a subies dans le cours des siècles. Ceux qui pourraient douter encore de cette nécessité n'ont qu'à consulter le travail entrepris à la fin du siècle dernier par l'érudit *Hensler*, sur la *lèpre* du moyen âge; ils verront que ce savant n'a pu réussir, malgré tous ses efforts, à débrouiller le chaos, et qu'il a réuni, comme ses prédécesseurs, sous le nom de *lèpre*, des affections bien différentes les unes des autres, telles que l'*éléphantiasis* des Grecs, l'*éléphantiasis* des Arabes, le *vitiligo*, la *pellagre*, la *lèpre squammeuse*, etc. M. Alibert lui-même, qui, dans sa *Monographie des dermatoses*, a refondu le genre *lèpre* de son ancienne classification et a cherché à le rendre plus clair, plus complet et plus homogène; M. Alibert, dis-je, n'a certainement point atteint le but qu'il s'était proposé.

Le groupe des dermatoses lépreuses établi par cet auteur célèbre se compose de quatre genres, savoir : 1° l'*éléphantiasis* où se trouvent réunies deux formes qui diffèrent par leur développement, leur marche et leur terminaison, et que l'on connaît sous les noms d'*éléphantiasis des Grecs*, et de maladie glandulaire des Barbades ou *éléphantiasis des Arabes;* 2° la *radesyge* ou lèpre du Nord, maladie tout à fait inconnue dans nos climats tempérés; 3° la *leuce* ou *lèpre* des Hébreux; 4° la *spiloplaxie*, genre qui, chez nous, est tout aussi inconnu que le précédent et dont la description est aussi vague et aussi confuse, malgré les efforts qu'a faits l'auteur pour y rattacher le *malum mortuum* du moyen âge; le *mal des Asturies* qui n'est sans doute que la *pellagre*, et autres affections tout aussi ignorées de nos jours.

Laissant donc aux érudits une discussion que l'on peut regarder comme encore pendante aujourd'hui, nous nous en tenons aux distinctions simples et usuelles que nous avons établies, sans vouloir nous prononcer sur la nature du *leuce* des Grecs et de la *lèpre* des Hébreux, qui ne sont jamais offertes à notre observation, et que nous permettons à *Schilling* de rattacher à l'histoire de l'*éléphantiasis*. Cette question, d'ailleurs, doit être traitée un peu plus loin et ramenée, autant que possible, à des termes clairs et précis. (Voir le chapitre de l'*Eléphantiasis*.)

premier degré, où elle n'offre encore que des taches. Ces taches sont tantôt blanches, et ont reçu des Grecs les noms de *leuce* et d'*alphos*, et des Latins celui de *vitiligo;* tantôt noirâtres, ce qui les a fait désigner par les écrivains grecs sous le nom de *mélas*. Mais à un degré plus intense ou dans une période plus avancée de la maladie, se montrent les tubercules de l'*éléphantiasis* (voir ce mot dans l'ordre des *tubercules*), qui déforment les traits et donnent aux lépreux cette physionomie que les écrivains grecs ont dépeinte d'un seul mot en la désignant sous le nom de *leontiasis*, figure de lion, ou de *satyriasis*, figure de satyre. Propre à certains climats qui présentent les extrêmes du chaud ou du froid réunis à une autre condition commune, l'humidité (comme on le voit dans nos colonies américaines pour la lèpre tuberculeuse, et dans les climats septentrionaux pour la *radesyge* ou lèpre du Nord), cette horrible maladie ne se montre guère que par exception dans nos climats tempérés. Le genre *lepra vulgaris*, de l'ordre des *squammes*, au contraire, décrit par Alibert sous le nom de *dartre furfuracée arrondie*, est une affection commune et populaire dans nos contrées. L'hôpital Saint-Louis nous en offre tous les ans un grand nombre d'exemples. Mais pour empêcher désormais toute confusion, il nous paraîtrait préférable de désigner l'éruption squammeuse dont nous traitons dans ce chapitre, sous le seul nom de *psoriasis*, puisque désormais l'usage a consacré le nom de *lèpre* à une maladie toute différente de celle que les Grecs avaient jadis nommée *lepra*.

§ II. — Dans une multitude de cas, on ne trouve ni dans la constitution du sujet, ni dans les circonstances qui ont pu agir sur lui, rien qui puisse expliquer le développement de la maladie. Toutefois on a noté certaines influences qui ont pu dans quelques cas la provoquer, et nous devons indiquer ces causes dont l'auteur anglais *Bateman* est porté à expliquer l'action par l'*idiosyncrasie* des sujets, par une disposition particulière qui favorise le développement de l'affection cutanée sous l'empire de telle ou telle circonstance. Ainsi le *psoriasis* attaque de préférence l'âge adulte et le sexe masculin ; l'influence d'une atmosphère froide et humide, les professions dans lesquelles la peau est en contact avec des molécules pulvérulentes plus ou moins irritantes, la misère et la malpropreté, l'usage des aliments salés, des poissons de mer, des boissons spiritueuses, les émotions morales vives, ont été dans plusieurs cas la cause de la lèpre et du psoriasis [1].

Il paraît bien certain que cette maladie n'est point contagieuse, mais on l'a plusieurs fois vue se transmettre par hérédité.

§ III. — *Psoriasis*. — Les plaques écailleuses du *psoriasis* peuvent se montrer sur toutes les parties du corps, mais on les observe surtout aux articulations des membres (dans le sens de l'extension), comme au coude et au genou, à la face externe et postérieure des membres, au dos, etc. Quelquefois la maladie envahit toute ou presque toute la surface du corps,

[1] *Bateman*, qui ajoute peu de foi à l'influence du régime sur la production de la *lèpre*, rapporte pourtant deux cas où il lui a semblé que cette influence pouvait être admise : « J'ai vu, dit-il, une personne chez laquelle des aliments épicés ou l'alcool produisaient subitement l'éruption de la *lèpre vulgaire*. La première attaque se manifesta chez elle après qu'elle eut mangé quelques cuillerées d'une soupe échauffante et épicée ; la première cuillerée excita un violent tintement dans toute la tête, qui fut suivi d'une éruption lépreuse ; celle-ci s'étendit bientôt jusqu'aux membres. Dans une autre circonstance, un jeune homme âgé de dix-neuf ans fut atteint de cette maladie après avoir mangé de la crème en abondance. Le vinaigre, le gruau et autres aliments que l'on a accusés de produire la *lèpre* ou le *psoriasis*, lui ont vraisemblablement donné parfois naissance; mais ce sont là des anomalies qui ne peuvent se rapporter qu'à l'idiosyncrasie particulière. » Le même auteur ajoute à ce passage la note suivante : « Quelques substances vénéneuses introduites dans l'estomac ont donné naissance à une éruption lépreuse. Le cuivre a produit cette maladie chez plusieurs personnes en même temps. Chez l'une d'elles l'éruption continua pendant un mois; chez d'autres, elle disparut au bout de dix jours. » (Voy. *Med. facts. and. obs.*, vol. III, p. 61.)

d'autres fois elle est bornée à certaines régions, et c'est ainsi qu'on a pu admettre plusieurs variétés de psoriasis dénommées d'après leur siége comme nous le dirons un peu plus loin.

Ces plaques, dont l'éruption peut, dans quelques circonstances, être précédée de phénomènes généraux, tels que du malaise, du frisson, un mouvement fébrile, de la céphalalgie, du trouble dans les fonctions digestives, mais qui, dans le plus grand nombre des cas, coexistent avec un état d'intégrité de la santé générale, apparaissent sous la forme de petits points rouges ou rosés, accompagnés, dans quelques cas, d'un sentiment de démangeaison ou de fourmillement plus ou moins incommode; on aperçoit à leur centre une écaille légère : ces points s'étendent, s'arrondissent et deviennent à peu près lenticulaires. Ces plaques lenticulaires peuvent rester ainsi isolées et semées à la surface du corps, comme les gouttes d'un liquide dont on aurait arrosé les téguments : cette forme a reçu le nom de *psoriasis guttata*. Les squammes minces et blanches qui recouvrent la surface des plaques y sont ordinairement plus ou moins adhérentes; elles laissent après leur chute une surface rouge et proéminente, mais constamment sèche.

Dans une autre forme du psoriasis, la peau se couvre de plaques beaucoup plus étendues, de forme irrégulière, qui offrent par la réunion des petites élévations rouges qui se sont confondues en s'étendant, des surfaces rouges ou rosées, plus ou moins larges, occupant quelquefois presque toute l'étendue d'un membre (la partie antérieure de la jambe, les faces postérieure et externe de l'avant-bras, par exemple, etc.), recouvertes de squammes blanches, plus ou moins épaisses et plus ou moins adhérentes : ces plaques simulent très-bien, dans quelques cas, par leur couleur et leur aspect fendillé, l'écorce de certains arbres; aussi M. Alibert paraît-il avoir désigné cette espèce de *psoriasis* sous le nom de *dartre squammeuse lichénoïde* : les auteurs anglais l'indiquent avec plus d'exactitude et de précision sous celui de *psoriasis dif-*

fusa. Lorsque ce psoriasis passe à l'état chronique et s'aggrave par le concours de certaines circonstances, telles que la misère, la malpropreté, les excès, la vieillesse, etc., il reçoit le nom de *psoriasis inveterata*. Alors, de grandes étendues de peau sont épaissies, rouges, recouvertes de squammes plus ou moins épaisses, quelquefois presque croûteuses, fendillées, se détachant en écailles furfuracées dans les sillons que forment les plis ou les gerçures de la peau. Dans quelques cas pourtant les squammes ne se reproduisent pas, et les téguments restent rouges, épaissis, rudes, sillonnés. D'autres fois, au contraire, les membres sont enfermés dans des squammes épaisses et continues qui leur forment une sorte d'étui, les ongles eux-mêmes s'altèrent, s'épaississent, se fendillent, se recourbent, etc. A ce degré, les organes internes peuvent aussi s'affecter, en particulier chez les vieillards et les sujets cacochymes; c'est surtout alors la muqueuse digestive qui présente des indices d'inflammation.

Peut-être pourrait-on indiquer sous le nom de *psoriasis orbicularis* une autre nuance décrite par MM. Cazenave et Schedel, qui paraît avoir été retracée par M. Alibert sous le nom de *dartre squammeuse orbiculaire*. Cette espèce est caractérisée par de larges plaques arrondies et aplaties, de couleur rosée, recouvertes de squammes minces et légères qui se montrent ordinairement en petit nombre sur le tronc, sur les bras, etc.

Les auteurs anglais ont encore mentionné sous le nom de *psoriasis gyrata*, une forme que l'on observe très-rarement et dans laquelle les plaques squammeuses sont disposées en lignes spirales, plus ou moins étroites, qui se contournent sur le tronc ou sur les membres : ces espèces de guirlandes ne sont le plus souvent que les débris des anneaux de l'espèce *lepra*.

Le siége du psoriasis *partiel* a, comme nous l'avons dit, été pris en considération par les pathologistes, et a servi à établir plusieurs variétés dénommées d'après la région affectée : indiquons rapidement ces variétés. M. Alibert a décrit sous le nom de *dartre squammeuse centrifuge* le psoriasis borné à la paume de la main, et désigné, à cause de ce siége, sous le nom de *psoriasis palmaria*. Une variété analogue peut se montrer à la plante du pied (*psoriasis plantaria*), mais elle est plus rare que la précédente. La paume de la main rougit et devient saillante; cette élévation accompagnée quelquefois de chaleur et de cuisssons, se couvre d'une large squamme blanche et sèche qui se détache, et est successivement remplacée par d'autres plus excentriques, à mesure que la portion centrale de la paume de la main reprend son aspect ordinaire. La peau s'épaissit, se fendille, se gerce et se couvre de squammes dures, épaisses, ordinairement assez adhérentes. La face dorsale de la main peut aussi être le siége du psoriasis partiel, comme cela s'observe en particulier, suivant Bateman, chez les boulangers, mais peut se rencontrer aussi dans d'autres professions dans lesquelles les mains sont exposées fréquemment à des causes d'excitation, comme chez les blanchisseuses, les épiciers, etc. On voit alors des squammes blanchâtres, sèches, épaisses, adhérentes, séparées par des sillons et des gerçures plus ou moins profondes qui recouvrent la face dorsale des articulations métacarpo-phalangiennes, etc.

Les parties génitales des deux sexes peuvent encore être affectées d'un psoriasis partiel. Chez l'homme, on voit le prépuce épaissi, gercé, rétréci, saignant quand on le tiraille, et recouvert de petites écailles minces et légères (*psoriasis præputii*). La peau du scrotum devient aussi, dans quelque cas, sèche, rugueuse, gercée, squammeuse, fendillée (*psoriasis scrotalis*), et peut ainsi offrir un aspect qui présente quelque analogie avec l'état squammeux, suite d'un *eczema* chronique. Cette dernière affection est d'ailleurs beaucoup plus fréquente dans ce lieu que le *psoriasis*. Les grandes lèvres de la vulve, chez les femmes, peuvent présenter une altération analogue. Enfin on a encore indiqué sous les noms de *psoriasis labialis* et de *psoriasis ophthalmica*, le psoriasis partiel qui entoure la bouche d'un cercle squammeux, ou qui donne lieu à la formation de squammes accompagnées d'un état de sécheresse et de rigidité, avec gerçures douloureuses, soit aux lèvres, soit au grand angle des paupières, avec une démangeaison quelquefois assez vive. Dans cette variété, ordinairement très-rebelle, l'irritation s'étend assez souvent à la conjonctive dans le dernier cas, et à la muqueuse buccale dans le premier. Peut-être devrait-on signaler aussi le *psoriasis capitis*, à cause de son analogie avec le *pithyriasis* et l'*eczema*, quoiqu'il soit vrai de dire que le cuir chevelu n'est presque jamais le siége *exclusif* du psoriasis.

§ IV. — Variété du *psoriasis* dite *lepra vulgaris*. — Dans cette espèce, décrite plus particulièrement par M. Alibert sous le nom de *dartre furfuracée arrondie*, les plaques squammeuses ont toujours la forme arrondie ; elles se disposent en cercles ou anneaux qui circonscrivent ordinairement un espace central où la peau conserve son intégrité : en sorte que la surface cutanée est ainsi recouverte d'anneaux dont le cercle écailleux est formé par de petites plaques rosées à bords relevés et à centre déprimé, recouvertes de petites squammes minces et légères, d'un blanc argentin ou nacré, ordinairement assez adhérentes, tandis que l'intervalle de peau entouré par ce limbe circulaire conserve son intégrité. Les petites plaques dont la réunion forme ces anneaux ont la plus grande ressemblance ave celles qui caractérisent le *psoriasis guttata*; ces dernières ne diffèrent des précédentes que parce qu'elles sont isolées et dispersées sans ordre sur la surface de la peau, et qu'elles n'offrent point de dépression centrale.

Mais le *psoriasis* dit *lepra*, tout en conservant toujours la forme circulaire caractéristique de l'espèce, peut présenter un autre mode de développement ; ainsi on voit les points rouges, dont la réunion constitue les plaques du psoriasis, s'étendre et se confondre de manière à former de larges plaques orbiculaires dont le centre s'affaisse et devient sain, tandis que les bords restent relevés et squammeux. Quelquefois même les plaques rosées ou rouges se dépouillent de squammes et restent ainsi dénudées ; enfin, dans quelques cas fort rares, ces squammes ne se forment pas, et ce n'est qu'à la forme circulaire et à la dépression centrale qu'on reconnaît les plaques, d'ailleurs toujours sèches et plus ou moins dures, du genre psoriasis.

Le genre *psoriasis* commence presque toujours par de petites plaques squammeuses qui se montrent aux coudes et aux genoux, et qui, dans ces régions, s'agglomèrent et se confondent de manière à former des plaques orbiculaires assez irrégulières. La maladie s'étend ensuite sur la face externe et postérieure des membres, sur le tronc, le cuir chevelu, sur la face même, quoique cette dernière région soit moins souvent que les autres le siége du *psoriasis,* et que, dans tous cas, elle en soit légèrement affectée.

Les plaques de cette éruption sont ordinairement indolentes, ou ne deviennent le siége de quelque sensation incommode que dans les circonstances qui activent la circulation. Assez souvent pourtant un léger sentiment de prurit ou de fourmillement s'y développe.

Les *squammes* qui recouvrent les plaques, après être restées plus ou moins longtemps adhérentes, se détachent et se renouvellent, puis cessent de se former ; les plaques, restées rouges et sèches, s'affaissent et pâlissent, puis disparaissent, et la peau reprend son état d'intégrité. Dans quelques cas, et en particulier quand la maladie est combattue par des remèdes internes actifs, comme les préparations arsenicales par exemple, la résolution est précédée d'une coloration beaucoup plus vive et d'autres indices d'un travail inflammatoire dans les plaques cutanées.

Le genre *lepra vulgaris* coexiste presque toujours avec un état de santé générale intact ; elle n'entraîne jamais ces nodosités, ces ulcérations, ces altérations du tact, que l'on observe dans l'*éléphantiasis* des Grecs ou lèpre tuberculeuse, en sorte que, dans le plus grand nombre des cas, c'est plutôt une affection désagréable par la difformité qu'elle cause, qu'une maladie douloureuse ou dangereuse. Toutefois, il est certains cas graves où l'on observe des accidents locaux, et quelquefois même des accidents généraux, analogues à ceux que nous avons signalés dans le *psoriasis inveterata*.

§ V. — L'absence de *pustules* et de *vésicules*, le défaut d'exhalation différencient très-bien les plaques squammeuses du genre *psoriasis* des desquammations épidermoïques qui succèdent à l'*impetigo* ou à l'*eczema*: celui-ci est d'ailleurs rien rarement séparé en groupes isolés comme le psoriasis. Au cuir chevelu, le psoriasis pourrait donner lieu à quelques méprises ; on les évitera en remarquant que la tête n'en est jamais exclusivement le siége, et qu'ordinairement c'est par extension que la maladie s'est propagée des autres parties du corps au cuir chevelu. Le développement vasculaire sous-jacent aux squammes, la saillie des plaques font distinguer ce genre du *pityriasis*; en sorte que l'on peut dire d'une manière générale que le genre *psoriasis* est un de ceux qu'il est le plus facile, à part quelques cas exceptionnels, de reconnaître et de distinguer des maladies cutanées qui peuvent, à une certaine époque de leur durée, présenter avec lui quelque ressemblance apparente.

Toutefois le vice syphilitique donne fréquemment lieu à des éruptions qui offrent au premier abord un aspect fort analogue à celui du *psoriasis*, mais alors encore il est des caractères spéciaux propres à faire reconnaître la nature des éruptions vénériennes, tels que la teinte cuivrée, violacée, quelquefois même noirâtre (*lepra nigricans*), l'absence des squammes brillantes et nacrées du psoriasis, dans quelques cas, la présence à la base des plaques isolées, souvent lenticulaires de la syphilide squammeuse, d'un petit liséré blanc, sur l'existence duquel M. Biett a particulièrement insisté.

Il n'existe entre le genre *lepra vulgaris* des auteurs et le *psoriasis* proprement dit qu'une simple différence de forme qui ne suffit nullement pour séparer deux maladies évidemment de même nature. La sous-variété décrite sous le nom de *psoriasis guttata* se rapproche même beaucoup, pour l'aspect, de certaines éruptions de *lèpre vulgaire,* toujours reconnaissables pourtant à la disposition circulaire et à la dépression centrale des plaques que n'offrent pas celles ordinairement aussi plus petites du *psoriasis guttata.* Ajoutons enfin qu'il n'est pas rare de voir les diverses nuances de ces éruptions squammeuses se succéder sur le même sujet, et par exemple le *psoriasis guttata* passer à l'état de *psoriasis diffusa,* les cercles du genre *lepra,* en voie de guérison, se transformer en *psoriasis ghirata* ou *guttata,* etc., etc.

Quant à la conversion du *lichen* en *psoriasis* ou en *lepra* admise par *Willan* et niée par M. Biett, ceci mérite quelque explication. Il est vrai qu'il se présente quelquefois à l'observation une affection cutanée qui semble intermédiaire aux affections *papuleuses* et aux affections *squammeuses,* mais qui pour moi me paraît devoir être rangée parmi ces dernières : c'est une éruption qui occupe les mêmes régions que le *psoriasis,* qui se recouvre comme lui d'écailles blanches et brillantes, mais beaucoup plus petites, et dont les plaques infiniment moins larges que celles du *psoriasis,* se rapprochent davantage des *papules* pour la forme et pour la saillie. Cette éruption que M. Biett regarde comme une espèce particulière de *lichen,* est très-probablement celle que l'auteur anglais avait en vue lorsqu'il a parlé de la conversion du *lichen* en *psoriasis* ou en *lepra.* Les éruptions syphilitiques offrent assez fréquemment des *papules* qui s'élargissent, s'aplatissent et prennent l'aspect des plaques lenticulaires de la *syphilide squammeuse* après avoir offert d'abord celui de la *syphilide papuleuse.*

Les genres *lepra* et *psoriasis* disparaissent quelquefois en été, plus souvent en hiver. Des maladies accidentelles, un érysipèle, une rougeole, des accès de fièvre intermittente en déterminent quelquefois la résolution. Ordinairement ils coexistent avec un état de santé parfaite, mais offrent généralement de la résistance au traitement et de la tendance à se reproduire : le psoriasis *partiel* est le plus rebelle de tous.

§ VI. — *Traitement.* — Les auteurs modernes qui ont fait deux espèces distinctes du *psoriasis* et du genre *lepra,* se sont néanmoins accordés à reconnaître que le traitement de ces deux maladies était à peu près le même. On voit aussi les auteurs anciens donner les mêmes conseils thérapeutiques dans les affections indiquées sous les noms de Ψωρα et de *lepra.* Nous pensons avec *Bateman* qu'il est peu important de s'attacher à relater en détail la série de médicaments conseillés par les anciens pour la guérison de cette éruption, non pas que nous prétendions comme lui que ces médicaments étaient la plupart infructueux, car ici, comme dans tant d'autres circonstances, les bases du traitement sont restées à peu près les mêmes, mais parce que nous devons insister de préférence sur les moyens *spéciaux* et sur ceux préconisés par les modernes, comme jouissant de plus d'efficacité ou de plus de vogue dans la maladie qui nous occupe.

Toutefois nous rappellerons d'une manière générale que les princes de la médecine grecque, latine, arabe ; les auteurs qui ont écrit après la renaissance des lettres (*Hippocrate, Galien, Paul d'Égine, Avicenne, Fernel, Rivière, Mercurialis,* etc.) conseillaient comme nous un régime approprié, des émissions sanguines au début, et, dans le cas où l'état de l'individu les indiquait, les boissons dépuratives, les *altérants,* les purgatifs, les bains, les lotions, les topiques émollients, détersifs, ou même vésicants ou caustiques, etc., suivant que la maladie s'offrait avec tel ou tel caractère.

En effet, comme le dit avec raison *Bateman,* « il est né-

» cessaire de prévenir qu'il n'y a point de remède ou de plan » invariable de traitement, qui réussisse dans tous les cas de » lèpre et dans toutes les circonstances : les différents degrés » d'excitation ou d'inflammation des téguments qui accom» pagnent la maladie dans les différentes constitutions doi» vent, en particulier, servir de boussole pour administrer » les remèdes, et l'on s'exposerait à commettre de grandes » erreurs en prescrivant ceux-ci d'après le nom de la maladie » et non pas d'après les phénomènes particuliers qu'elle pré» sente. »

Il n'est pas très-rare de voir, ainsi que nous l'avons dit ci-dessus, le *psoriasis* disparaître spontanément, ou mieux, accidentellement, par l'effet d'une modification qui s'opère dans la vitalité des téguments : ainsi M. Alibert a vu un enfant sujet à la dartre furfuracée arrondie (*lepra vulgaris*), être complétement débarrassé de cette maladie, dont la nature fort rebelle donnait de vives inquiétudes à ses parents, par suite du travail suscité dans l'enveloppe cutanée par le développement de la *petite vérole*. Le même auteur rapporte le cas beaucoup plus extraordinaire d'une femme qui, ayant été frappée de la foudre, fut radicalement guérie d'une dartre squammeuse lichénoïde (*psoriasis inveterata*) dont elle était attaquée depuis fort longtemps; probablement la résolution fut l'effet de la vive émotion qu'éprouva la malade à l'occasion d'un aussi terrible accident. Nous avons vu quelques malades guéris par l'invasion d'une *fièvre*, d'un *érysipèle*, etc.; mais nous ne saurions affirmer que ces guérisons aient été exemptes de récidive.

Dans quelques cas encore des remèdes externes fort simples, mais employés avec persévérance, ont suffi seuls pour opérer la guérison de maladies de la même espèce, quoiqu'elles fussent anciennes et rebelles. Ainsi, d'après M. Alibert, un sexagénaire se guérit d'une dartre furfuracée arrondie (*lepra vulgaris*) en se plongeant avec assiduité dans une décoction de plantes émollientes : un homme âgé de cinquante-deux ans, d'un tempérament bilieux, tourmenté d'une dartre squammeuse lichénoïde (*psoriasis inveterata*), tellement intense que dans son pays natal on l'appelait *le lépreux*, après avoir consulté les médecins les plus habiles, après avoir pris sans succès une énorme quantité de bains domestiques, fait usage chaque printemps des sucs de fumeterre, de trèfle d'eau, de douce-amère, recouru même aux antivénériens..., fut enfin guéri par l'emploi méthodique et convenablement continué des bains et des douches avec l'eau sulfureuse artificielle (à la température de 28 à 30 degrés), prescrit par M. Alibert. A la vérité, ce célèbre médecin employa concurremment quelques autres remèdes, mais il paraît y avoir attaché peu d'importance, puisqu'il n'a pas même pris soin de les nommer dans l'observation qu'il rapporte. J'ai vu moi-même, à l'hôpital Saint-Louis, quelques malades assez promptement guéris par l'usage d'onctions faites avec une pommade contenant de l'*iodure de soufre* sur les parties affectées. Plus souvent encore, j'ai vu chez des malades, en traitement depuis fort longtemps, la chute des squammes et la résolution des plaques s'opérer très-rapidement sous l'influence d'une pommade résolutive contenant 3 grammes d'*iodure d'ammoniaque* sur 30 grammes d'excipient. Assez fréquemment enfin, tant dans mon service qu'en ville, j'ai obtenu des guérisons à l'aide des bains de Baréges artificiels et des frictions avec la pommade au proto-iodure de mercure. Mais presque toujours ces guérisons laissaient après elles quelques faibles traces du mal, et celui-ci se reproduisait plus tard. Il en est de même des guérisons obtenues par les fumigations cinabrées, la pommade au goudron, les lotions avec l'*eau rouge*, les bains de sublimé, la pommade à l'onguent citrin, etc., etc. Presque toujours, la résolution n'est pas absolue et complète dans tous les points affectés, et surtout elle n'est que temporaire.

Nous avons vu, il est vrai, chez plusieurs sujets, ces quasi guérisons se soutenir plusieurs années..., après quoi, sans cause connue, l'éruption se reproduisait avec la même intensité que la première fois, et, dans quelques cas même, en l'espace d'une seule nuit.

Le plus communément donc, le *psoriasis* est une maladie qui tend à se prolonger, à récidiver, qui résiste longtemps aux moyens de traitement, tant externes qu'internes, et il n'est pas très-rare de voir les plaques squammeuses se reproduire opiniâtrément, ou même persister habituellement dans les régions de la peau le plus souvent affectées de ce genre de lésion, telles que celles du genou, du coude, la partie externe et dorsale des avant-bras, etc.

On conçoit dès lors que des remèdes héroïques aient été proposés pour combattre ces affections si souvent rebelles, et que les dermatologues soient encore aujourd'hui à la recherche de nouveaux spécifiques.

Parmi les substances du règne végétal, on a conseillé, outre les dépuratifs ordinaires et les tisanes communément employées dans les maladies de la peau, plusieurs végétaux assez actifs vantés outre mesure par certains praticiens, et, en particulier, par les médecins anglais, mais qui ne sont point en effet sans quelque efficacité : le *rhus radicans,* le *daphne mezereum,* l'*orme pyramidal,* et surtout la *douce-amère* qui, à la vérité, n'a pas eu en France tout le succès qu'on dit en avoir obtenu dans des essais assez nombreux tentés en Angleterre.

Les purgatifs et spécialement le jalap, l'aloès, la gomme-gutte, ou mieux encore le calomel, les sels minéraux laxatifs, sont fort souvent utiles dans le traitement du *psoriasis;* ils constituent même une méthode spéciale de traitement, dite *de Hamilton,* quoique rien ne soit ni plus ancien ni plus vulgaire que l'usage répété des purgatifs dans le traitement des maladies de la peau en général, et de celles qui nous occupent en particulier. Les *cantharides* ont été préconisées en Angleterre.

Les *mercuriaux,* très-fréquemment administrés à l'extérieur par les anciens, ont été conseillés aussi à l'intérieur par beaucoup de médecins. Le *calomel,* comme laxatif et altérant, les pilules de *Belloste,* sont d'un usage banal en pareil cas; le *sublimé* lui-même, la liqueur de *Van Swieten* comptent plusieurs succès, sans qu'on puisse soupçonner l'existence du vice vénérien dans les cas où ce médicament a réussi. M. Alibert parle d'un jeune boucher qui fut radicalement guéri en trois mois, par l'usage de la *liqueur de Van Swieten,* d'une dartre furfuracée arrondie (*lèpre vulgaire*) qui occupait toute l'étendue des téguments, et qui avait résisté à beaucoup d'autres traitements.

Les préparations *arsenicales* ont obtenu quelques succès dans le traitement des affections du genre *lepra* et *psoriasis.* Employées depuis fort longtemps par les Indiens dans le traitement des affections lépreuses, singulièrement préconisées par les Anglais dans la *lèpre vulgaire,* elles sont encore aujourd'hui administrées en France dans les mêmes circonstances.

On les a conseillées sous trois formes principales désignées par les noms de *pilules asiatiques, solution de Fowler* et *solution de Pearson* [1]..., dont aucune n'a notre approbation.

[1] *Pilules asiatiques.*

℞	Protoxide d'arsenic récent. .	2 grammes 1/2.
	Poivre noir.	27 grammes.

Pilez dans un mortier, pendant quatre jours, par intervalles. Lorsque ce mélange est réduit en poudre impalpable, mettez-le dans un mortier de marbre. Ajoutez-y de l'eau par degrés, jusqu'à former une masse pilulaire; faites des pilules au nombre de 800, qu'il faut conserver dans une bouteille de grès. On en donne une par jour. Nous avons cru devoir ajouter ici les formules les plus usitées pour l'administration des remèdes mentionnés plus haut.

Pilules de douce-amère et de sulfure d'antimoine.

℞	Extrait de douce-amère. . . .	8 grammes.
	Sulfure d'antimoine.	4 grammes.
	Po. de douce-amère.	Q. s.

M. et d. en pilul. de 20 centigr.

Il faut toujours exercer une grande surveillance sur les effets de médicaments qu'il serait si facile de convertir en poisons (puisque, d'après de récentes expériences, il suffit d'*un*

Elles ne diffèrent des pilules de *Kunchel* que par l'addition de la douce-amère.

Nota. Presque toujours les sulfures d'antimoine contiennent de l'arsenic.

Tisane de daphne-mezereum.

♃ Racine de salsepareille. . . . . 60 grammes.
Ecorce de racine de mezereum. 3 à 6 grammes.

Faites bouillir dans trois litres d'eau jusqu'à réduction d'un tiers; ajoutez sur la fin de l'ébullition :

Semences de coriandre. . . . . } ãã 3 grammes.
Racine de réglisse . . . . }

Tisane d'orme pyramidal.

♃ Ecorce d'orme pyramidal. . . 30 grammes.
Eau . . . . 1 litre 1/2.

Réduisez à un litre par ébullition.

Solution de Folwer (du *codex* français).

♃ Acide arsénieux . . . . 4 grammes.
Carbonate de potasse. . . . . . 4 —
Eau distillée. . . . . 500 —
Alcool de mélisse composé. . . 15 —

Réduisez l'acide arsénieux en poudre, mêlez-le avec le carbonate de potasse, et faites bouillir dans un vase de verre jusqu'à ce que l'acide arsénieux soit dissous complétement. Ajoutez l'alcool de mélisse à la liqueur, quand elle sera refroidie; filtrez et remettez une quantité d'eau suffisante pour que tout représente exactement 500 grammes ou une livre; vous aurez de cette manière une liqueur qui contiendra un centième de son poids d'acide arsénieux; ce qui est, selon nous, encore trop considérable. — Dose journalière, de deux à quinze et vingt gouttes dans un véhicule approprié.

Solution de Pearson.

On peut l'administrer d'après la formule suivante :

♃ Arséniate de soude cristallisé. 10 centigrammes.
Eau distillée. . . . . 60 grammes.

Dose journalière, trois grammes.

Teinture de cantharides.

♃ Cantharides grossièrement pilées . . . . 100 p.
Alcool (à 12 — 22°). . . . . 800 p.

Faites digérer pendant quatre jours, passez ensuite et conservez pour l'usage.

centigramme d'acide arsénieux pour déterminer un véritable empoisonnement). Néanmoins, administrés avec la prudence convenable, suspendus dès que quelques accidents d'irritation gastrique se manifestent, pour n'être repris ensuite qu'à des doses aussi faibles que dans le commencement, on ne les voit jamais suivis de ces résultats fâcheux, regardés comme inévitables par les médecins aveuglés par des idées préconçues. Certainement on doit à ces remèdes actifs quelques guérisons. Mais, quant à nous, lorsque nous croyons devoir y recourir, nous préférons aux pilules et aux liqueurs dangereuses importées d'Angleterre, la solution arsenicale mise en usage contre les fièvres d'accès par un médecin français, le docteur Boudin, et que nous formulons comme il suit :

Eau distillée.	500 grammes.
Acide arsénieux	5 centigrammes.

Une dose de cent grammes que nous partageons en deux prises (une chaque matin dans de l'eau sucrée) contient un centigramme d'acide arsénieux étendu dans une quantité d'eau telle qu'il n'y a pas à redouter d'accident d'empoisonnement[1].

Les *cantharides*, déjà employées depuis un grand nombre de siècles, tant à l'intérieur qu'à l'extérieur, dans les affections lépreuses, par *Hippocrate, Galien, Archigènes*, etc., ont été de nouveau préconisées par *Mead* contre ces affections, et plus encore contre l'*éléphantiasis*. La *teinture de cantharides* a été employée avec quelque succès dans la *lèpre vulgaire*; on l'administre à la dose de deux à quatre ou cinq gouttes, le matin à jeun, dans une cuillerée de véhicule. On peut progressivement élever cette dose, en augmentant de trois à quatre gouttes tous les quatre ou cinq jours, jusqu'à ce qu'on parvienne à la dose de vingt ou trente gouttes et plus, en surveillant avec soin les organes digestifs et génito-urinaires, et suspendant le médicament lorsque quelques accidents se manifestent.

[1] Voir mon Mémoire sur l'*emploi médical de l'arsenic*. Paris, 1850.

Le baume de copahu, l'émétique, le jalap et autres drastiques ont été proposés par quelques praticiens modernes. Outre ces médicaments internes, on a souvent recours aux topiques qui, selon nous, sont les véritables et les plus sûrs agents de la guérison.

Les plus usités en France sont : les bains simples, les bains de vapeur, les bains sulfureux, les fumigations sulfureuses, les bains de sublimé, les pommades résolutives avec le *précipité blanc*, l'*iodure de soufre, de mercure, d'ammoniaque*, la pommade au goudron, les *cathérétiques* promenés ou appliqués sur les points où la maladie résiste avec le plus d'opiniâtreté. Ces derniers, ainsi que les vésicants, sont plus rarement applicables dans ce cas que dans diverses autres maladies cutanées précédemment décrites.

Galien dit avoir guéri la lèpre par la saignée copieuse, les bains tièdes, et l'usage interne de l'ellébore.

Paul d'Égine conseille l'usage interne et externe de l'ellébore, les topiques dessiccatifs et cathérétiques où entrent la *chaux*, le *soufre*, le *natrum*, etc.

Archigène recommande le topique suivant, comme capable d'enlever la lèpre en cinq jours ;

« Æruginis drachm. iij ; resinæ pini liquidæ drachm. j ; thuris recentis drachm. IV arida cum aceto terito, et adjectâ resinâ liquatâ præfrictis imposito, et alternis solvito, invenies lepram splenio adhærentem. [1] »

Le même auteur prescrit un autre topique plus actif et qu'il appelle *lepram excorians*, ainsi composé :

« Rad. chamæleontis nigri partem unam, succi thapsiæ partem unam, ventrium cantharidum, sulphuris, æquales singulorum partes pice liquidâ excipe, et loco illine, ubi illum

[1] C'est de ce topique qu'a été imité le remède de *Kunckel* qui se compose d'oxide de cuivre combiné à l'extrait de la matière verte végétale. L'empirique qui préconise ce remède se sert d'ailleurs en même temps des purgatifs drastiques administrés à l'intérieur. Malgré les prétentions de l'inventeur, nous avons vu plus d'une fois son remède échouer comme tous les autres.

probé confricueris; postquam vero bullæ ac pustulæ excitatæ fuerint lenticulam cum melle jam imponito. »

Dans ces topiques, ainsi que dans beaucoup d'autres conseillés par les auteurs grecs, latins, arabes, contre les maladies cutanées, on remarquera que la résine ou la poix liquide, qui répond à peu près à notre goudron, entrait comme excipient.

Le goudron et les produits résineux, ou encore les huiles empyreumatiques sont en effet les astringents les plus anciennement employés contre les maladies de la peau, tant dans l'art vétérinaire que dans la médecine humaine. De nos jours ces topiques, tombés un peu en désuétude chez l'homme, quoiqu'ils n'eussent pas cessé d'être employés chez les animaux, ont de nouveau été remis en vogue par quelques praticiens, ainsi que nous avons eu soin de le faire remarquer dans nos généralités.

Le *goudron*, l'huile de Cade, l'huile de houille, la suie, la créosote, et d'autres produits résineux ou pyrogénés ont été vantés outre mesure, mais ont réellement des effets résolutifs, très-prononcés dans le *psoriasis*.

La pommade avec l'axonge et le goudron dans les proportions de trois jusqu'à dix grammes de goudron sur trente grammes d'axonge, ou bien encore le *savon de goudron*, le glycérolé de goudron, préférables à cause de la possibilité d'enlever par le lavage la matière noire déposée sur les téguments, constituent des topiques efficaces pour résoudre les plaques squammeuses du *psoriasis;* bien que, comme tous les autres remèdes employés contre cette rebelle affection, ils comptent d'assez nombreux insuccès, et surtout qu'ils ne mettent, pas plus qu'eux, les sujets affectés à l'abri de la récidive si commune en pareil cas.

Un pharmacien de l'île de Ré, M. Kemmerer, a proposé l'emploi d'une *poudre de goudron calcaire* destinée à remplacer le goudron ordinaire dont la consistance et la ténacité rendent l'incorporation à l'axonge assez difficile. Voici comment cette poudre se prépare : on jette par petites portions à la fois de la chaux vive en poudre dans une partie de goudron liquide, et l'on mélange bien les deux parties jusqu'à ce que la combinaison qui en résulte soit assez dure pour être pulvérisée ; on obtient ainsi une poudre noire, non tenace et par conséquent facile à employer. Cette poudre, mêlée à l'axonge dans des proportions qui varient d'un huitième à moitié, a été employée avec succès contre la gale, le *prurigo*, l'*eczema*, et peut aussi être appliquée au traitement du *psoriasis*.

Mercurialis conseille dans la lèpre et le psoriasis les topiques suivants :

1° Medicamentum psoricum.

♃ Ellebori utriusque.	1 gros.
Lithargyrii	1 gros et 1/2.
Olei rosati	1 once.
Butyri recentis.	1/2 once.
Farinæ lupinorum.	5 gros.
(M. et f. linimentum.)	

2° Aliud valentius.

♃ Nitri.	
Sulfuris vivi, an.	1 gros.
Quæ abluantur ter aceto accrimo :	
Olei rosati.	1/2 once.
Vitellos ovorum numero duos,	
Adipis gallinæ	1/2 once.
(M. et f. liniment.)	

Les auteurs anglais prescrivent les bains de mer chauds, les lotions d'alcool étendu de sulfure de potasse, ou faites avec la décoction de *douce-amère ;* dans quelques cas, des lotions contenant une partie de la *liqueur de potasse* [1] ou d'acide muriatique ; les onguents de poix, de nitrate de mer-

[1] *Liqueur de potasse :*

♃ Sous-carbonate de potasse . . .	1 gramme.
Décoction de chiendent.	1 litre.

Elle s'administre à la dose de 5 gouttes jusqu'à 20 (à l'intérieur).

cure [1]; des lotions contenant une petite proportion de *sublimé;* la poix à l'intérieur, en pilules, la liqueur de potasse de même, la teinture d'ellébore blanc, etc.

Quelques auteurs systématiques de notre temps avaient voulu réduire la thérapeutique de la lèpre et du psoriasis, comme celle de toutes les autres maladies, au traitement antiphlogistique, ne permettant que dans quelques cas, et à l'extérieur seulement, l'usage de médicaments un peu actifs.

Nul doute que les antiphlogistiques ne soient utiles dans beaucoup de cas au commencement du traitement, et même à toutes les époques de la maladie chez certains sujets, lorsque les téguments sont irrités, etc., mais vouloir exagérer ce fait pour en tirer des préceptes généraux applicables à presque tous les cas et chez presque tous les sujets, ce serait s'exposer à annihiler entièrement la thérapeutique des affections dont nous nous occupons.

Il est presque superflu que nous parlions ici du régime, tant il est évident que les données générales que nous avons déjà plusieurs fois mises en avant à l'occasion de diverses maladies cutanées, plus ou moins graves, sont particulièrement applicables au genre *lepra vulgaris*. Combien de fois ne peut-on pas accuser les écarts de régime, les excès de vin, l'usage des stimulants, d'une nourriture épicée, de reproduire parmi le peuple les psoriasis dont on avait obtenu la résolution par un traitement convenable!

Lorsque, en 1841, le docteur *Wertheim,* éloigné par l'Académie, vint nous proposer de tenter à l'hôpital Saint-Louis l'essai de l'*hydrothérapie* dans les maladies de la peau, ce fut surtout aux cas de *psoriasis* que, de prime abord, cette méthode nous parut particulièrement applicable. Aussi jugeons-nous devoir joindre ici, pour compléter le chapitre du *Trai-*

[1] *Pommade mercurielle :*

♃ Nitrate de mercure.	1	gramme.
Liniment spermaceti.	30	—

tement, le rapport que nous adressâmes à cette occasion au Conseil général des hôpitaux.

RAPPORT SUR LE TRAITEMENT DES MALADIES CHRONIQUES PAR L'EAU FROIDE,

Adressé à MM. les membres du Conseil général des hôpitaux, par le docteur GIBERT, *médecin de l'hôpital Saint-Louis* (décembre 1842).

Dès l'an 1837 (j'étais alors nommé, depuis 1835, médecin de l'hôpital de Lourcine), frappé des nombreux abus qui s'étaient introduits dans le traitement des maladies des femmes, j'avais dirigé toute mon attention sur l'application des astringents sédatifs, et notamment de l'eau froide et du régime froid, aux accidents nerveux qui sont souvent liés à certains catarrhes et à certaines congestions du col de la matrice.

Je publiai un mémoire spécial sur ces lésions, fondé en grande partie sur les observations que j'avais recueillies à l'hôpital de Lourcine, et j'obtins de l'administration qu'un appareil à douches ascendantes d'eau froide fût placé dans cet hôpital.

En 1840, ayant à rendre compte, dans la *Revue médicale*, d'un livre publié par le docteur Bigel sur le traitement des maladies par l'eau froide, je portai sur cet ouvrage le jugement qui suit :

« .... Voici un petit livre dans lequel on ne trouve ni observations détaillées et accompagnées de tout l'étalage de diagnostic topographique en vigueur, ni nécroscopies, ni relevés arithmétiques, ni rien, en un mot, de ce qui constitue le corps et la substance de la plupart des ouvrages modernes. Mais aussi, voici un petit livre qui contient plus de bonne et vraie médecine qu'il n'est possible d'en recueillir dans la plupart des volumineux ouvrages publiés à Paris depuis vingt ans....

» A Graeffemberg, sur le sommet d'une haute montagne, guidé par les seules lumières de l'expérience et du bon sens, un paysan de la Silésie autrichienne, Priessnitz, opère des guérisons qui ont mis en éveil l'attention de toute l'Europe.

» L'eau froide en boisson, en bains généraux ou partiels, en lotions, en applications tantôt stimulantes et tantôt sédatives, en douches..., tel est le seul médicament dont l'usage soit permis à Priessnitz ; tel est aussi le seul médicament avec lequel il parvient à guérir une foule de maux qui ont résisté aux traitements ordinaires....[1]

» Je laisse après moi, a dit en mourant un médecin célèbre, deux grands médecins : la diète et l'eau.... Priessnitz a recueilli cet héritage. »

En cette même année 1840, nommé médecin de l'hôpital Saint-Louis, je repris la suite de l'enseignement spécial qu'avait fondé avec tant de succès dans cet hôpital le professeur Alibert ; et j'eus occasion, entre autres médications déjà sanctionnées par l'expérience, d'appliquer publiquement aux maladies de la peau le traitement par l'eau froide.

Voici en quels termes, dans la dernière leçon de mon cours de l'été 1841, je rendis compte aux élèves et aux médecins nationaux et étrangers que l'administration éclairée de nos hôpitaux accueille avec tant de bienveillance, des pre-

[1] Je crois devoir à cette occasion reproduire un vœu que j'exprimai, il y a près de dix ans, à la commission médicale des hôpitaux, mais qui ne fut point accueilli. J'aurais voulu qu'on supprimât *le vin* du régime habituel des malades, et qu'on appliquât l'économie, résultat de cette suppression, à l'amélioration des autres parties du régime, et notamment aux fournitures du lait et du sucre. Ce n'est point ici le lieu de développer une idée que je crois fondée sur les raisons les plus solides ; je me borne à ajouter que cette réforme serait un excellent moyen de bannir des hôpitaux cette foule de *faux malades* que l'indigence seule ou la paresse poussent à y réclamer un asile, et sur lesquels on ne saurait trop appeler l'attention sévère des médecins du Bureau central d'admission. Qu'on veuille bien me pardonner d'avoir saisi cette occasion de mettre sous les yeux du Conseil une opinion dont je ne crois pas que la valeur ait été suffisamment appréciée.

miers essais d'introduction de cette méthode dans l'hôpital Saint-Louis :

Cette méthode repose, comme on sait, sur deux points culminants, savoir :

1° L'usage de l'eau froide en boisson, en douches et en bains généraux ou partiels, en applications locales, en lavements, injections, etc. ;

2° La transpiration naturelle obtenue et provoquée au moyen de l'emmaillottement du corps dans une couvêrture de laine. Tantôt cette couverture est appliquée à nu sur la peau ; tantôt le corps est préliminairement enveloppé d'un drap mouillé d'eau froide.

Pendant tout le temps que dure l'emmaillottement, on donne à boire au patient (au moyen d'un biberon) de l'eau froide, à doses répétées, pour calmer la soif, tempérer la chaleur, favoriser la transpiration, et remplacer le liquide qui s'exhale du corps.

Chez les malades (atteints d'affections cutanées sèches, pour la plupart, telles que *psoriasis* et *ichthyose*) soumis aux expériences, la transpiration a été assez lente à s'établir dans les premiers temps, puisqu'il n'a pas fallu moins de deux, trois, quatre et cinq heures pour arriver à ce résultat.

Après les avoir laissés en transpiration pendant un temps variable, de demi-heure à une heure et plus, suivant les cas, on les portait au bain. Là, on les démaillottait, on leur faisait des frictions et des lotions froides sur le corps ; on les exposait à la douche froide qui tombait en pluie d'un lieu élevé ; on les immergeait dans un bain froid..., Toutes ces pratiques ne se prolongeaient point au delà de deux à cinq minutes ; après quoi le malade s'essuyait, se rhabillait et prenait un peu d'exercice.

Plusieurs sujets adultes atteints de *lepra inveterata*, et deux petites filles affectées d'ichthyose congéniale, ont été soumises à ce genre de traitement. Tous en ont éprouvé une amélioration notable ; quelques-uns ont paru complétement guéris. Ce résultat est d'autant plus remarquable, qu'il s'agit d'affections ordinairement rebelles à tous nos moyens de traitement.

Si la méthode hydrothérapique ne paraît pas devoir être applicable à tous les cas ni à tous les sujets, si même elle peut offrir de graves inconvénients quand elle n'est pas dirigée avec toute la prudence convenable; si enfin, et par-dessus tout, nos essais sont encore trop peu nombreux et trop incomplets pour qu'on puisse en tirer des conséquences bien rigoureuses..., il est permis, du moins, d'affirmer dès à présent que nulle autre médication ne paraît plus propre à rendre aux téguments cet état de poli, de souplesse et de perméabilité qui leur est naturel, et dont on obtient si difficilement le rétablissement par nos procédés ordinaires chez les sujets atteints de maladies de la peau.

Tel est le langage que je tenais publiquement à la fin de la saison de 1841. Depuis lors, plusieurs obstacles sont venus interrompre le cours de nos expériences publiques, quoique nous ayons pu les continuer en ville (avec de nombreuses modifications, il est vrai).

Parmi ces obstacles, le plus puissant a été le défaut de coopération du docteur Wertheim, qui après avoir étudié la méthode à Graeffemberg, était venu nous proposer de l'appliquer à l'hôpital Saint-Louis, et avait dirigé cette application dans nos salles, pendant plusieurs mois, avec un zèle que l'amour profond de l'humanité peut seul inspirer. Découragé par des difficultés de service que nous n'avions pu surmonter, le docteur Wertheim s'était joint à moi pour demander certaines améliorations, dont la note fut remise dans le temps à M. l'administrateur. En attendant que ces améliorations pussent être obtenues, nous avons cru devoir suspendre nos expériences. Hâtons-nous d'ajouter que, dès le début, l'administration avait bien voulu accueillir et encourager, dans les limites de son pouvoir, nos essais thérapeutiques.

Je ne saurais donc aujourd'hui encore me prononcer d'une

manière absolue sur la valeur de la méthode de Priessnitz.

Quant à la statistique qui m'est demandée par le Conseil, je ne puis lui fournir de renseignements précis que sur sept malades, dont deux (*prurigo* et *psoriasis*) ont complétement guéri (le traitement commencé dans nos salles ayant été continué pour l'un des deux dans les salles de notre collègue, M. le docteur Devergie) ; deux autres (*ichthyose*), encore aujourd'hui dans notre division, ont paru guéris ; mais il y a eu récidive au bout de quelques mois ; deux autres (*psoriasis*) ont éprouvé la plus notable amélioration, sans arriver à une guérison entière ; le septième, enfin, a dû renoncer au traitement qui paraissait avoir une influence fâcheuse sur l'état de la poitrine.

Sauf ce dernier cas, on a pu constater chez tous les malades soumis au traitement sous nos yeux (et ils sont au nombre de douze), outre les effets produits sur la peau, une amélioration des plus marquées dans la santé générale.

Nous nous croyons donc en droit de conclure, en terminant ce rapport :

1° Que le traitement des maladies chroniques par l'eau froide et le régime froid (en suivant plus ou moins fidèlement les pratiques mises en usage à Graeffemberg), nous a donné des résultats avantageux ;

2° Que, lorsqu'il est dirigé avec des soins convenables et entouré de toutes les conditions favorables, il peut, sans jamais présenter de danger pour le malade, produire des effets thérapeutiques qu'on n'avait pas pu obtenir des méthodes ordinaires;

3° Enfin, que dans les maladies de la peau, en particulier, il peut seul procurer la guérison, ou du moins concourir à la rendre plus solide, lorsqu'il est ajouté comme complément aux autres méthodes curatives [1].

SYPHILIDE SQUAMMEUSE.

Cette forme d'éruption syphilitique, qui ne paraît qu'une

[1] A la suite de ce rapport, le Conseil général des hôpitaux a décidé que

nuance de la syphilide lenticulaire papuleuse, est une des plus communes; les caractères qui la différentient de l'éruption dartreuse dont nous venons de faire l'histoire sont les suivants : Plaques obscures, livides, cuivrées, à peine recouvertes de petites écailles ternes et grisâtres, ordinairement lenticulaires et discrètes, présentant quelque analogie avec les plaques du *psoriasis guttata* en résolution commencée.

Dans le genre *lepra nigricans* de Bateman a pu être confondue cette forme de syphilide. En effet, lorsque les plaques du *psoriasis* sont dépouillées de leurs squammes et que la marche chronique de la maladie, le teint bilieux du sujet, le peu de coloration habituelle des téguments, tendent à obscurcir la couleur ordinairement rosée de ces plaques, le diagnostic devient moins facile. Si pourtant l'on pèse avec soin les signes commémoratifs et concomitants, si surtout l'on cherche aux lieux d'élection (au coude et au genou en particulier) les caractères ordinairement plus tranchés qu'ailleurs de l'éruption, il est bien rare qu'on puisse s'en laisser imposer et taxer à tort de syphilitique une affection qui trompe assez souvent les yeux peu exercés et peu attentifs.

Pendant mon internat à l'hôpital Saint-Louis, M. Biett fit dans plusieurs affections vénériennes constitutionnelles, et notamment dans celle qui nous occupe, des expériences assez nombreuses sur l'emploi du *muriate d'or*. En général, ce sel réussit, mais moins bien et moins constamment que les préparations mercurielles, la *liqueur de Van Swieten* en particulier.

Nous rapporterons succinctement deux exemples de *syphilide squammeuse* traitée par le muriate d'or, sous nos yeux, il y a près de quarante ans.

1° Un garçon tailleur, âgé de trente-quatre ans, atteint à

l'autorisation serait donnée pour la continuation des expériences hydrothérapiques, et que des encouragements et des remercîments seraient adressés à M. Gibert, et, par ce médecin (au nom du Conseil), à M. le docteur Wertheim.

plusieurs reprises et traité antérieurement de symptômes vénériens primitifs, entra à l'hôpital Saint-Louis le 15 février 1819. Il avait contracté, deux mois auparavant, un chancre vénérien, qui s'était développé à la face interne du prépuce, après un coït impur. Pendant dix jours environ, on s'était borné à l'usage des émollients; mais alors deux bubons s'étant manifesté aux aines, on avait mis le malade à l'usage de la liqueur de Van Swieten et d'une boisson sudorifique. Les bubons, sur lesquels furent appliqués des émollients, se terminèrent par résolution; le chancre se cicatrisa et se rouvrit à plusieurs reprises; une salivation légère s'établit. Ce traitement fut continué pendant environ six semaines. L'éruption syphilitique se développa (au dire du malade) au milieu de ce traitement, commençant d'abord par le front et les membres thoraciques : elle existait depuis cinq semaines lorsque le malade fut reçu à l'hôpital Saint-Louis.

Alors elle occupait toute la surface du corps, à l'exception des jambes et des pieds. Les téguments étaient semés d'une foule de *petites plaques saillantes, dures et sèches, aplaties, lenticulaires, d'un rouge cuivreux tirant un peu sur le livide,* les unes isolées et exactement circonscrites, les autres confluentes et confondues par leurs bords. Ces plaques offraient çà et là une très-légère desquammation furfuracée à leur surface et étaient d'ailleurs *solides* et entièrement dépourvues de vésicules. La peau du scrotum offrait quelques rougeurs et quelques excoriations; on voyait à la face interne du prépuce, sur la base du gland, la trace du chancre cicatrisé; un léger écoulement muqueux avait lieu par l'urètre; la surface interne de l'anus présentait quelques petites excroissances syphilitiques. Le malade éprouvait des douleurs vagues dans les épaules et dans les flancs.

Un traitement par le *muriate d'or* fut prescrit, après quelques jours de préparation; ce sel, donné en poudre à la dose d'un huitième de grain, en frictions sur la langue, avec de la poudre de guimauve pour excipient, d'abord une fois par jour, puis deux fois, fut continué durant l'espace de trois mois environ, l'usage du remède n'ayant été interrompu que quelques jours à l'occasion de quelques accidents d'irritation gastrique promptement dissipés par l'emploi des adoucissants. Plusieurs bains simples furent administrés dans le cours du traitement.

Le malade, se jugeant guéri, voulut sortir de l'hôpital le 19 juin 1819. Alors, en effet, tous les phénomènes vénériens avaient disparu, les plaques cutanées avaient pris la voie de la résolution, et il ne restait plus d'autres traces de l'éruption que quelques petites taches pâles et très-peu apparentes; 20 grains de muriate d'or avaient été consommés.

2° Le même moyen fut employé avec succès chez un autre malade qui avait eu, comme le précédent, plusieurs affections vénériennes, et qui, outre l'éruption squammeuse, portait une petite exostose au tibia gauche (avec douleurs ostéocopes nocturnes), une ulcération grisâtre au frein de la verge, des engorgements glanduleux dans les aines, etc. La peau de la face, du tronc et des membres était semée d'un grand nombre de plaques *lenticulaires, rougeâtres et cuivrées, dures, la plupart exemptes de desquammation, d'une étendue qui variait depuis celle d'une grosse tête d'épingle jusqu'à celle d'une lentille, sans prurit ni aucune sensation douloureuse.* L'usage externe des bains de vapeur fut associé au remède interne sur la fin du traitement, et hâta manifestement la disparition des plaques. Lorsque le malade sortit, après avoir pris seulement 18 grains de muriate d'or, on ne voyait plus sur la peau que quelques légères maculatures pâles et peu sensibles. Comme dans l'observation précédente, il avait fallu suspendre quelques jours l'usage du muriate d'or à cause de quelques accidents légers d'irritation gastro-intestinale.

M. Biett a justement rattaché à la syphilide squammeuse une éruption particulière de la paume des mains, qui se rapproche du *psoriasis palmaria,* et à laquelle il a donné le nom de *syphilide cornée.* Les éminences thénar et hypothénar, le centre même de la paume de la main (et assez souvent d'une seule main), offrent de petites saillies squammeuses dont le centre est dur et véritablement analogue à ces endurcissements de l'épiderme qui s'observent dans les *cors* aux pieds. Quelquefois la face palmaire du poignet offre en même temps un limbe de plaques cuivrées et légèrement écailleuses, qui circonscrivent la paume de la main et qui aident beaucoup à établir un diagnostic certain. Chez un malade atteint de ce genre d'affection (auquel on oppose souvent avec succès les *fumigations cinabrées* partielles, les onctions avec des *pommades mercurielles,* etc.), le traitement suivant amena la guérison assez rapidement :

1° Pilules avec *protoïodure de mercure*. . . . . 1 gramme.
Poudre de gaïac. . . . . 1 gramme et 1/2.
Pour 24 pilules. — 2 par jour.

2° Onctions tous les soirs sur l'éruption avec la pommade suivante :

♃ Protoïodure de mercure. . . . . 1 gramme.
Axonge. . . . . 60 —
M.

La syphilide *squammeuse* est, avec la syphilide *papuleuse* simple (dont elle n'est quelquefois qu'une dépendance), une forme assez commune. Chez une femme atteinte de syphilide *squammeuse* du visage, qui avait pris cette apparence *herpétiforme* que nous décrirons plus loin en traitant de la syphilide *tuberculeuse*, l'éruption n'avait point envahi d'autres parties du corps. De petits anneaux cuivrés et légèrement squammeux se remarquaient sur les lèvres, les côtés du nez, le menton et le cou. De petites écailles grisâtres, reposant sur un fond cuivreux, existaient aux angles des paupières et aux commissures des lèvres. La malade présentait en outre des tubercules plats aux parties et à l'anus, et une *érosion granulée* du col de l'utérus. Mais le plus communément, la syphilide squammeuse siége aux extrémités.

Comme nous l'avons dit, on pourrait, à la rigueur, ne regarder la forme *squammeuse* que comme une nuance de la syphilide *papuleuse* lenticulaire. Mais, sous le rapport du diagnostic, il y a avantage à décrire à part cette nuance pour la rapprocher des genres *lepra* et *psoriasis* qu'elle peut simuler, surtout quand elle est bornée à la paume des mains.

ORDRE VII.

TUBERCULES.

(VII. Lupus. Kéloïde. Molluscum. Eléphantiasis. Radesyge. Pian. Bouton d'Alep et quelques autres maladies exotiques.)

DARTRE RONGEANTE OU LUPUS.

§ Ier. — Les anciens auteurs paraissent avoir connu cette maladie, désignée par les Grecs sous le nom de Νομη, et d'Ερπης εσθιομενος, et par les Latins sous ceux de *lupus*, *herpes exedens*, etc. Nous croyons, avec M. Alibert (qui a décrit cette maladie avec beaucoup de soin), devoir lui conserver le nom de *dartre rongeante* qui lui a été donné par les Grecs et par Galien [1]. Willan a préféré la désigner sous celui de *lupus*, des Latins : tous deux expriment d'ailleurs les ravages destructeurs de la maladie. Bateman n'a fait qu'indiquer cette affection dans son ouvrage.

[1] Dans sa nouvelle nomenclature, M. Alibert a fait de cette maladie le quatrième genre du groupe des dermatoses *dartreuses*, et l'a décrite sous le nom d'*esthiomène*, emprunté à Gui de Chauliac.

La dartre rongeante est une maladie chronique de la peau, ayant le plus ordinairement son siége au visage, et caractérisée par le développement de tubercules larges, aplatis et diffus, d'un rouge obscur, qui s'ouvrent au bout d'un temps plus ou moins long, et se convertissent en ulcérations croûteuses rongeantes. Ces ulcérations s'étendent plus ou moins en surface et en profondeur, entraînent assez souvent la déformation ou la chute de la partie cartilagineuse du nez, et laissent dans les lieux qu'elles abandonnent, pour ramper vers d'autres, des cicatrices inégales, labourées, irrégulières, assez analogues à celles qui succèdent aux brûlures. Toutefois, la forme tuberculeuse élémentaire qui caractérise ordinairement le début de la dartre rongeante, et qui nous la fait classer, avec Bateman, dans l'ordre des *tubercules*, n'est point toujours tellement prononcée ni même tellement constante, qu'on la trouve bien caractérisée dans tous les cas. Quelquefois, l'ulcération s'établit presque de prime abord sur une surface rouge et légèrement saillante; d'autres fois, la dartre rongeante paraît débuter par de véritables pustules, etc.; mais ces cas sont exceptionnels, et d'ailleurs, dans cette maladie, c'est moins à la forme élémentaire qu'on s'attache pour établir les rapports des diverses variétés, qu'aux progrès ultérieurs de l'ulcération qui lui succède. Toutefois, cette différence de forme a donné lieu aux dénominations de *lupus* érythémateux, impétigineux, tuberculeux, ulcéreux, avec hypertrophie, etc.

§ II. — La dartre rongeante reconnaît le plus souvent pour cause le vice scrofuleux; aussi le professeur Alibert a-t-il donné le nom de *dartre rongeante scrofuleuse* à la principale variété de cette affection. On la voit le plus ordinairement survenir dans la jeunesse, et depuis l'enfance jusqu'à l'âge adulte, mais surtout depuis dix ou douze ans jusqu'à vingt ou vingt-cinq, chez les individus d'un tempérament lymphatique, dont la figure est naturellement un peu bouffie, les lèvres et le nez épais et volumineux, qui ont été sujets dans leur enfance à des engorgements glandulaires, à la teigne muqueuse, aux ophthalmies chroniques, etc. Pourtant elle se développe aussi quelquefois chez des individus qui présentent l'apparence d'une constitution saine et robuste, et chez lesquels rien ne fait soupçonner l'existence du vice scrofuleux. C'est à cette variété que M. Alibert a cru devoir donner le nom de dartre rongeante *idiopathique*. Souvent le vice syphilitique produit au visage des ulcérations plus ou moins analogues dans leur début, et jusqu'à un certain point dans leurs progrès, à la dartre rongeante; et c'est cette maladie que le même auteur a indiquée sous le nom de dartre rongeante *vénérienne*. Dans quelques cas rares, certaines circonstances locales, certaines causes irritantes externes, ont paru provoquer le développement du *lupus*, mais plus souvent elles n'ont fait qu'en accélérer les progrès. Cette maladie n'est point contagieuse. Chez quelques sujets, on la voit s'arrêter et disparaître avec les progrès de l'âge.

§ III. — Encore que l'on ait quelquefois occasion d'observer la dartre rongeante sur les membres et même sur le tronc, c'est le plus ordinairement au visage qu'elle se montre avec tous les caractères qui lui sont propres, et c'est de préférence au lobule ou aux ailes du nez, à la lèvre supérieure, à l'une des joues, qu'on la voit débuter. La peau devient, dans un point de l'une de ces régions, rouge, boursouflée, bosselée, prurigineuse; un ou plusieurs *tubercules* aplatis, ovalaires, diffus, mal circonscrits, font saillie à la surface des téguments; leur couleur tend au rouge-brun ou au rouge livide. Le malade, excité par un prurit incommode, y porte souvent les doigts et accélère ainsi les progrès du mal (il est cependant des cas où la dartre rongeante est complétement indolente). Ces tubercules s'étendent, se confondent, envahissent une surface plus ou moins large (sur laquelle la peau est rouge, amincie, luisante), s'excorient, s'ulcèrent et font de nouveaux progrès en surface et en profondeur. Les ulcérations, d'abord superficielles, se recouvrent de croûtes verdâtres et brunâtres, sèches et assez adhérentes; un ichor âcre et qui irrite les parties voisines coule au-dessous d'elles. La peau des environs est rouge, tendre, un peu tuméfiée. Tantôt l'ulcère reste stationnaire pendant fort longtemps, défendu par les croûtes qui le recouvrent et causant très-peu de douleur; tantôt il se cicatrise dans le lieu qu'il occupait d'abord, et s'étend comme en rampant aux parties voisines, restant toujours superficiel et ne corrodant que l'épiderme et le tissu réticulaire de la peau. Tantôt, au contraire, il s'étend peu en surface, se borne à la région où il a paru, mais pénètre profondément et détruit successivement toute l'épaisseur de la peau, le tissu cellulaire sous-cutané, les chairs, les cartilages, ne s'arrêtant qu'aux os. De hideuses déformations suivent ces progrès d'un mal destructeur. Le nez, entièrement détruit, n'offre plus à sa place qu'une ouverture triangulaire, rouge, et séparée par la cloison des fosses nasales; les paupières, entraînées en dehors et éraillées, laissent voir leur face interne rouge et irritée; les lèvres, les joues, sont rongées, perforées, labourées par des sillons profonds, inégaux, mamelonnés (formés par des cicatrices boursouflées, enfoncées, irrégulières, tout à fait analogues à celles qui suivent les divers degrés de la brûlure); enfin le visage, tuméfié, engorgé, défiguré, rougeâtre, ulcéré, cicatrisé, privé de ses traits les plus saillants, devient chez ces malheureux un objet d'horreur et de dégoût qui inspire aux autres et leur inspire à eux-mêmes une sorte d'aversion et de dégoût presque insurmontable... Ce qui est bien étonnant, c'est le peu de douleur qui accompagne souvent d'aussi grands désordres. Quelquefois pourtant, les malades ressentent un prurit, une cuisson, une ardeur plus ou moins vive dans les régions ulcérées. Assez souvent, au début, la formation des tubercules s'accompagne d'un prurit incommode.

Mais la dartre rongeante offre une foule de nuances, de degrés, de variétés intermédiaires entre son état le plus léger et le plus circonscrit et son degré le plus intense, le plus étendu et le plus invétéré ; en sorte qu'on aurait peine à croire, si l'on comparait ensemble les deux extrêmes, qu'ils pussent appartenir à la même maladie.

Il est bien rare que cette affection, quels que soient ses progrès, porte une atteinte funeste à la santé générale. Dans le plus grand nombre de cas, celle-ci reste intacte, et toutes les fonctions importantes continuent à s'exercer librement. Les complications seules et les autres lésions graves amenées par la diathèse scrofuleuse peuvent entraîner une terminaison fâcheuse. Le plus ordinairement on n'a à déplorer que les désordres locaux, et les difficultés et les dérangements apportés à la vision, à l'olfaction, à la respiration nasale, à la préhension des aliments et à la mastication, par le renversement des paupières et l'irritation des yeux, l'oblitération des narines ou la chute du nez, le rétrécissement de la bouche, la perforation des lèvres ou des joues, etc.

M. Biett admettait trois variétés de *lupus*, savoir : le *lupus* qui détruit en surface, celui qui détruit en profondeur, et celui qui s'accompagne d'*hypertrophie*. Ces trois nuances ont une physionomie fort différente : dans la première, on ne distingue point d'élément *tuberculeux*; un point de la peau rougit, s'amincit, s'use, et l'on voit ainsi quelquefois les ailes du nez, par exemple, s'amincir et s'user d'une manière fort remarquable. Dans la seconde nuance, le mal épuise tous ses ravages sur un point très-circonscrit, sur le lobule du nez par exemple, sur le centre de la joue, etc.; une perforation complète se forme ainsi, dans quelques cas, assez rapidement.

Enfin la troisième nuance, à peu près exclusive aux sujets lymphatiques et scrofuleux, s'accompagne quelquefois d'une bouffissure et d'une tuméfaction énorme des lèvres, des joues, de manière à ce que les yeux sont cachés, à ce que la bouche ne peut plus s'ouvrir, etc.

Pour nous, tout en reconnaissant la justesse des remarques

précédentes, nous pensons qu'elles ne suffisent pas encore pour donner une idée exacte des principales formes de la dartre rongeante. Voici, d'après notre propre observation, les distinctions les plus capitales à établir, celles qui offrent le plus d'importance sous le rapport du diagnostic et du traitement :

1° L'*esthiomène* du visage, soit à forme tuberculeuse pure, soit à forme tuberculo-pustuleuse et ulcéro-croûteuse, soit à forme impétigineuse (*impetigo rodens*), soit même à forme érythémateuse (*erythema lœve* de Bateman ou *excentrique* de Biett). C'est à cet esthiomène que se rapportent les trois divisions admises par Biett, savoir : le lupus superficiel, le lupus térébrant, le lupus avec hypertrophie.

2° L'esthiomène du tronc et des membres. Ce dernier est celui qui revêt le plus habituellement la forme *serpigineuse* et qui s'offre sous l'apparence de tubercules groupés en grappes, répandus en nappes étalées et irrégulières, ou allongés en bandes et en guirlandes qui rappellent la physionomie et les progrès de la *syphilide serpigineuse*. Nous établirions d'après cette physionomie deux variétés principales, le *lupus tuberculeux groupé* et le *lupus serpigineux*. Mais, je le répète, rien de plus variable que la physionomie de la dartre rongeante envisagée dans ses diverses formes, dans ses diverses phases et dans les différentes régions qu'elle occupe : toutes nos divisions ne peuvent suffire à représenter d'une manière exacte les nombreuses nuances de cette redoutable affection.

§ IV. — C'est surtout la *syphilide* rongeante tuberculeuse qu'il est important de distinguer de la dartre rongeante scrofuleuse, pour ne pas s'exposer à employer des remèdes nuisibles ou à négliger un traitement efficace. La teinte cuivrée propre aux affections cutanées de nature vénérienne, l'étendue en profondeur plutôt qu'en surface de l'ulcération consécutive, l'aspect grisâtre, les bords découpés et taillés à pic de celle-ci, les circonstances commémoratives et concomitantes suffisent, en général, pour faire reconnaître la syphilide rongeante. Nous devons dire cependant qu'il est des cas où les tubercules du *lupus* ont beaucoup d'analogie avec les tubercules vénériens, soit qu'ils occupent le visage, soit qu'ils se montrent sur d'autres parties du corps. En général, la couleur de ces tubercules est d'un rouge livide et violacé, et non point terne, éteint, cuivré, comme celui des tubercules syphilitiques. Nous reviendrons sur ce diagnostic comparatif en parlant de la syphilide tuberculeuse. Le *cancer* cutané diffère du *lupus* par l'âge des sujets qu'il attaque, les ulcérations fongueuses et à bords renversés qu'il produit, le développement vasculaire variqueux qui s'y joint souvent, les douleurs lancinantes qui l'accompagnent, etc. On a donné le nom de *noli me tangere* à une petite ulcération rongeante qui survient fréquemment au nez ou à la joue, surtout chez les vieillards, et qui semble n'être qu'une nuance du cancer de la peau. Cette petite ulcération, ordinairement sèche et prurigineuse, se recouvre d'une petite croûte sèche et mince qui ne ressemble guère aux ulcérations croûteuses du *lupus,* et qui d'ailleurs réclame le même traitement. Les rougeurs de la *couperose* ne sauraient guère être confondues par un observateur attentif avec les saillies rougeâtres du *lupus* commençant ; toutefois il faut être prévenu de la possibilité d'une pareille méprise, dont les suites ne pourraient manquer d'être très-fâcheuses.

Les progrès redoutables du *lupus* abandonné à lui-même, la résistance qu'il offre aux moyens thérapeutiques, la fréquence des récidives, les hideuses difformités que cette maladie peut entraîner à sa suite, rendent le pronostic très-fâcheux. Pourtant lorsqu'il est attaqué à temps, lorsque le sujet est doué d'une bonne constitution, on réussit souvent à arrêter le mal à son début.

Chez plusieurs malades de l'hôpital Saint-Louis, nous avons vu une inflammation érysipélateuse du visage, soit spontanée, soit provoquée par les médications stimulantes mises en usage, déterminer la résolution des tubercules et changer de la manière la plus avantageuse l'état hideux de la face. Malheureusement, cette résolution est le plus souvent temporaire et incomplète.

Il peut survenir accidentellement dans la région envahie par le *lupus* d'autres nuances d'irritation cutanée : c'est ainsi que l'on voit se manifester dans quelques cas sur la peau enflammée de petits groupes de pustules d'*impetigo*, qui donnent lieu à la formation des croûtes de la *dartre crustacée flavescente*, et qui se superposent à la base tuberculeuse de la dartre rongeante.

§ V. — Traitement. — De tout temps on s'est attaché à combattre par des topiques plus ou moins actifs, la dartre rongeante. *Paul d'Égine* faisait usage, dans quelques cas, de cataplasme de lentilles cuites avec du miel, d'onguents avec le vin, l'huile de myrte, la cire, la laine grasse brûlée, l'écorce de grenade, la litharge, la céruse et l'encens. Les anciens employaient suivant les cas une multitude de topiques *astringents, irritants, caustiques*, etc. De nos jours, on emploie généralement les *caustiques* pour détruire la surface ulcérée et arrêter les progrès de l'ulcération. La *poudre arsenicale* de M. Dupuytren, composée de 98 à 99 parties de calomel, et de 1 à 2 parties d'oxyde blanc d'arsenic, la *pâte arsenicale* ordinaire, le *nitrate acide de mercure*, le *nitrate d'argent fondu*, le *sublimé corrosif* en solution concentrée, sont employés à cet effet. Il faut avoir soin que l'action du caustique ne s'étende point au delà de la surface du mal et n'agisse pas trop profondément. Il suffit en général, lorsqu'on se sert de la poudre caustique de M. Dupuytren, de saupoudrer l'ulcération avec une petite houppe, de manière à la recouvrir d'une couche d'un millimètre environ d'épaisseur (moins d'une demi-ligne). Lorsqu'on emploie le nitrate acide de mercure, on promène sur la surface ulcérée un plumasseau de charpie bien imbibé de la solution caustique. Quel que soit le mode de cautérisation qu'on emploie, il faut, avant d'en faire usage, modérer d'abord les accidents inflammatoires (s'ils sont un peu intenses) par une apposition de sangsues, de bains tièdes, des applications émollientes, faire tomber les croûtes par des douches de vapeur ou par des cataplasmes émollients, rendre la surface malade humide et nettoyée de tous corps étrangers. Dans quelques cas on est obligé de l'excorier et de l'aviver par l'application d'un vésicatoire, et c'est sur la surface excoriée par le vésicatoire qu'on pratique la cautérisation qui est alors fort douloureuse.

Le caustique dont je me sers le plus souvent, c'est la pâte de Vienne, qui forme une eschare sèche, adhérente et bien limitée.

Mais, dans beaucoup de cas, je me contente de l'action cathérétique, astringente et résolutive de la pommade au nitrate d'argent (3 grammes nitrate d'argent cristallisé sur 30 grammes d'axonge).

Quand, après une ou plusieurs applications du caustique, on a réussi à obtenir une cicatrice qui paraît solide, on tâche lui donner de la souplesse et de dissiper les engorgements qui pourraient encore persister par l'usage des *douches de vapeur*.

Les topiques résolutifs, particulièrement indiqués au début de l'affection, conviennent aussi en pareil cas : on s'est servi avec succès dans ces derniers temps des *iodures de soufre* et de *mercure* combinés avec des corps gras, dans des proportions variables (de 1 à 4 grammes sur 30 grammes d'excipient). L'huile de foie de morue unie à l'huile de cade est un des meilleurs topiques à employer.

Mais, comme la dartre rongeante est assez souvent entretenue par le vice scrofuleux, il devient alors indispensable de joindre aux moyens externes des antiscrofuleux internes; les remèdes internes ayant échoué, les topiques peuvent réussir. Ainsi, chez un malade de l'hôpital Saint-Louis, affecté d'un *lupus* scrofuleux, la *teinture d'iode* fut administrée pendant plusieurs mois à l'intérieur sans aucun avantage, et il fallut recourir aux vésicatoires et aux caustiques pour borner les progrès du mal. Les toniques, les amers, le *muriate de chaux* en solution légère, le *muriate de baryte* même, les préparations *arsenicales* de Fowler et de Pearson, l'*huile animale de Dippel*, ont été conseillés pour remplir cette indication ; c'est au praticien éclairé à faire un choix judicieux parmi ces moyens, ayant soin toutefois de n'employer qu'avec réserve et dans les cas les plus urgents les médicaments actifs qui pourraient facilement se transformer en poison dans les mains de l'ignorance et de la témérité. Pour ma part, c'est à l'huile de foie de morue que je donne la préférence.

Les *antiphlogistiques* et surtout les émissions sanguines locales conviennent peu dans cette maladie (sauf le cas d'indications précises) ; ils ne pourraient en aucune manière être considérés comme constituant en pareil cas une méthode curative : plusieurs fois même, dans le temps où la doctrine *physiologique* avait usurpé le plus d'empire sur les esprits, j'ai vu les applications de sangsues, réitérées dans le but de guérir cette *inflammation*, favoriser singulièrement les progrès du mal.

Un *noli me tangere* traité de la sorte pendant que j'étais interne à l'Hôtel-Dieu (dans l'hiver de 1820) m'offrait un exemple remarquable de cette influence fâcheuse des applications de sangsues contre certaines maladies rongeantes de la peau. J'en extrais le récit d'un mémoire sur les effets de la saignée que j'ai inséré en 1826 dans la *Nouvelle Bibliothèque médicale* (cahier d'avril):

« Un carrier, âgé de trente-six ans, portait à l'aile droite du nez, près du lobule de cet organe, une petite ulcération fendillée et caverneuse, d'où s'écoulait une petite quantité de matière ichoreuse, et autour de laquelle existait une tuméfaction rougeâtre assez étendue, avec desquammation de l'épiderme. Les paupières du même côté étaient un peu tuméfiées et légèrement rougies. Un sentiment de prurit fort incommode, parfois même quelques élancements se faisaient sentir dans le lieu affecté.

» Le mal avait commencé deux ans auparavant, par un petit bouton prurigineux, qui, irrité par la poussière du plâtre, excorié par l'action des doigts, saignant parfois, souvent croûteux, avait fini par se transformer en une véritable ulcération rongeante.

» Ce malade fit à l'Hôtel-Dieu un séjour d'environ trois mois ; pendant les deux premiers, on appliqua un grand nombre de fois des sangsues autour du lieu malade, et on tint celui-ci couvert de cataplasmes émollients.

» La tuméfaction, l'endurcissement, la rougeur obscure, les douleurs augmentèrent, envahirent tout le nez, la partie voisine des joues, et commencèrent à se prononcer aux paupières des deux côtés.

» On suspendit alors un traitement dont le résultat était si manifestement fâcheux, et l'on prescrivit des bains avec addition de sublimé, et des pilules de *Plummer* à l'intérieur. Le mal parut cesser de faire des progrès, mais il resta stationnaire. Peu de temps après le malade fut évacué sur l'hôpital Saint-Louis, et je le perdis de vue. »

Il me paraît certain que si, au lieu de s'opiniâtrer à combattre par des sangsues cette affection de mauvaise nature, on se fût attaché à la détruire dans son foyer par quelques applications caustiques, on aurait obtenu une guérison prompte et sûre.

Nous avons dit plus haut que la nature venait quelquefois au secours de l'art dans les affections chroniques de la peau, et que le *lupus* lui-même, cette maladie si rebelle et si opiniâtre, prenait quelquefois la voie de la résolution à l'occasion de l'invasion d'une maladie aiguë, d'un érysipèle par exemple, qui modifiait brusquement la circulation et la nutrition du tissu malade. M. Biett en a montré un exemple remarquable à sa leçon clinique dn 8 juillet 1830.

Le malade avait offert, deux ans auparavant, sur le nez des groupes pustulo-croûteux d'*impetigo rodens*, auxquels avaient succédé des tubercules appartenant au genre *lupus*. Réprimés par des applications résolutives et caustiques, ces tubercules s'étaient affaissés et avaient paru se résoudre. Une récidive eut lieu, et lorsque cet individu se présenta de nouveau à l'hôpital Saint-Louis, le nez, les joues, la lèvre supérieure étaient le siége de plusieurs tubercules, dont quelques-uns étaient ulcérés ; la lèvre était en outre généralement tuméfiée et hypertrophiée (*lupus avec hypertrophie*). On eut recours à des cautérisations légères, puis à des douches de vapeur et à un bandage compressif [1], et les ulcérations étaient cicatrisées, la lèvre diminuée de volume, les tubercules en voie de résolution, lorsqu'un érysipèle de la face survint. Peu de temps après, la résolution des engorgements était complète, et les lieux qui avaient été le siége de la maladie n'offraient plus que cette rougeur, cette injection capillaire qui persiste pendant un temps plus ou moins long après la plupart des affections chroniques de la peau.

On voit que, dans le traitement du *lupus*, c'est chercher en quelque sorte à imiter ces crises morbides que de s'efforcer, par des applications stimulantes, de modifier les tissus à la manière de ces inflammations spontanées qui ont de si avantageux résultats dans des circonstances pareilles.

Nous avons eu occasion d'observer des effets analogues produits par la *variole*; mais malheureusement ces effets ne se soutiennent pas toujours d'une manière durable. Ainsi, chez un malade affecté d'une dartre rongeante à la joue (et qui d'ailleurs n'offrait aucun indice de *scrofules*), une éruption

[1] Dans le cas de *lupus avec hypertrophie*, M. Biett a plusieurs fois retiré de grands avantages d'une compression méthodique que l'on exerce sur le visage à l'aide de bandes, de compresses et de charpie, les yeux étant fermés et matelassés, et les narines tenues ouvertes à l'aide de bouts de sonde de gomme élastique.

de petite vérole qui survint modifia très-avantageusement les tubercules rongeants, mais cette amélioration ne fut que temporaire, et bientôt après on eut le chagrin de voir le mal reprendre sa marche, quelque temps suspendue.

C'est, il faut le dire, une chose très-ordinaire que de voir ainsi la dartre rongeante se reproduire après avoir paru guérie. Un malade qui était à l'hôpital Saint-Louis au mois de mai 1829 présentait un triste exemple de cette fâcheuse récidive. Il avait subi à Montpellier en 1816 l'opération de la *rhinoplastie*, le nez ayant été détruit par les progrès d'une dartre rongeante que le célèbre Delpech avait en vain cherché à arrêter par les caustiques. Pendant deux ans, le malade avait pu se croire guéri de sa maladie et de la hideuse difformité qui en avait été la suite, difformité que l'habile chirurgien que nous venons de nommer avait si heureusement fait disparaître ; mais en 1828, quelques nouveaux tubercules se montrèrent sur les joues, et, chose assez remarquable, sur le nez artificiel. Du reste, ce sujet, d'un tempérament lymphatique et affecté de scrofules dans son enfance (il avait alors vingt-cinq ans), était dans des circonstances bien peu favorables à la guérison radicale du mal dont il était atteint.

Nous avons cependant obtenu dans quelques circonstances heureuses la guérison du *lupus*, soit au début et chez de jeunes sujets, placés d'ailleurs dans de bonnes conditions hygiéniques ; soit chez des adultes et sous la forme indiquée plus haut sous le nom d'esthiomène *serpigineux ;* soit enfin, chose plus rare et plus difficile, dans des cas en apparence très-défavorables, où le lupus avait envahi toute l'étendue du visage et y persistait à l'état tuberculo-rongeant depuis un grand nombre d'années.

L'usage à l'intérieur de mon *sirop de deutoïodure ioduré* (voir au chapitre des *Syphilides*), de l'iodure de potassium, de l'huile de foie de morue ; à l'extérieur, la cautérisation avec le nitrate acide de mercure ou le caustique de Vienne ; les pansements avec la pommade au nitrate d'argent, les onctions avec l'huile de foie de morue et l'huile de cade; les douches gélatino-salines froides sur le visage rougi et induré: voilà les médications actives qui nous ont le mieux réussi, secondées bien entendu, par les conditions hygiéniques convenables et surtout par le temps; car, dans une affection aussi grave et aussi tenace, il n'y a point de succès possible ni durable sans une grande patience et une longue et infatigable persévérance, qu'il est presque également difficile de rencontrer chez le médecin lui-même et chez le malade.

Enfin, nous devons mentionner, sans oser toutefois les proposer comme exemples, les succès obtenus sur trois sujets adultes, atteints depuis dix à dix-huit années de dartre rongeante hideuse du visage, et qui durent une guérison inespérée à une diathèse syphilitique inoculée, guérie elle-même ultérieurement par le traitement spécifique. On trouvera dans la seconde partie de cet ouvrage le récit de ces expériences, que nous entreprîmes au nom de la Commission académique chargée, en 1859, de donner à l'autorité la solution précise de la question de la contagion des *accidents consécutifs* de la syphilis (voir la *Gazette médicale de Paris,* mai et novembre 1859).

ÉLÉPHANTIASIS DES GRECS.

§ Ier. — Cette maladie, décrite avec détail par *Aretée,* paraît avoir été inconnue à l'ère hippocratique. Elle ne s'est vraisemblablement propagée en Grèce qu'après les conquêtes d'Alexandre le Grand, lequel fut, dit l'histoire, le premier Grec qui vit des éléphants dans les combats qu'il livra à l'Asie. Le grand Pompée rapporta le mal en Italie, après ses guerres en Asie et en Grèce, dans le siècle qui précéda la naissance de Notre-Seigneur, et c'est seulement dans le siècle suivant, premier de l'ère chrétienne, que l'*éléphantiasis* fut décrit d'une manière complète et précise par Aretée, après avoir été indiqué par Galien, par Celse, et même, plusieurs années auparavant, par le poëte Lucrèce, qui signale l'Égypte et les bords du Nil comme le berceau de la maladie. *Galien* dit avec raison que le nom d'*éléphantiasis* a été donné à cette affection (lib. IV. *De causis accidentium*) parce que ceux qui en sont atteints ont la peau noire et pleine de tubérosités comme le cuir de l'éléphant. On sait d'ailleurs que l'expédition de Pyrrhus en Italie avait, dès le troisième siècle *avant* Jésus-Christ, effrayé les Romains de la vue des éléphants amenés de l'Orient.

Quant à l'éléphantiasis *des Arabes*, son origine est beaucoup plus récente encore, puisqu'il n'a été clairement signalé que par *Rhazès*, auteur arabe qui vivait au dixième siècle de notre ère [1].

C'est surtout dans le moyen âge, et après les croisades, que l'*éléphantiasis tuberculeux* et les affections dites lépreuses se sont répandues en Europe [2]. On comptait en France, au treizième siècle, jusqu'à deux mille léproseries, et l'on sait

[1] Voir la note placée en tête du chapitre de l'éléphantiasis *arabe*.

[2] Longtemps avant l'ère des croisades proprement dite, de fréquents pèlerinages avaient lieu de divers points de l'Europe chrétienne à la terre sainte. Il paraît qu'au huitième siècle, la lèpre était déjà assez commune en Occident, et notamment dans les Etats français, puisque dans le parlement tenu en 757, à Compiègne, sous le règne de Pépin le Bref, cette maladie fut expressément mentionnée comme une cause de dissolution de mariage. On permettait d'ailleurs à la partie saine de se remarier (Voir l'*Histoire de France* de l'abbé Vély.) L'histoire ecclésiastique nous apprend, en effet, que dès les premiers siècles de l'Eglise, l'usage s'était introduit parmi les chrétiens de faire des pèlerinages à la terre sainte. « A mesure, dit l'auteur de l'*Histoire des croisades*, que les peuples de l'Occident se convertissaient au christianisme, ils tournaient leurs regards vers l'Orient. Du fond de la Gaule, des forêts de la Germanie, de toutes les contrées de l'Europe on voyait accourir de nouveaux chrétiens qui venaient visiter le berceau de la foi qu'ils avaient embrassée. » Un itinéraire à l'usage des pèlerins leur servait de guide depuis les bords du Rhône et de la Dordogne jusqu'aux rives du Jourdain, et les conduisait, à leur retour, depuis Jérusalem jusqu'aux principales villes d'Italie. Au dixième siècle, le bruit répandu généralement de la fin du monde prochaine fit affluer en foule à Jérusalem les chrétiens d'Occident, malgré les désastres qu'elle avait subis sous la domination des infidèles. Au onzième siècle, l'Eglise latine avait pris la coutume de substituer les pèlerinages à la terre sainte aux péni-

qu'un ordre spécial de chevaliers se consacra au traitement des lépreux. Alors et depuis, par un défaut d'observation exacte, et par suite des vices introduits dans le langage par la manière dont les traducteurs interprètent les expressions des auteurs arabes, on a généralement confondu sous le nom

tences canoniques. A l'époque des fêtes de Pâques surtout, des troupes innombrables de pèlerins arrivaient de la Judée.

Mais, au temps des croisades, pour me servir de l'expression tant de fois citée de l'historien grec Anne Comnène (*Alexiad.*, lib. x), on vit l'Occident s'arracher de ses fondements pour se précipiter sur l'Asie.... et le fléau exotique, qui jusque-là n'avait pu prendre racine en nos climats tempérés, y devint en quelque sorte populaire, puisqu'au treizième siècle il existait en France deux mille léproseries et que, suivant l'historien Matthieu Paris, on en comptait jusqu'à *dix-neuf mille* dans toute la chrétienté, vers l'an 1244.

« La lèpre avait à cette époque quelque chose de sacré aux yeux de l'Eglise et des fidèles : c'était un don de Dieu, une distinction spéciale, une marque, pour ainsi dire, de l'attention divine. La main de Dieu, du Dieu toujours juste et miséricordieux, avait touché un chrétien, l'avait frappé d'une manière mystérieuse et inaccessible à la science humaine; dès lors il y avait quelque chose de vénérable dans son mal. La solitude, la réflexion, la retraite auprès de Dieu seul, devenaient une nécessité pour le lépreux; mais l'amour et les prières de ses frères le suivaient dans son isolement. L'Église avait su concilier la plus tendre sollicitude pour ces rejetons infortunés de son sein, avec les mesures exigées pour le salut de tous, pour empêcher la contagion de s'étendre. Peut-être n'y a-t-il rien dans la liturgie de plus touchant et de plus solennel à la fois que le cérémonial, dit *separatio leprosorum*, avec lequel on procédait à la séparation de celui que Dieu avait frappé, dans les lieux où il n'y avait pas d'hospice spécialement consacré aux lépreux. On célébrait en sa présence l'office des morts; puis après avoir béni tous les ustensiles qui devaient lui servir dans sa solitude, et après que chaque assistant lui avait donné son aumône, le clergé, précédé de la croix et accompagné de tous les fidèles, le conduisait à une hutte isolée qu'on lui assignait pour demeure. Sur le toit de cette hutte le prêtre plaçait de la terre du cimetière, en disant : « *Sis mortuus mundo, vivens iterum Deo !* » Meurs au monde et renais à Dieu ! Le prêtre lui adressait ensuite un discours consolateur où il lui faisait entrevoir les joies du paradis et sa communication spirituelle avec l'Église, dont les prières lui étaient acquises dans sa solitude plus encore qu'auparavant. Puis il plantait une croix de bois devant la porte de la hutte, y suspendait un tronc pour recevoir l'aumône des passants, et tout le monde s'éloignait. A Pâques seulement, les lépreux pouvaient sortir de leurs tombeaux, comme le Christ lui-même, et entrer pendant quelques jours dans les villes

de *lèpre* beaucoup de maladies différentes, soit de la peau, soit même des tissus sous-jacents. Plusieurs médecins, au rapport de *Bateman*, avaient pourtant, dès le seizième siècle, signalé ce fait, et avaient reconnu que l'on plaçait souvent dans les lazarets des individus qui n'offraient point les signes

et villages, pour participer à la joie universelle de la chrétienté. Quand ils mouraient ainsi isolés, on célébrait leurs funérailles avec l'office des *Confesseurs non évêques*.

» La pensée de l'Église avait été comprise par tous ses enfants. Les lépreux avaient reçu du peuple les noms les plus doux et les plus consolants; on les appelait : *les malades de Dieu*, *les chers pauvres de Dieu*, *les bonnes gens*.... En outre, c'était par suite des pèlerinages en terre sainte et des croisades que la lèpre s'était le plus répandue en Europe; et cette origine ajoutait à son caractère sacré. Un ordre de chevalerie, celui de Saint-Lazare, avait été fondé à Jérusalem pour se consacrer exclusivement au soin des lépreux, et avait un lépreux pour grand maître; et un ordre de femmes s'était voué au même but, dans la même ville, à l'hospice Saint-Jean l'Aumônier. Parmi les rois et les grands de la terre, notre Élisabeth ne fut pas la seule à honorer le Christ dans ses successeurs de Lazare; des princes illustres et puissants regardaient ce devoir comme une des prérogatives de leurs couronnes. Robert, roi de France, visitait sans cesse les hôpitaux. Saint Louis les traitait avec une amitié toute fraternelle, les visitait aux quatre Temps, et baisait leurs plaies*. Henri III, roi d'Angleterre, faisait de même.... Mais ce sont surtout les saints du moyen âge qui ont témoigné aux lépreux un dévouement sublime. Sainte Catherine de Sienne eut les mains atteintes de la lèpre, en soignant une vieille lépreuse qu'elle voulut elle-même ensevelir et enterrer; mais après avoir persévéré jusqu'au bout dans son sacrifice, elle vit ses mains devenir blanches et pures *comme celles d'un nouveau-né*, et une douce lumière sortir des endroits qui avaient été le plus attaqués. Saint François d'Assise et sainte Claire, sa noble compagne; sainte Odile d'Alsace, sainte Judith de Pologne, saint Edmond de Cantorbéry, et plus tard saint François-Xavier et sainte Jeanne de Chantal se plaisaient à rendre aux lépreux les plus humbles services. Souvent leurs prières obtenaient une guérison instantanée. » (*Histoire de sainte Elisabeth de Hongrie, duchesse de Thuringe* (1207-1231) : par le comte de Montalembert; 1 vol. in-4°, 1836, p. 218 et suiv.)

* On se rappelle sa conversation avec Joinville, quand il demanda à celui-ci ce qu'il aimerait le mieux d'être lépreux ou d'avoir commis un péché mortel. Joinville répondit qu'il aimerait mieux en avoir fait trente que d'être lépreux. Quand ils furent tous deux seuls, le saint roi reprocha à son ami cette réponse en ces termes. « Vous déistes comme hastis musarz (comme un étourdi); car nulle » si laide mezelerie (lèpre) n'est comme d'être en péchié mortel.... Ci vous prie, tant comme je puis, » que vous métez votre cuer à ce pour l'amour de Dieu et de moi, que vous aimissiez mieux que » tout meschief avenir au corps de mezelerie et de toute maladie, que ce que le péchié mortel venist » à l'ame de vous. » (Joinville, édition 1761, page 6.)

évidents de la *lèpre squammeuse* ou de l'*éléphantiasis tuberculeux*, mais qui présentaient des exemples de maladies cutanées fort différentes.

M. Alibert, tout en s'attachant à faire ressortir les différences qui séparent l'éléphantiasis des Grecs de la lèpre *écailleuse*, a cependant cru devoir décrire ces deux maladies dans l'ordre des lèpres, se conformant ainsi jusqu'à un certain point à la nomenclature vulgaire, et même il a rapproché l'éléphantiasis *tuberculeux* de l'éléphantiasis vulgaire ou *maladie glandulaire des Barbades*, et il a décrit ce dernier comme une variété sous le nom de lèpre tuberculeuse *éléphantine*.

Aujourd'hui encore, dans le groupe des dermatoses *lépreuses*, cet auteur admet trois espèces, savoir : la lèpre *écailleuse*, la lèpre *crustacée* et la lèpre *tuberculeuse*; c'est cette dernière que nous décrivons sous le nom d'*éléphantiasis*. (Voir la note au chapitre *Lepra vulgaris*.)

Les auteurs anglais ont apporté plus de rigueur dans leur classification, et il est important d'adopter leurs idées pour faire cesser la confusion qui règne entre des maladies qu'il convient d'isoler et d'étudier comme des espèces distinctes.

Bateman termine par le résumé suivant la discussion à laquelle il se livre à ce sujet : « .... Nous pouvons conclure » de tout ce que nous venons de dire, que l'on a souvent con- » fondu les mots *éléphantiasis* et *lèpre*. On a donné mal à » propos le nom de *lèpre* (expression qu'il ne faut employer » que pour désigner une maladie *squammeuse*) à l'*éléphan-* » *tiasis* proprement dit (maladie caractérisée par le dévelop- » pement de *tubercules*).

» Les écrivains qui ont traduit en latin les ouvrages des » Arabes, ont donné le nom d'*éléphantiasis*, maladie qui a » été si bien décrite par les Grecs, à une affection locale de » la jambe (l'*éléphas* de ces écrivains, la *jambe des Barbades*, » et la *maladie glandulaire*, d'après le docteur Hendy); et » les praticiens appellent aujourd'hui *éléphantiasis* cette ma- » ladie qui affecte la jambe. Les Grecs, les Romains et les

» Arabes ont désigné, mal à propos, sous les noms de *leuce*, » *vitiligo* et *baras* (ou beras) une maladie caractérisée par la » couleur blanche de la peau. Dans la suite, des personnes » peu instruites ont donné ce nom à la lèpre squammeuse; » tandis que toutes ces maladies ont reçu indifféremment la » dénomination de *lèpre.* »

La lèpre *tuberculeuse* (décrite par Bateman sous le nom d'*éléphantiasis,* d'après les auteurs grecs) est donc une maladie cutanée caractérisée, dans son plus haut degré de développement, par de petites tumeurs ou *tubercules* qui se montrent principalement à la face, aux oreilles (et plus tard aussi dans la bouche, sur les membres, etc.), susceptibles de persister fort longtemps dans un état d'induration, ou de se terminer par ulcération, rarement par résolution. Cette induration tuberculeuse s'accompagne d'une altération profonde de couleur et de texture de la peau, laquelle devient épaisse, rugueuse, grisâtre, livide ou brunâtre, analogue à celle de l'éléphant. Les traits sont difformes et hideux, le tact est aboli, les poils blanchissent et tombent.... et la mort seule vient mettre fin aux misères du lépreux. Cette maladie, fort rare dans nos climats tempérés, est au contraire assez commune dans les pays chauds, en Afrique, en Syrie, dans les Indes, dans nos colonies de l'Amérique (où elle reçoit le nom de *lèpre*). Elle ne s'observe guère en France, et surtout à Paris, que chez les individus qui ont fait des voyages maritimes et qui ont pu contracter le germe de la maladie dans quelqu'un des lieux où elle naît ordinairement. Toutefois, quelques contrées chaudes de l'Europe, comme les Martigues en Provence, certains lieux d'Espagne et de Portugal, offrent quelques exemples d'éléphantiasis indigène. Tandis que, d'autre part, à l'extrémité septentrionale de l'Europe, sur les côtes de Norvége, la maladie règne à l'état endémique.

Schilling, médecin belge qui pratiquait vers le milieu du dix-huitième siècle dans les colonies hollandaises de l'Amérique, et qui regardait la lèpre antique, le *leuce* des Grecs, le *vitiligo* des Latins, la lèpre des croisades, l'*éléphantiasis* d'Aretée et l'éléphantiasis des auteurs arabes, comme des degrés ou des nuances de la même maladie, s'exprime à peu près en ces termes, dans le chapitre de sa première dissertation latine intitulée *De frequentia lepræ in coloniis americanis, præsertim meridionalibus, et de causis hujus frequentiæ* :

» Il est constant que la lèpre était jadis endémique chez les Arabes et les Égyptiens et qu'elle l'est encore aujourd'hui. De ces contrées elle s'étendit peu à peu aux peuples voisins, et infecta d'abord l'Abyssinie et l'Éthiopie, régions dans lesquelles le ciel, l'air et le sol offrent une grande analogie avec le pays qui fut le berceau de la lèpre. Il y a lieu de croire qu'elle a passé de ce lieu en Amérique avec les esclaves africains transportés aux colonies....

» Le mal ne paraît pas, en effet, pouvoir être regardé comme endémique en Amérique, quoiqu'il y soit aujourd'hui assez répandu.... mais seulement parmi les habitants qui ont des relations avec les Éthiopiens. Il se propage d'ailleurs chaque année, de plus en plus, par le moyen de nouveaux arrivages d'esclaves; les plus beaux parmi ceux-ci sont souvent en effet atteints de lèpre, dont ils n'offrent encore que de légers indices, faciles à dissimuler ou à méconnaître.

» Il y a plusieurs raisons évidentes pour que la maladie soit plus commune dans la colonie de Surinam et les contrées voisines que dans l'Amérique du Nord... » Ces raisons se tirent du climat, du genre de nourriture, des rapports des habitants avec les nègres, etc. L'auteur croit, avec tous les écrivains qui l'ont précédé, depuis Moïse, Hippocrate, Galien, jusqu'aux observateurs les plus modernes, que l'usage des poissons gâtés, des salaisons, des eaux corrompues, est la cause la plus puissante du développement de la maladie dans les contrées où elle règne. Il admet d'ailleurs que la cause prochaine réside dans une altération profonde de la lymphe et du sang. Aussi le mal apparent, quelque léger qu'il soit, est toujours l'indice d'un vice caché, et l'on ne pourrait réussir à guérir en se bornant, par exemple, à détruire ou à enlever par des remèdes externes la tache qui est le premier symptôme de la lèpre, lors même qu'il n'en existerait qu'une seule sur toute l'étendue des téguments et que la santé générale semblerait intacte.

L'auteur que nous venons de citer, Guillaume Godefroi *Schilling*, exerça la médecine et la chirurgie pendant un grand nombre d'années à *Paramariboi,* ville principale de la Guiane Belgique, en Amérique. L'expérience et la fortune qu'il y acquit lui firent désirer de se perfectionner dans les lettres et les sciences. Il quitta donc la colonie et parcourut d'abord les provinces les plus civilisées de l'Amérique septentrionale; puis il alla à Londres, revint dans sa chère Belgique qu'il avait abandonnée pauvre, quinze ans auparavant, et dans laquelle il retournait riche, et publia, en 1769, deux mémoires, l'un sur la *Lèpre*, l'autre sur la maladie appelée *Yaws* par les Américains. Ces mémoires furent redigés en latin par *J. D. Hahn,* son compatriote. Peu de temps après, Guillaume *Roëll* fit paraître une dissertation savante extraite des papiers de son père, célèbre théologien, sur la lèpre des Hébreux. Il y puisa des arguments contre l'opinion de Schilling, qui fut forcé par la continuation de ses voyages de remettre sa réponse à un autre temps. Schilling parcourut la France et l'Italie, visita Paris, Montpellier, Rome, Turin, se rendit à Vienne, revint de là dans sa patrie, pour retourner de nouveau à Surinam. Pendant ce temps, la dissertation de *Roëll* avait été reproduite et soutenue publiquement dans l'Académie de Francfort, pour obtenir le grade de docteur, par Philippe *Ouseel.* C'est la réponse à cette dissertation qui fut publiée en 1778 par les soins du docteur *J. D. Hahn*, ses nombreuses occupations et celles de *Schilling* ayant longtemps retardé cette publication.

La question de la lèpre est traitée d'une manière fort intéressante dans ces divers opuscules.

Schilling, adoptant le langage des traducteurs latins des écrivains arabes, donne le nom de LÈPRE à cette maladie grave, de l'ordre des *tubercules*, désignée par les Grecs et les Romains sous le nom d'ÉLÉPHANTIASIS. Mais, à la différence des écrivains qui l'avaient précédé et de la plupart de ceux qui l'ont suivi, le jugement du médecin hollandais est un jugement motivé et raisonné, et non point une servile imitation du langage du moyen âge. En outre, il se sépare de l'opinion des Arabes en ceci : que l'éléphantiasis, décrit par eux comme une maladie tout à fait distincte de l'éléphantiasis grec, est au contraire regardé par Schilling comme une variété seulement de cette redoutable affection, qui sévit particulièrement sur les membres inférieurs. Dans cette manière de voir, il n'y aurait plus d'inconvénient à désigner du même nom d'*éléphantiasis* les deux maladies décrites à la distance de quelques siècles, comme espèces distinctes, par les écrivains grecs et par les auteurs arabes.

Mais Schilling va plus loin encore, et il soutient avec fermeté que la *lèpre des Juifs* décrite par Moïse n'est pas elle-même une maladie différente de l'éléphantiasis des Grecs. Enfin, il prétend avoir constaté l'identité de ces deux affections avec la maladie lépreuse qu'il a observée en Amérique et que les indigènes nomment *boäsi*. La lèpre du temps des croisades a, selon lui, la même origine et la même nature que les maladies qui précèdent ; en sorte que, depuis *Moïse* jusqu'à nous, c'est le même fléau, originaire des bords du Nil, qui s'est répandu en Orient à la suite des Juifs venus d'Égypte, s'est propagé de l'Asie à la Grèce dès l'époque où fleurissait Hippocrate, s'est introduit plus tard en Italie au temps du grand Pompée, et enfin a régné en Occident sous la forme épidémique à l'époque des croisades, persistant d'une manière durable et à l'état *endémique* dans les climats qui lui sont favorables, s'éteignant et disparaissant peu à peu dans ceux qui lui sont contraires.

En sorte qu'en résumé, Schilling réunit sous le nom commun de *lèpre*, six espèces morbides, savoir : la lèpre antique ou lèpre des Hébreux, l'alphos et leuce des Grecs, ou *vitiligo* de Celse, l'*éléphantiasis* des Grecs, l'*éléphantiasis arabe*, le mal de Saint-Lazare ou la lèpre de Jérusalem, et enfin le *boâsi* ou la lèpre tuberculeuse d'Amérique qui règne encore de nos jours. Ces espèces, suivant lui, quoique distinguées en apparence par quelques signes particuliers, ne diffèrent cependant pas plus les unes des autres que les plantes nées des mêmes semences et qui conservent la même nature, quoique la diversité du climat, du sol et de la culture aient pu imprimer un aspect différent à leurs feuilles, à leurs fleurs ou à leurs fruits.

Les deux caractères principaux sur lesquels paraît s'être fondé notre auteur pour établir un pareil rapprochement sont :

1° L'origine commune des affections indiquées qui peuvent être regardées toutes comme ayant eu le même berceau, l'Égypte (où elles sont encore endémiques) ;

2° Un symptôme bien frappant et bien remarquable, qui ne se retrouve dans aucune autre maladie cutanée, savoir : l'abolition de la sensibilité dans le point affecté, ou l'*anesthésie*.

Cette opinion de Schilling est contradictoire à celle de la plupart des médecins qui ont écrit sur les maladies de la peau, et en particulier à celle adoptée par le savant *Lorry*, à peu près contemporain de Schilling. Appuyé sur les savantes interprétations de la médecine sacrée données par l'érudit *Richard Mead*, Lorry était porté à croire que la lèpre des Juifs se rapprochait du *vitiligo* de Celse ou *alphos* des Grecs, tandis que la lèpre des croisades n'offrait aucune ressemblance avec cette affection, mais pouvait être rapportée à l'*éléphantiasis* grec.

Écoutons maintenant les remarques érudites de *Philippe Ouseel*, sur la lèpre des Hébreux décrite par Moïse et les principaux rabbins.

Les livres sacrés attestent que la lèpre était familière à la nation juive. C'était une affection surnaturelle commune aux choses inanimées comme aux choses animées qui altérait l'aspect naturel de leur surface, principalement sous le rapport de la couleur. Aussi le Lévitique traîte-t-il de la lèpre des vêtements, de la lèpre des maisons et de la lèpre des hommes. Voilà donc une première différence fondamentale qui distingue la maladie des Hébreux de toutes les autres affections qui ont été décrites sous le nom de *lèpre*, c'est que non-seulement elle frappe les êtres animés, mais encore les murs et les meubles. Le siége principal de cette affection réside dans la superficie des corps, non pas que le mal ne puisse pénétrer plus profondément, mais c'est l'altération de cette surface qui appelle d'abord l'attention et qui caractérise la lèpre. Le signe par excellence de cette altération est un changement de la couleur blanche pour les poils, jaunâtre pour les vêtements, verdâtre ou jaunâtre avec une nuance rougeâtre pour les murailles, qui survient spontanément, qu'il y ait ou non d'ailleurs inégalité de la surface altérée.

La lèpre du corps présente deux espèces, l'une qui attaque le cuir chevelu et la barbe, l'autre qui est la lèpre de la peau, celle qui fait l'objet principal de la savante dissertation d'*Ouseel*. Cette lèpre de la peau peut être distinguée en deux variétés, suivant qu'elle se répand sur tout le corps ou qu'elle est bornée à certaines parties.

La lèpre *particulière* se subdivise encore en celle qui attaque des parties saines et celle qui se montre sur d'anciennes cicatrices, soit spontanées, soit produites par la brûlure.

D'après les écrivains juifs, toutes les espèces de lèpre de la peau relatées dans la loi sont comprises au nombre de sept, dans l'ordre et sous les noms qui suivent : Tumeur, abcès, tache sur la peau ou sur la chair, tumeur et tache sur une partie brûlée, tumeur et tache sur un ulcère, desquammation (*porrigo*) de la tête et de la barbe, tumeur des parties chauves et de celles dans lesquelles les cheveux ou les poils ont repoussé (*tumor calvitiei et recalvationis*).

On trouve encore ailleurs (*Codicis de plaga*, c. I), d'une manière plus générale, qu'il y a deux genres de plaies (de la lèpre), divisées elles-mêmes en quatre espèces. Tache blanche comme la neige, dont la seconde espèce ressemble à du plâtre, de la chaux ou du marbre (*gypsi palatii*); puis tumeur semblable à de la laine très-blanche, dont la seconde espèce ressemble à la pellicule de l'œuf.

En résumé, pour les écrivains juifs, le signe le plus général de la *lèpre* paraît être une blancheur surnaturelle de la surface de la partie affectée. Aussi *Moses Maimonides* se sert-il de ce seul caractère pour désigner la lèpre : « La lèpre de la peau de la chair existe, dit-il, lorsqu'une partie quelconque de la peau blanchit d'une blancheur qui égale ou qui dépasse la pellicule de l'œuf. »

D'après un autre écrivain, il paraît bien que les formes indiquées plus haut ne sont que des degrés ou des périodes successives de la lèpre : la tache d'abord, l'abcès ou la tache rompue ensuite, enfin la tumeur ou le *tubercule*.

A ce signe caractéristique de la lèpre, la blancheur, se joignent d'autres indices, tels que la décoloration des poils, la diffusion de la tache et l'aspect de chair vive, auxquels il faut encore ajouter, en suivant toujours le langage de Moïse, la dépression de la plaie. Quelques auteurs expliquent cette dépression en disant qu'elle n'est pas tout à fait synonyme d'excavation, de profondeur, mais que c'est plutôt une apparence qui frappe la vue, de la même manière que l'ombre donne à l'œil l'image d'un enfoncement.

Le second signe de la lèpre est donc, d'après les docteurs de la loi, le changement de couleur des poils qui deviennent blancs.

La diffusion de la tache est le troisième. « Voilà, dit le législateur hébreu, que le mal (*abcessus*) se répand et s'étale sur la peau; alors le sujet sera déclaré impur par le prêtre; la lèpre existe. » Pour que la plaie de la lèpre fût bien constatée, il fallait que la tache eût acquis environ l'étendue d'une fève, de manière à comprendre environ trente-six poils dans le carré de la surface attaquée. *Maimonides* assure que les anciens tenaient cette règle de Moïse lui-même qui l'avait proclamée sur le mont Sinaï. On lit de même, dans le Talmud que la tache a la grandeur d'une fève de Cilicie carrée, cette fève égalant elle-même neuf lentilles, et la lentille occupant l'espace de quatre poils, ce qui donne trente-six poils pour toute l'étendue de la tache.

La chair vive est le quatrième signe de la lèpre. L'écrivain sacré s'exprime ainsi au chapitre XIII du Lévitique : « Voici qu'il y a une tumeur blanche sur la peau et que celle-ci a changé la couleur des poils en blanc; s'il y a en outre sur cette tumeur quelque apparence de chair vive, c'est l'indice de la lèpre invétérée sur la peau de la chair de l'homme. »

Tout ce que nous venons de dire se rapporte à la lèpre générale ou universelle ; celle qui occupe certaines parties se montre sur des cicatrices de brûlure ou d'ulcère; elle a des signes communs avec la lèpre générale, savoir, la tache et la tumeur. Seulement la tache, dans ce cas, peut être blanche ou *légèrement rougeâtre*.

Après avoir ainsi établi, d'après les auteurs juifs, les signes spéciaux de la lèpre des Hébreux, *Ouseel* cherche à faire voir qu'ils ne peuvent guère s'accorder avec ceux de la lèpre moderne, qui acquiert à son plus haut degré tous les caractères de l'*elephantiasis*. Il reconnaît toutefois que le *vitiligo* des Latins ou l'*alphos* et le *leuce* des Grecs présentent avec la lèpre sacrée une certaine ressemblance. Le passage de *Celse* (l. V, c. XXIX) qui a trait au *vitiligo* est en effet on ne peut plus explicite : « Cette maladie est dite *alphos* par les Grecs, lorsqu'il existe sur la peau des taches blanches semblables à des gouttes, et *leuce*, lorsque la couleur blanche est plus prononcée, les taches plus profondes et plus déprimées, les poils eux-mêmes blanchis et semblables à de la laine. » Il faut encore ajouter la tendance à s'étendre de proche en proche et la persistance opiniâtre du mal que l'auteur latin ne manque pas de signaler comme propre au leuce : « λευκη *quem occupat non facile dimittit.* »

Ouseel traite ensuite des causes de la lèpre des Juifs, et il reconnaît au fléau deux origines, l'une divine, effet de la colère céleste provoquée par l'infraction de la loi de Dieu ; l'autre naturelle, qui peut, d'après quelques écrivains juifs, avoir une triple source, savoir : le coït impur avec une femme menstruée, l'irritation et la chaleur du prépuce, une corruption cachée du sang. Cette dernière cause est la seule qui puisse être admise.

L'auteur pense qu'on peut rédiger en ces termes le pronostic de la maladie : C'est un mal très-grave, non pas toutefois mortel, nullement contagieux, et cependant incurable.

Ouseel, s'efforce de combattre la répugnance que les médecins pourront avoir à admettre la *non-contagion* du mal. La séquestration des lépreux prescrite par la loi des Juifs semble de prime abord impliquer nécessairement l'idée de contagion. Mais l'auteur fait remarquer que malgré la présence de la lèpre sur l'époux, on accordait aux nouveaux mariés la libre jouissance de la première semaine du mariage comme étant une époque consacrée aux fêtes ; ce qui n'aurait pas eu lieu si le mal eût été regardé comme contagieux. Il explique ensuite (avec d'autres traducteurs) d'une manière favorable à son opinion un passage qui a paru à tort à quelques auteurs une preuve de l'existence de la lèpre antique chez le peuple hébreux seulement et comme maladie propre à ce peuple. « *Omnes polluuntur lepra, exceptis peregrinis et inquilinis.* » Ce qui veut dire, suivant Ouseel, que la loi ne déclare impurs que les Israélites lépreux seuls, tandis que les étrangers qui ne sont point soumis à cette loi ne peuvent être taxés d'impureté par elle. Ouseel cite à l'appui de cette opinion l'exemple de Naaman le Syrien, qui fut admis, quoique lépreux, dans le palais du roi, sans être regardé le moins du monde comme impur, et sans qu'on parût soupçonner que son mal pouvait se communiquer à d'autres.

L'auteur termine en disant que la lèpre des livres saints est une maladie inconnue à nos climats et à notre époque; les juifs eux-mêmes de notre temps s'en croient exempts, en sorte qu'on pourrait se dispenser de parler du traitement.

En parcourant les livres sacrés, on ne trouve aucun exemple de guérison de la lèpre par l'art humain. Cette guérison n'est jamais obtenue que par un miracle. CELSE avait à peu près porté le même jugement sur le *vitiligo*. Le *leuce*, dit-il, ne guérit presque jamais. Aussi, lorsque le roi de Syrie adresse au roi d'Israël son ami le Syrien Naaman dont nous avons parlé plus haut, avec prière de le guérir, le roi d'Israël s'écrie, en déchirant ses vêtements comme s'il eût entendu un blasphème: « Suis-je donc un dieu, capable de rendre la vie ou de donner la mort, pour qu'on me demande de débarrasser cet homme de sa lèpre! » La loi juive défendait même de chercher à faire disparaître par le fer ou par le feu les marques extérieures de la lèpre. Tous les lépreux dont il est parlé dans l'Évangile ont été guéris miraculeusement par Jésus-Christ. On ne voit pas qu'aucun deux ait eu recours à l'art humain pour se débarrasser du fléau qui les avait frappés. A cette dissertation d'Ouseel, que nous avons un peu longuement citée, opposons les principaux arguments contenus dans la réplique fort étendue qu'y a faite Schilling.

Cet auteur admet d'abord, avec Ouseel, que le germe de la lèpre (dont la source première est dans le corps humain) peut, comme le croyaient les Hébreux, se déposer aussi sur les objets inanimés. Il ignore d'ailleurs si le mal est ou non susceptible de se transmettre aux animaux; du moins ne connaît-il aucun exemple de cette transmission, cité soit par les auteurs sacrés, soit par les auteurs profanes.

Puis il s'occupe d'une première difficulté qui avait fort embarrassé Ouseel, et qui consiste en ce que la loi de Moïse déclarait purifié le sujet chez lequel la lèpre, après avoir parcouru tout le corps, l'avait blanchi tout entier; ce que Ouseel regarde à tort comme l'indice d'une lèpre universelle, tandis que Schilling prétend qu'on doit entendre par là l'aspect de la peau amincie, ravivée, blanchie comme celle d'un nouveau-né, qui succède à la lèpre guérie. L'Écriture sainte elle-même emploie cette expression dans le cas de Naaman, dont elle dit que la peau était devenue semblable à celle d'un nouveau-né. Or on sait, remarque Schilling, que, même chez les Africains, la peau des nouveau-nés est entièrement blanche.

Nous pouvons, à l'appui de l'opinion de Schilling, rappeler le fait de la guérison miraculeuse de sainte Catherine de Sienne, que nous avons cité plus haut d'après M. de Montalembert : « Sainte Catherine de Sienne eut les mains » atteintes de la lèpre en soignant une vieille lépreuse qu'elle » voulut elle-même ensevelir et enterrer ; mais après avoir » persévéré jusqu'au bout dans son sacrifice, elle vit ses mains » devenir blanches et pures *comme celles d'un nouveau-né*, » et une douce lumière sortir des endroits qui avaient été le » plus attaqués. »

Ainsi donc, d'après Schilling, l'Écriture sainte déclare purifié et guéri le lépreux dont le corps est blanc de la tête aux pieds et sans ulcération, tandis qu'elle déclare impur et non guéri celui qui, quoique généralement blanchi, offre encore quelque plaie ulcérée sur un point quelconque du corps. Faisons remarquer à ce propos que les observations de Schilling prouvent qu'il y a diverses périodes et divers degrés à noter dans la cure opérée quelquefois de cette manière par la nature médicatrice. Souvent il y a d'autant plus lieu de l'espérer cette cure, que le mal, abandonnant l'intérieur, se porte plus au dehors. Ainsi, en même temps que l'éruption lépreuse est plus prononcée, les viscères se débarrassent, les forces renaissent, l'énergie morale reparaît, et par ce mouvement humoral excentrique la lèpre, chassée du corps est sûrement guérie, quoique la peau n'ait point encore repris sa consistance ni son poli, et qu'il reste encore à l'extérieur une apparence lépreuse.

Quant aux divisions et sous-divisions admises par les

Hébreux, et sur lesquelles a insisté Ouseel, elles ne constituent rien autre chose que des degrés ou des accidents de la même maladie. Si, donnant crédit à ces divisions, on allait s'imaginer que le vice partiel qui s'observe dans certaines espèces peut-être enlevé et détruit par des agents locaux, on aurait une très-fausse idée de la lèpre, qui constitue une maladie générale, alors même qu'elle ne s'annonce encore que par la plus petite tache locale.

Cette remarque de *Schilling* est très-importante et nous ne devons pas négliger d'y insister ici, car nous avons entendu M. Biett lui-même émettre l'espoir d'arrêter la lèpre au début, en agissant par des douches de vapeur et des vésicatoires sur les premières taches qui viennent à paraître; bien plus, nous l'avons vu tenter la compression sur des lèpres tuberculeuses déjà universelles et qui assurément ne pouvaient être détruites par des moyens mécaniques de ce genre.

Mais c'est là un de ces exemples si communs aujourd'hui d'une thérapeutique qui s'adresse aux indices locaux de l'altération matérielle des organes, au lieu de combattre la maladie proprement dite: c'est encore un exemple qui prouve combien les médecins du temps de *Schilling* l'emportaient dans cette branche importante de l'art de guérir (la thérapeutique) sur les hommes prétendus progressifs de notre époque qui ont inventé ce qu'ils appellent une médecine *positive*, *anatomique* ou si l'on veut ORGANIQUE[1] !

Peu importe, ajoute Schilling, que la lèpre se montre chez le sujet qu'on examine sous la forme d'une tumeur, ou se présente sur un ulcère ou sur une cicatrice de brûlure, pourvu que l'on puisse constater avec certitude l'existence du mal, d'après ses principaux caractères, savoir : l'anesthésie (ou insensibilité), le changement de couleur en blanc ou en rouge, et l'extension lente et toujours croissante de la tache lépreuse.

[1] Je prie le lecteur de vouloir bien consulter, à cette occasion, mon mémoire sur les *névroses*, dans le n° de mars 1840 de la *Revue médicale*.

Le divin législateur n'a pas ignoré que le vice de la lèpre pouvait rester secret et donner lieu seulement à des taches qui restent cachées, comme celles, par exemple, qui surviennent aux parties sexuelles : en sorte que déjà le mal est ancien et invétéré lorsque des tumeurs ou des papules se développent sur des régions apparentes du corps, soit que le malade ait caché soigneusement les premiers indices de la maladie, soit qu'il n'en ait pas tenu compte, ou qu'il en ait même ignoré l'existence. Mais comme des taches et des élevures de toute autre nature peuvent se montrer à la peau, les signes suivants deviennent nécessaires pour assurer le diagnostic :

La tache lépreuse, outre sa couleur spéciale et l'*anesthésie* qu'on y observe, se reconnaît surtout à ce qu'elle survient sans aucun indice d'inflammation, et que bien loin d'être saillante, elle offre plutôt une sorte de dépression ; en outre, elle s'accroît et s'étale peu à peu et de plus en plus. De même, le *tubercule* lépreux soulève la peau sans être précédé ni accompagné d'aucun phénomène inflammatoire ; il est coloré et dénué de toute espèce de sentiment autre que celui qui peut naître dans certains mouvements du corps, comme cela se voit pour les verrues ou pour toute autre inégalité qui peut survenir à la peau.

Relativement au nom même de la lèpre et aux indications à tirer des mots hébreux qui s'y rapportent, Schilling annonce que, plus curieux de choses que de mots, il ne croit pas devoir suivre *Ouseel* dans les discussions grammaticales auxquelles celui-ci s'est livré à grand renfort d'érudition. Toutefois, il pense que le mot hébreu qui indique la privation du sentiment et du mouvement témoigne de la connaissance qu'avait Moïse de l'insensibilité du point affecté, considérée comme le premier et le principal caractère de la lèpre. Néanmoins, comme ce signe pouvait être insuffisant, le législateur des Hébreux avait eu soin de recommander qu'on ne se bornât pas à une seule visite, et la loi voulait que les prêtres examinassent à plusieurs reprises, et à certains intervalles de temps fixés, les individus suspects, afin d'empêcher qu'ils ne pussent être signalés à tort comme lépreux.

Il est bien digne de remarque que l'*anesthésie* considérée comme premier indice de la lèpre commençante, qui a si souvent échappé aux médecins, est un caractère bien connu des peuples les plus barbares. Ainsi les Éthiopiens de tout âge, lorsqu'ils aperçoivent quelque tache qui se développe à la peau d'un des leurs, ne manquent pas de s'assurer par le fer ou le feu du degré de sensibilité de cette tache, et de proclamer l'existence de la lèpre si la tache est privée de sentiment. Jamais, en pareil cas, *Schilling* n'a vu l'événement tromper leur diagnostic. Dès lors, il est facile de comprendre comment les Égyptiens, voisins de l'Éthiopie, ont eu, dès les temps les plus reculés, connaissance de ce signe, et comment cette connaissance est arrivée à Moïse qui a été élevé en Égypte. Le mot hébreu lui-même qui a donné lieu à cette remarque est probablement d'origine égyptienne et n'a point de racine connue dans la langue hébraïque, ce qui a toujours beaucoup étonné les savants amateurs de cette langue.

En adoptant l'opinion si savamment motivée de l'excellent observateur cité, on pourrait renouer la chaîne des temps et établir l'exacte filiation du fléau depuis Moïse jusqu'à nous. On verrait ainsi la lèpre née en Égypte et sur les bords du Nil, accompagner les Juifs à leur sortie d'Égypte et les suivre en Asie. Moïse a décrit dans le Lévitique les caractères des taches qui constituent la première période de la maladie. Cette première période est indiquée à peu près avec les mêmes signes, au temps d'Hippocrate, sous les noms d'*alphos,* de *leuce* et de *melas,* suivant que l'altération de la peau (toujours accompagnée d'insensibilité du point affecté) consiste en une décoloration blanche ou en une coloration rougeâtre obscure. On peut admettre que la maladie s'était, dès l'ère hippocratique, communiquée de l'Asie à la Grèce. Plus tard, les expéditions du grand Pompée sur les côtes de

Grèce et d'Asie devinrent l'occasion de l'apparition du fléau en Italie, durant le siècle qui précéda la naissance de Jésus-Christ. Dans le cours du siècle suivant, premier de l'ère chrétienne, Arétée a décrit sous le nom d'*éléphantiasis* la période tuberculeuse de la même maladie. Au dixième siècle, l'Arabe Rhazès a indiqué sous ce même nom d'*éléphantiasis* une variété de la lèpre tuberculeuse bornée à certaines régions du corps et surtout aux jambes. Les pèlerinages des chrétiens de l'Occident à la terre sainte préparaient l'invasion du fléau en Europe, où il fit irruption au treizième siècle, à la suite des croisades. A cette époque la maladie fut généralement connue sous le nom de *lèpre*.

La célèbre dissertation de *Leoniceno*, de Vicence, que nous avons déjà eu occasion de citer dans l'introduction de cet ouvrage et que nous rappellerons encore un peu plus loin, contient une discussion raisonnée sur les maladies de la peau qui ont été confondues sous le nom de lèpre. Le but principal de cette discussion est de démontrer l'erreur des médecins de l'époque, qui avaient cru trouver quelque analogie entre la lèpre du moyen âge ou *éléphantiasis* et la maladie vénérienne, supposant à tort que celle-ci n'était qu'une dégénération de la précédente. *Leoniceno* établit, dans cette dissertation, la différence des deux maladies et la disparition de la première au temps où il vivait.

Dès le quinzième siècle, en effet, ce mal exotique s'était éteint graduellement en Italie, en France et en Allemagne, tandis que, d'autre part, il était introduit dans le nouveau monde, avec les esclaves nègres importés d'Afrique, et s'y est perpétué jusqu'à nos jours dans les localités qui présentaient des conditions climatériques favorables. Dans ces localités la lèpre persévère à l'état endémique. On nous pardonnera, j'espère, cette longue digression, vu l'importance et l'intérêt historique du sujet, et, pour ne pas laisser de confusion dans l'esprit du lecteur, nous la terminerons par les propositions qui suivent :

1° La lèpre antique ou *lèpre des Hébreux*, décrite par Moïse, présente évidemment (et contrairement à l'opinion d'Alibert) une analogie marquée avec le *leuce* des auteurs grecs et le *vitiligo* des auteurs latins. Cette maladie, devenue fort rare, est presque inconnue de nos jours, à moins qu'on ne la regarde, avec Schilling, comme une simple variété du premier degré de la *lèpre tuberculeuse* ou éléphantiasis des Grecs, lequel débute en effet par des taches cutanées avec abolition du tact dans le point affecté, caractère qui est aussi celui de la lèpre des Hébreux.

2° L'*éléphantiasis grec*, ou lèpre tuberculeuse des modernes, est bien la même maladie qui a fait irruption en Europe au treizième siècle, à l'occasion des croisades ; maladie qui a disparu depuis des climats tempérés, pour se localiser dans certaines régions d'Amérique, des Indes, des terres boréales, où elle règne d'une manière endémique, ainsi qu'en Afrique et particulièrement sur les bords du Nil. Cette dernière contrée est regardée avec raison comme le berceau de la *lèpre* par la plupart des auteurs.

3° L'*éléphantiasis arabe*, qui reconnaît la même origine et règne dans les mêmes lieux, offre cependant dans son siége, son mode de développement, sa marche et ses symptômes, certains traits particuliers qui ne permettent pas de le confondre absolument avec l'éléphantiasis *grec*.

4° Il n'est pas impossible, toutefois, comme le prétend *Schilling*, que ces trois espèces morbides ne soient des degrés ou des variétés d'une maladie primitivement la même, à laquelle on pourrait continuer de donner, avec la plupart des historiens et des médecins, le nom de *lèpre*, établissant ainsi pour cette maladie une chaîne de filiation non interrompue depuis Moïse jusqu'à nos jours.

Mais cette dernière proposition, quoique soutenue par le médecin belge à l'aide d'arguments très-spécieux, appuyés d'ailleurs sur l'observation directe et attentive de l'*éléphantiasis* en Amérique et en Europe, ne peut encore aujourd'hui être regardée comme incontestable. De nouvelles recherches et de nouvelles observations recueillies par des médecins éclairés dans les lieux divers où la lèpre est endémique, pourraient seules juger définitivement cette question, ainsi que celle de la *contagion* du fléau, qui ne nous paraît pas non plus aussi clairement démontrée que le pense *Schilling*.

§ II. — Les conditions climatériques qui paraissent le plus favorables au développement de la lèpre sont une humidité notable jointe aux extrêmes de la chaleur ou du froid. C'est ainsi qu'on retrouve l'éléphantiasis à Surinam, désigné sous le nom américain de *boasi;* à la Guadeloupe et à la Désirade, où les Européens lui donnent le nom vulgaire de *lèpre;* dans les Indes, au cap de Bonne-Espérance, etc.; et, d'autre part, dans quelques contrées voisines du pôle boréal, où la maladie a été confondue par quelques médecins avec la *radesyge* sous le nom de *lèpre du Nord*.

Le climat, telle est donc la source principale de la production de la lèpre, qui règne à l'état endémique dans tous les lieux que nous venons de signaler.

Malgré l'opinion vulgaire, jadis fort répandue même parmi les médecins, il n'est pas démontré que la lèpre tuberculeuse se transmette par contagion; beaucoup de faits tendent à prouver, au contraire, que les communications les plus rapprochées et les plus fréquentes, telles que celles, par exemple, qui peuvent s'établir entre un mari et une femme, ne suffisent cependant pas pour déterminer la transmission de la maladie [1]. La chose paraît à peu près hors de doute pour nos cli-

[1] *Schilling* prétend que cet argument familier aux médecins qui nient la contagion de la lèpre, repose sur une erreur d'observation. Suivant lui, il n'est pas rare, en effet, de voir la maladie se communiquer (à Surinam), d'un mari à sa femme et réciproquement. Sans doute il peut arriver, ajoute-t-il, qu'une femme vive longtemps avec un mari lépreux sans paraître malade, surtout si elle jouit d'une bonne santé et qu'elle ait un régime de vie bien réglé ; mais il est impossible qu'elle ne soit pas infectée peu à peu, et qu'elle ne finisse pas par offrir elle-même les indices caractéristiques

mats; mais il est prudent de s'abstenir encore aujourd'hui de prononcer en dernier ressort sur la question de la contagion pour les climats des tropiques, pour les pays chauds où l'éléphantiasis est endémique. Dans les colonies on séquestre, en général, les *lépreux*, sans que cette séquestration soit cependant bien rigoureusement observée [1].

Schilling soutient vivement contre *Ouseel* la nature contagieuse de la lèpre. Selon lui, l'homme le mieux portant, en apparence, et qui n'a qu'une seule tache lépreuse commençante est déjà susceptible d'infecter ceux avec lesquels il a des rapports. Le virus lépreux est comme l'étincelle qui, toute faible qu'elle paraisse, peut cependant allumer un grand incendie.

C'est à tort qu'Ouseel pense que Moïse n'a point déclaré le mal contagieux. Le divin législateur n'a-t-il pas formellement ordonné que les lépreux fussent séparés du reste du peuple, exclus des camps et des villes, et retenus dans des habitations isolées ? La même règle n'a-t-elle pas continué d'être observée par les chrétiens ?

L'exemple tiré du répit donné à un époux accusé de lèpre, pendant la première semaine des noces, ne prouve qu'une chose, c'est qu'on voulait empêcher une accusation injuste d'avoir des effets fâcheux. Celui fourni par Naaman n'est pas plus concluant; car tout porte à croire que si cet étranger avait été admis une première fois dans le palais, c'est qu'on igno-

du mal. — Quant à l'hérédité, le même auteur affirme que les enfants ne peuvent être à l'abri de la maladie dont leurs parents sont affectés que lorsqu'ils sont, dès leur naissance, emmenés loin du toit paternel et placés dans des conditions hygiéniques propres à les préserver de la lèpre. (*Voir* l'introduction de mon *Manuel des maladies vénériennes*.)

[1] Un médecin renfermé dans la léproserie de Quito (Equateur), et lépreux lui-même, oppose plusieurs faits de non-contagion de la maladie à l'opinion populaire dans l'Amérique du Sud où les lépreux sont repoussés et séquestrés de la société. Ces faits sont des exemples de femme et de fille qui ont longtemps habité avec leur époux et père lépreux, et sont cependant restées saines. (*Voir* mon Rapport académique sur ce sujet dans le tome XX, 1855, du *Bulletin* de l'Acad. de méd.)

rait qu'il fût lépreux. Le prophète Elisée, auquel il fut renvoyé par le roi, ne lui permit pas d'entrer et lui fit dire par un messager d'aller se plonger dans le Jourdain. Naaman, irrité, se retira, mécontent de ce que le prophète ne l'avait point admis en sa présence. Plus tard, lorsqu'il revint guéri, après avoir exécuté les ordres du prophète, celui-ci n'hésita plus à le recevoir. Le roi Ozias lui-même, frappé de la lèpre, fut chassé du temple, habita une maison isolée et laissa gouverner son fils en sa place.

Les historiens profanes montrent, comme l'histoire sacrée, que la lèpre était regardée comme un mal contagieux par les peuples étrangers à la religion juive. *Hérodote* rapporte que les Persans chassaient des villes tout lépreux, indigène ou étranger, qui y était découvert. *Qui ne fuirait un lépreux!* s'écrie *Aretée.*

Il est vrai que la lèpre se propage lentement et seulement au moyen de relations intimes et familières, mais elle n'en est pas moins sûrement contagieuse, et une fois le mal contracté, tôt ou tard il fait éruption et se développe en suivant une marche plus ou moins rapide.

Si la contagion de la lèpre a été contestée, l'*hérédité* ne saurait l'être.

Le savant observateur que nous avons cité plus haut (*Schilling*) raconte dans sa seconde dissertation latine *De lepra,* les curieux détails d'une visite qu'il fit, lors de son passage à Turin, à toute une famille frappée d'*éléphantiasis,* qui était enfermée dans l'hôpital d'une petite ville voisine. Nous donnons ici une traduction libre du récit de *Schilling*, qui invoque les faits observés dans cette visite, à l'appui de son opinion bien arrêtée, non-seulement sur l'*hérédité* de la lèpre, mais encore sur la *contagion* du mal, appréciable surtout dans les relations intimes des époux :

« ... Dans le vestibule, s'avança au-devant de nous le père de cette malheureuse famille que l'on croyait sain et complétement exempt de la maladie, mais que je soupçonnai, à la première vue, infecté aussi du vice lépreux. Depuis deux ans cet homme avait perdu sa femme et son fils aîné, tous deux morts de la maladie qui affligeait alors au plus haut degré ses deux autres fils. Une fille unique, parvenue à l'âge de dix ans environ, et d'assez belle apparence, passait pour guérie, après avoir perdu la première phalange de l'indicateur de la main gauche.

» Entré dans la chambre où étaient les deux malades, je trouvai le fils aîné retenu au lit dans le plus misérable état. Le visage de ce malheureux était horrible à voir, plein de tubercules livides et noirâtres, les lèvres tuméfiées, le nez enflé et fendillé, la voix rauque, la langue aride, la poitrine et le ventre couverts de taches et de rides; quelques-unes étaient éparses sur le dos. Le ventre tendu, et volumineux, paraissait offrir au toucher une induration et une obstruction générales du foie, de la rate et des glandes du mésentère. Les bras étaient semés de taches dont je constatai la parfaite insensibilité en présence des personnes célèbres qui m'avaient accompagné. La plus grande partie des phalanges des doigts étaient tombées; les plaies, résultat de cette séparation, semblaient cicatrisées, mais n'étaient pas réellement guéries. Les membres inférieurs étaient parsemés de taches, les pieds offraient plusieurs ulcères avec carie et perte du sentiment; quelques phalanges des orteils étaient tombées, les autres étaient tuméfiées. Le malheureux malade, atteint de fièvre depuis quelques jours, était dans un état de faiblesse et d'angoisse déplorable, et je n'hésitai pas, malgré qu'il fût encore à la fleur de l'âge (trente ans), à le déclarer incurable.

» Son frère, âgé de vingt-cinq ans, alité aussi, n'était pas en proie néanmoins à des symptômes aussi graves. La figure offrait chez lui, comme le reste du corps, des taches insensibles. On y remarquait de la tuméfaction, mais sans induration; les mains avaient perdu quelques phalanges; les pieds présentaient des ulcères, mais sans mauvaise odeur et sans carie. Les viscères abdominaux ne paraissaient le siége d'aucun engorgement. Le ventre était très-paresseux chez les deux frères, et les garde-robes n'avaient lieu qu'à de rares intervalles (trois, quatre et même huit jours). Le frère aîné ne pouvait qu'être abandonné à son malheureux destin, mais le frère jeune devait être traité avec espoir de succès.

» Revenons maintenant à la fille, qui, comme je l'ai dit déjà, était douée d'un physique agréable, et ne présentait à la première vue qu'une seule tache indolente près de l'aile gauche du nez. Toutefois cette tache unique avait suffi pour éveiller mon attention, et me faire soupçonner l'existence de la lèpre.

» Mais il y avait encore un autre indice. Ayant appris que cette jeune fille avait perdu à une époque antérieure la première phalange du doigt indicateur, j'examinai la main, et je trouvai sur la cicatrice une tache indolente qui annonçait la persistance du mal et présageait une nouvelle ulcération. On me raconta que la perte de la phalange s'était opérée sans douleur, et qu'on avait essayé infructueusement plusieurs remèdes, notamment le mercure porté jusqu'à salivation, quelques-uns ayant cru à la possibilité d'une infection vénérienne.... Mais on avait dû renoncer, au bout d'un certain temps, à tout espoir de guérison et abandonner le mal à lui-même.

» Le père enfin, âgé de soixante ans, regardé par tout le monde comme sain et bien portant, me parut tout d'abord infecté aussi de la maladie qui sévissait si cruellement sur sa famille. Le visage coloré, mais exempt de taches, cet homme, doué d'une constitution robuste, soutenait et soignait les siens de tout son pouvoir. Je le fis dépouiller de ses vêtements et ne tardai pas à découvrir sur son corps des taches de lèpre qui se montrèrent insensibles aux piqûres et aux coupures. Ces taches existaient assez grandes et assez nombreuses sur les mollets, plus petites et plus rares à la nuque, sous les cheveux. Le reste de l'étendue de la peau n'offrait ni tache, ni nodosité. Cependant je n'hésitai pas à le proclamer atteint de lèpre, affirmant que la suite ne tarderait pas à justifier amplement mon jugement, car il est d'observation que dans beaucoup de cas, plus le mal a eu des progrès lents au début, plus ensuite il se développe avec violence, lorsqu'une fois il a réussi à surmonter la résistance conservatrice de la nature.

» La mère défunte devait être très-probablement considérée comme la source du mal. Elle avait infecté tous ses enfants, et la vigueur même de son mari n'avait pu complétement résister à l'infection. Elle succomba la première aux progrès de la maladie, et ses premiers enfants, les plus violemment atteints, la suivirent de près. L'aîné, en effet, était mort peu après sa mère; le second approchait du terme fatal, et le troisième était moins malade; la fille ne paraissait que légèrement affectée, et le père offrait encore toutes les apparences de la santé. Je cherchai à remonter aux causes du mal, mais aucun des malades ne put me fournir de renseignements à ce sujet. J'appris seulement que dans quelques bourgs de la partie du Piémont dite *le Val* il n'était pas rare de voir des habitants atteints de cette maladie dès l'enfance. J'ai pu, d'ailleurs, m'assurer par moi-même que la lèpre était moins rare en Italie que dans les contrées plus froides de l'Europe, et non-seulement j'ai trouvé çà et là quelques lépreux dans les hôpitaux d'Italie, mais encore il m'est arrivé de rencontrer dans les rues de certaines villes des hommes qui portaient les marques certaines de la maladie.

» Je ne puis m'empêcher de signaler en cette occasion l'horrible puanteur qui s'exhalait du lieu où résidait la famille dont je viens de conter la triste histoire..., et cependant nous étions en été, et l'on avait eu soin de tenir ouvertes les portes et les fenêtres longtemps avant notre arrivée; la chambre était spacieuse, l'hôpital lui-même placé en pleine campagne.... »

M. Valentin rapporte aussi à l'*hérédité* le fait de l'existence de quelques lépreux à Vitroles, en Provence. Un lépreux de

Martigues vint s'établir en ce lieu, et eut trois filles qui moururent comme lui de la lèpre et la propagèrent à leur descendance.

M. Alibert donnait ses soins, à l'hôpital Saint-Louis, à deux femmes qui avaient reçu la lèpre de leurs parents. Je le répète, l'*hérédité* est un fait généralement admis.

Nous avons déjà dit plus haut que la chaleur et l'humidité paraissaient favoriser le développement de l'*éléphantiasis*, et qu'on l'observait surtout dans les lieux où ces deux conditions se trouvent réunies, comme à Martigues en Provence, à l'île de Bourbon, dans les îles de Java et de Batavia, dans les contrées marécageuses de l'Amérique méridionale, etc.

La malpropreté, le défaut de soins, la misère, les causes d'insalubrité, qui agissent spécialement sur les téguments, influent aussi sur la production de cette maladie, et c'est sans doute en partie à des circonstances de ce genre qu'il faut attribuer le grand nombre d'*éléphantiasis* et d'autres affections cutanées graves qui se répandirent en Europe dans le temps des croisades.

Une mauvaise alimentation peut devenir, au jugement de la plupart des auteurs, une cause d'*éléphantiasis*. C'est surtout l'usage de poissons corrompus, de poissons salés, de chair de porc salée ou fumée, etc., que l'on a accusé de cette influence fâcheuse [1].

[1] Cette cause est regardée comme très-active par les médecins du littoral de la Norvége, où règne aussi l'éléphantiasis, en même temps qu'une autre maladie spéciale connue sous le nom de *radesyge* ou lèpre du Nord. M. le docteur Martins (*Revue médicale*, décembre 1838, p. 434), dans un voyage aux terres arctiques, croyait avoir observé la *radesyge*. Il s'étonnait que quelques auteurs eussent pu concevoir la pensée de rattacher cette maladie, évidemment lépreuse, à la syphilis. Cette affection ne lui avait semblé qu'une forme particulière d'éléphantiasis, avec séparation graduelle et spontanée des extrémités, comme on l'observe sous des conditions atmosphériques et climatériques bien différentes dans les Antilles. Il a reconnu depuis que les cas qu'il avait rencontrés étaient bien des exemples d'éléphantiasis, et que la radesyge était une autre maladie (nous y reviendrons tout à l'heure). Quoi qu'il en soit, le médecin de Tromsoe, M. Finch, a

Peut-être les causes morales ne sont-elles pas non plus étrangères à la production de la lèpre tuberculeuse, et l'on conçoit du moins avec facilité que des émotions vives, des chagrins, etc., puissent en déterminer le développement chez les individus qui y sont disposés.

Schilling admet avec raison que la lèpre est une maladie générale dont la source première réside probablement dans les liquides. À une certaine époque de la maladie, le sang extrait par la saignée offre une altération très-apparente et qui devrait être regardée peut-être comme la cause prochaine et essentielle de la maladie.

Cette altération, lorsque le mal est à son *summum* d'intensité, consiste en un défaut de séparation du sérum et du caillot, lequel offre à sa surface une coloration d'un jaune grisâtre analogue à celle que présentent eux-mêmes les téguments altérés, et notamment le tégument muqueux.

A mesure que le mal s'améliore et tend à marcher vers la guérison, cette altération devient de moins en moins apparente, en sorte que la saignée faite dans le cours du traitement peut, suivant Schilling, devenir un moyen d'exploration précieux et propre à faire reconnaître jusqu'à quel point le sang du lépreux s'éloigne ou se rapproche du sang d'un individu sain.

§ III. — Voici la description qu'*Arétée* a tracée de l'*éléphantiasis* il y a près de dix-huit siècles[1] :

« Elephanti morbo, et feræ elephanti communia multa sunt,

rapporté à M. Martins un fait bien propre à appuyer l'étiologie que nous avons signalée. La lèpre était inconnue dans une partie de son district, une baleine fut jetée sur le rivage par une tempête ; les malheureux habitants en firent leur nourriture pendant plusieurs mois ; peu de temps après, il y eut parmi eux des cas d'éléphantiasis.

[1] Nous avons suivi la version latine de *Wiggan;* peut-être ne sera-t-on pas fâché d'en trouver ici la traduction :

« Il y a beaucoup de rapprochements à faire, en effet, entre la maladie dite *éléphantiasis* et l'animal qui lui a donné son nom... ; cette maladie

» et specie, et colore, et magnitudine... Morbum quoque hunc » *leonem* vocaverunt, ob extremarum frontis rugarum simi- » litudinem : *satyriasis* etiam adpellatur ob malarum rubo- » rem, atque inexplebilem impudentemque coeundi libidi- » nem... Magnus est quidem potentiâ morbus, ad mortem » enim inferendam est omnium longè efficacissimus, est » etiam visu fœdus, et in omnibus terribilis, quemadmodum

d'ailleurs a encore été appelée *leontiasis*, à cause de la ressemblance que donnent les rides et les plis du front aux sujets qui en sont atteints avec l'aspect menaçant du *lion*. On lui a donné aussi le nom de *satyriasis*, à cause de la rougeur des joues et de l'ardeur des désirs vénériens qui s'observent chez ce genre de malades.... Cette redoutable affection tient le premier rang parmi les maladies par sa violence, par sa puissance meurtrière, par son aspect hideux, comme l'éléphant tient le premier rang parmi les animaux par sa force et par son aspect terrible.

» La plupart du temps, le mal se montre d'abord au visage; chez quelques sujets pourtant, c'est le coude, le genou, les mains, les pieds, qui sont d'abord affectés. Les malades sont lourds, assoupis, paisibles ; le ventre est resserré; l'haleine a une odeur désagréable.... l'urine est épaisse, blanche, trouble, jumenteuse; il y a des désirs vénériens.... La digestion est facile.

» Les petites tumeurs (cutanées) s'élèvent près les unes des autres, sans pourtant se confondre ; elles sont dures et rendent la peau rude et inégale : les interstices des tumeurs offrent des sillons et des gerçures comme le cuir de l'éléphant. Les veines sont élargies, non pas par l'abondance du sang, mais par l'épaississement de la peau.

» Bientôt tout le corps est envahi par les progrès du mal. Les poils meurent sur la main, les cuisses, les jambes; ils deviennent rares au pubis et au menton; la chevelure elle-même tombe, et une alopécie prématurée vient affliger les malades. S'il reste çà et là quelques poils, ils sont plutôt une cause de difformité qu'un reste d'ornement. La peau de la tête est profondément sillonnée de rides et de plis; la face est hérissée de petites tumeurs dures, à sommet blanchâtre et à base grisâtre dans quelques cas. Le pouls est petit, lent, lourd, comme si un liquide boueux circulait lentement dans les vaisseaux. Les veines des tempes sont distendues, et sous la langue existent des saillies noirâtres. Cet organe se hérisse d'aspérités granuleuses. Il n'est même pas impossible que l'intérieur du corps fourmille de tubercules analogues : ne trouve-t-on pas en effet chez les animaux malsains qui servent aux sacrifices les chairs remplies de granulations dures? Les joues sont colorées et un peu tuméfiées ; les yeux, obscurcis et nuageux, ont une couleur d'airain; les sourcils sont saillants, durs et dépouillés de poils; ils sont entraînés en bas par leur propre poids, contractés, surmontés de tubercules saillants et d'une couleur livide ou noirâtre. Ces rides et ces saillies du front et des sourcils abaissés sur les yeux

» et elephas bellua... Plerumque sanè à facie hæc pestis » incipit... Nonnulli verò ab extremâ cubiti curvaturâ, à » genu, à manuum pedumque articulis...; tardi sunt, somni- » culosi, quieti, siccâ alvo...; respiratiè grava olet... Lotium » crassum est, album, turbidum, quale jumentum reddit, » venerem appetunt... Digestio verò facilè fit. Tumores alii » juxtà alios exsurgunt, nondum quidem continui, sed crassi

donnent à la physionomie du malade quelque ressemblance avec celle du lion. Les pommettes et les narines sont recouvertes de tubercules ; les lèvres sont proéminentes, tuméfiées et endurcies, leur bord est livide, le nez est gonflé, les dents noircissent; les oreilles, agrandies, engorgées et d'une couleur rougeâtre obscure, ressemblent à celles de l'éléphant. Leur base est ulcérée et laisse écouler de la sanie ; cet écoulement s'accompagne de quelque prurit.

» Tout le corps est hérissé de rides dures que séparent de profonds sillons, en sorte que la peau ressemble réellement au cuir de l'éléphant. La plante des pieds est pleine de fissures. Si le mal continue de faire des progrès, les tubercules des joues, du menton, des doigts, des genoux s'ulcèrent. Ces ulcérations sont fétides et incurables; elles entraînent la chute du nez, des doigts, des pieds, des parties génitales, des mains tout entières, en sorte que la mort partielle précède ainsi la mort générale. Ce mal horrible n'entraîne point en effet une mort qui ne fait que délivrer le malade d'une vie déplorable et de tourments affreux, avant de l'avoir ainsi démembré. Sa durée est toujours longue, ainsi que celle de l'éléphant. L'appétit se conserve bien, mais le goût est aboli; il n'y a plus aucun plaisir dans le boire ni dans le manger : tout devient une cause de tourment et de dégoût. Le malade éprouve des lassitudes spontanées; ses membres, quoique amaigris, lui pèsent et lui paraissent lourds à porter : il ne peut goûter ni le plaisir du bain, ni celui de la table, et d'un autre côté le jeûne et le défaut d'ablution ne lui sont point agréables, de même qu'il ne jouit ni du repos ni de l'exercice. Sa maladie répugne à tout : le sommeil est léger, la veille est insupportable, troublée qu'elle est par l'image cruelle des maux qu'endure le patient. Il y a de la difficulté à respirer, le malade est en proie à des accès de suffocation tels qu'il lui semble qu'un lien l'étrangle. Quelques sujets tombent dans un assoupissement dont ils ne se réveillent plus.

» Après un pareil tableau, qui pourrait ne pas fuir des malheureux qui deviennent un objet d'horreur et de dégoût pour leurs parents les plus proches? D'autant plus qu'à l'horreur du mal se joint la crainte de la contagion : aussi plusieurs de ces infortunés s'enfuient-ils dans la solitude des montagnes, les uns emportant quelques provisions pour soutenir leur triste vie, les autres préférant la mort au mal hideux qui les afflige. »

(Arétée, *Artis medicæ principes,* t. V,
De l'éléphantiasis.)

» et asperi : et interstitium tumorum discissum est, ut ele-
» phantis corium. Venæ latæ sunt, non sanguinis redundan-
» tiâ, sed cutis crassitudine. Non multò post autem et sedes
» declarat universo corpore in æqualem tumorem distento.
» Pili in omni corpore præmoriuntur, in manibus, femoribus,
» tibiis. Item in pube, in mento rari sunt : rara quoque in
» capite cæsaries, quod verò majus est, intempestivè cani,
» et calvitie affatim subitòque ingruunt ; non multò post au-
» tem pubes et mentum glabrescunt. Quod si qui pauci pili
» remaneant ; hi magis dedecent, quam qui defluxerunt.
» Capiti cutis altiùs rescissa est : rimæ autem frequentes,
» profundæ, asperæ sunt. Tumores in facie duri, acuti ; non-
» numquam fastigio albido, basi viridiore. Pulsus pusilli,
» graves, tardi, tanquam per cœnum vix se moventes. Venæ
» temporum distentæ sunt, et sub linguâ ventres biliosi.
» Lingua grandinosis varis exasperatur. Neque inopinabile
» est et omne corpus talibus scatere tuberculis ; quandoqui-
» dem, et in victimis pravos humores habentibus carnes
» grandinum plenæ sunt... Rubent malæ cum tumore haud
» ità magno, oculi caliginosi, ænei coloris sunt, supercilia
» prominentia, crassa, glabra, deorsum versus pondere ver-
» gentia ; contractis glabellis eminens tumor insurgit : color
» lividus, aut ater est. Episcenium vehementer contrahitur,
» ut oculos contegat, quemadmodum irascentibus aut leoni-
» bus accidit : unde et leonina hæc ægritudo vocatur. Hypopia,
» id est, sub oculis insurgentia ossa, et nares cum atris tu-
» moribus salebrosæ, exstantesque sunt, labiorum promi-
» nentia crassa est, pars autem inferior livescit, nasus tumet,
» dentes non albi sunt, sed nigricare videntur. Aures rubent
» admixtâ nigritiâ, obstructæ, elephanticæ, ut grandiores con-
» suetò esse videantur. Ulcera in basi aurium sunt : sanies
» defluit, pruriunt. Totum corpus rugis asperis exaratur :
» necnon et altè descendunt scissuræ veluti nigri in corio
» sulci ; propterea et elephas huic morbo nomen est. Plan-
» tarum et calcaneorum usque ad medios digitos fissuræ

» sunt. Quòd si plùs augescat malum, tumores malarum, » menti, digitorum, genuumque ulcerosi fiunt, ulcera fœti- » da sunt et insanabilia : alia enim super alia exsurgunt, » super alia alia nitescunt, siquidem membra hominem diù » morte præveniunt, quoad de corpore excidant nasus, digiti, » pedes, genitalia, atque totæ manus.

» Neque enim hæc labes priùs perimit, à turpi vitâ, sævis- » que cruciatibus liberans, quàm membratim dilaceratus » homo sit. At longæva est, quemadmodum et elephas animal. » Aliter atque aliter paratorum ciborum appetentia est non » obtusa; sed gustatus qualitatis expers est : nullaque edendi » ac potandi delectatio : omnia verò ob doloris cruciatum » oderunt : spontaneæ sunt lassitudines ; singulorum mem- » brorum species hominem gravitate inusitatâ premit, quan- » tumlibet exigua membra sint, quin etiam corpus omnia » gravatim fere ; non balneis delectatur, non illuvit, non cibo, » non jejunio, non motu, non quiete : ab omnibus enim mor- » bus alienus est : somnus tenuis, vigiliâ pejor mala sua co- » gitans, spirandi vehemens difficultas : suffocationes fiunt, » ac si laqueo strangulentur. Hoc igitur pacto nonnulli vi- » tam perdiderunt, inexcitabilem somnum in mortem dor- » mientes.

» Itaque tales cum sint, quis non aufugiat ? aut quis non » aversetur, licet filius, aut pater, aut etiam germanus frater » sit ? cum metus est ne morbus communicetur. Propterea » multi in solitudines, et montes sibi charissimos abduxe- » runt ; iliqui eorum egestati, quoad viverent, subvenientes, » aliqui verò minimè : cum eos vitâ defungi mallent. » (Arétée, *De elephantiasi.*)

Comme on peut en juger par l'énergique description d'*Arétée,* l'*éléphantiasis* consiste en une altération superficielle d'abord, puis de plus en plus profonde, de la peau, qui se couvre de *maculatures* fauves, grisâtres ou brunâtres, puis s'engorge, s'épaissit, s'indure, devient grisâtre, bronzée, brunâtre chez les blancs, puis rugueuse, inégale, se hérisse de *tubercules*, de rides, de bourrelets hideux : ceux-ci, plus prononcés au visage que partout ailleurs, grossissent et déforment les traits, de manière que la physionomie des malades a pu être comparée avec celle des satyres ou du lion, l'induration ou la tuméfaction des lèvres, des ailes du nez, de la peau du front, des oreilles, donnant véritablement au visage un aspect horrible et fort analogue à celui du personnage fabuleux dont les anciens nous ont tracé l'image, ou à la face redoutable du roi des animaux.

Schilling, qui, comme nous l'avons dit, observait la lèpre tuberculeuse à Surinam, au dix-huitième siècle, et dont la dissertation latine a été commentée et publiée à Leyde, en 1778, par les soins de *J. D. Hahn* [1], attache avec raison une très-grande importance aux premiers caractères qui peuvent indiquer le début de la maladie. Ces caractères, sûrs et constants d'après sa propre observation, sont au nombre de deux, savoir : 1° *le changement de couleur de la peau* et des poils dans la partie affectée ; ce signe a, selon lui, été noté par tous les observateurs ; 2° l'*insensibilité* du lieu malade, qui a été signalée pour la première fois par *Arétée* (et plus anciennement par *Moïse*), mais qui ne paraît pas avoir été indiquée comme un caractère existant dès le principe du mal, et aussitôt que les premières taches apparaissent, avant *André Cleyer*. Ce médecin, ayant rencontré le cas dans l'île Java, et l'ayant pris pour une maladie nouvelle et inconnue, le publia, avec une figure qui peignait l'horrible état du corps affligé de lèpre, dans les *Éphémérides germaniques*, en décembre 1683 [2].

[1] *Schilling* avait fait paraître sa dissertation sur la lèpre en 1769.

[2] Remarquons pourtant que *Grég. Horstius*, dans une lettre adressée en 1624 à Hoefner, insiste sur ce premier indice de la lèpre et dit expressément que l'on doit s'assurer si le sujet ressent dans les points affectés les piqûres faites par l'aiguille du chirurgien. *Horstius* observait alors des cas de lèpre à l'hôpital d'Ulm ; il mentionne le fait remarquable (et rare dans nos climats tempérés) de la séparation spontanée et sans douleur d'un pied tout entier chez l'un des lépreux soumis à son observation.

L'altération de couleur de la peau est de deux espèces : tantôt ce sont des taches rougeâtres tirant sur le pâle, tantôt des taches blanchâtres tirant sur le jaune livide ou rougeâtre. Dans le premier cas, les poils de la partie paraissent jaunâtres ou rougeâtres ; dans le second ils paraissent blancs. Dans les deux espèces, les taches sont rondes et fort petites au début. L'insensibilité est commune aux deux cas. Sans ces deux caractères réunis, il n'y a point de lèpre.

Il est fort important, dans les pays où l'éléphantiasis est endémique, ou chez les sujets qui sont revenus de ces contrées dans les lieux où la lèpre est inconnue, de donner une extrême attention à l'apparition de ces premières taches qui marquent le début du mal, et qui offrent, au premier abord, quelque ressemblance avec les *éphélides*, avec la coloration du *pityriasis versicolor*, avec les taches *vénériennes*, avec les maculatures que laissent temporairement chez certains sujets les éruptions *papuleuses* et autres. La *couleur* des taches lépreuses, tantôt blanches et déprimées, comme dans le *leuce* et le *vitiligo* des auteurs grecs et latins, comme dans la *lèpre* de Moïse, tantôt d'un rouge jaunâtre ou grisâtre ou même noirâtre, comme dans le *melas* et l'*éléphantiasis* des Grecs et des Arabes ; leur *insensibilité*, leur *diffusion*, toujours croissante, sont autant de caractères que ne saurait méconnaître un médecin éclairé.

Une seule tache suffit pour établir l'existence d'un mal qui ne s'arrêtera plus dans ses progrès redoutables, ainsi que le prouvent de nombreux exemples rapportés par le médecin de Surinam.

Le devoir du médecin est donc d'examiner attentivement de la tête aux pieds le corps de l'individu suspect, et surtout de ne pas omettre les parties poilues ou chevelues ; car, dès que la couleur de la peau s'altère dans cette affection, les poils changent aussi. Chez les Européens, la lèpre blanche se reconnaît plus difficilement que chez les Éthiopiens, et chez ceux-ci, au contraire, c'est la lèpre rouge qui est moins facile à découvrir. Ce sera donc chez les premiers l'insensibilité de la partie qu'il faudra regarder comme le signe pathognomonique, insensibilité telle, que la peau peut être piquée, coupée, brûlée, sans aucun sentiment de douleur. Toutefois, il faut remarquer que ce signe ne peut exister dans toute sa plénitude que lorsque la plaie de la lèpre s'est déjà étendue en profondeur; dans le principe, en effet, elle ne s'annonce que par des taches superficielles qui n'ont pas parfois une étendue plus grande que la largeur d'un sou. D'où la nécessité de suspendre son jugement dans quelques cas, pendant plusieurs jours ou même plusieurs semaines, en un mot jusqu'à ce que le mal ait fait des progrès suffisants pour être bien reconnu. Il faut même bien savoir qu'une année entière peut s'écouler sans que les taches augmentent; après quoi, il arrive quelquefois que la maladie fait tout à coup de rapides progrès.

Quoique la lèpre puisse se montrer dans diverses parties du corps, et même qu'elle ait coutume de se répandre sur toutes, cependant l'observation atteste qu'elle ne paraît nulle part sans affecter en même temps les trois régions suivantes, savoir : la région poilue de l'aisselle, le pubis, et principalement la région charnue et graisseuse des fesses. (Vide *G. G. Schillingii, De lepra commentationes. Recensuit J. D. Hahn, Lugduni Batavorum,* etc., 1778.)

Dans sa seconde dissertation, en réplique à l'opuscule d'*Ouseel,* l'auteur que nous venons de citer rapporte, à l'appui de son opinion sur l'importance que l'on doit attacher aux premiers indices de la lèpre, quelque faibles qu'ils soient, plusieurs faits intéressants dont nous croyons devoir faire mention.

« Il y a environ seize ans, dit Schilling, on offrait comme esclave à l'un de mes amis un jeune Africain; mais s'étant aperçu que ce nègre portait à la figure, près du grand angle de l'œil gauche, une petite tache rouge, mon ami me fit venir. J'examinai cette tache, et, l'ayant trouvée privée de sentiment, je dissuadai mon ami de l'achat de cet esclave. Toutefois il n'en tint compte, et, se fiant à la bonne mine et à l'état de santé apparent du sujet, qui était à la fleur de l'âge (quinze ans), et qui n'offrait aucune autre tache sur la peau, mon ami se décida à en faire l'acquisition. Cela me procura l'avantage de suivre attentivement les progrès de la tache fatale, qui, d'abord, de la grandeur d'un sou environ, avait en un an quadruplé d'étendue. Cet accroissement continua peu à peu de manière qu'il ne fût plus possible à personne de douter de la nature du mal. Dans l'espace de peu d'années, la maladie avait fait des progrès tels, que non-seulement le visage tout entier avait été envahi par des ulcères sordides, les oreilles déformées par de hideux tubercules, mais que les phalanges des doigts mêmes étaient tombées en pourriture, et que le malade, dégoûté d'une si triste vie, avait fini par se donner la mort par strangulation. »

« J'ai connu aussi une femme africaine qui vit encore, et chez laquelle le début de la lèpre remonte à seize ans. A cette époque, elle portait aux parties obscènes des taches rouges avec insensibilité de la peau ; le reste du corps était presque entièrement sain, en sorte que personne ne se doutait de l'existence du mal dont elle était attaquée; elle remplissait avec zèle et activité son office de servante, et elle était mère de quatre enfants : cette dernière circonstance fut ce qui la trahit. Tous les quatre en effet offrent les symptômes manifestes de la lèpre, et il est même bien digne de remarque que le mal paraît se développer rapidement chez eux, tandis que jusqu'ici la mère n'éprouve d'autre incommodité que la propagation et la diffusion des taches primitives.

» Une femme juive incommodée depuis dix ans d'ulcères aux jambes vint me consulter. Ces ulcères, qui occupaient les pieds et les jambes, fournissaient une humeur sanguinolente et étaient remplis par une chair bourgeonnante et vive, pour ainsi dire, mais qui était privée de sentiment. Je reconnus à ce signe des ulcères lépreux, et je prescrivis le régime et les remèdes convenables. L'amélioration qui s'ensuivit fut si grande, que la malade crut toucher à la guérison. Je lui recommandai bien, avant mon départ, de ne pas abandonner trop tôt le traitement, connaissant trop le caractère insidieux de la lèpre et la facilité de s'en laisser imposer par de trompeuses apparences de guérison. Néanmoins, la malade ne tarda pas à négliger mes conseils; bientôt aussi elle eut tout lieu de s'en repentir. Lorsque je revins à la colonie, après quatre ans d'absence, je trouvai cette malheureuse horriblement défigurée, et réduite à la dernière extrémité. Les oreilles, le nez, les lèvres, étaient couverts d'ulcères, et depuis six mois existait une ophthalmie épouvantable. Peu après, la malade mourut épuisée.

» La même métamorphose s'est opérée sous mes yeux chez un homme qui, atteint du degré le plus intense de la lèpre, *c'est-à-dire* de l'éléphantiasis, se décida enfin à se soumettre à mes soins. Pendant quelques mois, sa scrupuleuse exactitude lui procura les résultats les plus favorables; mais il se crut trop tôt rendu à la santé, et, son avarice aidant, il ne tarda pas à négliger les conseils et les remèdes du médecin. En peu d'années, le mal était revenu plus grave que jamais, et la mort vint accomplir le châtiment réservé au malade. Il laissa un fils qui, à peine arrivé à l'âge de quinze ans, offrait déjà la maladie parvenue presque au même degré, et ne tarda pas à succomber.

» Dans le temps même où j'écris ces lignes, une femme vient me visiter, que j'avais laissée, avant mon départ, affectée de quelques faibles taches rouges et indolentes, qui annonçaient le début du mal, et qu'aujourd'hui j'ai beaucoup de peine à reconnaître, tant elle est défigurée par les progrès du mal, plus affreux encore chez elle que chez la femme juive indiquée ci-dessus. Elle aussi fut victime de sa négligence.

» Peu de temps encore avant mon voyage, pratiquant une saignée à un homme de bonne condition, j'aperçus quelques taches rouges qui me firent redouter la présence de la lèpre. Mais comme cet homme ne sentait aucun mal, il se rit de mes craintes. Moi, au contraire, je les trouvai confirmées par l'examen du sang, qui présenta peu de sérum, celui-ci de couleur verdâtre, et un caillot non pas rouge, mais de couleur semblable à une couenne de lard. Hélas! l'événement ne justifia que trop mes conjectures! A mon retour je trouvai ce sujet atteint au plus haut degré de la maladie que j'avais soupçonnée.

» A tous ces exemples, qu'il me soit permis d'ajouter le triste cas d'un de mes anciens amis et camarades. Lui-même encore vivant, et docile aujourd'hui à mes conseils, désire que son exemple serve de leçon aux autres. Il y a vingt ans il s'adonnait avec moi, dans l'hôpital, à la pratique de la chirurgie, mais depuis il s'était voué exclusivement à la culture des plantes. Agé à cette époque d'environ vingt ans, doué d'une grande beauté de visage et de stature, mais fort adonné aussi à Bacchus et à Vénus, il était dans un champ livré à ses occupations habituelles, lorsque, sur le point de quitter la colonie pour me rendre dans l'Amérique du Nord, j'allai le visiter, et fus frappé de quelques taches que sa poitrine découverte laissait apercevoir. Je lui demandai d'où lui venaient ces taches; il me répondit qu'elles ne lui causaient aucune incommodité. La chose ne m'en parut que plus sérieuse, et je le priai de se déshabiller tout à fait pour que je pusse l'examiner plus à loisir. Je ne trouvai de tache, à la vérité, sur aucune autre partie de son corps, mais celles qui existaient à la poitrine étaient complétement insensibles aux piqûres. Dès lors je l'exhortai sérieusement à songer aux soins qu'il devait prendre. Mais il méprisa mes conseils, et continua de se livrer au genre de vie qui convenait à ses goûts. Cependant le mal s'accrut peu à peu, et fit à la fin de tels progrès qu'à mon retour, après quatre ans d'absence, je méconnus mon ami, qui se rencontra sur mon chemin. Des paroles ne sauraient rendre l'horrible tableau qu'il offrit à ma vue. Je le conjurai néanmoins, considérant qu'il était encore dans toute la vigueur de l'âge, de se soumettre enfin au traitement. Mais alors il se défiait des ressources de l'art, et un sentiment de honte déplacé lui faisait celer la pauvreté à laquelle il s'était vu réduit. Pourtant, quand il fut sans ressource aucune et abandonné, comme il arrive en pareil cas, de tous ceux qu'il avait eus pour amis, il eut recours à moi. Je ne pus me dispenser de donner tous mes soins à celui que les maux du corps et de l'esprit avaient mis dans une telle détresse, et que les liens d'une ancienne amitié m'avaient rendu cher. On ne saurait croire quel heureux succès j'obtins de ma méthode de traitement! Elle fut néanmoins continuée avec persévérance pendant six mois, et aujourd'hui le mal paraît presque entièrement déraciné; on voit peu à peu les forces se rétablir et les formes revenir à leur ancien état. »

Les taches lépreuses, après un temps plus ou moins long, deviennent *tuberculeuses*. Ces tubercules, qui se répandent peu à peu sur toute l'étendue des téguments, rendent la peau raboteuse, sèche, dure, inégale, grisâtre, brunâtre, presque semblable pour la couleur et la dureté au cuir de l'éléphant; c'est alors surtout que la maladie mérite le nom que les Grecs anciens lui ont donné, *éléphantiasis*. Mais comme c'est surtout la déformation des traits du visage qui a frappé l'attention des observateurs, c'est cette déformation que Schilling a fait représenter au frontispice de son ouvrage, et que nous avons reproduite, d'après ce frontispice, dans un mémoire sur la lèpre, inséré dans le numéro d'août 1840 de la *Revue médicale*.

Cette déformation, qui est caractérisée par les rides et les plis du front, la saillie et les indurations des régions sourcilières, la tuméfaction bosselée des ailes du nez, des lèvres, des oreilles, etc., donne aux lépreux, comme nous l'avons dit, une physionomie hideuse et terrible qui rappelle celle du lion ou celle du satyre, d'où les noms grecs de *leontiasis* et de *satyriasis*.

Mais la maladie ne s'arrête pas encore là : dans quelques points, les tubercules s'ulcèrent; dans d'autres, les os des phalanges eux-mêmes se carient ou se nécrosent, des gangrènes partielles surviennent, et c'est alors qu'on peut voir s'opérer les séparations spontanées et sans douleur d'une portion d'extrémité ou même de cette extrémité tout entière. Sur les cas assez nombreux de lèpre tuberculeuse que nous avons eu occasion d'observer à Paris (tous, bien entendu, de provenance exotique), nous n'avons pas vu ce résultat extrême de la maladie, mais il n'est pas rare dans les lieux où la lèpre est endémique, comme dans nos colonies d'Amérique, par exemple, au cap de Bonne-Espérance, etc. Nous devons faire remarquer toutefois que, suivant James *Robinson*, de Calcutta, on devrait regarder comme une espèce distincte de l'éléphantiasis tuberculeux cette dernière forme de la lèpre, qui est au contraire confondue avec l'éléphantiasis par *Schilling* et même par *Bateman.*

La *radesyge* ou lèpre du Nord, que nous avons déjà eu occasion de signaler plus haut, offre particulièrement ce phénomène de séparation des extrémités et de transformation ulcéreuse des tubercules cutanés. A la vérité, la plus grande confusion [1] règne dans la description des phénomènes du mal

[1] Pour donner une idée de cette confusion, qu'il nous suffise de citer cet extrait :

Notice sur la lèpre de Norvége (*lepra borealis norvegica, nordischer aussatz, Radesyge Norvegens, spedalskhed*)*;* par le docteur *E. Graefe*, de Berlin (avec figures). (Journal de *Graefe* et *Walther*)*:*

« Ce travail a été fait d'après des notes qui ont été communiquées à l'auteur par Monrad, pharmacien distingué à Bergen, et son père, médecin dans la même ville. Cette maladie, qui ressemble beaucoup à la lèpre de l'Orient, est une des plus terribles de la Norvége. Pour adoucir autant que possible le sort des malheureux qui en sont affectés, et qui, pour la plupart, sont de pauvres habitants des côtes, on a créé un hôpital spécial à Bergen.

» Cette maladie varie dans sa marche, quoique toujours grave et mortelle; elle persiste quelquefois à un haut degré pendant de nombreuses années; il y a des exemples qu'elle est restée dans le même état pendant quarante-cinq ans. Les symptômes diffèrent selon la constitution, la manière de vivre, etc., des individus qui en sont affectés; pourtant il y a des symptômes qui ne manquent jamais et qui sont caractéristiques. La maqui a été rapporté par quelques auteurs à l'*éléphantiasis*, regardé par d'autres comme une forme particulière de cachexie *syphilitique*... mais qui, si nous en jugeons par quelques exemples sporadiques que nous avons eus sous les yeux dans nos salles de l'hôpital Saint-Louis, se rapprocherait plutôt de ces éruptions *scrofuleuses* mixtes dont la physionomie rappelle à la fois les traits de la *syphilide serpigineuse cachec-*

ladie débute subitement par des frissons précédant l'éruption des tumeurs; rarement il y a un exanthème accompagné de grande faiblesse et d'envie de dormir. Presque toujours il y a prurit et une douleur pongitive à quelques parties du corps où on voit plus tard survenir des tumeurs; c'est ainsi qu'un homme éprouva une violente douleur pongitive au pouce gauche; bientôt on vit apparaître des tumeurs aux doigts et aux orteils; celles-ci passèrent en ulcération; les doigts et orteils tombèrent et toutes les extrémités étaient paralysées; sauf une légère rougeur aux yeux, on n'observa rien sur le reste du corps. Ces symptômes sont constants, ils ne varient que dans leur gravité, mais ensuite on a observé les modifications suivantes:

» 1° Dans la classe pauvre, où la marche de la maladie est ordinairement rapide, on voit survenir après le frisson une plus ou moins grande quantité de tumeurs rouge-bleuâtre de grandeur différente, qui n'ont leur siége qu'à la face; ces tumeurs se changent en ulcères rongeants très-douloureux qui envahissent quelquefois toute la face; celle-ci se couvre alors de croûtes comme dans la variole. Souvent on voit apparaître au centre de l'ulcère une petite peau, un commencement de cicatrisation; mais la périphérie devient alors de plus en plus rongeante, jusqu'à la mort inévitable du malheureux.

» 2° Les tumeurs envahissent encore d'autres parties du corps que la figure et apparaissent au commencement comme des taches bleues ou rouges qui se changent peu à peu en tubercules. Les muqueuses sont dans ce cas très-compromises; il y a enrouement, accès de suffocation, anxiétés, etc. Ces tubercules passent en ulcères.

» 3° Dès le début de la maladie, la face devient brunâtre, ridée, en sorte que les jeunes gens ressemblent à des vieillards; puis surviennent des frissons et les autres symptômes caractéristiques; des tumeurs se forment à la figure et aux extrémités, surtout aux jambes, qui bientôt se couvrent de profonds ulcères.

» 4° D'autres fois les frissons, etc., sont suivis de pustules qui se changent en ulcères rongeants et profonds.

» 5° Chez d'autres malades on n'observe pas de tumeurs; mais, après les symptômes indiqués ci-dessus, la conjonctive du globe de l'œil et de la paupière inférieure devient d'un rouge foncé, puis une mucosité brillante, blanc-jaunâtre, couvre l'œil; des douleurs vives, pongitives, se déclarent

tique et ceux du *lupus serpigineux*. Nous avons eu notamment fort longtemps dans notre division un malheureux couvert de hideux tubercules violacés, d'ulcères croûteux, serpigineux, entremêlés de cicatrices indurées..., que quelques médecins suédois et norvégiens, qui suivaient notre clinique, s'accordèrent avec nous à regarder comme un exemple de *radesyge sporadique*. D'ailleurs, comme nous

dans l'orbite, autour de l'œil et à la joue; les cils et les sourcils tombent; les articulations et les membres deviennent roides et paralysés; la cornée se couvre d'une lymphe âcre qui se change en une pseudomembrane épaisse et fortement adhérente; leurs doigts et leurs mains sont comme paralysés; souvent ils perdent quelques phalanges des pieds et des mains, et avec tous ces symptômes les individus conservent de la fraîcheur et de l'embonpoint.

» *Étiologie.* — Jusqu'aujourd'hui on ne connaît pas la cause prochaine de cette terrible maladie; les uns l'attribuent à la manière de vivre peu réglée des habitants des côtes qui se nourrissent principalement de poissons, mangent beaucoup de foie de poissons et de graisse de harengs, et portent pendant plusieurs jours et nuits de suite des habits mouillés sous lesquels s'amasse de la malpropreté; mais il est à remarquer que cette maladie n'est pas aussi fréquente parmi les habitants des côtes que parmi ceux d'autres régions qui mènent une vie bien plus régulière; il y en a qui croient devoir trouver l'origine de cette maladie dans les influences du climat, dans les exhalaisons marécageuses, les brouillards et l'air humide des côtes de la Norvége.

» La maladie peut être héréditaire, ainsi que plusieurs exemples rapportés par l'auteur paraissent le faire croire.

» Cette lèpre n'a pas toujours la même malignité, ainsi que nous l'avons dit; les personnes pléthoriques sont celles qui sont le plus souvent atteintes de toux violente et d'accès de suffocation. Ceux des malades chez lesquels les tumeurs ne s'ulcèrent pas souffrent des plus violentes douleurs des os.

» La maladie se montre le plus fréquemment au printemps. Elle a résisté jusqu'aujourd'hui à tous les traitements. Lorsque la Norvége appartenait encore au Danemark, on avait envoyé quelques malades à Copenhague; ils y furent traités avec le plus grand soin; plusieurs paraissaient être dans un état très-satisfaisant; il y en avait même quelques-uns qu'on croyait guéris; mais, revenus dans leur pays, ils virent reparaître subitement, avec d'autant plus de fureur, leur terrible maladie : ce qui prouverait que le climat de la Norvége, la constitution atmosphérique, etc., ne sont pas étrangers au développement et à la persistance de cette maladie. » (*Gazette médicale* de Paris, 1840.)

l'avons déjà dit, en même temps que la *radesyge*, on voit aussi régner endémiquement sur le littoral de la Norvége le véritable *éléphantiasis*, soit sous la forme tuberculeuse ordinaire, soit avec la physionomie signalée dans l'Inde par Robinson sous le nom d'éléphantiasis *anœsthétos*.

Le docteur Boeck, médecin norvégien, qui, durant son séjour à Paris, a bien voulu mettre à notre disposition les matériaux qu'il avait recueillis dans son pays natal, a particulièrement étudié cette seconde forme d'éléphantiasis, en même temps qu'il observait la *radesyge* (qu'il regarde comme une maladie bien distincte de l'éléphantiasis et de la syphilis). Il a trouvé l'éléphantiasis des Grecs très-commun sur la côte ouest de la Norvége (en 1840). La maladie y règne de temps immémorial et paraît y avoir fait des progrès récents.

D'après un compte rendu officiel, le nombre des individus atteints de ce mal redoutable pourrait être évalué à 700; mais il y a tout lieu de croire ce nombre beaucoup plus considérable, car les sujets affectés, frappés d'une sorte de réprobation, dissimulent leur mal aussi longtemps qu'ils le peuvent.

La maladie revêt les deux formes connues sous les noms d'éléphantiasis *tuberculeux* et d'éléphantiasis *anesthétique*. Sur 128 individus visités par le médecin norvégien, 87 offraient la première variété et 41 la seconde. C'est de celle-ci seulement que nous allons nous occuper.

Des 41 sujets qui en étaient atteints, 22 étaient du sexe masculin et 19 du sexe féminin.

Chez dix individus seulement, des prodromes avaient été observés, tels que pesanteur du corps, faiblesse, dégoût, assoupissement très-prononcé, douleurs comme rhumatismales dans les membres. La durée de ces prodromes avait varié de quelques jours à deux ans.

Chez un assez grand nombre de sujets, le début du mal remontait à un âge dont les malades n'avaient pu garder le souvenir. D'après le récit des parents ou du malade (car le docteur Boeck n'a pas observé lui-même le début de la maladie), des taches rougeâtres ou bleuâtres apparaissent d'abord à la face ou aux extrémités. Quelquefois, dès lors, les doigts se courbent dans la paume de la main ; des accidents inflammatoires se manifestent aux articulations des orteils et des doigts. Des bulles analogues à celles du *pompholix solitarius* s'élèvent rapidement sur divers points de l'enveloppe tégumentaire et laissent après elles des cicatrices superficielles ; M. Boeck est le premier observateur qui ait signalé clairement cette forme bulleuse particulière à l'éléphantiasis *anœsthétos*. Notons toutefois que dans la description de la lèpre tracée par Schilling, il est fait mention de taches et de cicatrices analogues à celles qui sont occasionnées par une *brûlure*.

Chez un sujet observé par M. Boeck, le phénomène de l'insensibilité permanente, qui est le caractère spécial de cette variété d'éléphantiasis, a été constaté sur ces sortes de cicatrices. Au contraire, on a observé une augmentation de sensibilité, au début, chez un assez grand nombre d'individus.

Chez quinze malades, l'éléphantiasis anœsthétos a commencé par les extrémités, et chez quatre seulement par la face.

La forme bulleuse indiquée ci-dessus persiste pendant un espace de temps qui peut varier de quelques mois à deux ans.

L'insensibilité, qui survient tôt ou tard et qui a donné son nom à l'espèce d'éléphantiasis dont il est question, avait, comme on sait, fixé d'une manière spéciale l'attention du législateur des Hébreux ; ce signe est aussi celui sur lequel Schilling a le plus insisté comme le caractère pathognomonique des taches lépreuses.

Sur les 41 sujets observés par le docteur Boeck, ce signe n'a manqué que chez deux.

C'est en général sur les doigts et les orteils, quelquefois sur un point de la jambe, du bras, ou même du milieu de la cuisse, que l'anesthésie se déclare en premier lieu. Elle ne s'étend d'ailleurs aux parties voisines qu'avec beaucoup de lenteur, très-rarement même parvient-elle à envahir le tronc. Dans deux cas pourtant, M. Boeck a vu l'insensibilité occuper toute l'étendue des téguments, sauf les parties génitales et une portion du dos et de l'abdomen ; un troisième sujet n'avait plus de sensibilité qu'à la face ; un quatrième offrait partout une anesthésie complète. Par contre, le docteur Boek a vu deux sujets chez lesquels on ne la rencontrait qu'au petit doigt de la main droite et à la partie externe du genou droit.

Le degré d'insensibilité des téguments varie beaucoup ; le plus ordinairement on peut piquer la peau ou arracher les poils sans que les malades s'en aperçoivent, mais la pression peut être douloureuse, attendu que l'insensibilité est bornée à la peau. La transpiration est assez souvent supprimée dans le lieu malade.

Presque constamment un second caractère accompagne l'insensibilité des téguments, c'est la courbure et la déformation des doigts et l'affection d'apparence inflammatoire des petites articulations. Lorsque cette inflammation se termine par un abcès, on voit se séparer les phalanges, et survenir ces déformations et ces mutilations si communes chez les lépreux de nos colonies, notamment chez ceux que l'autorité française relègue à la Désirade.

D'autres fois la peau s'ulcère, et cet ulcère arrondi pénètre jusqu'à l'articulation. *Schilling* a longuement insisté sur les caractères de ces ulcères lépreux. C'est probablement aux taches et aux ulcères que nous venons de mentionner qu'était dû le nom de *plaie de la lèpre* communément employé dans les saintes Écritures pour désigner la maladie.

Chez les 41 sujets visités par le docteur Boek, le mal affectait exclusivement les pieds sur 8 individus, et exclusivement les mains sur 2. Le plus ordinairement, ces deux extrémités sont simultanément affectées.

Chez un sujet, le docteur Boeck a vu un ulcère circulaire de l'étendue d'une pièce de deux francs occuper le genou ; deux autres individus présentaient des ulcères semblables sous le talon.

Un intervalle de plusieurs mois et même de plusieurs années peut séparer l'inflammation successive des diverses articulations.

Mais le mal ne se borne pas là. Les yeux sont le plus ordinairement affectés. Les paupières cessent de pouvoir recouvrir l'œil ; la conjonctive rougit, puis devient grisâtre ; la cornée nuageuse : l'ectropion, l'épiphora se rencontrent chez plusieurs sujets. Cette altération des yeux nous paraît analogue à celle que nous avons observée nous-même dans l'éléphantiasis tuberculeux.

Elle occupait les deux yeux chez quinze des malades observés par M. Boeck, et un seul œil sur cinq autres.

Les sourcils et les cils se détachent : la barbe n'est point influencée, non plus que les poils des aisselles et des parties génitales, si ce n'est chez quelques-uns des sujets qui ont été frappés avant l'âge de puberté.

Les muqueuses sont rarement affectées dans l'éléphantiasis anœsthétique (on sait au contraire qu'elles sont constamment envahies dans l'éléphantiasis tuberculeux). Cependant, cinq des sujets observés par le docteur Boeck offraient des ulcérations à la pituitaire, et chez quelques-uns la luette était déformée.

M. Bœck a cherché à vérifier ce qui a été dit sur le *libido inexplebilis* des lépreux ; mais il n'a pu obtenir aucune lumière d'interrogatoires directs. Deux sujets, toutefois, l'un du sexe masculin et l'autre du sexe féminin, vinrent spontanément confesser au docteur norvégien que, de toutes leurs souffrances, celle qui leur paraissait la plus intolérable était un désir furieux de l'union sexuelle.

Relativement à l'âge auquel le mal se développe, voici le résultat des observations du docteur Boeck sur les quarante et un individus signalés :

Un individu, d'après le récit très-circonstancié du père, avait apporté en naissant les phénomènes de la maladie. Chez un autre, elle s'était développée trois semaines après la naissance. Un troisième en avait été atteint à l'âge de trois ans. Les autres âges, depuis cinq ans jusqu'à soixante, offraient tous des exemples du développement du mal; en sorte que l'on peut dire que la lèpre peut se produire presque indifféremment à toutes les époques de la vie.

L'influence de l'humidité, signalée par tous les observateurs, a été également constatée par M. Boeck. La maladie régnait surtout sur les côtes et chez les pauvres. Chez dix individus, le mal s'était déclaré à la suite de rhumes contractés durant la pêche d'hiver.

L'hérédité a été également bien reconnue. Parmi les sujets chez lesquels des relations de famille pathogéniques ont pu être bien saisies, on compte :

Six individus dont le père avait été atteint d'éléphantiasis; sept dont la mère avait eu la maladie; trois dont le grand-père ou les oncles étaient dans le même cas; quinze enfin dont les frères et sœurs étaient également affectés.

Dans les treize cas d'hérédité directe mentionnés ci-dessus, il est remarquable que les parents, à l'exception d'un seul, avaient présenté la forme *tuberculeuse* de l'éléphantiasis, circonstance bien propre à démontrer l'existence d'une racine commune pour les deux variétés de l'éléphantiasis.

Cependant les deux formes ne se sont trouvées réunies que chez deux des sujets observés par M. Boeck. Ces deux malades offraient des tubercules autour des poignets et vers le coude; l'un des deux avait en outre des tubercules sur la langue. J'ai rencontré moi-même cette complication de l'éléphantiasis anesthésique avec l'éléphantiasis tuberculeux chez un lépreux de l'hôpital Saint-Louis, qui avait rapporté le germe du mal de l'île Bourbon. Outre la déformation tuberculeuse générale de l'enveloppe tégumentaire, on voyait les orteils déformés et altérés.

Cette réunion sur le même individu des deux variétés de l'éléphantiasis serait assez commune dans nos colonies d'Amérique, si j'en crois les renseignements qui m'ont été fournis par un chirurgien de notre marine. Schilling l'a implicitement admise, puisqu'il n'établit aucune distinction entre les formes anesthésique et tuberculeuse. Bien plus, il regarde comme appartenant encore à la même souche l'éléphantiasis *des Arabes*, qui ne lui semble qu'un degré ou une variété de la lèpre. Une opinion analogue a été reproduite dans ces derniers temps par notre célèbre prédécesseur *Alibert*.

Le docteur Boeck, au contraire, dans l'ouvrage important qu'il a publié ultérieurement, de concert avec le docteur Danielssen [1], regarde l'éléphantiasis arabe comme une maladie différente de l'éléphantiasis grec, et établit comme une forme très-distincte de celle *tuberculeuse* l'éléphantiasis *anesthésique*.

C'est dans ce dernier seulement qu'on observe, *au début*, ces *taches blanches* (*morphœa alba* des anciens) et ces bulles qui laissent des cicatrices analogues à celles de la brûlure, et, *dans la période avancée* de la maladie, ces déformations des phalanges et ces gangrènes des extrémités, qui doivent être regardées comme une complication si elles viennent à se rencontrer concurremment avec la forme tuberculeuse.

Les recherches des auteurs tendent à établir en outre que la dyscrasie du sang, signalée par Schilling, est un des caractères matériels les plus constants de la *lèpre tuberculeuse*, tandis que la lésion anatomique la plus remarquable de l'éléphantiasis *anesthésique* se trouve dans les traces de congestion, d'inflammation, d'altération diverse des centres nerveux et des nerfs qui en partent; mais, comme on le verra

[1] *Traité de la spédalskhed* ou *éléphantiasis* des Grecs; ouvrage publié aux frais du gouvernement norvégien (avec un atlas de 24 planches coloriées), et offert par les auteurs à l'Académie royale de médecine, séance de novembre 1847.

plus loin, la même dyscrasie existe dans les deux formes, seulement le dépôt albumineux s'opère à la peau dans un cas et sur les centres nerveux dans l'autre.

Assez souvent le développement de l'éléphantiasis est précédé de quelques phénomènes généraux, et en particulier d'un état de langueur morale et physique qui va quelquefois jusqu'à l'idiotisme et à l'abattement. Ce fait souffre néanmoins beaucoup d'exceptions, et M. Biett a vu l'intégrité des facultés morales persister chez la plupart des malades qu'il a observés; quelques-uns même avaient conservé toute leur activité physique, quoique la lèpre fût déjà très-caractérisée et assez ancienne.

Au début, on aperçoit sur la peau des taches légères qui changent la couleur naturelle des téguments ; c'est une sorte de coloration fauve, bronzée, quelquefois luisante et comme vernissée ; ces taches, quelquefois larges et irrégulières comme celles du pityriasis versicolor, sont d'autres fois petites et arrondies comme les plaques du *psoriasis guttata*. Ordinairement la peau perd sa sensibilité dans les régions décolorées; mais, dans quelques cas, cette perte du tact n'arrive que lentement; elle peut même être précédée d'une exaltation de la sensibilité, circonstance notée en particulier par M. Biett sur un homme qui avait contracté la maladie pendant un séjour de dix-huit mois qu'il avait fait à l'île Bourbon [1].

Peu à peu la forme *tuberculeuse* propre à l'*éléphantiasis* se prononce, et les taches deviennent de véritables tubercules, ou mieux des tubercules se joignent à l'altération de la coloration des téguments. Ces *tubercules* sont de deux es-

[1] M. *Alibert* parle d'une demoiselle dont les membres étaient fatigués par des engourdissements, comme s'ils eussent été serrés par des ligatures ou étroitement comprimés dans des gaînes résistantes; quand la malade grattait sa peau, il lui semblait toujours qu'un voile était interposé entre ses doigts et les téguments. Ceux-ci d'ailleurs étaient parsemés de *durillons* (tubercules), et il semblait à la malade qu'on poussait sa peau en dehors pour en faire sortir des bosses.

pèces : les uns *dermoïdes*, ronds, circonscrits, offrant quelquefois une dépression centrale occupée par une sorte de production cornée qui traverse toute l'épaisseur du tubercule ; les autres *sous-cutanés*, et formés par des points d'engorgement du tissu cellulaire. Rarement la maladie a-t-elle dans son développement une forme régulière, telle que l'a décrite *Ainslie*. Quelquefois elle a eu au début une forme aiguë, et poursuit plus tard sa marche avec une certaine rapidité ; plus souvent elle ne fait de progrès qu'avec beaucoup de lenteur. *Thomas Heberden*, médecin anglais, qui a observé avec beaucoup de soin la lèpre tuberculeuse de l'île de Madère, a décrit ainsi deux formes de la maladie : l'une, accompagnée à son début d'un état fébrile qui suit une marche aiguë, et dans laquelle il regarde l'affection cutanée comme formée par une véritable *fluxion*, et l'autre apyrétique et chronique, dans laquelle la maladie de la peau s'opère par *congestion*; idée ingénieuse, et qui n'est pas peut-être dénuée de tout fondement.

Comme nous l'avons dit plus haut, la face est le siége principal de l'éléphantiasis, et les dégradations qu'elle subit par suite de la tuméfaction tuberculeuse du front, des sourcils, des paupières, des joues, des ailes du nez, des lèvres, donnent à la physionomie cette expression hideuse et terrible que les anciens ont désignée sous les noms pittoresques de *leontiasis* et *satyriasis*; car nul doute que ce dernier nom ne s'applique beaucoup plutôt à la comparaison établie entre la figure du lépreux et celle du satyre qu'à la prétendue existence de ce *libido inexplebilis*, que la plupart des écrivains ont admis sur parole dans l'histoire des symptômes de la maladie et sur lequel nous reviendrons dans un moment. Les sourcils sont saillants, les yeux enfoncés, le nez aplati et séparé des joues par des rides saillantes, les lèvres tuméfiées, le menton déformé.

Le développement des tubercules s'étend sur les muqueuses ; la conjonctive se tuméfie, se boursoufle ; elle devient grisâtre et blafarde; souvent cette tuméfaction cerne la cornée, qui elle-même, plus tard, s'enlève et se détruit.

Des tubercules se forment sur la voûte palatine; les follicules muqueux se tuméfient et s'ulcèrent, la luette se gonfle, et quelquefois s'ulcère et se détache; le pharynx et le larynx sont successivement envahis; les replis muqueux qui revêtent les cordes vocales sont tuméfiés et altérés; la voix prend alors un caractère qui a été signalé par tous les auteurs, et même par saint Luc, qui, parlant, dans son chapitre XVIII, de dix lépreux qui s'approchèrent de Notre Seigneur Jésus-Christ, dit qu'on les reconnut sur-le-champ au son de leur voix.

D'abord voilée, la voix devient rauque (nasonnée quand la luette est malade ou détruite), puis elle s'éteint tout à fait dans les derniers temps, quand il se forme des ulcérations qui détruisent les cordes vocales.

La muqueuse digestive s'affecte elle-même à la longue; les follicules de Peyer se tuméfient et s'ulcèrent, d'où résultent des coliques et des diarrhées rebelles.

Les organes des sens sont successivement détruits. La vue se perd par les altérations qu'éprouvent la cornée et même l'iris, l'odorat s'éteint, le goût s'émousse, le toucher est aboli : les poils deviennent rares, blanchissent et tombent. La fièvre finit par s'allumer; les glandes lymphatiques axillaires s'engorgent, la respiration s'embarrasse, et cette dyspnée peut s'expliquer en partie par la cessation des fonctions de la peau, suivant la judicieuse remarque d'*Ainslie :* la mort arrive enfin et termine les souffrances du lépreux [1]. Mais cette dernière période de la maladie peut être quelquefois si tardive que des individus atteints de lèpre depuis un grand

[1] Elle est amenée par les progrès de l'affection tuberculeuse de la peau, qui se propage de l'extérieur à l'intérieur, et par l'altération profonde des solides et des liquides de l'économie, qui détermine une sorte d'état *adynamique*. Les *tubercules* (dont le volume varie depuis celui d'un poids jusqu'à celui d'une grosse noisette) restent longtemps dans un état d'*induration :* quelquefois, soit par l'effet des moyens employés, soit par quelque autre cause, ils s'échauffent, rougissent, puis se résolvent d'une

nombre d'années parviennent à la vieillesse sans que leur santé générale se soit notablement dérangée. Ainsi M. Biett a vu un sujet atteint depuis vingt ans d'*éléphantiasis*, et dont les sens, les fonctions digestives étaient restés intacts.

Dans l'Inde on n'a pas autant horreur des lépreux que dans quelques autres contrées. Un paria peut même, en ce pays, arriver à succéder à un membre de la classe noble, s'il lui a donné des soins pendant sa maladie, et devenir ainsi noble lui-même.

Le *libido inexplebilis*, signalé par quelques auteurs comme un phénomène concomitant de la lèpre, et constaté par d'autres, n'a point été observé par M. Biett.

Arétée (comme nous l'avons vu ci-dessus) a parlé vaguement de ce symptôme, et comme un homme qui ne l'a point observé. Le fait cité par *Niebul*, célèbre voyageur qui a parcouru l'Arabie, et qui a un peu entremêlé le vrai et le faux dans ses récits, n'est guère digne de foi. Il s'agit d'un lépreux renfermé dans le lazaret de Bagdad, qui pour jouir d'une femme de la ville dont il était épris réussit à lui faire porter une chemise dont il s'était couvert lui-même, et à lui communiquer ainsi la maladie pour laquelle elle fut conduite dans le même établissement. Or on sait aujourd'hui que la contagion de la lèpre est un point fort douteux, ou du moins elle ne s'opère que rarement et difficilement, s'il est vrai qu'elle ait quelquefois lieu. En décrivant l'*éléphantiasis* des Martigues, en Provence, sur le littoral de la Méditerranée, MM. *Vidal* et *Joannis* ont parlé d'un matelot atteint de lèpre, et qui cherchait sans cesse les moyens de satisfaire les désirs effrén sauxquels il était en proie.

manière plus ou moins complète. Plus souvent ils s'ulcèrent ou même se gangrènent; les ulcérations s'étendent en surface et en profondeur, et sont de mauvaise nature; on a vu plusieurs fois, surtout dans les pays chauds (dans nos colonies, par exemple), des phalanges, des doigts, et même des membres entiers être frappés de mort et se séparer du corps. Plusieurs lépreux survivent même assez longtemps à ces mutilations, qui peuvent dans quelques cas être suivies de cicatrisation.

Mais, d'un autre côté, des auteurs très-recommandables n'ont jamais pu observer ces désirs immodérés. Bien plus, *Adams*, qui a décrit la lèpre de Madère, dit que, si la maladie survient avant la puberté, les organes génitaux sont arrêtés dans leur développement et restent muets dans la suite, et que, si la maladie se déclare après l'époque de la puberté, ordinairement les testicules et le pénis s'atrophient. *Heberden*, *Ainslie*, *Robinson*, ont fait des remarques analogues. Le célèbre *Pallas* avait observé chez certaines peuplades tartares que, lorsque la lèpre attaquait quelques individus, dès le début de l'affection ceux-ci concevaient du dégoût pour le commerce des femmes.

§ IV. — *Lésions anatomiques* [1]. — Les altérations des téguments que nous avons déjà signalées, la coloration obscure, fauve, bronzée de la peau, les *tubercules*, tels sont les premiers vestiges qui appellent l'attention de l'observateur : quelquefois il existe des ulcérations croûteuses, des excavations profondes, résultat de la fonte suppuratoire des tubercules, etc. Quand on incise le derme, on trouve ordinairement les couches superficielles de la peau amincies, desséchées,

[1] M. *Alibert* a rapporté dans son ouvrage plusieurs faits relatifs à l'examen cadavérique des lépreux. On y voit relatées des altérations viscérales diverses dues en général à des phlegmasies chroniques. Quant à l'affection des téguments eux-mêmes, on ne trouve point de détails précis et propres à faire reconnaître quelle est sa nature et quel est son siége spécial. Dans le mémoire de M. *Valentin*, cité par cet auteur, on lit qu'à l'ouverture du corps d'une femme morte de la lèpre tuberculeuse, à Vitrolles, on ne découvrit aucune altération remarquable dans les viscères du thorax ni dans ceux de la poitrine; mais que, les tumeurs *sous-cutanées* ayant été disséquées avec soin, on vit que c'étaient des *kystes* contenant une sérosité gluante et de couleur rougeâtre. Il est probable que ces tumeurs peuvent changer de nature aux diverses époques de leur durée, et qu'elles sont dues dans le principe à un état d'infiltration et d'induration du tissu cellulaire qui entre dans la composition de la peau, peut-être du *derme* lui-même, en sorte qu'il est naturel de penser que toutes les parties constituantes des téguments participent plus ou moins à l'altération morbide qui constitue l'*éléphantiasis*.

comme parcheminées ; d'autres fois, au contraire, on observe un épaississement très-marqué du derme, un développement comme *érectile* du tissu vasculaire d'*Eichorn ;* le tissu cellulaire sous-cutané est épaissi et offre des noyaux d'engorgement, quelquefois des points de suppuration ; il est altéré et décoloré, ou mieux il a subi une altération de couleur qui se rapproche plus ou moins de celle de la peau.

La conjonctive est boursouflée, la cornée amincie et ulcérée, l'iris atteint d'une irritation sourde, par suite de laquelle quelquefois la pupille s'est oblitérée par adhérence de ses bords. La voûte palatine offre des tubercules réunis en grappes, qui paraissent avoir pour siége principal les follicules muqueux développés ; on voit une altération analogue sur la langue, dans le pharynx, dans le larynx, dont les plis muqueux sont épaissis, décolorés, tuberculeux, ulcérés ; quelquefois les cordes vocales sont détruites. La muqueuse digestive est elle-même affectée, surtout dans l'intestin, car il est rare que l'estomac présente des indices de la maladie : mais les follicules de *Peyer* sont développés, *tuberculeux,* ulcérés [1]. Quelquefois on trouve des *cicatrices* intestinales, traces d'ulcérations antérieures. Cette circonstance a été notée dans une autopsie faite à l'hôpital Saint-Louis, chez un lépreux qui, pendant les derniers temps de sa maladie, avait eu, à plusieurs reprises, des coliques et des diarrhées opiniâtres qui avaient fait craindre, en effet, l'existence d'ulcérations dans l'intestin. Les glandes du mésentère sont engorgées, etc.

C'est dans le beau livre de MM. Daniellsen et Boeck qu'on trouvera les recherches les plus curieuses et les plus étendues sur les lésions cadavériques que laissent après elles les deux formes *tuberculeuse* et *anesthésique* de l'éléphantiasis grec.

1° *Forme tuberculeuse.* Chorion épaissi et infiltré d'une humeur visqueuse et sanguinolente ; plus tard, induré, désor-

[1] Il faut bien se rapppeler que le mot *tubercule* est toujours employé ici dans une acception *spéciale* et non point dans celle généralement reçue.

ganisé, ainsi que le tissu cellulaire sous-cutané, et infiltré de matière tuberculeuse d'un jaune blanc; les veines épaissies et élargies, les nerfs sous-cutanés épaissis par la masse déposée dans le derme. Les muqueuses altérées d'une manière analogue. La plèvre souvent épaissie, indurée, tuberculeuse; le péritoine lui-même altéré d'une manière analogue (ainsi que le péricarde). Le foie et la rate tuberculeux, cette dernière parfois hypertrophiée et réduite en bouillie. Les reins et surtout leur capsule altérés. Les veines abdominales engorgées, etc. Nous passons sous silence les détails microscopiques sur l'altération des divers tissus de la peau et sur la matière des tubercules, ainsi que l'analyse chimique du sang. Notons que la cavité vertébrale n'offre à mentionner que l'engorgement des grandes veines.

2° *Forme anesthésique*. Ici, la peau n'est que très-peu altérée, elle s'amincit au lieu de s'hypertrophier. Ce n'est que dans les régions où se sont établis des ulcères et des nécroses que le tissu cellulaire est infiltré, et les gaînes nerveuses épaissies et indurées. C'est dans les centres nerveux que se voient les principales lésions. Les veines de la surface postérieure de la moelle épinière sont injectées, le tissu séreux de l'arachnoïde couvert d'une exsudation albumineuse qui s'étend souvent aux racines postérieures des nerfs spinaux. Les membranes spinales sont épaissies et infiltrées de matière albumineuse. Des lésions analogues existent dans la cavité du crâne, et particulièrement à la base du cerveau. Les muqueuses sont pâles, et ce n'est que dans quelques cas que l'on rencontre de petites ulcérations au septum cartilagineux des fosses nasales. Le foie et la rate sont souvent hypertrophiés, les reins altérés. Le sang présente une dyscrasie analogue à celle déjà signalée dans la forme tuberculeuse, et si on trouve cette dyscrasie moins caractérisée par l'abondance des produits albumineux, on peut jusqu'à un certain point expliquer cette différence par les exsudations albumineuses qui se produisent à la peau (bulles pemphigoïdes) et sur les surfaces séreuses des centres nerveux dans la forme *anesthésique*.

Les auteurs établissent, en effet, que la dyscrasie albumineuse du sang (engendrée surtout, à ce qu'il semble, par l'*humidité* du climat, à laquelle viennent se joindre plusieurs autres causes débilitantes) est le premier élément saisissable de l'*éléphantiasis*. C'est à cette dyscrasie qu'il faut rapporter les deux formes de la maladie (tuberculeuse et anesthésique), bien que ces deux formes se présentent à nous d'une manière et avec un caractère bien différents.

L'unité morbide de la source première de ces deux formes se révèle dans les cas où l'une des formes se convertit en l'autre, et alors c'est ordinairement le développement de la forme tuberculeuse qui arrête et supprime pour ainsi dire la forme anesthésique : en d'autres termes, les dépôts pathologiques du sang s'opèrent à la peau, au lieu de s'effectuer sur les enveloppes séreuses des centres nerveux.

§ V. — Le diagnostic de l'éléphantiasis ne peut offrir de difficulté qu'au début de la maladie, et lorsqu'il n'existe encore sur les téguments que ces *taches fauves* dont nous avons déjà parlé.

Ainsi, chez un jeune homme né à la Guadeloupe et envoyé à Bordeaux, puis à Paris, pour y faire son éducation, les médecins consultés d'abord sur la nature des *taches* que l'on observait au visage, méconnurent entièrement la maladie terrible dont cette altération de couleur des téguments était le prélude, et n'y attachèrent aucune importance. Au bout de quelques mois, le mal ayant fait des progrès, ce malheureux fut placé dans une maison de santé, où, malgré l'administration du *muriate d'or*, de l'*iode* ensuite, et de plusieurs autres médicaments, la maladie continua ses ravages. Lorsque ce jeune homme (âgé alors de dix-sept ans) fut reçu à l'hôpital Saint-Louis, au commencement de l'année 1829, le visage était *bronzé* et déformé par de hideux *tubercules;* la conjonctive elle-même était affectée, les follicules de la base de la langue commençaient à se tuméfier et à s'indurer, et il était évident que déjà la maladie se propageait du tégument externe au tégument interne : la voix, toutefois, n'était pas encore altérée. Il est donc bien important de ne pas s'en laisser imposer au début par l'apparente innocuité d'une simple altération de coloration qui peut avoir des suites si funestes. Le peu d'analogie qu'elle présente avec les taches du *pityriasis versicolor,* par exemple, ne pourra abuser un œil exercé. D'ailleurs, les taches de la lèpre n'offrent ni prurit ni desquammation; elles sont permanentes, s'accompagnent d'altération du tact, etc. : les circonstances commémoratives aideront puissamment dans nos climats à établir le diagnostic, puisque jusqu'ici il est à peu près inouï que cette maladie n'ait pas une origine *exotique.*

Aujourd'hui encore, dit *Schilling,* que nous avons déjà tant de fois cité, dans les lieux où la lèpre est endémique, combien n'est-il pas commun de voir méconnaître les premiers indices de la maladie! Quel médecin oserait compromettre sa réputation en affirmant, dès le début, qu'une seule tache caractéristique existant d'ailleurs chez un homme sain et bien portant, suffit pour que cet homme doive être regardé comme lépreux? Il ne faut donc pas s'étonner si ce mal, d'ailleurs si grave, a dû être regardé comme ne pouvant être guéri que par miracle, puisqu'on ne s'occupe presque jamais du traitement de la lèpre que lorsque déjà le mal est invétéré et a jeté de profondes racines. Ajoutez à cela l'état misérable où se trouve réduit le moribond séquestré de ses semblables, abandonné de ses proches, convaincu lui-même de l'horreur et de l'incurabilité de sa maladie!

Il y a cependant, poursuit *Schilling,* même dans les écrits des auteurs profanes, quelques exemples qui attestent la guérison de la lèpre obtenue par les seules forces de la nature médicatrice....

Les variations du langage des rabbins, ajoute le même auteur, s'expliquent par le défaut d'observation, la plupart d'entre eux n'ayant pas eu occasion de voir et d'étudier la marche de la maladie....

L'altération de coloration des poils, par exemple, dont ils font tant de cas, n'est qu'un signe accessoire et qui ne peut être noté que dans les parties couvertes de poils, telles que les aisselles, le pubis, le menton (chez l'adulte); il ne survient d'ailleurs qu'à une période un peu avancée de la maladie.

La blancheur de la tache que les mêmes écrivains cherchent à dépeindre, ressemble à la chaux qu'on observe sur la surface des murs un peu altérés, et c'est cette décoloration qui donne à la tache un aspect déprimé. Du reste, il est plus facile de distinguer la couleur rougeâtre des taches qui surviennent chez les nègres, que la couleur blanche des taches qui se montrent chez les blancs.

La diffusion de la tache est un autre point important à noter. Au début, cette tache n'est guère plus grande que la trace d'une piqûre d'aiguille, en sorte qu'elle échappe facilement à l'œil, d'autant plus qu'elle est le plus souvent unique. Il est très-rare, en effet, de voir plusieurs taches apparaître à la fois. Plus tard, lorsque cette tache a acquis la largeur d'une lentille, elle est bien apparente, mais elle peut encore être confondue avec un signe, ou une envie, ou une tache de rousseur, une *éphélide*.

Le fer et le feu seuls peuvent mettre la nature du mal hors de doute; presque toujours il faut attendre que la tache ait acquis les dimensions d'une fève pour oser prononcer sur sa nature. Quant au temps fixé par Moïse pour arriver à porter ce jugement, il serait téméraire de suivre absolument la règle posée par le législateur des Hébreux, car la tache peut rester fort longtemps stationnaire, et beaucoup de circonstances diverses peuvent en rendre les progrès plus ou moins rapides. Mais dès que l'on a constaté ces progrès, soit en largeur, soit en longueur, soit dans toute la circonférence à la fois (il n'importe), on peut porter un jugement assuré. Le plus ordinairement la forme de la tache est arrondie, mais elle peut aussi s'étaler en longueur ou sur les côtés.

Ouseel, en rappelant le quatrième caractère indiqué par les rabbins (*vivacitatem*), s'est complétement trompé sur sa nature. Ce n'est point d'une peau restée ou devenue saine dont il s'agit, comme il le croit, mais d'un aspect de *chair vive* ou crue, comme on l'a dit, aspect dû à l'ulcération de phlyctènes qui se sont formées sur la tache. Ces ulcères peuvent devenir fongueux; les os eux-mêmes sont quelquefois cariés et nécrosés, ce qui s'observe surtout aux phalanges des doigts. Ces ulcères participent d'ailleurs à l'insensibilité de la tache primitive. Il peut arriver qu'ils se cicatrisent, mais on aurait tort de s'en laisser imposer par cette apparence de guérison, car bientôt d'autres taches se reproduisent et renouvellent le mal.

Ce caractère du mal invétéré qui se transforme en taches, en écailles et en ulcérations, est, suivant Schilling, ce que les Grecs ont désigné sous le nom de *lèpre invétérée,* tandis qu'ils ont donné celui d'*éléphantiasis* à la variété qui se caractérise par des tubercules versicolores.

J'avoue que cette opinion de Schilling me paraît ici très-hasardée, et je ne pense pas que jamais le mot de *lèpre* ait été employé par les écrivains grecs dans le sens qu'il lui attribue.

Il est très-facile d'ailleurs de distinguer, soit chez les blancs, soit chez les nègres, les taches lépreuses qui peuvent se former sur les cicatrices, des altérations de coloration que peuvent offrir les cicatrices étrangères à la lèpre. Les premières, en effet, tendent sans cesse à s'étendre, tandis que les secondes diminuent plutôt qu'elles ne croissent.

Il n'en est pas tout à fait de même des phlyctènes qui se forment quelquefois très-rapidement, dans l'espace d'une nuit, par exemple, à la surface des taches lépreuses, particulièrement à la face, aux doigts et aux orteils. Elles ressemblent tout à fait aux vésications produites par la brûlure, et le malade lui-même peut avoir intérêt à suggérer cette idée au chirurgien. L'erreur est moins facile à commettre sur les esclaves qui marchent le corps nu, parce qu'on peut apercevoir sur d'autres régions les taches caractéristiques de la lèpre.

Nous avons cité plus haut plusieurs observations de *Schilling* qui viennent à l'appui de tout ce que nous mentionnons ici de relatif au diagnostic [1].

Un médecin devenu lépreux lui-même, nous a adressé un mémoire où le diagnostic de la maladie est tracé avec soin. Ce malheureux confrère, renfermé comme lépreux dans le triste séjour où l'on séquestre les sujets atteints de cet affreux mal, dans la province de Quito (Équateur), après avoir décrit les souffrances de ses compagnons d'infortune et nié énergiquement la contagion, reconnaît trois espèces de lèpre, savoir :

1° La lèpre commune ou *éléphantiasis,* dans laquelle il comprend, comme *Schilling,* l'éléphantiasis arabe ou partiel, l'éléphantiasis grec ou général ;

2° La lèpre *écailleuse* ou *alphos,* dont les traits principaux cadrent assez bien avec la description que MM. Daniellsen et Boeck ont tracée de l'éléphantiasis *anesthétique ;*

3° La *lèpre crustacée* ou ulcéreuse, qui diffère notablement des deux précédentes, et sur laquelle nous n'oserions nous prononcer.

L'auteur n'admet guère qu'un seul phénomène caractéristique qui soit commun à ces trois espèces : c'est l'*insensibilité.*

[1] *Schilling* termine sa réponse à *Ouseel* par quelques remarques sur la lèpre des corps inanimés dont parle l'Ecriture. Au moyen d'exemples empruntés à la contagion de la gale, de la peste, des maladies d'hôpital, *Schilling* cherche à expliquer la possibilité de l'infection par le virus lépreux, des lits, des vêtements, des murailles elles-mêmes, sans oser se prononcer sur la valeur des signes apparents de cette infection indiqués par les auteurs juifs.

On peut y ajouter encore le mode de développement de la maladie par des *taches*, l'aspect hideux des malades arrivés à un degré avancé du mal, et la terminaison funeste commune à toutes les espèces.

On jugera d'ailleurs du degré de fréquence relative de ces trois espèces par le dénombrement qu'en donne l'auteur, qui rapporte que, sur soixante-six individus renfermés dans la léproserie de Quito, soixante sont affectés du véritable éléphantiasis.

Il n'est guère nécessaire que nous insistions ici sur la gravité du *pronostic* de l'éléphantiasis. Bien que Schilling ait cherché à l'atténuer, que M. *Baumès*, de Lyon, ait rapporté un exemple de guérison, que tout récemment encore on ait adressé à l'Académie de Paris des relations de *quasi-guérison* obtenue en Amérique ou dans les Indes au moyen de certains végétaux indigènes, tout ce que nous avons observé par nous-même est bien peu rassurant. Du moins peut-on, chez quelques sujets, voir le mal rester stationnaire durant de longues années.

§ VI. — Traitement. — *Arétée* s'exprime ainsi au chapitre qui est relatif au traitement de l'*éléphantiasis* [1] : « Morbis, » quibus dissolvantur, majora esse remedia opus est. Sed » quædam medela excogitari poterit, quæ elephantiasim, » tam ingens malum expugnare digna sit? Neque enim in » parte una, aut viscere uno inhærescit, neque aut intus » duntaxat labes occulitur, aut extra prorumpit; sed et in

[1] *Traduction :* « Les maladies qui entraînent la dissolution des corps, nécessitent l'emploi des remèdes les plus puissants. Mais qui pourra en trouver d'assez énergiques pour combattre un mal aussi grand que l'*éléphantiasis?* Il ne s'agit pas seulement ici d'une affection partielle, de la lésion d'un viscère, d'un dérangement interne ou d'une simple maladie extérieure, mais d'un mal qui embrasse et pénètre l'homme tout entier depuis la surface du corps jusqu'à ses parties les plus intimes. C'est un triste et redoutable spectacle que celui que présente un malheureux devenu semblable à un hideux animal et avec lequel on ne peut vivre ni prendre ses repas, dans la crainte de subir la contagion de son haleine aussi per-

» penetralibus totum hominem occupat, et exterius totum » amplectitur. Triste profecto et visu terribile spectaculum, » feræ namque species est, ac una cum his vivere, una cibum » capere, perinde atque in pestilentia formidolosum est; » etenim per inspirationis communionem facilis infectio est. » Quid igitur quispiam in arte medica inveniat, quod hujusce » mali dignum remedium contineat?

» Verum enim vero omnia conferre simul oportet medi» camenta, et victus rationem; et ferramenta, et ignem. » Hæcque si novo, et orienti affectui adhibueris, sanationis » spes affulget. Sin ad summum suæ creationis adscendat, » in visceribusque stabilis sedeat, quando et in faciem in» vadit; tunc de ægri salute spes omnino abscissa est. » L'auteur prescrit ensuite la saignée faite aux deux bras et la saignée des deux pieds (le même jour); il regarde comme important de tirer abondamment du sang, parce que c'est dans l'altération de ce liquide que réside la source du mal, et que par ce moyen on enlève le sang vicié, tandis qu'on cherche par une nourriture convenable à le remplacer par un sang de meilleure qualité. La purgation lui paraît ensuite un remède précieux, et qu'il ne faut pas craindre de réitérer. Arétée conseille aussi les vomitifs, et regarde l'ellébore comme utile en toute saison, mais comme devant être particulièrement administré au printemps et à l'automne, à plusieurs reprises, en mettant un jour d'intervalle entre chaque dose. Le lait doit être prodigué au malade; il convient de le couper avec un cinquième d'eau. Lorsque le mal est invétéré,

nicieuse que celle d'un pestiféré! Qui donc pourra trouver dans les ressources de l'art quelque chose qui puisse être opposé à une pareille maladie?

Il faut d'ailleurs que tous les médicaments et le régime, le fer et le feu (si l'on juge à propos de les employer) soient dirigés vers le même but. Et si le mal est encore à son début, peut-être y aura-t-il quelque espoir de guérison; mais s'il est arrivé à un certain degré d'intensité, si surtout les viscères sont déjà affectés quand le visage devient malade, toute chance de salut est perdue sans retour. »

il faut tenter successivement tous les remèdes connus ; Arétée en énumère plusieurs, tels que les sucs de diverses plantes dépuratives, l'infusion du trèfle mêlée à du vin et à du miel, la poudre de dent d'éléphant dans du vin de Crète (à la dose d'un gramme pour deux verres), la chair de vipère, etc. En outre, dit-il, il faut déterger la surface du corps et échauffer les tumeurs à l'aide de divers remèdes externes ; exemples : onctions savonneuses sur le corps placé dans le bain, lotions avec le pourpier et la joubarbe unis au vinaigre, la décoction de racine de patience bouillie avec du soufre cru ; les topiques dans lesquels entrent le nitre, l'alun, le soufre, l'iris, le poivre, etc. Le même auteur conseille d'oindre les tumeurs de la face avec des graisses animales auxquelles est mêlée de la cendre de sarment, ou bien de les laver avec de la gomme ammoniaque dissoute dans du vinaigre, avec le suc de verveine, de plantain, d'hypociste, etc. D'autres topiques sont ensuite prescrits dans le cas de gangrène et d'ulcération.

La nourriture, dit *Arétée,* doit être restaurante et de facile digestion, et le régime de vie doit être réglé de manière que le sommeil et la veille, l'exercice et le repos, le choix des lieux où l'on doit habiter, soient convenablement ordonnés. Des exercices corporels modérés, la course même, le jeu de ballon, sont utiles lorsqu'ils ne sont point portés jusqu'à la fatigue ; l'exercice de la voix est aussi nécessaire pour entretenir le jeu des organes de la respiration. Les vêtements doivent être entretenus dans une grande propreté, car tout ce qui est sale devient une cause d'irritation pour la peau. Les végétaux frais et antiscorbutiques, les fruits d'été, les poissons légers, les volailles, les pigeons, etc., sont des aliments très-convenables aux malades. Les bains sulfureux naturels, les bains de mer, la navigation, sont fort utiles. — Nous avons cité ce long passage pour faire voir combien les détails thérapeutiques et hygiéniques si négligés aujourd'hui, avaient d'importance aux yeux des médecins de l'antiquité. Depuis *Arétée,* la thérapeutique n'a pas fait de grands progrès, et nous sommes réduits à donner aux lépreux de nos jours à peu près les mêmes conseils que ce grand écrivain donnait à ceux du premier siècle de notre ère. Les influences hygiéniques sont de la plus haute importance dans le traitement de la lèpre ; nous avons vu que plusieurs enfants avaient été soustraits à ce mal héréditaire par le changement de climat, les soins et l'allaitement d'une nourrice saine, etc. Beaucoup d'individus voient leur mal s'amender quand ils quittent les pays où règnent l'éléphantiasis pour habiter des climats plus tempérés et plus sains. On regarde comme aliments utiles le lait, la chair de tortue, les bouillons de tortue, de vipère, de grenouilles, de poulet, les viandes blanches de facile digestion, les aliments sains et point épicés, les végétaux frais, les plantes dites dépuratives et antiscorbutiques, les fruits d'été, etc. Les soins de propreté, les bains (quand la maladie n'est point trop avancée), les lotions, le renouvellement fréquent du linge, etc., sont tout à fait indispensables.

D'après M. *Biett,* certaines conditions hygiéniques ont une influence marquée sur le développement et la marche de l'éléphantiasis, et doivent, par conséquent, être prises en considération dans le traitement de cette maladie. Le séjour dans un climat froid paraît propre à retarder les progrès d'un mal qui ne règne que dans les pays chauds assez rapprochés de la ligne équinoxiale, et placés au sud de la ligne. Cependant, bien des fois on a transporté sans succès dans les pays occidentaux et septentrionaux les lépreux du sud et de l'orient, sans que leur mal se soit arrêté dans sa marche. Nous en avons cité plus haut un exemple frappant dans la personne de ce jeune éléphantiasique, chez lequel la maladie ne paraît s'être manifestée que postérieurement à son passage en France. Dans les Antilles, on est dans l'usage d'envoyer les lépreux à la Désirade, île renommée pour sa salubrité et la bonté de ses fruits. On conçoit d'ailleurs que les soins de propreté, un régime doux, peu animalisé, point épicé, point stimulant, sont ici de rigueur plus encore que dans les autres maladies de la peau.

Au début, lorsqu'on n'aperçoit encore que les taches fauves de la peau, on peut obtenir d'assez bons effets des topiques résolutifs actifs, des douches sulfureuses, des douches d'eau de mer, de la pommade ammoniacale de *Gondret*, etc. Chez un jeune homme qui avait séjourné cinq ans au Port-au-Prince, et qui avait aux jambes des taches fauves avec insensibilité de la peau, l'application successive des vésicatoires et les douches auraient réussi, d'après M. Biett, à dissiper les premiers phénomènes de la maladie. *Robinson* a employé ainsi les vésicatoires, et les conseille à cette époque du mal. *Wallesius* et M. *Cassan* blâment l'usage des bains ; cependant les bains alcalins, ferrugineux, les bains de mer, les bains de vapeur même peuvent être utiles.

Mais, en général, les remèdes topiques ne peuvent être regardés que comme *adjuvants ;* et les remèdes généraux, soit hygiéniques, soit thérapeutiques, sont ceux qui doivent être placés en première ligne contre une maladie aussi grave que la lèpre, et due aussi évidemment à une *diathèse*.

Moyens internes. — Les sudorifiques sont employés dans les Antilles ; la salsepareille, le gaïac, la squine, sont administrés. M. *De Pons* cite une guérison obtenue par un chirurgien français au moyen de la salsepareille ; mais il faudrait être bien sûr que dans ce cas il n'a pas pu y avoir d'erreur commise dans le diagnostic, et que des tubercules syphilitiques n'ont point été pris pour des tubercules d'éléphantiasis, ce qui rendrait le fait beaucoup moins extraordinaire.

Dans l'Inde, on vante beaucoup l'*asclepias gigantœa,* que les médecins hindous regardent comme un spécifique infaillible. *Robinson* et *Ainslie* lui ont vu, en effet, produire des résultats avantageux : sous son influence, la teinte fauve s'est dissipée, et la sensibilité s'est rétablie, dit-on, dans les régions affectées. Le premier, cependant, avoue l'avoir trouvé inefficace dans beaucoup de cas, et notamment dans l'*elephan-*

tiasis tuberculata. Cette plante a d'ailleurs paru fort utile dans la *syphilis* constitutionnelle[1]. *Thomas Heberden* dit avoir vu guérir, par l'administration d'un électuaire à base de quinquina, joint à quelques frictions stimulantes, un lépreux de l'île de Madère dont le visage était horriblement défiguré. En Crimée, on emploie l'*anapsis aphylla*.

Quant aux minéraux, le mercure, vanté par les uns, a été trouvé nuisible par les autres : le *sublimé* a été surtout employé.

Un médecin de Genève avait conseillé à une dame de l'île Bourbon, atteinte d'un *éléphantiasis* général, des frictions avec l'onguent mercuriel (recommandées en pareil cas par M. *Lordat*, de Montpellier). M. *Biett* dirigeait le traitement de cette dame à Paris ; une grande amélioration fut d'abord obtenue, mais ensuite la fièvre s'alluma, des abcès succédèrent

[1] Suivant *Robinson* (Mémoire sur l'*Éléphantiasis* de l'Hindoustan), il existe aux Indes deux variétés distinctes de lèpre ; l'une qui se rapporte à l'éléphantiasis tuberculeux, doit être combattue par les pilules d'acide arsénieux (un seizième de grain matin et soir) ; l'autre, qui commence par des taches claires, avec *insensibilité*, aux extrémités, et donne seule lieu à des ulcères des jointures avec séparation des phalanges. Cette dernière est traitée avec succès par la poudre d'écorce d'*asclepias gigantæa* (Linné), qui est connue dans l'Inde sous le nom de *mudar*. Cette plante serait nuisible dans l'éléphantiasis proprement dit. C'est seulement aussi dans la variété *anesthésique* (ou avec insensibilité) que l'auteur cité conseille, au début, l'application d'une bande d'emplâtre vésicatoire autour de l'extrémité affectée, sur la ligne qui marque la peau saine, en dehors de la partie malade.

Schilling a donné dans sa dissertation sur la lèpre la figure de quelques végétaux vantés à Surinam et employés par les indigènes, mais dont lui-même ne peut affirmer les vertus. Le premier, connu sous le nom de *tondin;* le second, de *cuscute;* le troisième, de *viscum*. J'ai été chargé plusieurs fois à l'Académie de rendre compte d'essais thérapeutiques entrepris à l'aide de plantes envoyées des Indes ou de l'Amérique méridionale et vantées comme spécifiques à l'île Bourbon, au Brésil, etc. Mais, soit que ces végétaux transportés perdent leurs vertus, soit que nous n'ayons pu les appliquer qu'à des cas où le mal fût déjà trop avancé pour être curable, soit enfin que l'on se fût abusé sur la puissance thérapeutique de ces prétendus spécifiques, le fait est que nous n'en avons jamais rien obtenu.

aux tubercules, une supuration intarissable s'établit, et la malade, que M. Biett cessa de voir à cette époque, s'épuisa rapidement. Peut-être avait-on mis trop peu de ménagement, dans ce cas, dans l'emploi des frictions mercurielles.

Schilling, dont nous avons cité plus haut les écrits, s'exprime à peu près en ces termes, au sujet du traitement de la lèpre, dans sa première dissertation latine :

« Le premier soin du médecin doit être de préparer le malade à la patience, de lui faire sentir la longueur et la difficulté de la cure, et de l'avertir sérieusement des suites funestes que ne peuvent manquer d'avoir en pareil cas les écarts de régime, écarts qui peuvent ôter toute chance de guérison.

» Le régime de vie doit être réglé de manière que pendant trois mois consécutifs, le malade s'abstienne de toute espèce de viande et de tout genre quelconque de poisson. Sa nourriture doit être exclusivement composée de pain, de légumes et de bouillons préparés avec de bonne viande. Qu'il fasse peu d'usage de beurre, de fromage, de laitage ; il vaut même mieux qu'il se prive complétement de lait dans le principe, tant que le ventre est obstrué, et aussi longtemps qu'il n'est pas revenu à son état naturel.

» J'ai toujours commencé le traitement par les laxatifs ; usant d'abord des lavements émollients et des remèdes eccoprotiques et m'élevant peu à peu à des remèdes plus actifs si les premiers sont insuffisants. On doit toujours soigneusement s'abstenir des *mercuriaux;* ils produisent parfois des spasmes et des troubles violents, et souvent une superpurgation dangereuse. Toutes les fois que le besoin de purgatifs énergiques se fait sentir, s'il y a en même temps des indices de pléthore, il convient d'abord de faire une large saignée... On revient aux remèdes plus doux dès que les purgatifs ont triomphé de la paresse des intestins. Chaque jour, je fais prendre un ou deux lavements et tous les matins un gros de savon de Venise mêlé d'un peu de rhubarbe, sous forme pilulaire, jusqu'à ce que le libre exercice des fonctions du ventre soit bien rétabli.

» Déjà alors il faut en venir au principal objet de la médication, qui consiste à rendre à la peau son intégrité et à rétablir peu à peu la transpiration cutanée. Le meilleur moyen pour obtenir ce résultat est l'emploi des *bains tièdes*. Cet emploi demande pourtant une certaine prudence, car si le mal a déjà jeté de profondes racines et est parvenu à son *summum* d'intensité, les malades ne supportant pas bien le bain, ils y éprouvent de l'anxiété, des palpitations, parfois même des spasmes et des syncopes. Pour les y accoutumer peu à peu, on ne leur prescrit d'abord que deux bains par semaine, et on ne les y laisse séjourner que dix ou quinze minutes. On arrive ainsi à leur faire prendre deux bains tièdes par jour, l'un le matin au sortir du lit, et l'autre le soir avant le coucher. On se trouve bien d'ajouter à l'eau du bain des herbes émollientes et détersives, telles que la mauve, la guimauve, la violette, le mélilot, les fleurs de sureau, les feuilles et les bulbes de lis blanc, les farines de froment et de seigle et autres semblables. On doit avoir soin que le malade se mette au lit au sortir du bain, et qu'il tâche d'entretenir une douce moiteur pendant l'espace d'une heure.

» L'exercice est encore un puissant moyen de rétablir la transpiration, et sous ce rapport il est plus facile de traiter les esclaves, qui sont forcés d'agir, que les maîtres auxquels le mouvement répugne. Le passage de *Celse* relatif au traitement de l'hydropisie, s'applique parfaitement au cas dont il s'agit : « *Promptius illis succurri, qui facile coguntur, quam quibus inutilis libertas est.* »

» J'en viens maintenant au principal instrument de salut qui se trouve dans les boissons. Il est nécessaire que les humeurs infectées soient délayées par l'introduction d'une grande quantité de liquide dissolvant et détersif, et que les voies soient ainsi préparées à de salutaires excrétions. Dans ce but, j'ai coutume d'employer d'abord les décoctions émollientes (l'orge, le gruau, les infusions théiformes d'aigremoine, de lierre terrestre, de fumeterre, de véronique, auxquelles on joint, surtout si le ventre est resserré, la mauve, la pariétaire, et même, au besoin, les feuilles de séné et la rhubarbe avec un peu d'anis étoilé); après quoi, l'usage de ces tisanes ayant été continué pendant six semaines, à la dose de huit livres par jour, je m'élève aux sudorifiques et aux résolutifs, tels que la salsepareille, la saponaire, la serpentaire de Virginie, le sassafras, le genièvre, la scolopendre, le chardon-bénit, etc.

» Pendant ce temps il faut accorder quelque chose à la faiblesse du corps, et se régler d'après l'état particulier du sujet. Les bouillons animaux et végétaux, le petit-lait, les œufs, un peu de vin parfois (en évitant soigneusement les acides et les spiritueux, qui pourraient occasionner la fièvre, surtout dans les pays chauds), les conserves et les extraits amers, la confection alkermès, la liqueur anodyne d'Hoffmann, etc., peuvent se trouver indiqués.

» Le malade doit éviter avec un soin tout particulier l'air frais et les vents, qui pourraient supprimer la transpiration.

» ... Après trois mois du traitement mentionné ci-dessus, il faut recourir à la saignée, en en réglant l'usage sur les forces du malade et en ayant pour principal objet de constater l'état actuel des humeurs. J'ai souvent observé, en effet, durant cette période, que le sang se couvre au bout de peu de temps d'une croûte visqueuse et verdâtre, mais est entouré en même temps de *serum* comme une sorte d'île, séparation qui n'a pas lieu dans le principe et qui déjà est de bon augure, quoique le *serum* puisse encore se montrer verdâtre et un peu visqueux....

» Tout en prescrivant, suivant le cas, les amers et les aromatiques, il faut prendre garde de favoriser les désirs vénériens *familiers aux lépreux*.... et bien leur recommander de s'abstenir dans cette période du traitement, de tout acte vénérien.

» Les remèdes externes ont-ils quelque puissance? Sans doute les ulcères, les gangrènes, les lésions articulaires, demandent quelques soins particuliers.... Mais je conseille généralement dans cette maladie de s'abstenir de toute application grasse et huileuse, et surtout des onguents *mercuriels*. Au contraire, l'onguent styrax, l'onguent simple d'aunée ou d'althæa, peut être employé pour résoudre les tubercules de la peau, quand la masse des humeurs a été suffisamment purifiée.

» Après que l'on a bien observé tout ce que j'ai prescrit, durant l'espace d'un trimestre entier, on peut se relâcher un peu de la sévérité du régime si le malade le supporte trop difficilement; mais, du reste, il faut opiniâtrément persévérer dans l'usage des remèdes indiqués jusqu'à ce qu'il y ait des signes certains d'une guérison solide. Du sixième au septième mois du traitement, les croûtes et les durillons se ramollissent peu à peu et se dissolvent, puis se détachent et tombent, en sorte qu'on dirait que tout le pannicule adipeux se sépare des muscles. C'est surtout aux pieds que cette séparation est apparente, si bien que la peau s'en détache comme une sorte de chaussure que le malade dépouillerait. Après que la peau calleuse et dépravée s'est ainsi détachée, on voit apparaître une peau nouvelle, mais si tendre qu'elle surpasse en mollesse et en ténuité celle d'un enfant nouveau-né, d'où résulte une grande gêne dans les mouvements. Le plus léger frottement devient une source de douleur, et, même en s'abstenant de tout mouvement et de tout frottement, le malade ressent pendant plusieurs jours une sorte de prurit à la peau qui n'est pas désagréable tant qu'il ne s'y joint pas d'irritation extérieure..... Il faut encore néanmoins continuer le traitement pendant plusieurs mois. Or la plupart des malades se lassent de ces pilules, de ces boissons, de ces décoctions qu'il leur a fallu si longtemps continuer, et dès qu'ils voient ainsi la peau nette et renouvelée, ils ont hâte de se soustraire au joug de la médecine. Qu'ils se gardent bien de céder à cette impatience... Le mal peut renaître, même au bout de plusieurs années, des moindres restes qui auront subsisté. La cure doit durer une année tout entière, et pendant tout le reste de sa vie, le malade, rendu à la santé, doit avoir un bon régime, faire de l'exercice chaque jour et entretenir libres les sécrétions et les excrétions naturelles.

» Sur la fin du traitement toutefois, les sueurs devenant abondantes et le corps étant affaibli, on interrompt l'usage quotidien des bains tièdes, et suivant le cas on a recours aux fumigations aromatiques ou balsamiques, aux lotions fortifiantes....

» On ne peut regarder la cure comme complète que lorsque toutes les nodosités et tous les tubercules se sont résolus, que toutes les taches ont disparu, que le sentiment est revenu aux parties qui en étaient privées, enfin que le sang tiré de la veine n'offre plus de croûte sur le caillot ni de viscosité dans le *serum*, mais qu'il présente, quand il a été reposé, le partage convenable en un liquide séreux bien transparent et un caillot bien coloré. »

Schilling ne se refuse pas d'ailleurs à croire que dans un corps robuste la nature ne puisse arriver à triompher seule du mal, comme il semble que cela a pu être observé chez le peuple juif, d'après certains passages des livres sacrés; mais c'est là un fait très-rare et tout à fait exceptionnel.

M. *Baumès*, de Lyon, dans son Traité des maladies de la peau, publié en 1842, a rapporté un exemple fort remarquable de guérison de la lèpre. Nous exposerons le fait en raccourci :

« Un petit garçon, natif de l'île Bourbon, fut amené en France à l'âge de huit ans, portant déjà sur la joue droite une tache rouge fauve, large comme une pièce de 50 centimes, qui avait paru peu de mois après la naissance. Cette tache, considérée par les uns comme un *nævus*, par d'autres comme un *pityriasis*, fit des progrès et s'accompagna d'autres taches analogues qui se montrèrent sur diverses parties du corps. A ces taches (insensibles) succédèrent des tubercules, et, à la fin, la maladie prit l'aspect hideux et impossible à méconnaître de la *lèpre tuberculeuse*. L'enfant avait alors atteint l'âge de treize ans. M. Baumès entreprit la cure par un traitement méthodique et gradué analogue à celui que nous venons d'exposer d'après *Schilling*. Des bains de vapeur émollients, puis aromatiques (au nombre de 300 dans l'espace d'un an); plus tard, la vésication, la stimulation cathérétique (au moyen d'une pommade au nitrate d'argent), la compression des tubercules; à l'intérieur, le lait d'ânesse, les boissons légèrement sudorifiques; un régime tonique sans être excitant. » Tels furent les moyens employés avec persévérance et qui réussirent à procurer une guérison qui datait de plusieurs années au moment où l'auteur publiait cette intéressante observation [1].

Nous avons déjà dit que dans les contrées où la lèpre règne à l'état endémique, certains végétaux indigènes ont été regardés comme remèdes spécifiques des diverses formes de l'*éléphantiasis*. Ainsi, le *mudar* ou *madar* des Indes (*asclepias gigantea*), qui, d'après les médecins anglais d'une part, et quelques voyageurs d'autre part, auraient procuré des guérisons dans les Indes orientales et au Brésil; et l'*assacou* (*hura Brasiliensis*), arbre vénéneux dont l'écorce et le suc laiteux ont été employés avec succès par les médecins de Sainte-Marie de Belem au Para (Brésil), d'après l'exemple fourni par un lépreux *presque* guéri par ce remède indiqué par une tradition populaire; l'*hydrocotyle*, vantée par un médecin de l'île Bourbon, qui, lui-même, est mort de la lèpre, etc. [2].

ÉLÉPHANTIASIS DES ARABES.

§ Ier. — *Nicolas Leoniceno*, de Vicence, célèbre médecin du quinzième siècle, a très-bien établi, dans le livre qu'il a

[1] Voir le t. II, p. 26 et suiv. de la *Nouvelle Dermatologie*, de M. P. Baumès, chirurgien en chef de l'hospice de l'Antiquaille, de Lyon. — 2 vol. in-8o. Paris, 1842.

[2] Voir le rapport fait à l'Académie de médecine, à ce sujet, par MM. Mérat et Gibert (*rapporteur*), dans la séance du 3 octobre 1848. (*Bulletin de l'Académie nationale de médecine*, t. XIV, numéro 1; 15 octobre 1848, à la page 114.)

publié en 1497, sur la maladie vénérienne (*De morbo Gallico*), que les auteurs arabes, en donnant le nom de lèpre à l'éléphantiasis des Grecs, et affectant celui d'éléphantiasis à une induration et une tuméfaction *partielles* des membres ou de quelques autres parties du corps, endémiques en Égypte et en Arabie, ont donné beaucoup d'embarras aux auteurs qui ont écrit après eux. Ceux-ci, trompés par des dénominations semblables données à des maladies différentes, ont méconnu les caractères de la lèpre vulgaire des Grecs, et ont confondu ensemble l'éléphantiasis grec et l'éléphantiasis arabe. *Leoniceno* démontre que la *lèpre* de Galien et de Paul d'Égine est une affection *squammeuse* bien différente de la lèpre du moyen âge; celle-ci, au contraire, a tous les traits de l'éléphantiasis grec; enfin, l'éléphantiasis partiel, décrit par Rhasès et Avicenne, ne paraît pas avoir été connu des écrivains antérieurs à la période arabique.

Cette dernière maladie, dont la première description daterait ainsi du dixième siècle, n'a été bien étudiée que dans le siècle dernier.

A cette époque, les médecins anglais Hillary et Hendy en ont publié une bonne monographie sous la dénomination nouvelle de : *Maladie glandulaire des Barbades*. Elle a été décrite plus récemment par *M. Alard*, qui l'attribua à l'inflammation des glandes et des vaisseaux lymphatiques du système tégumentaire.

M. Alibert, dans son Traité des maladies de la peau, en a fait une variété de lèpre tuberculeuse sous le titre de : *Lèpre tuberculeuse éléphantine*. Aujourd'hui il paraît sage de reconnaître que diverses lésions primitives peuvent amener (dans nos climats du moins) l'altération des téguments connue en France sous le nom d'*éléphantiasis*, et analogue en apparence à celle désignée en Angleterre sous celui de *jambe des Barbades*, parce que c'est surtout aux membres inférieurs qu'elle s'observe. Ainsi, l'inflammation répétée des ganglions et des vaisseaux lymphatiques d'un membre, l'inflammation et l'oblitération des veines, l'inflammation réitérée des varices volumineuses et leur obstruction par des caillots de sang, les œdèmes qui accompagnent les maladies du cœur et des gros vaisseaux, etc., peuvent, dans certaines circonstances, amener les infiltrations, les engorgements, les épaississements des tissus cutané, cellulaire, adipeux, lymphatique, etc., qui donnent aux membres un volume énorme et un aspect plus ou moins analogue à celui des jambes de l'*éléphant*.

Mais entre cet éléphantiasis indigène d'origine diverse et l'éléphantiasis exotique, maladie spéciale des pays chauds, il y a sans doute de notables différences; ces divers cas n'ont point toujours été convenablement distingués les uns des autres. Il serait toutefois peu rationnel de les réunir tous dans une même description, d'après cela seul que, arrivés à un certain degré, les formes extérieures sous lesquelles ils se présentent à nos regards ont une analogie plus ou moins grande. Nous nous bornerons donc à tracer sommairement la marche et les caractères de la *maladie glandulaire des Barbades*, ou de l'*éléphantiasis des Arabes* proprement dit, regardé par quelques auteurs comme une simple variété de l'éléphantiasis des Grecs ou lèpre tuberculeuse, et devant être rattaché à la même diathèse.

Observée en particulier dans les pays chauds, en Afrique, en Asie, dans l'île des Barbades, cette maladie se rencontre aussi quelquefois en Europe; il n'est pas rare surtout d'observer dans nos climats l'*éléphantiasis* symptomatique, dû aux diverses lésions que nous avons énumérées plus haut.

Schilling, dans sa première dissertation latine, publiée pour la première fois en 1769, donne de cette affection la description suivante :

« Ce mal affecte parfois les pieds de préférence à toute autre partie du corps, et alors on ne l'appelle plus *lèpre*, mais *éléphantiasis*. Les phalanges des orteils du pied affecté se gonflent peu à peu, la peau et les chairs se tuméfient énormément, les doigts s'épaississent et se fondent ensemble à la fin, comme s'ils étaient de cire.... Cette corruption remonte des doigts au membre inférieur qu'elle envahit jusqu'à la cuisse, et rend toutes les articulations qu'elle attaque immobiles. On dirait d'une matière pâteuse qui confond ensemble les muscles et les tendons, de manière que le plus habile anatomiste ne saurait plus les séparer. En même temps le pannicule adipeux et la peau se plissent et se rident de manière que le pied devient semblable à celui de l'éléphant, non-seulement pour la forme, mais encore dans la marche, à cause de l'immobilité articulaire que l'on observe. Cette dégénérescence des pieds fait du reste des progrès très-lents. J'ai connu des hommes chez lesquels le mal qui avait commencé à se montrer dès l'âge de dix ans, n'avait point encore dépassé le genou à l'âge de quarante. Mais lorsqu'il est arrivé à ce point, d'autres parties du corps se trouvent ordinairement attaquées. Ce sont surtout les doigts des mains dont on voit les articulations se tuméfier, puis se détacher entièrement. Des ulcères se montrent au visage, puis aux parties charnues du corps, avec une horrible puanteur de bouc, mais sans douleur aucune.

» On a essayé de pratiquer l'amputation du pied malade, mais sans succès. Quelques-uns ont été pris, au septième jour de l'opération, d'un tétanos rapidement mortel; d'autres ont eu sur-le-champ de funestes convulsions; enfin, chez ceux qui ont survécu, on a vu l'éléphantiasis envahir l'autre pied, avant que la plaie laissée par l'opération ait pu se cicatriser.

» Voici les observations que j'ai été à même de faire sur les membres amputés. La conformation intérieure des os rappelle le *spina ventosa;* il n'y a plus de vestiges de périoste intérieur ni extérieur; les lamelles internes du tissu osseux se séparent avec une grande facilité; il n'y a plus ni moelle ni canal médullaire.

» Les parties molles voisines, et notamment les muscles et

les tendons, sont devenus semblables à du lard et adhèrent tellement aux os ramollis, qu'on a plus de difficulté à les en séparer qu'à arracher les lamelles des os eux-mêmes. On ne distingue presque plus de vaisseaux sanguins ou lymphatiques. Les plus superficiels deviennent variqueux et contiennent très-peu de sang. Les deux os de la jambe se confondent ainsi que ceux du pied, et c'est en vain que j'ai cherché avec le plus grand soin, en pareil cas, quelque trace de l'artère inter-osseuse. »

L'auteur ajoute à ce qu'il vient de dire le témoignage de *Town* (Towneus), qui dit : « Dans les îles Caraïbes, les es- » claves éthiopiens (et parfois même les habitants d'une autre » couleur) sont sujets à l'éléphantiasis.... La maladie étant » bien développée, le sujet se porte d'ailleurs assez bien et » n'éprouve d'autre incommodité que celle qui résulte pour » lui du fardeau de son membre monstrueux. J'en ai connu » néanmoins plusieurs qui, malgré cette infirmité, ont conti- » nué, pendant vingt ans, de se livrer aux rudes travaux de » l'esclavage. — Si l'on ampute le membre malade, l'autre se » prend immédiatement. »

« J'ai en outre observé (continue *Schilling*) que toutes les fois que l'on pratique l'amputation près du lieu malade, il n'est pas nécessaire de recourir à la ligature de l'artère crurale, ni même d'employer les styptiques, c'est moins du sang qu'une sorte de liquide boueux qui s'écoule de l'artère, il se rapproche par la couleur du sang veineux : une fois même, le sang qui s'écoulait m'a paru comme mêlé de pus. Si, au contraire, l'amputation est faite à une assez grande distance des limites du mal, le sang s'élance en jet rapide et n'exhale aucune odeur. La seule chose qu'il ait offert de remarquable à mon observation, c'est qu'il m'a paru plus ténu que dans l'état sain, et que, reçu dans un vase et coagulé par le repos et le refroidissement, il ne laisse se séparer que fort peu de *serum*. »

Cette altération du sang, signalée par Schilling, offre,

comme on voit, de l'analogie avec celle qui s'observe dans l'éléphantiasis grec. Cette analogie est complète, suivant l'auteur belge. Pour lui, les deux éléphantiasis reconnaissent pour cause prochaine une altération spéciale du sang qui s'épaissit et circule avec lenteur et difficulté. Tous deux sont originaires du même pays : l'Éthiopie. Enfin, lorsque l'éléphantiasis arabe est arrivé à son *summum* d'intensité, les téguments indurés et bosselés ont une coloration d'un gris noirâtre, qui ressemble beaucoup à celle de la peau du lépreux.

Alibert, qui range aussi l'éléphantiasis arabe dans le groupe des dermatoses *lépreuses*, remarque qu'à Bridgetown, capitale de l'île Barbade, d'après le récit d'un témoin oculaire, les individus atteints d'éléphantiasis arabe que l'on rencontre en grand nombre dans les rues, n'ont pas seulement le membre inférieur éléphantique, comme pourrait le faire croire le nom de *jambe des Barbades*, donné vulgairement à la maladie par les Anglais, mais que beaucoup d'entre eux ont des indurations du même genre, au front, aux joues, aux oreilles, au menton; ce qui rend plus grande encore l'analogie que présentent entre elles les deux espèces d'éléphantiasis désignées sous les noms d'éléphantiasis *des Grecs* et d'éléphantiasis *des Arabes*.

On sait, d'ailleurs, que les nègres des colonies, les Égyptiens des bords du Nil, les indigènes de la Guinée, du Cap, etc., offrent souvent, soit au scrotum, chez l'homme, soit aux grandes lèvres ou à la mamelle, chez la femme, d'énormes tuméfactions éléphantiques, qui appartiennent de même à l'éléphantiasis arabe.

Il n'est pas moins vrai toutefois que cet éléphantiasis diffère de l'éléphantiasis grec par son mode de développement, sa marche, sa localisation sur une partie du corps, les conséquences de la maladie. La plupart des sujets atteints de l'éléphantiasis arabe, sains, gais, dispos et bien portants d'ailleurs, n'éprouvent d'autre incommodité que celle qui résulte pour eux du poids et de l'impotence de la partie affectée, tandis que l'éléphantiasis grec, ou lèpre tuberculeuse, tend à envahir toute l'étendue des téguments, et à marcher, tôt ou tard, vers une terminaison funeste.

La maladie des Barbades est annoncée, à son début, par les phénomènes propres à l'inflammation du système lymphatique; ainsi, de la douleur, puis de la tension se prononcent dans le trajet des vaisseaux lymphatiques superficiels; bientôt on sent une sorte de corde, de chapelet noueux dû à l'engorgement de ces vaisseaux; la peau prend, dès le début, une couleur rosée plus ou moins vive qui ne tarde pas à s'étendre dans la direction qu'occupent ceux-ci; les ganglions principaux se tuméfient et s'enflamment; souvent des symptômes généraux se joignent au mal local; des frissons, de la fièvre, du malaise, de la soif, des vomissements, parfois du délire, etc., précèdent et accompagnent le développement des phénomènes locaux.

Cet ensemble de symptômes se reproduit à des intervalles plus ou moins rapprochés, laissant après chaque attaque une tuméfaction et un engorgement plus grands dans la partie qui a été le siége de l'inflammation; celle-ci, loin de se terminer par une résolution complète, laisse à sa suite une nouvelle induration.

Les ganglions restent tuméfiés et endurcis; la peau elle-même s'épaissit, s'altère, s'obscurcit, et, après un temps plus ou moins long, présente cette forme hideuse de la maladie qui lui a fait donner le nom d'*éléphantiasis*. Le tissu cellulaire sous-cutané participe alors plus ou moins à l'affection de la peau, les tissus sous-jacents eux-mêmes sont envahis. Ainsi, par exemple, si, comme cela arrive le plus souvent, c'est l'un des membres inférieurs qui est affecté, ce membre a véritablement acquis un aspect analogue à celui de la jambe d'un *éléphant*.

Le pied, la jambe, la cuisse se gonflent successivement au point d'acquérir un volume prodigieux; la peau dure, bosselée, inégale, de couleur grisâtre, formant des bourrelets difformes séparés par des sillons profonds, surtout au voisinage des articulations, et notamment au cou-de-pied, offre la plus exacte ressemblance avec le cuir de l'éléphant.

Des desquammations, des gerçures, des ulcérations fongueuses même, peuvent survenir, et, dans ce dernier cas, des suppurations intarissables, la gangrène elle-même, peuvent entraîner des suites fâcheuses.

Le plus souvent, lorsqu'il n'existe pas de complication, le mal a des progrès très-lents, il finit même par rester stationnaire, et les malades sont condamnés à traîner leur membre comme un poids inerte pendant le reste de leur vie.

Quoique les membres, et surtout les membres inférieurs, soient le siége le plus constant de cette tuméfaction et de cette induration cellulo-cutanée qui constituent l'*éléphantiasis des Arabes*, cependant on l'a vue occuper aussi d'autres parties, telles que les mamelles chez la femme, les parties génitales chez l'homme, et même, assure-t-on, diverses régions du tronc et de la face [1].

C'est à cette maladie que M. Alard a cru devoir rapporter l'*hydrocèle* et le *pédarthrocace* de *Kæmpfer*, le *senky* ou colique du Japon, les *hernies charnues* de *Prosper Alpin*, le *sarcocèle d'Égypte*, décrit par le baron *Larrey*, etc.

En juillet 1834, nous eûmes occasion d'observer à l'hôpital Saint-Louis un adulte atteint d'un éléphantiasis de ce genre, occupant le pénis et le pénil. La verge énormément tuméfiée et indurée avait le volume du pénis d'un mulet. La peau de cette partie, hypertrophiée, mamelonnée, hérissée d'une foule de granulations verruqueuses qui lui donnaient un aspect ana-

[1] Nous avons déjà dit tout à l'heure, qu'à Bridgetown, où le mal est endémique, les rues sont peuplées de lépreux (éléphantiques.) Chez plusieurs d'entre eux la maladie glandulaire n'affecte pas les jambes, mais bien les oreilles, les lèvres, le front, le nez. *Alibert* en tire un nouvel indice de rapprochement entre les deux espèces de lèpre qu'il a désignées sous les noms d'éléphantiasis vulgaire ou *tuberculeux* (éléphantiasis des Grecs) et éléphantiasis *tubéreux* (éléphantiasis des Arabes).

logue à la surface des choufleurs, était un peu altérée dans sa couleur. Le gland déformé et confondu avec le prépuce, était également défiguré par des granulations verruqueuses qui ne permettaient que difficilement de reconnaître le méat urinaire. La peau de la région du pubis et des aines était indurée et parsemée de bourrelets résistants. Le malade d'ailleurs n'éprouvait aucune douleur, urinait librement, avait même parfois des érections qui roidissaient la verge sans en accroître sensiblement le volume. Cette affection, dont l'origine remontait à quatre années environ, avait été précédée d'engorgements inguinaux qui ne s'étaient ouverts qu'après avoir persisté à l'état d'induration pendant un grand nombre d'années. La suppuration n'avait pas fondu complétement les tumeurs; des fongosités s'étaient fait jour à travers les ouvertures qui donnaient issue au pus, et il avait fallu employer la cautérisation avec le fer rouge pour obtenir la cicatrisation. De larges cicatrices avaient succédé à ces ouvertures. Le malade affirmait n'avoir jamais eu de symptôme vénérien; mais dès sa tendre jeunesse, il avait été sujet au développement d'abcès dans diverses régions du corps; en sorte qu'il paraissait naturel de rapporter au vice scrofuleux cette singulière induration lymphatique, dont le développement avait sans doute été favorisé par un assez long séjour que le malade avait fait en Afrique. Il faut noter toutefois que son récit semblait indiquer que la maladie n'avait paru qu'un certain temps après le retour du sujet en France.

J'ai donné des soins à Paris, au printemps de l'année 1843, à un Brésilien affecté d'un éléphantiasis borné à la verge et au scrotum. Le mal avait débuté cinq ou six ans auparavant, au Brésil, dans une province où l'éléphantiasis, qui l'avait jusque-là épargnée, commençait à se répandre. Ce jeune homme, parti pour la France peu de temps après l'apparition du mal, avait été opéré à Bordeaux d'une hydrocèle du côté droit. A l'époque où je l'observai, le sujet, âgé de vingt-six ans et généralement bien constitué, jouissait d'une santé générale intacte (quoiqu'il eût le tempérament mélancolique spécial des pays chauds). Le scrotum et les téguments d'une partie de la région inguinale étaient tuméfiés et indurés. Le scrotum présentait notamment de nombreux et épais bourrelets, et il avait pris une telle ampliation que le corps de la verge y était comme enseveli. D'autre part le prépuce énormément allongé et tuméfié proéminait bien au delà du gland et formait comme une sorte de fourreau pendant au devant des bourses. Toutefois, le commerce sexuel était praticable, et lorsque je visitai le malade pour la première fois, il venait d'avoir une blennorrhagie. Les deux testicules, et surtout le droit, triplés ou quadruplés de volume, paraissaient devoir cette ampliation à une double hydrocèle dont la transparence ne put être constatée à cause de l'épaississement du scrotum. Une induration sous-cutanée, simulant presque un troisième testicule, existait en bas et en arrière. Les ganglions lymphatiques inguinaux étaient tuméfiés et indurés. Le traitement que je prescrivis (sirop de deutoïodure ioduré, douches de vapeur et massage du scrotum) produisit d'abord une très-notable amélioration, puis le mal parut rester stationnaire, et au bout de quelques mois, je cessai de voir le malade.

Plusieurs fois, depuis lors, j'ai eu l'occasion de traiter des Brésiliens, des Indiens, des Africains, et même quelques militaires de notre armée d'Algérie atteints d'éléphantiasis partiel, sans avoir jamais réussi à obtenir la résolution complète de l'éléphantiasis, quelle que fût la région affectée. Aussi, l'ablation chirurgicale est-elle une ressource ultime à laquelle on a recours, et souvent avec succès [1].

§ II. — Des recherches anatomiques récentes ont fait reconnaître les altérations suivantes dans divers membres atteints d'*éléphantiasis* : 1° l'endurcissement et l'épaississement de la

[1] Nous renvoyons le lecteur à l'excellente monographie publiée par notre collègue, M. le baron *Larrey*, à l'occasion d'un travail de M. Clot-Bey sur ce sujet, adressé, en 1857, à la Société de chirurgie de Paris.

peau ; l'épiderme épais, fendillé, très-adhérent ; le corps muqueux très-distinct (M. *Andral* a constaté dans un cas l'existence des couches admises par M. *Gaultier*, entre le derme et l'épiderme, couches dont le développement morbide rendait facile la démonstration) ; le derme hypertrophié et quelquefois ayant acquis plus d'un demi-pouce d'épaisseur ; 2° le tissu cellulaire épaissi, induré, infiltré d'une matière comme gélatineuse, ou pénétré de fluides blancs combinés et ayant l'aspect *lardacé* ; 3° les muscles ont été trouvés décolorés, jaunâtres et passés à l'état graisseux ; 4° quelquefois les veines ont été trouvées oblitérées ; 5° les glandes et les vaisseaux lymphatiques engorgés et obstrués, plus ou moins unis à la masse lardacée tégumentaire ; 6° les os eux-mêmes ont été dans quelques cas trouvés malades, amincis, friables, cassants, etc.

§ III. — Suivant M. *Alard*, le siége spécial et primitif de la *maladie glandulaire* réside dans le système lymphatique du derme, d'où le mal s'étend à toutes les parties constituantes des téguments, au système lymphatique sous-cutané, au système adipeux, etc. C'est par cette origine et par la marche qu'elle suit dans son développement ultérieur, qu'elle diffère surtout de ces lésions diverses des systèmes cellulaire, veineux, lymphatique, etc., que nous avons indiquées comme pouvant amener à leur suite la production des formes de l'*éléphantiasis* indigène.

Quant à la lèpre tuberculeuse ou *éléphantiasis des Grecs*, que beaucoup d'auteurs, et notamment *Schilling* et *Alibert*, ont cru devoir, le premier surtout, regarder comme une affection à peu près identique avec l'éléphantiasis arabe, il est certain que les arguments tirés de l'origine commune de ces deux affections (l'Éthiopie et les bords du Nil), de leur incurabilité, de la physionomie très-analogue qu'elles présentent à une certaine période de leur existence, ne sont point à dédaigner. Toutefois nous pensons que le siége primitif, le mode de développement, la marche et les suites de ces deux affections offrent des différences suffisantes pour les considérer comme deux espèces morbides distinctes. Ainsi, taches fauves légères, disséminées, puis formation de nodosités isolées, de tubercules plus ou moins volumineux : telle est la forme élémentaire de l'*éléphantiasis des Grecs*, qui est pour ainsi dire le type des *tubercules*, tandis que l'éléphantiasis des Arabes ne s'y trouve décrit que pour faire ressortir les différences fondamentales qui le distinguent du précédent, car il n'a point du tout au début la forme *tuberculeuse*. Il est vrai qu'à une époque plus avancée, la peau de la partie tuméfiée et indurée généralement par les progrès de l'éléphantiasis arabe, devient bosselée, inégale, grisâtre et bronzée, en sorte que, comme celle frappée de l'éléphantiasis grec, elle rappelle la couleur et l'aspect du cuir de l'éléphant. Mais cette affection est presque toujours bornée à une région du corps, telle que le membre inférieur, le scrotum, la mamelle, etc. Rarement elle attaque le visage. Souvent elle ne constitue qu'une difformité indolente, incommode seulement par le poids de la partie affectée, et qui n'altère en rien la santé générale. L'éléphantiasis grec, au contraire, tend à devenir universel, attaque et défigure spécialement le visage, et quoique ses progrès puissent être assez lents pour permettre la prolongation de l'existence pendant un grand nombre d'années; cependant cette existence est misérable : le moral et le physique sont profondément et généralement affectés ; les sens deviennent obtus, les fonctions de la digestion et de la respiration sont plus ou moins troublées, et la maladie marche inévitablement vers une terminaison fatale.

§ IV. — Fort souvent incurable quand il a fait quelques progrès, l'*éléphantiasis des Arabes* est pourtant susceptible de résolution dans quelques cas, surtout dans nos climats tempérés. Lorsqu'il est dû à quelqu'une des lésions autres que celle qui constitue l'essence de la maladie glandulaire des Barbades, comme, par exemple, lorsqu'il n'est qu'un œdème dur qui a revêtu à la longue l'apparence de l'*éléphantiasis*, à plus forte raison peut-on espérer de le guérir.

Cette maladie est fort sujette à récidiver ; on a vu, notamment chez plusieurs sujets auxquels on s'était décidé à pratiquer l'amputation du membre affecté, le mal se reproduire dans une autre partie plus ou moins longtemps après l'opération. Nous avons observé nous-même à l'hôpital Saint-Louis une femme qui avait subi pour cette cause l'amputation de la jambe, et chez laquelle la maladie avait reparu au membre supérieur. Elle a été améliorée, au moins temporairement, par la *compression*.

§ V. *Traitement*. — Au début, et lorsque des accidents inflammatoires existent, il paraît convenable d'opposer à la maladie le traitement antiphlogistique, la saignée générale et locale, les émollients, la diète, le repos, les boissons délayantes, quelques laxatifs.

Plus tard, et lorsque le mal passé à l'état chronique s'offre avec les formes de l'*éléphantiasis*, ces moyens ne peuvent plus suffire. Alors, c'est à déterminer la résolution de l'engorgement, et à provoquer le rétablissement du cours régulier des fluides dans la partie affectée, que doivent tendre les efforts du médecin. On a conseillé, dans cette vue, à l'intérieur, les mercuriaux, le calomel, les purgatifs, les préparations arsénicales ; à l'extérieur, les frictions résolutives, les pommades d'hydriodate de potasse ou d'onguent mercuriel, les douches de vapeur, et surtout la compression méthodique unie au repos. Le *massage* est aussi fort utile, employé concurremment avec d'autres moyens, et notamment avec les douches de vapeur, administrées de temps à autre, et secondées par une compression exercée à l'aide d'une bande de toile, ou mieux encore d'une bande de flanelle que l'on recouvre d'une bande ou d'une enveloppe de taffetas gommé, de manière à entretenir une atmosphère de vapeur perpétuelle autour du membre. Quant aux mouchetures (car je ne crois pas qu'il soit prudent de recourir aux *scarifications*), elles peuvent être utiles dans quelques cas pour hâter l'effet de la compression, mais le plus souvent elles n'ont que peu ou point d'efficacité. Plusieurs malades ont été traités à l'hôpital Saint-Louis avec un succès remarquable par la compression méthodique employée seule ; mais ce succès n'a pas été durable.

L'amputation est un moyen extrême auquel on ne doit recourir que lorsque les désordres locaux sont graves, profonds et étendus ; cette opération doit inspirer d'autant plus de répugnance qu'il peut arriver, comme nous l'avons dit, que le mal reparaisse plus tard dans un autre lieu.

Dans la relation chirurgicale déjà citée, de M. le baron L. Larrey, on trouvera plus d'un exemple de guérison par l'ablation des mamelles, du scrotum et d'autres parties envahies par l'*éléphantiasis*. Les traitements médicaux ont si peu de prise sur cette infirmité, qu'il est bien naturel de recourir à une opération qui puisse débarrasser le malade de cette infirmité, surtout lorsque le mal paraît arrêté et demeure stationnaire.

Pour les médecins qui, comme *Schilling*, regardent l'éléphantiasis arabe et l'éléphantiasis grec comme deux variétés d'une même maladie désignée sous le nom commun de *lèpre*, les bases du traitement doivent être à peu près les mêmes dans les deux cas. Elles ont été exposées avec des détails suffisants dans le chapitre qui précède.

Le changement de climat semble avoir une action plus prononcée sur l'*éléphantiasis arabe* que sur l'*éléphantiasis grec*. Ainsi l'on voit ceux de nos militaires qui ont contracté le mal en Algérie, éprouver une amélioration sensible dès qu'ils reviennent en France.

KÉLOIDE OU CHÉLOIDE.

§ I. — C'est à M. *Alibert* qu'on doit la description de la

kéloïde, ainsi nommée (χηλη, *forceps cancrorum*) à cause de la ressemblance qu'offrent avec les pattes de *crabe* les prolongements que la tumeur enfonce profondément dans les téguments.

Tout en reconnaissant que cette maladie n'a aucune tendance à subir la dégénération carcinomateuse, M. Alibert l'a classée dans le groupe des *dermatoses cancéreuses,* sans doute à cause de la dureté squirrheuse de la tumeur qui la constitue. Il en reconnaît deux variétés, savoir : la kéloïde vraie ou *radiciforme* et la kéloïde fausse ou *larvée.* Cette dernière n'est mentionnée que pour mettre en garde contre la ressemblance qui existe entre les cicatrices de certaines brûlures et la kéloïde véritable. J'ai vu en effet à l'hôpital Saint-Louis plus d'un scrofuleux chez lequel le *lupus* de la région sous-maxillaire attaqué à plusieurs reprises par des cautérisations profondes offrait, à sa circonférence, des cicatrices en bourrelets durs, garnis de prolongements latéraux, qui réellement pouvaient donner une idée très-exacte de l'espèce de tumeur cutanée que M. Alibert a décrite sous le nom de *kéloïde.*

§ II. — Cette maladie se présente sous la forme d'une tumeur cylindracée, ovalaire ou quadrangulaire, ayant quelque analogie avec le dos d'une tortue, d'une couleur blanche ou légèrement rosée, rayonnée souvent de petites veinules à sa surface, quelquefois avec un peu de desquammation furfuracée. Cette tumeur ferme, dense, pleine, dure et rénitente, s'accompagne parfois de fusées de douleurs qui reviennent sous l'influence des émotions morales, de l'état électrique de l'atmosphère, etc. Cette induration peut rester ainsi stationnaire pendant un temps indéterminé : M. Alibert qui l'avait d'abord regardée comme incurable, a eu depuis connaissance d'une guérison spontanée par résolution. C'était sur une femme qui ayant vu le mal repulluler, après l'extirpation pratiquée par M. Boyer, eut plus tard la satisfaction de voir disparaître peu à peu cette tumeur secondaire au bout d'un certain nombre d'années.

§ III. — Je n'ai eu occasion d'observer que bien rarement la *chéloïde;* dans plusieurs cas, comme c'est le plus ordinaire, la tumeur était unique et occupait la partie antérieure du thorax. L'un de ces sujets était un petit garçon âgé d'environ dix ans, qui portait au-dessus du sternum et de la clavicule gauche une tumeur aplatie, très-légèrement rosée, ayant à peu près le volume et la forme d'une grosse crabe. Cette tumeur était dure, peu sensible à la pression, et présentait des prolongements latéraux qui semblaient s'enfoncer profondément dans les téguments.

Une femme de trente et quelques années, présentait à la partie moyenne, antérieure et inférieure de la poitrine, une induration analogue, un peu plus blanche que le reste de la peau, et qu'on aurait volontiers prise, au premier aperçu, pour une cicatrice de brûlure.

Un troisième sujet, qui s'est présenté à la consultation de l'hôpital Saint-Louis, offrait en arrière du tronc, sur l'omoplate droite, une tumeur presque de l'étendue de la paume de la main, arrondie, dure, indolente, avec quelques petits prolongements sous-cutanés ; mais la surface de la tumeur était colorée en rouge violet par une foule de petites ramifications vasculaires. Deux autres tumeurs naissantes, également arrondies, mais sans changement de couleur à la peau, commençaient à se montrer sur l'épaule gauche. Chez un quatrième, homme adulte, il existait à la partie moyenne du sternum deux bandes indurées, situées l'une au-dessous de l'autre, en travers, ayant un peu moins de volume et de longueur que le petit doigt, etc.

Enfin, il est des cas rares qui offrent des exemples de tumeurs chéloïdiennes encore plus multipliées, mais toujours avec ces caractères d'indolence et d'induration stationnaire et permanente qui empêchent de confondre cette affection bénigne (quoique généralement incurable) avec le squirrhe.

MOLLUSCUM.

Le *molluscum*, ainsi nommé d'après la considération du pays où il est endémique et dont il paraît originaire (les îles Moluques), est caractérisé par de petits nœuds ou tubercules cutanés, ordinairement indolents, quelquefois colorés, de forme le plus souvent arrondie, qui persistent indéfiniment à l'état d'induration, et peuvent, soit rester stationnaires, soit acquérir un développement tel que quelques-unes des tumeurs égalent le volume d'une noix et même d'une pomme. Tantôt ces tumeurs sont en petit nombre, occupant, par exemple, le front, le menton, le cou, la nuque, la poitrine : d'autres fois, elles se développent successivement sur toutes les régions du corps.

Les formes sporadiques observées dans nos climats sont multiples et ne répondent assurément pas d'une manière rigoureusement exacte à l'éruption exotique qui mérite, par excellence, le nom de *molluscum*.

Il règne, en effet, à Amboyne, ville principale des îles Moluques (d'après la description de *Bontius*), une maladie endémique qui, sous le rapport des symptômes, se rapproche un peu de la *syphilis*, mais qui en diffère beaucoup en ce qu'elle se développe sans l'intervention de l'acte vénérien. Elle est caractérisée par des *tumeurs* cutanées d'abord dures et comme squirrheuses, qui se développent sur la face, les bras et les jambes, et qui finissent par couvrir le corps entier en aussi grand nombre que l'on voit les clous et les verrues répandues sur les pieds et les mains en Hollande [1]. Quand ces tumeurs viennent à s'abcéder, il en résulte des ulcères, etc.

Dans sa classification des *dermatoses*, M. Alibert a établi dans le groupe des dermatoses véroleuses, un genre *mycosis*

[1] C'est peut-être de cette comparaison qu'est venu le mot de *molluscum*, verrues susceptibles de se ramollir, à moins que ce mot ne soit tout simplement le nom des îles Moluques *latinisé*, ce qui me paraît encore plus vraisemblable.

(du mot μυκος, *fungus*, excroissance), caractérisé par l'éruption d'excroissances fongueuses figurées *à peu près* comme le fruit du mûrier ou du framboisier. Il en distingue trois espèces, savoir : le mycosis framboisé ; c'est le *pian* ou *frambœsia* dont nous parlerons tout à l'heure ; le mycosis *fongoïde*, c'est notre *molluscum* ; enfin le mycosis *syphiloïde* auquel il rapporte l'affection connue des auteurs sous les noms de *sibbens* en Écosse et de *scherlievo* à Fiume.

Nous avons publié nous-même, dans la *Revue médicale* (janvier 1843), une observation avec planche coloriée d'après nature, de *molluscum* sporadique chez une femme adulte, offrant de l'analogie avec un cas de molluscum accompagné d'*ictère*, qui s'était présenté à la clinique de M. Biett en 1829.

C'était sur un jeune garçon de onze ans, qui attribuait sa maladie à une chute sur le ventre. Le foie et la rate étaient énormément tuméfiés. La peau avait une teinte ictérique générale, et, de plus, elle était parsemée d'un nombre considérable de petites tumeurs sessiles, indolentes, à peu près pisiformes, un peu plus blanches que le reste des téguments.

La malade dont l'observation a été publiée dans notre mémoire, avait la peau d'une partie du dos et des membres supérieurs semée de petits tubercules sessiles, durs, indolents, dont la grosseur variait depuis celle d'une tête d'épingle jusqu'à celle d'une petite noisette. Un ictère général et datant, comme l'éruption, de plus d'une année (la teinte ictérique accompagnée de symptômes morbides appartenant à l'affection de l'appareil biliaire, remontait à deux ans peut-être, l'éruption qui lui était postérieure à quinze mois environ), coexistait avec une tuméfaction assez considérable du foie ; cependant la santé générale n'avait pas notablement souffert [1].

Nous avons eu aussi, à plusieurs reprises, dans nos salles de l'hôpital Saint-Louis, une femme dont les membres supé-

[1] Un petit tubercule cutané fut enlevé par M. Gruby, examiné au microscope et analysé ; il parut formé de la matière grasse ou *stéarique* qui entre dans la composition de la bile.

rieurs et inférieurs étaient parsemés de petits tubercules cutanés, sessiles, à peu près lenticulaires, tout à fait indolents et sans changement de couleur à la peau, qui sont restés stationnaires sous nos yeux pendant un grand nombre d'années.

Mais les trois cas les plus graves de *molluscum* sporadique et indigène que j'aie rencontrés, ont été observés sur des individus affectés de *lichen agrius*. Chez l'un de ces sujets adultes et qui n'avaient jamais quitté la France, les tumeurs occupaient seulement le front, le nez, les joues, le menton et la nuque, mais ces tumeurs cutanées acquéraient un énorme volume. Celle de la nuque notamment était devenue plus grosse que le poing et s'était ulcérée : on en fit l'amputation. Lorsque nous perdîmes le malade de vue, il paraissait marcher vers la résolution, tandis que les deux autres ont succombé : l'un, en quelques semaines, avec des symptômes de méningite; l'autre, au bout de plusieurs mois, dans un état cachectique.

Les purgatifs, les antiscorbutiques, les altérants à l'intérieur, et comme médicaments externes, les bains alcalins, les bains russes, la teinture d'iode pure ou mélangée de glycérine en application sur les tumeurs, voilà les remèdes que nous avons essayés et qui ne nous ont paru obtenir quelques succès que chez un seul de nos malades.

En résumé, le genre *molluscum* comprend des espèces fort différentes et qui n'ont entre elles de caractères communs que ceux-ci : excroissances indolentes, fermes et consistantes d'un volume variable, ayant une durée fort longue, si ce n'est permanentes et généralement incurables.

Quatre espèces au moins ont été décrites jusqu'ici, savoir :

1° Le *molluscum* endémique et contagieux d'Amboyne, le seul qui paraisse susceptible de transformation et de guérison;

2° Les espèces sporadiques et non contagieuses, au nombre de trois, dont la première, décrite par *Tilesius*, a reçu d'*Alibert* le surnom de *fongoïde;* la seconde a été désignée par *Bateman* sous le nom de *molluscum athéromateux;* enfin, la troisième, à laquelle j'ai proposé d'ajouter l'épithète de *stéarique*, à cause du dépôt de matière grasse qui forme la tumeur.

J'ai présenté à l'Académie, en 1854, un exemple très-curieux du *molluscum athéromateux*, de Bateman, observé dans mes salles de l'hôpital Saint-Louis sur une femme âgée de trente-deux ans.

Les tubercules rouges, bosselés, douloureux, dont quelques-uns dépassaient le volume d'une grosse noix, étaient nombreux aux cuisses, sur le ventre, la poitrine, la nuque, les tempes, etc., et s'étaient développés sous mes yeux depuis quatre mois environ.

La malade, originaire de Granville en Normandie, âgée de trente-deux ans, était venue réclamer mes soins pour une affection dartreuse qui pendant deux à trois ans n'avait paru revêtir que la forme impétigineuse.

Devenus bientôt très-nombreux et même confluents au visage, ces tubercules, par leurs nombreuses bosselures, donnaient à la malade une physionomie qui avait quelque analogie avec celle des lépreux[1].

D'ailleurs, le mode de développement des tubercules, leur forme, leur coloration, leur sensibilité constituaient autant de caractères différentiels qui les distinguaient des tubercules de l'*éléphantiasis*. (Voir ce chapitre ci-dessus.)

Il y aurait certainement une étude comparative curieuse et intéressante à faire, d'une part : entre les diverses éruptions tuberculeuses endémiques des diverses contrées, telles que le *molluscum* d'Amboyne, la *radesyge* de Norvége, le *pian* d'Amérique, le *sibbens* d'Écosse, l'*éléphantiasis* grec, l'éléphantiasis *arabe*, etc.; et, d'autre part : les exemples sporadiques d'affections cutanées plus ou moins analogues à ces diverses maladies exotiques qui se montrent de temps à autre dans nos climats tempérés. Un des princi-

[1] M. *Gruby* qui a examiné au microscope une de ces tumeurs, les a regardées comme constituées par une énorme hypertrophie des glandes de la peau.

paux obstacles à cette étude se trouve dans les opinions divergentes des observateurs dont le diagnostic n'est pas toujours suffisamment assuré pour qu'on puisse porter un jugement rigoureux sur la nature de ces diverses affections tuberculeuses.

Pour ne citer que deux exemples de cette divergence, il nous suffira de rappeler que la *radesyge* de Norvége, d'une part, et le *pian* d'Amérique, d'autre part, sont, pour les médecins qui ont observé le mal dans le pays même, un sujet de division profonde, les uns considérant la maladie comme une espèce à part propre au climat, tandis que d'autres prétendent que ce n'est qu'une forme particulière de *syphilis*. J'avoue que cette seconde opinion ne me paraît pas fondée, et que, malgré les autorités respectables qu'elle compte en sa faveur, j'ai quelque tendance à la regarder comme le résultat d'une observation trop superficielle et peut-être aussi d'une observation qui n'a pas été éclairée par une étude préliminaire suffisante de la pathologie cutanée spéciale.

Le *molluscum* ainsi que l'espèce suivante (la *radesyge*) ont été regardés par plusieurs auteurs comme des variétés de la lèpre tuberculeuse ou *éléphantiasis*.

Mais il existe, sous le rapport de l'étiologie, de la symptomatologie, de la marche, de la durée, des terminaisons, des vestiges anatomiques, etc., des différences bien tranchées entre ces trois éruptions tuberculeuses. On n'a jamais rencontré dans nos climats tempérés la lèpre véritable, si ce n'est sur des individus qui en avaient contracté le germe dans les pays où elle est endémique.

Le *molluscum* ni la *radesyge* n'offrent ces taches initiales insensibles qui marquent le début de la lèpre. La peau ne contracte ni cet épaississement général, ni cette insensibilité, ni cette coloration bronzée, grisâtre, ardoisée qui rappellent la couleur et la densité du cuir de l'éléphant. Le tégument interne n'est point envahi par les progrès du mal comme dans l'éléphantiasis. Si la *radesyge* s'accompagne parfois de nécrose des extrémités, comme l'éléphantiasis, les éruptions tuberculo-ulcéreuses qui s'y joignent ne ressemblent nullement aux nodosités lépreuses. Si les tumeurs du *molluscum* peuvent donner aux traits du visage quelque ressemblance avec la physionomie du lépreux, ces tumeurs sont très-différentes de couleur, de forme et de volume des tubercules indurés du *leontiasis*. Enfin, on a vu, soit l'état stationnaire, soit même la guérison, être obtenus dans les deux affections dont nous nous occupons, tandis qu'à part quelques faits bien rares et tout à fait exceptionnels, la vraie lèpre suit une marche fatale et progressive qui ne se termine que par la mort.

PIAN OU FRAMBOESIA.

J'ai eu à traiter à l'hôpital Saint-Louis, au printemps de 1842, un malade revenu des colonies en France depuis neuf mois. Il portait au front, aux tempes et au menton, des groupes de tubercules indurés, assez analogues par leur volume et leur forme aux fruits du mûrier.

Cette éruption fongoïde, qui me parut le pian ou frambœsia d'Amérique, fut traitée par les mercuriaux, le sujet ayant d'ailleurs des antécédents syphilitiques. Les tumeurs diminuèrent et parurent marcher vers la résolution; mais la poitrine s'affecta, et le malade sortit de l'hôpital, non guéri, après trois mois environ de séjour.

Il n'est pas très-rare de voir le *lupus serpigineux* prendre surtout au poignet, au pied, à la jambe, un aspect fongoïde qui lui donne de l'analogie avec les éruptions tuberculo-fongueuses décrites sous le nom de *frambœsia*.

Mais le pian proprement dit, le pian exotique paraît bien être une affection spéciale et indépendante des diathèses syphilitique et strumeuse, bien que ce soit avec cette dernière qu'elle semble avoir le plus de rapport.

Un médecin français qui a pratiqué dans les Antilles, M. le

docteur Levacher de la Feutrie, a décrit cette maladie avec soin dans son *Guide médical des Antilles*.

Il la regarde comme contagieuse et pense que sa forme primitive est plutôt pustuleuse que tuberculeuse; tandis que c'est l'opinion contraire qui est soutenue dans un excellent mémoire sur le pian, publié par le docteur Paulet dans le numéro d'août 1848 des *Archives de la médecine*.

On s'accorde à regarder cette affection comme endémique dans nos colonies, et l'on attribue son introduction à la traite des noirs. Les Anglais l'ont nommée *yaws*, et les Écossais *siwin* ou *sibbens*.

RADESYGE.

Nous avons décrit plus haut les caractères de cette affection endémique en Norvége et que nous avons pu observer à Paris à l'état sporadique. Nous renvoyons le lecteur au passage inséré dans le chapitre de l'Éléphantiasis. On y verra que cette éruption tuberculo-ulcéreuse doit être comme le pian, rapportée à une diathèse spéciale engendrée sous l'influence de conditions hygiéniques et climatiques particulières.

Nous avons eu, dans nos salles de l'hôpital Saint-Louis, plusieurs exemples de *radesyge sporadique*, dont un seul pouvait être regardé comme de provenance exotique.

C'était chez une femme originaire de Trieste, qui est entrée, à plusieurs reprises, dans nos salles, pour se faire traiter d'ulcères tuberculo-serpigineux et croûteux sur diverses parties du corps, et de nécrose du pariétal droit et de quelques-unes des phalanges de la main droite. Après plusieurs traitements dont notre sirop de deutoïodure ioduré faisait la base principale, elle sortit une dernière fois, à peu près guérie, les ulcères cicatrisés, les portions d'os nécrosées détachées (elle avait perdu les extrémités de deux doigts de la main), et les plaies suppurantes consécutives cicatrisées.

Les autres sujets, hommes et femmes, n'avaient jamais

quitté la France; ils offraient sur le tronc et les membres des tubercules croûteux, rongeants, avec un état cachectique général qui en a conduit plusieurs au tombeau. Les remèdes antisyphilitiques et antiscrofuleux leur avaient été administrés sans succès.

BOUTON D'ALEP.

Un médecin français, M. le docteur Willemin, a donné de cette maladie une intéressante monographie en 1854. Cette éruption tuberculeuse endémique à Alep, en Syrie, est désignée dans le pays sous le nom de *bouton d'un an*, parce que, dit-on, il guérit spontanément dans ce laps de temps, en laissant après lui une cicatrice plus ou moins apparente. M. Willemin croit que la cause de la maladie réside dans l'usage de l'eau en boisson d'un ruisseau dit *Coik*. Dans le cas suivant que j'ai observé sur un Français qui avait voyagé en Syrie, mais sans avoir visité Alep même, le malade rapportait la cause première de l'éruption (qui chez lui était multiple) aux morsures d'insectes répandus dans le pays.

Lorsque je le vis, à la fin de janvier 1857, le malade était de retour à Paris depuis novembre, et le mal avait commencé en octobre. Voici quels étaient les caractères de cette éruption, parfaitement analogues à ceux qu'on retrouve dans la description tracée par M. Willemin :

Sur la face dorsale de chaque poignet existait un énorme tubercule aplati et rougeâtre, de la grandeur d'une pièce de cinq francs environ. Cette induration, d'un rouge framboisé livide, était légèrement mamelonnée, et la peau qui en recouvrait la surface, lisse et amincie. L'un des tubercules offrait à son centre une dépression sèche, jaunâtre, lisse et comme superficiellement érodée. Sur l'autre existait une sorte de fissure ou rhagade ulcéreuse. En outre, à la face interne des cuisses et au bas de la jambe, près du cou-de-pied, des restes légèrement écailleux de plaques tuberculeuses plus petites qui sont en résolution.

Bien que le sujet n'eût aucun antécédent strumeux ni syphilitique et que sa santé générale parût bonne, un médecin avait prescrit des pilules et une pommade mercurielles qui n'avaient fait qu'aggraver le mal.

J'ignore malheureusement quelles ont été les suites de cette éruption.

Ici, il semblerait naturel de la considérer comme une hypertrophie des glandes, et peut-être de tout le tissu de la peau consécutive à l'irritation chronique des téguments..., de même que nous avons vu plus haut les tubercules du *molluscum* succéder aux papules prurigineuses du *lichen agrius* et du *prurigo*, ou aux érosions pustulo-croûteuses de l'*impétigo* chronique.

SYPHILIDE TUBERCULEUSE.

C'est la forme de syphilis cutanée la plus commune, c'est surtout à elle qu'on a appliqué le terme impropre de *pustules* syphilitiques. Elle présente d'ailleurs des nuances nombreuses et variées. Nous signalerons les plus importantes.

La plus commune de toutes, la seule espèce de syphilide qui puisse être comptée au nombre des phénomènes *primitifs* de la syphilis, puisque toutes les autres font partie du cortége des symptômes *consécutifs*, c'est celle qu'on a désignée sous le nom de *plaques muqueuses* ou *pustules plates*.

Elle se montre habituellement aux parties génitales ou aux environs de l'anus (et alors elle peut être *primitive*), mais on la rencontre encore au périnée, au pli des cuisses, à l'ombilic, aux aisselles, aux oreilles, entre les orteils... (et alors elle est ordinairement *consécutive*). Elle se présente sous la forme de petites plaques lenticulaires d'un rouge cuivré, humides et érodées à leur surface quand elles sont récentes ou irritées par la malpropreté, d'autres fois sèches et plus ou moins indurées, lorsqu'elles sont anciennes. En s'étalant et devenant confluentes, elles finissent par former des masses mamelonnées et fongueuses plus ou moins considérables. Nous désignons cette éruption sous le nom de *tubercules plats,* sans trouver mauvais que d'autres préfèrent la rattacher à la syphilide *papuleuse.*

Par opposition à la précédente, une autre forme pourrait être dite *tubercules ronds.* C'est ce qu'Alibert appelait la syphilide pustuleuse *merisée.* Ordinairement semés en petit nombre sur le visage, le front, la nuque, etc., ils acquièrent quelquefois le volume d'une noisette et persistent à l'état d'induration indolente, avec coloration cuivrée ou livide.

Une troisième forme pourrait être dite *tubercules granulés.* Ce sont de petites saillies grenues et fendillées, d'un rouge cuivré pâle et grisâtre, qui siégent aux commissures des lèvres ou à la jonction des ailes du nez avec la joue.

Une quatrième variété, dite *serpigineuse,* forme des bandes indurées, ulcérées, croûteuses, qui sillonnent le tronc ou les membres, en formant des fragments de cercle ou des anneaux irréguliers, des espèces de lettres ou de chiffres bien caractéristiques.

On pourrait encore signaler une cinquième nuance qui se rapproche beaucoup de la précédente et qui est caractérisée par de petits anneaux composés de petits tubercules aplatis et rapprochés qui s'ulcèrent superficiellement, se recouvrent de petites croûtes très-adhérentes, siégent spécialement au front et sur le cuir chevelu, et offrent quelque légère analogie avec l'*herpes circinatus,* d'où le nom qui leur conviendrait assez de tubercules *herpétiformes.*

Outre ces cinq variétés qui mériteraient une mention spéciale (tubercules *plats,* ronds ou *merisés, granulés, serpigineux, herpétiformes*), il y a des éruptions tuberculeuses à forme irrégulière qui deviennent quelquefois générales et recouvrent les membres, le dos, la poitrine, etc., persistant souvent à l'état d'induration, ou se terminant par résolution, quelquefois s'ulcérant et se couvrant de croûtes, d'autres fois suppurant imparfaitement, etc.

En général, les tubercules syphilitiques ont une *coloration* (cuivrée ou rouge obscure), une forme (aplatie, pisiforme, merisée, etc.), une marche et des terminaisons qui les différencient de toutes les autres éruptions [1]. La seule affection avec laquelle on puisse réellement les confondre dans quelques cas, est le *lupus* ou le tubercule scrofuleux, c'est-à-dire l'affection cutanée scrofuleuse à forme *tuberculeuse* (ce mot étant toujours pris dans l'acception spéciale qu'il a en pathologie cutanée). Il se présenta un jour au traitement externe un adulte qui paraissait d'une constitution robuste et qui nous montra un cercle tuberculeux occupant l'une des fesses. Les tubercules volumineux et remplissant un espace qu'aurait recouvert la main déployée, ressemblaient beaucoup aux tubercules syphilitiques : toutefois, leur coloration foncée et plutôt violacée que *cuivrée* fixa l'attention de M. Biett, qui, avant de partager le sentiment que déjà quelques assistants avaient émis, voulut interroger le malade. Celui-ci assura n'avoir jamais eu de maladie vénérienne, et fit remonter à son enfance l'origine de l'affection cutanée dont il était atteint : dès lors, il n'y eut plus de doute sur la nature du mal, et l'on convint unanimement qu'il devait être regardé comme *scrofuleux*, malgré l'état actuel de la santé générale. On conseilla en conséquence un traitement méthodique par les vésicatoires et les caustiques, comme le plus propre à déraciner une maladie de la peau aussi invétérée.

Dans les cas assez nombreux où j'ai observé le *lupus ser-*

[1] Lorsque des *ulcérations* leur succèdent, assez souvent ces ulcérations sont recouvertes de croûtes verdâtres ou brunâtres épaisses et adhérentes; tantôt elles sont arrondies, à bords taillés à pic ou irrégulièrement découpés, à fond grisâtre, en un mot offrant tous les caractères de l'ulcère vénérien; tantôt elles sont *serpigineuses* et pénètrent moins profondément l'épaisseur des téguments. Dans tous les cas, ces ulcérations laissent après elles des cicatrices blanches et déprimées, arrondies ou irrégulières, bien différentes des cicatrices d'une autre nature. Des maculatures violacées ou cuivrées persistent pendant un temps plus ou moins long après la guérison de l'éruption, lors même qu'elle s'est terminée par résolution.

pigineux, il m'a toujours paru qu'on pouvait le distinguer assez facilement de la *syphilide serpigineuse*, par la coloration violacée et le boursouflement de la peau propres à la dartre rongeante, la limitation du mal à une région peu étendue du corps, l'époque de l'invasion qui remonte souvent à l'enfance, l'absence d'autres symptômes syphilitiques, et surtout de la *cachexie* syphilitique qui coexiste presque toujours avec la syphilide tuberculeuse serpigineuse.

Le *pian* et surtout la *radesyge* offrent aussi quelque analogie avec la syphilide merisée et serpigineuse. Mais ces éruptions sont si rares dans nos climats tempérés qu'on n'est guère exposé à encourir ce genre de difficultés. Nous renvoyons d'ailleurs à la description succincte que nous avons tracée de ces deux maladies exotiques.

Nous avons toujours dans nos salles de l'hôpital Saint-Louis un certain nombre de sujets atteints de syphilide tuberculeuse plus ou moins générale.

C'est le plus souvent la forme *tuberculeuse* que revêtent les syphilides que l'on voit survenir chez les nourrices qui sont infectées par un enfant malade. De petites élevures tuberculeuses se forment autour du mamelon et se convertissent en ulcérations croûteuses; plus tard, des tubercules plats se montrent à l'anus et aux parties génitales, quelquefois une éruption générale s'opère. Presque toujours, si le mal n'est arrêté à temps, surviennent d'autres accidents consécutifs, tels que ulcères des amygdales, *érosion granulée* du col de l'utérus, etc., etc. Une chose bien remarquable et que nous avons plusieurs fois constatée jadis dans nos salles de l'hôpital de Lourcine, c'est que, lorsque la nourrice allaite en même temps son propre enfant, celui-ci peut rester bien portant ainsi que le sein qu'il tette, tandis que le sein qui est abandonné au nourrisson infecté devient seul malade; encore que déjà soient survenus chez la nourrice les accidents consécutifs divers que nous avons signalés. Si toutefois l'allaitement se prolongeait sans que la nourrice fût traitée, il n'y a pas de doute que le second enfant ne finît aussi, au bout d'un temps plus ou moins long, par contracter la maladie (*voir* au Traité de la *syphilis*).

ORDRE VIII.

TACHES ET DÉCOLORATIONS.

(5. Vitiligo. Albinisme. Éphélides. Nævus. Purpura.)

Nous n'avons pas cru devoir mentionner ici les colorations accidentelles de la peau, liées à une maladie des voies biliaires (ictère), à un dérangement de la menstruation (chlorose), non plus que la coloration ardoisée permanente déterminée par l'usage interne du nitrate d'argent.

§ Ier. — VITILIGO. — Dans la dernière classification d'Alibert, le onzième groupe a reçu le nom de dermatoses *dischromateuses* et est caractérisé par des altérations de coloration de la peau; il renferme deux genres : la *panne* et l'*achrôme*. Le premier genre a pour caractère des *taches* dont l'auteur distingue quatre espèces, savoir : la panne lenticulaire ou tache de rousseur, qui correspond à notre espèce *éphélides;* la panne hépatique, qui se rapporte à la variété du pityriasis que nous avons décrite dans l'ordre des squammes sous le nom de *pityriasis versicolor;* et la panne mélanée, qui répond à notre *pityriasis nigra*. La quatrième espèce, ou panne caratée, est une affection exotique connue sous le nom de *carate* dans le royaume de la Nouvelle-Grenade en Amérique. Elle se montre surtout chez les nègres et chez les mulâtres, et rend la peau marbrée et parsemée de taches blanches, jaunes, rouges ou même bleuâtres, d'où résulte l'aspect le plus difforme et le plus désagréable.

Le genre *achrôme* comprend deux espèces : l'*albinisme*, qui tient à l'absence totale du pigment dans l'appareil tégumentaire, et la vitilige ou *vitiligo*, sorte de décoloration partielle que M. Alibert ne veut pas confondre avec le *leuce* des Grecs, comme l'ont fait la plupart des auteurs. Nous avons vu nous-même une femme chez laquelle diverses régions du corps, mais particulièrement les membres supérieurs, étaient semés de taches blanches de l'étendue d'un centime environ, n'offrant aucun autre phénomène que la décoloration de la peau devenue dans ces points (semés çà et là comme des gouttes de pluie) d'un blanc mat et comme laiteux.

En 1847, nous avons présenté à l'Académie un autre exemple d'*achrôme*, offert par un sujet adulte dont la peau (normalement brune) était complétement décolorée au menton, à la poitrine, à la nuque et sur une partie des membres; elle avait d'ailleurs conservé toute sa sensibilité. Si l'on voulait retenir le nom de *vitiligo* (chair de veau) pour désigner cette sorte de décoloration (qui, dans les régions chevelue et barbue, peut offrir quelque ressemblance avec le *porrigo decalvans* de Bateman), il faudrait bien se garder de la confondre avec ces taches blanches déprimées *et accompagnées d'insensibilité*, que *Schilling* a signalées comme le véritable *leuce* des auteurs grecs et le *vitiligo* de Celse (bien que cet auteur lui-même paraisse avoir confondu la décoloration simple des téguments avec le *vitiligo lépreux*). Selon *Schilling*, en effet, comme nous l'avons dit au chapitre de l'*éléphantiasis*, ce *vitiligo* n'est autre chose que le premier degré de la lèpre, celui décrit par *Moïse* dans le Lévitique : c'est, en un mot, une variété des taches initiales qui constituent le premier symptôme de la lèpre tuberculeuse.

Un fait que nous avons observé à l'hôpital Saint-Louis, nous porterait à croire que la *vitilige* exotique peut exister comme maladie spéciale et sans amener à sa suite le développement tuberculeux de l'*éléphantiasis*, ce qui la rapprocherait, peut-être même la confondrait avec l'éléphantiasis *anaisthétique* dont nous avons tracé ailleurs les caractères.

Voici les détails de l'observation recueillie par un de nos internes, M. Aviolat, il y a quelques années :

Lèpre vitilige. — M. B..., âgé de vingt ans. Ce jeune homme jouit d'une bonne santé habituelle; il a une constitution moyenne, mais un peu scrofuleuse; il y a des antécédents scrofuleux chez ses parents et ses frères et sœurs, lui-même a eu des abcès ganglionnaires, et très-probablement la gourme dans son enfance. Pas d'antécédents d'affection cutanée dans sa famille, sauf des gourmes. Lui-même n'a jamais eu autre chose qu'un eczéma intertrigineux à la racine des cuisses, à la suite d'une blennorrhagie. Il n'a jamais offert aucun symptôme de syphilis constitutionnelle, et n'a eu que des blennorrhagies. Il n'a eu jusqu'à ce jour qu'une fièvre typhoïde, il y a quelques années, qui dura six semaines.

La peau du malade n'offre rien de particulier là où elle est saine, elle a la coloration habituelle, un peu brune cependant, et est parfaitement souple; il a les yeux très-bruns et les cheveux noirs, un embonpoint médiocre, la taille petite; l'intelligence est peu développée. Il y a un peu plus d'un an, il s'est rendu aux États-Unis, dans le Kentucky, où il exerçait la profession de commis.

Trois mois après, et sans cause appréciable, commençait à se manifester l'affection dont il est actuellement atteint, et qui n'a fait que se développer de plus en plus. Chose remarquable, jusqu'à présent elle a surtout attaqué la moitié gauche du corps, et presque respecté entièrement le côté droit; cependant ce côté commence depuis quelque temps à être envahi au coude, au tronc et aux membres inférieurs. Cela débute par des taches entièrement blanches et décolorées qui ne donnent aucune sensation; puis petit à petit, à leur niveau, la peau s'engorge, s'épaissit, se transforme en un tissu dur, semi-cartilagineux, très-blanc, entouré de taches fauves, comme si le pigment naturel de la peau n'avait fait que se déplacer pour se porter à la circonférence; cependant ce dernier caractère n'existe pas partout, et il y a à la face des taches de vrai vitiligo autour desquelles la coloration reste normale. A gauche on trouve, sur la face dorsale du pied, une large plaque, et une qui entoure tout le bas de la jambe. Là même se trouvent en outre deux ulcères, l'un irrégulier, de la largeur d'une pièce de deux francs, l'autre beaucoup plus petit, mais très-irrégulier aussi; bords indurés, boursouflés, un peu à pic, fond bourgeonnant et suppurant, coloration ambiante un peu rosée; ils n'ont aucun caractère syphilitique. Ils datent de deux à trois mois et sont dus, nous dit le malade, à une piqûre d'insecte qui fut exposée aux frottements de la botte, et s'est sans cesse agrandie. Du reste il nous dit avoir la peau très-disposée à se couvrir de plaies; la plus petite écorchure devient plus dangereuse quand elle porte sur les portions malades du tégument, et met du temps à se cicatriser. On en trouve encore sur la cuisse gauche, la main, etc., mais surtout une très-large bande, très-dure, entourant en demi-ceinture la base du thorax à gauche, et qui commence à se propager à droite; là on voit à côté de places entièrement décolorées, des places où la couleur est fauve; les deux nuances sont mêlées à l'infini, cependant la teinte fauve occupe surtout la circonférence. Sur le haut de la poitrine, en avant, on voit une plaque de la dimension d'une pièce de cinquante centimes, irrégulièrement arrondie, entourée de quelques points comme une lentille, isolés, d'une teinte blanche légèrement jaunâtre, accompagnés déjà d'épaississement de la peau, en sorte qu'on croirait voir là des petits fragments de cartilage déposés dans l'épaisseur du derme : la transition entre les parties saines et malades est brusque. Là où le tégument est décoloré, on n'aperçoit pas trace de vaisseaux. Au cou, au menton et sur la face, quelques taches irrégulières, d'une étendue variable, de vitiligo, mais sans altération dans l'épaisseur et la consistance de la peau ; l'une d'elles, au menton, a une teinte un peu bleuâtre; les rares poils qui en naissent ont conservé leur couleur noire. Il n'y a de décoloration des poils qu'au sourcil droit, qui offre une place décolorée vers la joue. Enfin, au sommet de la tête, du côté gauche principalement, on trouve une plaque ovalaire qui a débuté il y a trois mois, ayant les dimensions d'une grosse noix, entièrement glabre; la peau y a perdu sa mobilité et offre une légère teinte rosée. Du reste, ses cheveux commencent à tomber sur tout le cuir chevelu; il y accuse des démangeaisons et il y a un léger degré de pytiriasis. Pas de douleurs, mais des picotements, des élancements parfois dans les plaques malades. Telle est cette singulière affection, qui à la tête et au cou revêt tous les caractères du vitiligo, mais au tronc dépasse ce degré et aboutit, en dernier lieu, à transformer la peau en un tissu identique avec le tissu des cicatrices, en ayant l'aspect, la teinte d'un blanc mat la consistance, rétractile comme lui; car ces plaques gênent les mouvements, empêchent, par exemple, la flexion complète des doigts, les mouvements du pied gauche, déterminent une atrophie du membre dans les points où elles siégent, notamment à la cheville gauche, qui en est entourée circulairement, et en outre provoque des crampes dans les membres quand il fait des mouvements. La santé générale est restée intacte.

En Amérique, il a essayé successivement et en vain plusieurs traitements : la solution arsenicale, les préparations mercurielles, les applications topiques de teinture d'iode tous les jours, l'homœopathie. Il s'est enfin décidé à venir en France, uniquement dans le but de se faire soigner.

§ II. Albinisme. — C'est une décoloration générale du système tégumentaire propre aux *albinos* (mot portugais tiré de l'espagnol, et dérivé du latin *albescere*, blanchir). La découverte d'*albinos* conservés comme objet de curiosité dans les jardins de Montezuma, lors de la conquête du Mexique, explique comment le nom donné à ces sujets par les Espagnols et les Portugais a été adopté par les Européens.

On montrait à Paris, il y a trente ans, deux individus, frère et sœur, âgés l'un de dix et l'autre de vingt ans, nés en France et présentant tous les caractères de l'albinisme. Leur peau, dit *Gaultier*, avait une couleur blanche mate, inanimée et comme de la cire; leurs cheveux étaient blancs, longs et lisses; leurs yeux, blessés par l'éclat du jour, offraient cette mobilité et ce clignotement des paupières que tous les observateurs ont notés chez les albinos : l'iris était rougeâtre. Ces individus étaient mous et flasques au physique, tristes et apathiques au moral.

Une autopsie célèbre, faite en 1793, à l'hôpital de Milan, par M. Ruzzi, élève de *Moscati*, a démontré l'absence du pigmentum noirâtre de l'uvée, d'où résulte la coloration rose de l'iris et de la pupille, constante chez les albinos. Le corps du sujet de cette autopsie, au rapport de M. de Saussure, se distinguait des autres cadavres par la blancheur éblouissante de la peau, des cheveux, de la barbe et de toutes les parties poilues du corps. L'iris était blanc et la pupille rose. Il n'y avait de couleur noire ni derrière l'iris, ni sous la rétine; on ne voyait dans l'intérieur de l'œil que la choroïde extrêmement mince, et teinte en rouge pâle par des vaisseaux remplis d'un sang décoloré. La peau, détachée, parut aussi entièrement dépourvue de *corps muqueux*. L'opinion de *Blumenbach*, adoptée par M. Breschet, savoir, que l'albinisme est dû à une absence du *pigmentum*, se trouve ainsi confirmée par l'autopsie.

On peut donc considérer l'albinisme comme une sorte d'infirmité, ou mieux de difformité congéniale liée à un vice d'organisation primitive dont la cause n'est pas bien connue, mais qui se rattache le plus souvent à la faiblesse, et qui consiste principalement dans une décoloration spéciale des téguments et des poils, avec rougeur de l'iris. Ce dernier caractère suffit pour distinguer l'état d'albinisme proprement dit de ces décolorations partielles que plusieurs auteurs ont confondues avec lui et qui, je pense, doivent en être soigneusement distinguées. Ces décolorations partielles ne constituent en effet que des *accidents*, ou bien appartiennent à une maladie spéciale de la peau, telle que le *leuce* ou *vitiligo*. Il est seulement permis de rapprocher des albinos ces *nègres-pies*, comme on les appelle, qui offrent, au milieu de la teinte noire des téguments, des régions plus ou moins étendues de peau qui sont d'un blanc mat comme dans l'albinisme, état qui est congénial comme celui des albinos.

D'après les recherches de *Blumenbach*, la coloration rose de l'iris particulière aux albinos, qui s'observe chez les animaux blancs que l'on peut rapprocher des hommes albinos, tels que les chiens et les chats blancs, tient de même chez eux à l'absence de la matière colorante noire de l'uvée, et se voit encore dans quelques autres espèces, telles que les chouettes, les perdrix, etc.

Il est assez curieux que les albinos se rencontrent surtout dans les pays chauds et dans les contrées où la coloration des téguments est généralement le plus foncée, tels que l'Afrique et les Indes. Il ne paraît pas d'ailleurs, comme l'avaient avancé quelques historiens, que nulle part ces individus forment des peuplades distinctes; tout se réunit pour faire croire, au contraire, que les albinos ne constituent point une race spéciale, mais bien seulement des exemples individuels d'une sorte de dégénération de l'espèce humaine qui peut être rapportée aux monstruosités. Ce genre de monstruosité est du reste fort innocent et compatible avec une santé parfaite. On cite même, contre la règle générale, des albinos ayant un degré assez prononcé d'énergie physique et morale.

M. Alibert a rangé l'albinie dans le groupe des *dermatoses dischromateuses*, sous le nom d'*achrome* congénial.

M. Rayer l'a décrite sous le nom de *leucopathie* générale congénitale, en tête des altérations de la couleur de la peau.

On ignore les causes de cet état; on l'a observé dans tous les pays, mais, comme nous l'avons dit, il est plus fréquent dans les contrées habitées par les noirs et dans les pays chauds. Ses caractères sont frappants et faciles à saisir. La peau est d'un blanc mat, et flasque au toucher; les cheveux sont longs, blancs, fins, soyeux et droits; leur aspect diffère beaucoup de la canitie amenée par les progrès de l'âge.

Les poils du reste du corps ont la même apparence. Chez les albinos de l'espèce nègre, les cheveux sont également blancs, mais ils sont crépus et laineux. Les yeux, clignotants et très-sensibles à l'impression de la lumière, ressemblent aux yeux de perdrix ou de lapin blanc; l'iris est rose et la pupille rougeâtre. En général, les albinos sont faibles, peu intelligents, et traités comme objets de spéculation propres à amuser l'oisiveté des grands ou la curiosité du public. On a récemment inséré dans les journaux politiques la lettre d'un officier de marine qui rapportait avoir vu en Grèce toute une famille d'albinos, père, mère, enfants. Si ce fait était suffisamment authentique, il suffirait pour établir la transmission possible de l'albinie par génération, qui est regardée comme douteuse par plusieurs auteurs.

Le plus ordinairement, les albinos sont le produit de l'union d'un nègre ou d'un mulâtre avec un individu blanc ou même albinos. Mais jusqu'ici il ne paraît pas qu'on ait constaté avec toute l'authenticité désirable la naissance d'albinos provenant de l'union de deux individus eux-mêmes atteints d'albinisme. Des trois albinos observés à Alger, en 1836, par M. le docteur Guyon, tous trois israélites et du sexe féminin, aucun n'était né de parents atteints de la même infirmité. L'un de ces individus, femme de vingt-huit ans, était marié et avait trois enfants qui n'offraient aucune trace d'albinisme. Deux sœurs de la même femme jouissaient également de la meilleure santé. Les pères et mères de ces trois albinos, appartenant à diverses familles, étaient de même bien portants. M. Guyon suppose que la nature des habitations d'Alger, à la fois très-humides et sans air ni lumière, est favorable au développement de l'albinisme. M. le docteur Bédor, de Troyes, connaît trois petites filles, habitantes de cette ville, nées toutes trois au village de Michery, canton de Sergines, arrondissement et à 16 kilomètres de Sens (Yonne), âgées l'une de huit ans, l'autre de sept, et la troisième de cinq, qui, d'ailleurs bien portantes, sont nées également de parents sains. Trois autres enfants, nés depuis elles, n'offrent pas plus d'albinisme que leurs pères et mères. — L'albinisme est congénial et incurable. Nous avons eu plusieurs fois à traiter dans nos salles un adulte (albinos sujet à l'*eczéma*) qui exerçait dans les rues de Paris l'état de musicien ambulant.

Les albinos ont fixé l'attention des voyageurs, des historiens, des naturalistes et des médecins; nous nous bornerons ici à indiquer brièvement les principaux travaux de ces derniers. On y trouvera d'ailleurs toutes les indications bibliographiques désirables.

— Blumenbach (J.-Fr.). *De oculis leucœthiopum et iridis motu commentatio* in comment. Soc. reg. sc. Gœtting, vol. VII, 1784.

— Blumenbach. *De generis humani varietate nativa,* trad. en franç. sur la 3e édition par Chardel. Paris, 1804, in-8°.

— Gaultier (G.-A.). *Recherches sur l'organisation de la peau de l'homme,* etc. Paris, 1819, in-8°, p. 71.

— Dictionnaire de médecine en 24 vol., 2e édit., tome II, 1833, art. *Albinos,* par M. Breschet.

— Traité théorique et pratique des maladies de la peau, par M. Rayer; 2e édit. Paris, 1835. Tome III, p. 569 et suiv.

— Monographie des dermatoses, par le baron Alibert; 2e édit. Paris, 1835. Tome II, p. 656 et suiv.

— Gazette médicale de Paris, 1839, tome VII. Obs. de MM. Guyon et Bédor, p. 730 et 838.

ÉPHÉLIDES.

M. *Alibert* admettait jadis trois espèces d'*éphélides*, qu'il distinguait par les noms d'éphélides *lentiformes*, *hépatiques* et *scorbutiques*.

Les premières seules doivent nous occuper ; en effet, les altérations de coloration décrites sous les deux derniers titres sont des affections bien différentes des *éphélides* proprement dites, et doivent être rapportées au *pityriasis versicolor* ou au *P. nigra*, et au *purpura* que nous décrirons ci-après.

Il n'est pour nous qu'une seule espèce d'*éphélide*, dont la variété la plus commune et la plus connue est l'*éphélide vraie*, dite *lentiforme* (*lentigo*, taches de rousseur), qui, comme son nom l'indique, est très-souvent, en effet, le résultat de l'action solaire sur la peau fine et délicate des individus lymphatiques ou lymphatico-sanguins [1]. Mais ces taches, tantôt congéniales, tantôt acquises, tantôt accidentelles et passagères, tantôt permanentes, offrent deux variétés bien distinctes : les éphélides *lenticulaires* ou taches de rousseur proprement dites (*lentigines*), et les éphélides *irrégulières*, telles, par exemple, que celles qui constituent le *masque* des femmes enceintes. Nous ne pensons pas qu'on doive, avec Bateman, décrire sous le même nom ces larges taches brunes

[1] Απο του ἡλιου, *non quod a sole tantùm vitia illa in cute contrahuntur, sed quod a reliquis inducta causis, similem asperitatem et colorem habeant... « Gorrœi defin. ad voc.* εφηλιν. » *Hippocrate* emploie cette expression, et il désigne sous le nom d'*éphélides* les taches qui se manifestent quelquefois chez les femmes enceintes et celles qui sont produites par les rayons solaires : « *Quæ utero gerunt in facie maculam habent, quam* εφηλιν *vocat lib.* Περι γυναικειων. » Bateman.

« *Nihil est nisi asperitas quædam, et durities mali coloris*, » dit *Celse;* — et il ajoute pour s'excuser de parler du traitement de cette légère affection : « *Eripi tamen feminis cura cultus sui non potest.* »

situées sur les parties du corps couvertes, et qui tantôt sont congéniales, et doivent alors être rapportées aux *nævi*, tantôt sont accidentelles, et le plus souvent alors de l'espèce des taches que nous avons décrites sous le nom de *pityriasis versicolor*, tantôt enfin sont produites par l'action du feu et se voient aux membres inférieurs et surtout aux cuisses des femmes du peuple qui font usage de ces réchauds vulgairement connus sous le nom de *gueux*.

« J'ai vu quelquefois, dit *Bateman*, prendre ces affections pour un état syphilitique, à cause de la couleur qu'elles présentent. Mais l'histoire des symptômes antérieurs, le petit nombre de ces taches, leur défaut d'élévation ou leur dépression, leur état permanent ou leur disparition sans qu'elles aient montré la moindre tendance à l'ulcération ou à l'inflammation, apprendront à les distinguer à l'œil même le moins exercé.

» Les praticiens anciens et modernes, continue le même auteur, s'accordent à conseiller pour combattre cette affection cutanée l'emploi de quelques astringents légers, les lotions et les liniments détersifs. Du temps d'*Hippocrate*, l'huile d'amandes était conseillée comme moyen détersif (Περι γυναιχειων, lib. II). « *Amygdalæ amaræ sunt facultatis perspicue attenuantis, ut ephelin expurgent.* » (Orib., *De virtute simplic.*, lib. II, c. I.) *Celse* employait dans ce cas un mélange fait avec une partie de résine, un tiers de sel fossile, et s. q. de miel. *Actuarius* combinait ensemble le miel, le vinaigre, l'huile d'amandes. »

Bateman ajoute qu'on peut employer les lotions faites avec l'alcool étendu dans l'eau distillée, quand il y a de l'irritation à la peau, qu'on peut laver deux ou trois fois le jour avec les acides minéraux étendus, dans la proportion d'une drachme d'acide sulfurique pour une chopine d'eau, ou une drachme d'acide muriatique sur une demi-chopine, ou encore une partie de potasse liquide sur vingt parties d'eau.

« On applique souvent à l'extérieur, dit M. *Alibert*, les

remèdes qui donnent du ton à la peau, comme par exemple l'extrait de Saturne mêlé avec de l'eau, le suc d'oseille, les pommades qui contiennent des oxydes ou des alcalis, les bains d'eau salée, les bains sulfureux, etc. »

Joseph Franck conseille l'usage du chlore, d'après la formule suivante : Eau distillée de roses rouges, 180 grammes; acide muriatique oxygéné, douze gouttes. On augmente peu à peu la dose de l'acide.

Les éphélides irrégulières, comme les taches de rousseur, se montrent en général aux parties découvertes du corps, telles que le front, le visage, le cou, les mains, chez les sujets à peau fine et blanche, à cheveux blonds ou *roux;* leur étendue varie depuis celle d'une tête d'épingle jusqu'à la largeur d'une lentille et bien davantage. Leur coloration jaune et safranée ou brunâtre *permanente,* l'absence de toute saillie, de tout prurit et de toute desquammation suffisent pour les distinguer des taches du *pityriasis versicolor*. Elles sont quelquefois habituelles et alors ordinairement incurables. Souvent elles ne se montrent qu'accidentellement et passagèrement pendant les chaleurs du printemps et de l'été.

Au front et au visage, elles forment souvent chez les femmes (et surtout dans l'état de grossesse) une sorte de masque d'un jaune sale et terreux qui ne se dissipe pas toujours avec les causes qui l'ont fait naître.

On observe encore à la nuque, chez les femmes vénériennes, des taches jaune-obscur qui paraissent bien de véritables *éphélides,* mais que leur coexistence constante avec d'autres accidents syphilitiques doit faire rattacher à la cachexie vénérienne.

NÆVUS.

Deux espèces d'altération de la peau, analogues de forme et de structure, mais qui diffèrent beaucoup par leur mode de développement, peuvent être rapportées à ce genre.

La première est celle que nous avons indiquée au chapitre

du *molluscum*, et qu'Alibert a désignée sous le nom de *mycosis fungoïdes*. Ce sont des espèces d'excroissances cutanées qui se montrent particulièrement sur le dos (chez les vieillards surtout) et forment des saillies étalées et aplaties, de couleur et d'aspect analogues au champignon désigné sous le nom d'*agaric* (d'où l'épithète *fungoïde*), et dont l'étendue varie depuis le volume d'une lentille jusqu'à celui d'une pièce de 2 à 5 francs. La structure de ces excroissances accidentelles paraît analogue à celle des *signes* congénitaux. Ceux-ci sont de diverse nature; on les attribue assez généralement (et le plus souvent sans motif légitime) à l'influence de l'imagination de la mère sur le fœtus (d'où le nom de *nœvus maternus* des auteurs). On les désigne encore sous les noms d'*envies*, de *signes*, de *taches de vin*, etc.

Dans la plupart de ces affections, qui sont, en général, plutôt des espèces d'infirmités que des maladies, il n'y a pas seulement altération de la coloration de la peau, mais aussi altération de texture. Tantôt ce sont de petites élevures brunâtres et couvertes de poils (*envies, spilus*); tantôt ce sont de petites excroissances arrondies, jaunâtres ou rougeâtres (*signes, spilus*); tantôt ce sont de larges taches violacées ou bleuâtres formées par un développement de ramuscules vasculaires veineux (*taches de vin*); tantôt ce sont de véritables tumeurs fongueuses vasculaires et *érectiles* formées par le développement morbide du tissu capillaire de la peau, et dans ce dernier cas elles peuvent, si elles tendent à s'accroître, nécessiter une opération qui prévienne les suites fâcheuses qu'elles pourraient avoir. Le caustique de Vienne détruit facilement les signes peu volumineux. L'amputation ou la ligature fait tomber ceux qui ont un pédicule.

Mais l'immense majorité des cas de ce genre ne nécessite aucun traitement. Ajoutons toutefois que nous avons vu plusieurs fois *la compression* guérir le *nœvus érectile*, et même chez quelques sujets ces sortes de taches vasculaires saillantes s'effacer par les seuls progrès de l'âge.

PURPURA.

§ Ier. — Presque jusqu'à nos jours, beaucoup de praticiens ont appliqué le nom de *pourpre* à des affections cutanées de nature fort différente, telles que les *pétéchies* de fièvres graves, certaines éruptions de *rougeole*, de *scarlatine*, etc. Des auteurs plus méthodiques ont réservé ce nom aux seules taches pétéchiales, et *Willan* l'a restreint à une espèce de taches ecchymotiques des téguments qui paraît véritablement constituer une affection spéciale ; c'est la forme la plus grave de cette affection qui a été décrite dans les œuvres de *Werlhooff* sous le nom de *maladie tachetée hémorrhagique*. (On trouvera ci-après la traduction de ce passage.)

On doit donc entendre, en pathologie cutanée, par le mot *purpura* une sorte d'hémorrhagie capillaire cutanée circonscrite qui donne lieu à la formation de *taches* sanguines, rouges, livides, violacées ou même noirâtres, et tout à fait semblables aux *ecchymoses*. En général petites et distinctes, semées sur les membres et sur le tronc, mais le plus souvent sur les membres inférieurs, ces taches sont produites par une extravasation de sang sous l'épiderme, dans les aréoles du derme ou même aussi dans le tissu cellulaire sous-cutané. Ces taches ne sont ordinairement accompagnées d'aucune chaleur, d'aucune sensation, ni prurigineuse ni douloureuse, d'aucune saillie (excepté dans le *purpura urticata* de Willan), et suivent dans leur cours la marche ordinaire et les dégradations de coloration successives des ecchymoses, passant ainsi à une teinte bleuâtre, puis jaunâtre, jusqu'à ce que la résolution soit complétement opérée.

Dans un très-grand nombre de cas il n'y a point d'autre phénomène morbide ; tout au plus observe-t-on un peu de faiblesse et de langueur, un peu de pâleur à la face, un léger œdème des extrémités. Dans d'autres, beaucoup plus graves, des hémorrhagies dangereuses et même funestes se montrent en même temps et s'opèrent par les diverses surfaces exhalantes, même dans la profondeur des viscères ; c'est alors surtout que la maladie se rapproche du scorbut sporadique, avec lequel elle a plusieurs fois été confondue par les auteurs [1].

§II. — Les causes de cette affection sont fort obscures et souvent ignorées ; dans quelques cas pourtant on trouve une corrélation manifeste entre les phénomènes de la maladie et les circonstances au milieu desquelles elle s'est développée : ainsi, lorsqu'on la voit survenir chez les sujets délicats et affaiblis par une mauvaise nourriture, la misère, la malpropreté, l'habitation de lieux malsains, humides, mal aérés, privés de l'influence salutaire de la chaleur et de la lumière du soleil ; chez les enfants, les femmes, les vieillards soumis à quelques-unes de ces causes morbifiques ; chez les prisonniers, les mendiants, les individus qui exercent des professions malsaines, comme celles de tisserand, de déchireur de bateaux, etc. ; ou même chez les sujets affaiblis par des excès, par des maladies antérieures ; chez ceux qui ont fait usage de certains médicaments, et en particulier de préparations mercurielles qui ont provoqué la salivation [2] ; dans tous ces cas, dis-je, on conçoit jusqu'à un certain point que la diminution du ton des solides et l'augmentation de fluidité des liquides favorisent le développement d'une maladie dont les principaux symptômes sont des ecchymoses et des hémorrhagies. Mais comment expliquer la même affection chez les sujets placés dans des circonstances entièrement opposées, chez les hommes adultes, doués d'une bonne constitution, vivant dans les habitudes salubres, usant d'un bon régime...,

[1] Dans sa deuxième classification, *Alibert* a fait un groupe de dermatoses *hémateuses* ou sanguines, dont le premier genre, *péliose* (ecchymose), se rapporte à notre *purpura.*

[2] Bateman parle d'un *purpura hæmorrhagica* mortel développé pendant le cours d'une salivation très-forte produite par quelques grains de mercure combinés avec l'opium et administrés contre une affection rhumatismale.

à moins qu'on n'admette un *purpura sthénique* et un *purpura asthénique*, comme on admet des hémorrhagies actives et des hémorrhagies passives, un scorbut par débilité et un scorbut *sthénique?* Et, en effet, ne pourrait-on pas jusqu'à un certain point expliquer par la pléthore dans un cas ce qu'on explique par l'altération des liquides et l'affaiblissement des solides dans l'autre? Et, d'ailleurs, les causes, les symptômes et le traitement ne motivent-ils pas suffisamment cette distinction? Enfin, faut-il, avec quelques modernes, croire dans quelques cas à une altération primitive du sang, de nature encore inconnue[1] ?

Toutes ces questions demandent encore de nouvelles recherches et de nouvelles observations pour être résolues d'une manière satisfaisante.

Mais il est temps que nous quittions les généralités et que nous examinions à part les deux formes principales de la maladie qui nous occupe, savoir : le *purpura simplex* et le *purpura hæmorrhagica*.

§ III. — 1° *Purpura simplex.* — Il se montre plus souvent chez les enfants, les femmes, les individus faibles et soumis

[1] On lit dans l'ouvrage de M. *Rayer* sur les maladies de la peau, au t. III, p. 522 : « Aaskow, ayant analysé le sang des malades atteints de *purpura*, affirme qu'il ne diffère en rien de celui d'un individu sain; cependant Johnston a vu le sang après la saignée rester liquide et ne pas se séparer en *sérum* et en *coagulum*, quoiqu'il offrît quelques traces de lymphe coagulable. Dans un cas observé par Duncan, le sang, en sortant de la veine, avait une apparence extraordinaire; on le compara à du sang artériel mélangé avec de l'eau; sa couleur était d'un rouge vif et il avait une sorte de semi-transparence. Le sang se coagula très-lentement, et le coagulum n'était pas très-ferme; le sérum ne se sépara point et le coagulum avait l'apparence d'une gelée tremblotante à travers laquelle on distinguait les globules rouges qui s'étaient précipités. La matière colorante rouge était en moindre proportion que dans le sang ordinaire, probablement à cause de la répétition des hémorrhagies. Il n'y avait pas de traces de couenne. » — On trouvera dans mon mémoire *sur les altérations du sang*, inséré dans les numéros de janvier et février 1840 de la *Revue médicale*, un résumé des recherches cliniques et chimiques relatives à l'altération du sang dans les affections scorbutiques et dans les fièvres putrides.

à des influences débilitantes, dans les saisons chaudes de l'année; mais, comme nous l'avons déjà dit, on l'observe aussi dans des circonstances opposées ; des émotions morales ont paru quelquefois en provoquer le développement ; assez souvent il n'existe point de cause appréciable à laquelle on puisse rapporter la maladie.

On voit (quelquefois après plusieurs jours de malaise, de faiblesse, de langueur, d'anorexie, etc., souvent sans aucun autre phénomène précurseur ni concomitant) survenir à la partie interne des jambes, des bras, sur la poitrine, etc., de petites taches rouges ou livides ou même violacées, suivant l'activité plus ou moins grande de la circulation, le degré de coloration habituelle des tissus, l'âge du sujet, etc., fort analogues aux piqûres de puces, mais qui en diffèrent par l'absence du point central, trace de ces piqûres ; ces petites taches s'étendent, sans dépasser de beaucoup, dans la plupart des cas, l'étendue d'une lentille ; elles conservent une forme, en général, arrondie, et restent circonscrites et isolées les unes des autres ; ces taches deviennent successivement plus foncées, puis perdent peu à peu de leur couleur, jaunissent et disparaissent à la manière des ecchymoses, après quelques jours de durée, sans laisser de trace de leur existence et sans aucune desquammation épidermoïque. Ces taches ne s'effacent point complétement sous la pression comme la coloration des affections exanthématiques, elles ne sont point uniquement sous-épidermoïques, mais souvent l'extravasation sanguine qui les forme se propage dans la profondeur du derme, et même quelquefois jusque dans le tissu cellulaire sous-cutané.

Cette affection est ordinairement légère et ne s'accompagne ni de fièvre, ni d'aucun dérangement dans la santé, sauf les faibles incommodités que nous avons signalées, mais qui sont encore loin d'être constantes. La durée de la maladie est indéterminée : elle peut s'étendre à plusieurs semaines ou même à plusieurs mois par la formation successive de nouvelles taches, et elle est assez sujette à récidiver. Elle peut d'ailleurs, en devenant plus grave et plus générale, se convertir en l'espèce suivante, dont le pronostic est bien autrement sérieux.

2° *Purpura hæmorrhagica.* Dans cette espèce, les taches sont plus larges, plus nombreuses, plus foncées, plus irrégulières ; c'est surtout ici qu'on voit l'ecchymose s'étendre au tissu cellulaire sous-cutané et présenter l'aspect des meurtrissures violentes de cause externe.

Mais, en outre, la maladie n'est plus bornée aux téguments ou même aux orifices des cavités muqueuses, comme aux gencives, à la bouche, à la langue, parties qui présentent quelquefois de petites pétéchies, même dans le *purpura simplex;* des hémorrhagies surviennent, et s'opèrent, non-seulement par les surfaces muqueuses de la bouche, du nez, des voies aériennes et digestives, mais même dans quelques cas on trouve à l'ouverture du corps des ecchymoses et des infiltrations ou des épanchements de sang dans les cavités séreuses et dans le tissu des organes parenchymateux. C'est ainsi que *Bateman* cite des cas où la mort fut produite par des hémorrhagies pulmonaires, buccales, nasales excessives; que, chez un malade de l'hôpital Saint-Louis, une suffocation mortelle fut déterminée par un épanchement de sang formé au-dessus de la glotte ; que dans quelques cadavres on a trouvé du sang infiltré ou épanché sous l'arachnoïde, dans le cerveau, les poumons, le foie, la rate, etc. Chez un malade que j'ai observé à l'Hôtel-Dieu, et que plusieurs hémorrhagies avaient épuisé, la mort parut directement amenée par une sorte d'asphyxie lente et d'empoisonnement miasmatique dû à la décomposition du sang retenu dans la bouche et dans le nez par le tamponnement rendu nécessaire par l'abondance d'une épistaxis. Toutefois ces hémorrhagies ne sont pas toujours aussi dangereuses, quelquefois même elles ont été utiles, probablement dans les cas où le *purpura* se présentait avec des caractères sthéniques. Ainsi *Bateman* parle d'une femme âgée d'environ quarante ans qui, après une perte abondante, fut promptement guérie d'une affection pourprée bornée aux jambes et accompagnée pourtant d'un sentiment de faiblesse. Ainsi deux malades observés par le docteur *Parry* furent guéris sur-le-champ par deux saignées du bras ; l'un de ces malades était un officier adonné à la débauche et chez lequel une fièvre légère accompagna les symptômes du purpura ; le sang tiré par la saignée était consistant et recouvert d'une couenne albumineuse.

On observe quelquefois le *purpura hæmorrhagica* dans le cours des fièvres éruptives, et en particulier dans la variole. Alors la maladie est presque toujours mortelle, et l'on trouve ordinairement à l'ouverture du corps des taches ecchymotiques sur les surfaces muqueuses, plus ou moins analogues à celles de la surface cutanée.

Outre les deux formes principales de *purpura* que nous venons de décrire, Bateman, d'après Willan, a encore mentionné trois autres variétés qu'il nous suffira d'indiquer. Les deux premières (*P. urticans* et *P. senilis*) n'offrent de particulier que l'âge des sujets qu'elles affectent, ou une modification légère des taches de la peau, qui, dans les premiers jours de leur apparition, offrent un peu de saillie et de prurit, et présentent ainsi quelque peu de ressemblance avec les élevures de l'*urticaire :* il n'est pas très-rare d'ailleurs de voir les plaques de l'*urticaire* elle-même être suivies dans leur résolution de taches comme ecchymotiques, lorsque la fluxion sanguine qui accompagne les élevures de l'urticaire a été très-intense. La troisième variété, à laquelle *Bateman* a donné, peut-être assez mal à propos, le nom de *purpura contagiosa,* est le *pourpre,* proprement dit, de beaucoup d'auteurs, c'est-à-dire tantôt une éruption, telle que celle des fièvres *typhoïdes,* qui devrait être rapportée aux *exanthèmes,* et tantôt de véritables *pétéchies,* tout à fait analogues, en effet, aux petites ecchymoses du *purpura,* mais qui forment un simple épiphénomène des maladies fébriles graves dans le cours desquelles on les observe, et ne peuvent être étudiées à part. C'est surtout dans la variole confluente grave qu'on les rencontre.

§ IV. *Diagnostic et pronostic.* — Les taches du *purpura* diffèrent, par leur cause, de celles produites par une contusion extérieure, et de celles plus petites et plus analogues produites par des morsures de puce. Dans le premier cas, on sent combien le diagnostic est facile, puisque le nombre, l'étendue, les degrés divers de coloration des taches, établissent une différence bien tranchée entre ces ecchymoses spontanées et les traces d'une contusion. Dans le second, on distingue ordinairement au centre de la petite tache un point plus foncé, qui est la trace de la morsure de l'insecte.

Les taches de la classe des *exanthèmes* diffèrent de celles du purpura en ce qu'elles sont ordinairement plus vives, plus superficielles, qu'elles disparaissent sous la pression du doigt, qu'elles n'offrent point ces dégradations de couleur qu'on observe dans les petites ecchymoses du purpura, etc. Il y a néanmoins des cas où des rougeurs exanthémateuses très-foncées et des taches de purpura un peu rouges peuvent offrir à la première vue une grande analogie.

Un observateur italien, le docteur Palloni (*Commentario sub morbo petechiale,* Livorno, 1819), s'est efforcé de retracer les caractères distinctifs des taches ecchymotiques du genre du *purpura* et de l'exanthème des fièvres typhoïdes. Les taches pétéchiales, dit-il, sont rondes, exactement circonscrites, semblables à de petits points ou à des morsures de puce; l'exanthème pétéchial présente des colorations plus grandes, de forme plus irrégulière, plus analogues aux élevures de la roséole, ou si parfois il prend aussi la forme ponctuée, ces points sont toujours entourés d'une aréole rougeâtre. Les véritables pétéchies sont d'un rouge éteint et livides, parce qu'elles sont le produit d'ecchymoses et non point d'une rougeur inflammatoire; l'exanthème pétéchial est d'un rouge vif, rarement livide et noirâtre au déclin; les premières sont planes et lisses; le second, soit qu'il se présente sous la forme de taches ou de points, offre une certaine saillie, de véritables élevures. Il est vrai qu'on le rencontre quelquefois plus aplati et presque sans saillie sous-épidermique, et c'est surtout dans les cas de ce genre qu'on est exposé à confondre l'exanthème avec les taches pétéchiales.

Les taches foncées qui succèdent à d'autres formes élémentaires de maladies cutanées, et notamment celles que laissent quelquefois après elles les pustules d'*ecthyma syphilitique* qui siégent aux jambes, diffèrent de celles du purpura par la marche de la maladie, et souvent aussi par la forme et l'aspect des taches. C'est, d'ailleurs, une complication assez commune, surtout dans les hôpitaux, qu'un état cachectique lié à la syphilis invétérée, qui donne lieu à la formation de taches ecchymotiques, lesquelles viennent se joindre aux diverses éruptions cutanées que peut présenter le sujet.

J'ai vu un cas de *purpura simplex,* qui semblait avoir eu pour cause une vive émotion, pris chez un jeune homme pour une éruption syphilitique, et cette erreur de diagnostic, qui met dans tout son jour l'indispensable nécessité d'une étude spéciale pour les maladies de la peau, avait été commise par un des premiers médecins de la capitale : ce *purpura* existait depuis environ quinze jours; il se dissipa dans l'espace d'une quinzaine de jours à l'aide de quelques toniques.

Nous avons déjà dit que le *scorbut* comprenait dans ses formes variées celle que nous avons décrite sous le nom de *purpura hæmorrhagica.* Quelques personnes pensent que la distinction qu'on s'est efforcé d'établir entre ces deux affections ne repose que sur des subtilités : c'est une erreur; le scorbut tient à des conditions hygiéniques spéciales et peut être regardé comme une maladie accidentelle, tandis que le *purpura* est lié à une *diathèse* qui peut se rencontrer chez des sujets jeunes, bien nourris, bien logés, en un mot placés dans des conditions toutes différentes de celles qui engendrent le scorbut.

Le pronostic du *purpura simplex* n'est jamais fâcheux. Il n'en est pas de même du *P. hæmorrhagica*, quoique dans beaucoup de cas cette affection n'ait pas non plus de suites funestes. Mais le danger réel et la mort plus ou moins rapide que les accidents hémorrhagiques entraînent parfois avec eux doivent inspirer beaucoup de réserve au médecin dans le jugement qu'il a à prononcer sur la terminaison de la maladie. Enfin, on a vu des individus sujets à cette affection dans l'enfance et la jeunesse en être délivrés par les simples progrès de l'âge.

§ V. *Traitement.* — Il est clair que le traitement doit varier suivant les indications qui se présentent ; et, puisqu'on a vu, d'une part, la saignée et les antiphlogistiques, et de l'autre, les toniques et les antiscorbutiques, produire des effets avantageux, on ne peut prescrire d'une manière absolue ni l'une ni l'autre de ces méthodes thérapeutiques opposées. On doit, au contraire, se régler sur la cause, la marche, les symptômes, le degré, l'époque de la maladie, la constitution et l'âge du malade, l'effet même des remèdes, pour employer, suivant le cas, ou le régime débilitant ou le régime tonique, ou l'un et l'autre successivement.

Le *purpura simplex* se dissipe assez souvent de lui-même, quand le malade est soustrait aux influences qui ont paru lui donner naissance. Le régime et quelques soins hygiéniques bien entendus suffisent pour favoriser la tendance salutaire de la nature. En général, dans le *purpura*, les influences hygiéniques occupent, comme dans le scorbut, le premier rang, tant sous le rapport étiologique que sous le rapport thérapeutique. « Sans le concours de l'air, de l'exercice et de la tranquillité du moral, dit *Willan*, l'effet des remèdes est très-incertain. »

Lorsque, comme c'est le cas le plus commun, le purpura se développe chez des individus exposés à l'humidité et usant d'une mauvaise nourriture, un air salubre, un régime tonique, le vin, les amers, les martiaux, les frictions excitantes, les *fumigations alcooliques*, amènent la guérison. Si, au contraire, l'individu est pléthorique, use d'un régime échauffant, s'il a de la fièvre, s'il offre des indices d'irritation ou de phlegmasie locale, il faut recourir aux délayants, à un régime sévère, aux bains frais, et même aux émissions sanguines.

Dans l'exemple cité plus haut, à l'occasion du diagnostic, le *purpura* s'alliait à des espèces d'accès quotidiens marqués par un peu de frissonnement et des douleurs contusives dans les membres, revenant l'après-midi. Les pilules de sulfate de quinine et d'opium, les bains frais, une limonade tartareuse pour boisson, triomphèrent rapidement de la maladie, qui eut, en tout, à peine un mois de durée.

Nous avons déjà indiqué quelques cas de *purpura hæmorrhagica*, dans lesquels on s'était bien trouvé de l'emploi d'un traitement antiphlogistique. Mais ces cas sont loin d'être les plus nombreux, et beaucoup d'exemples prouvent que le traitement du scorbut *asthénique* est celui qui compte le plus de succès dans cette affection. Ainsi, les acides minéraux, les toniques, le quinquina, les antiscorbutiques, seront employés lorsqu'il n'y aura pas de contre-indication. J'ai vu un cas où tous ces moyens avaient échoué, et dans lequel un astringent énergique, la *ratanhia*, produisit vraiment des effets merveilleux. Il s'agissait d'une femme délicate et affaiblie par les chagrins et la misère, chez laquelle, outre les ecchymoses cutanées, on observait des hémorrhagies par la bouche, par l'estomac, par les voies urinaires. L'extrait de ratanhia donné à haute dose (sous forme de bols) et la décoction de ratanhia aiguisée avec l'eau de rabel pour boisson, dissipèrent presque sur-le-champ tous les accidents, et pourtant il y avait un état fébrile très-prononcé. Mais la convalescence fut longue, et cette femme resta quelque temps dans un état de faiblesse assez grand.

Les purgatifs ont été conseillés par les médecins anglais,

et *Bateman* cite en leur faveur la pratique de son ami le docteur *Harty*, de Dublin. Ce médecin, ayant eu le chagrin de perdre un malade qu'il avait traité par la méthode ordinaire, *c'est-à-dire* à l'aide d'une nourriture substantielle et des toniques, eut recours aux *purgatifs* donnés à haute dose, et cette méthode de traitement lui réussit fort bien sur douze malades (il prescrivait chaque jour le *calomel* uni au *jalap*).

Quand les hémorrhagies deviennent excessives, on leur oppose les moyens généralement en usage, et, en particulier, ceux appropriés aux hémorrhagies passives. Ainsi, les astringents, le froid, la compression, les dérivatifs, etc., sont ordinairement nécessaires en pareil cas.

Quand enfin on ne sait à quelle espèce, *sthénique* ou *asthénique*, rapporter le purpura, et qu'il paraît exister chez le malade une crase sanguine spéciale et quelquefois congéniale, on s'en tient à une médecine expectante, ou à une méthode mixte, jusqu'à ce que le caractère de la maladie se prononce mieux, à moins qu'un danger imminent n'engage à tenter quelque médication plus active, car on a vu des cas de ce genre devenir mortels tout comme d'autres.

§ VI. — Les deux observations suivantes donneront une idée fort juste du *purpura simplex*, tel qu'on l'observe le plus communément :

1° Une jeune fille âgée de treize ans, habitant une chambre fort humide où les rayons du soleil ne pénétraient que fort rarement, pâle et d'une constitution délicate, vit tout à coup, dans la soirée du 7 novembre 1819, à la suite de querelles domestiques et de réprimandes paternelles fort animées (dont elle avait ressenti une impression profonde), la peau se couvrir de petites taches violacées et noirâtres ; les jours suivants, ces taches devinrent de plus en plus nombreuses, et envahirent à la fin tout le corps, sans que la santé générale éprouvât la moindre altération. Il y eut aussi un léger saignement par la bouche. Dans cet état, cette jeune fille entra à l'hôpital Saint-Louis, le troisième jour de l'éruption, et je l'examinai avec soin le sixième, les taches ayant déjà paru un peu diminuer.

La peau de toute la surface du corps était semée d'une foule de petites taches arrondies, violacées, qui variaient pour l'étendue depuis les dimensions d'une petite tête d'épingle jusqu'à celles d'une lentille. Ces taches n'offraient aucune saillie, aucune desquammation, aucun prurit; elles étaient évidemment de la nature des *ecchymoses*, en petit nombre à la face, plus nombreuses et plus larges au tronc, assez nombreuses aux membres supérieurs, mais surtout extrêmement nombreuses aux jambes, où elles formaient un semis de taches fort petites, d'un rouge plus vif et moins violet que dans les autres parties. La paume des mains et la plante des pieds n'offraient aucune tache, leur face dorsale même n'en présentait que fort peu. On voyait en outre çà et là, sur les membres, quelques larges taches plus livides et plus pâles, un peu bleuâtres, tout à fait semblables à des traces de contusions : la langue elle-même présentait quelques petites taches semblables à celles de la peau.

Le teint était pâle et la face un peu bouffie; du reste, la santé générale était intacte, et cette jeune fille se trouvait entièrement, sous ce rapport, dans son état ordinaire.

(Eau d'orge avec *acide sulfurique*, 1 gramme, et au bout de quelques jours, le matin, 30 grammes de *vin de quinquina*. — Demi-portion.)

Bientôt les taches commencèrent à s'effacer, plusieurs offrant successivement des nuances bleuâtres et jaunâtres, le plus grand nombre prenant seulement une coloration plus claire, qui achevait ensuite de disparaître et de s'éteindre peu à peu. Les taches linguales se dissipèrent les premières. La guérison était complète le 29 novembre, après vingt-deux jours de maladie et dix-neuf de traitement.

2° *Purpura simplex*. — *Éphélides hépatiques*. — Louis Bigard, tisserand, âgé de vingt-quatre ans, travaillait depuis dix ans dans un endroit humide, sans que sa santé, qui était assez robuste, en fût nullement altérée, lorsque, vers le commencement du mois d'avril 1819, il vit pour la première fois se former, sans cause connue, de petites taches d'un rouge violet qui se montrèrent en grand nombre aux jambes, puis s'effacèrent peu à peu, en suivant la même marche que les ecchymoses, chacune n'ayant guère que trois ou quatre jours de durée. En même temps les jambes devenaient œdémateuses le soir, roides et un peu gênées dans leurs mouvements. Des taches d'une autre espèce, d'une couleur jaunâtre, se montrèrent à la poitrine et sur quelques points du tronc, des sueurs assez copieuses survinrent la nuit vers le matin; mais, du reste, la santé générale n'éprouva aucun dérangement.

Ce jeune homme, au bout d'environ six semaines, se présenta à l'hôpital Saint-Louis, ayant la peau des jambes parsemée de petites taches d'un rouge violet, tout à fait semblables à des ecchymoses; quelques taches moins récentes, et qui commençaient à s'effacer, offraient une coloration jaunâtre. Les téguments du cou et de la poitrine présentaient en outre quelques *éphélides hépatiques* (*pityriasis versicolor*) caractérisées par des taches assez larges, permanentes, d'un jaune sulfureux, offrant à leur surface une légère desquammation furfuracée. Les gencives étaient saines, et la santé générale intacte. Le repos, un régime convenable, une tisane d'orge aiguisée avec l'acide sulfurique, amenèrent bientôt la guérison du *purpura*, mais non celle des *éphélides hépatiques*.

Chaque été se présentent dans notre service plusieurs cas analogues aux précédents, dont nous recueillions l'histoire à l'époque de notre internat.

Quoique le *purpura* paraisse moins que les autres affections cutanées susceptible de cette *délitescence* qu'amènent quelquefois les maladies aiguës et surtout les maladies fébriles, il y en a cependant quelques exemples : ainsi nous avons vu, en 1829, un ouvrier brossier, doué d'une assez bonne constitution, chez lequel le *purpura* survint aux membres inférieurs, sans autre cause connue qu'une marche un peu prolongée. Entré à l'hôpital au bout d'une dizaine de jours, on voyait les jambes et les cuisses de ce malade semées de taches purpurines ou violacées, de dimension variable, sans saillie ni douleur, la coloration ne s'effaçant point sous la pression du doigt..., offrant en un mot tous les caractères des petites ecchymoses du *purpura*. Le lendemain, une fièvre tierce se déclara; dès le premier accès, les taches commencèrent à pâlir, et la résolution s'opéra au second accès.

§ VII. — Dans le chapitre des œuvres de Werlhof (*Opera*, G. W., in-4°, t. II, p. 450), qui traite de la *variole*, l'auteur a consacré une longue note à la maladie qu'il appelle maladie tachetée hémorrhagique (*morbus hæmorrhagicus maculosus*), et qui n'est autre que celle que nous avons désignée plus haut sous le nom de *purpura hæmorrhagica*. Il dit avoir observé cette affection tantôt seule, tantôt jointe à d'autres maladies et notamment à la variole; tantôt fébrile, tantôt apyrétique, souvent accompagnée de signes de faiblesse et d'altération de la circulation, etc. Une jeune fille de dix ans qu'il eut à traiter fut réduite à l'état le plus déplorable par les hémorrhagies du nez, des gencives, des bronches, de l'estomac, de l'intestin, des voies urinaires, qui accompagnèrent les taches de la peau; la guérison néanmoins fut obtenue et la convalescence commença le onzième jour. *Werlhof* fait remarquer, d'ailleurs, que, de même que les hémorrhagies indiquées peuvent se montrer sans affection de la peau, les taches de *purpura* peuvent aussi exister seules et sans qu'il survienne la moindre hémorrhagie. C'est là ce que nous avons décrit sous le nom de *purpura simplex*.

Les acides unis, au besoin, aux calmants; les émulsions de semences froides, les poudres gélatineuses nitrées, le lait lui-même quand les acides ne paraissent pas nécessaires; le quinquina quand il n'y a pas d'accidents inflammatoires, ou lorsque le purpura se joint à une fièvre intermittente, ou bien encore lorsque, la maladie déclinant, les forces du malade ont besoin d'être restaurées... : tels sont les principaux remèdes qu'il conseille : « En résumé, dit-il, les *acides* dans » les premiers jours, les *émulsions* dans l'état d'intensité de » la maladie, le *quinquina* au déclin, voilà le traitement qui » compte le plus de succès. » On trouvera en note le texte latin du passage tout entier, qui mérite d'être lu[1].

[1] « ..... Et ita amant istæ maculæ hemorrhagiarum consortium, licet » haud omnino sibi perpetuum; ut mala hæc duo in variolarum indiciis » una classe, sub unius causæ notatione, non tam uti symptoma, sed » uti morbus sui generis variolis junctus, conjungi debere videantur. » Multo me maxime hac de re persuadent variæ observationes, quando » hunc ipsum *morbum hæmorrhagicum maculosum* in hominibus, ubi de » nulla antea ægritudine quicquam apparuerat; extra variolas, aliosque » morbos acutos, vel cum febribus intermittentibus, vel plane solitarium » spectavi, ægris interdum non febricitare visis; interdum cum pulsu » quidem continue parvo celeri et frequenti, et calore παροξυστίκῳ, sæpe » anomalo; et insigni languore prostratis, donec evanescentibus sensim » maculis, cessantibusque sanguinis eruptionibus, rediit plerumque sanitas. » Vidi, verbi causa, ante quinquiennium, ubi solitarius hic affectus in puella » decenni, hæmorrhagiam largam sanguinis fœtidi, sinceri partim, partim » nigri, partim serosi, per nares, gingivas, arteriam asperam, vomitum, » seccessum, urinam, a primo inde initio ad finem usque, alternis ἀνώ- » μαλος vicibus, produxit cum animi deliquiis et extremorum perfrige- » ratione, et maculis toto sensim corpore erumpentibus, copiosis, niger- » rimis. Natura tamen, licet tanta vitalis liquoris parte spoliata, ut vix » parum in pallidissimo corpore clanguido pulsus superesse videretur, » adjuta remediis, quæ deinde indigitabo, *contendit*, ut *Lucanus* dicit, *toto*, » *quicumque manebat, sanguine*, et victoriam a morbo retulit. Post diem » undecimum evanuerunt maculæ, cessarunt fluxiones et insecuta sensim » est, quæ adhuc perstat, integritas. Vidi et jam, sed rarius, sine hæmor- » rhagiis. Ad affectus fere omissos singularis hicce, qua solitarius, referri » mereretur, nisi auctores de scorbuto, aliisque morbis, ejus, tanquam » symptomatis, meminissent, et aliquid haud absimile notassent auctores » pauci, v. g. *Pezoldus*, observ. 6; *Zwingerus*, in *pædiatria prat.*, » p. 622, sub titulo macularum nigrarum sine febre, et præcipue *Listerus* » *de scorbuto*, ægroti sui septimi, et sequentium historias maxime de eo » fecisset. Quæ hic laudat, remedia acida, et similia, omne sæpe ferunt » punctum, cum anodynis, pro re nata, virium robore sic satis constante, » sociata, ut metuenda humorum exsolutio compescatur, et fibrarum mo-

Dans le même ouvrage sont insérées deux lettres du docteur *Behrens*, relatives au purpura. Dans la première, que

» deretur irritatio, motusque inæquabilis. Emulsiones seminum frigidorum, » papaveris, et quæ antiscorbutica audiunt, cum pulveribus gelatinosis et » nitrosis, gummatisque mucilaginosis, potus idem lacteus, commodum » præstant, si omittantur acida. Si inflammatio, morbusque acutus propio » typo deflagrare contendens, non adsit, magnum etiam est in cortice » peruviano eam in rem præsidium : præsertim si typus febris intermit- » tentis se immisceat, quod fieri non insolens est. Acida primis diebus, » mediis emulsiones, postremis corticem, quum, declinante morbo, exhausto » nimium corpore, roboratio magis requireretur, in isto, quem supra nar- » ravi, casu adhibui. » (*Not.* 65, *cap.* III.)

BEHRENS, dans sa lettre sur les moules, rappelle cette note :

« .... Inter has vero tuas excursiones mirifica sese mihi παρεχθασις » illa de *maculis nigris singularibus*, not. 65, comprobavit. Memini ante » quinquiennum in puero, indolis satis vivacis, curandum mihi obvenisse » illum morbum, qui sive summam virium prostrationem, sive subdolam » febrem, cum maxima tamen sanguinis resolutione conjunctam, et istius » qui data porta exitum spectes, indolis satis malignæ est, et maximum » vitæ periculum timendum habet. Occurrit nuper testis hujus rei *Johannes* » *Zellerus*. Eum, anno seculi superioris XCV, si non auctorem, tamen » præsidem et propugnatorem, habuerunt theses quædam medicæ mis- » cellaneæ inaugurales, quarum prior sic ait : — « Maculæ purpureæ, li- » vidæ, nigræ, subito in ambitu corporis absque causa manifesta erumpentes, » et vel ante, vel in ipsa, aut post hæmorrhagiam narrium, vel fæces alvi- » nas sanguineas, aut mictum cruentum, apparentes; periculosæ admodum » sunt multum ut plurimum lethales. » — Et hoc plurimis notatu dignissi- » mis exemplis, partim a doctissimo *Mæglino*, partim ab ipso illustri præ- » side visis, ex asse postmodum comprobatur. Erat in illo meo ægrotante » de quo dixi, hoc notatu dignum, quod intra bidui spatium exanthemata » hæc lenticularis fierent magnitudinis, exactissime talem faciem referen- » tes, qualem sanguinis atræ guttulæ infra cuticulam effusæ offerre potuis- » sent. Occupabant autem maculæ illæ magis caput atque collum, quam » reliquas corporis partes, imo in ipsa oris cavitate atque parte interna labia- » rum et buccarum tales conspectui sese offerebant, dubio omni procul, » quoniam sursum præcipue in illo ferebatur sanguis, et tantum per nares, » magno per vices impetu, ruebat. Post quatriduum a prima eruptione, » sensim hæ maculæ rursus evanescere incipiebant, modo acurate tali, » quali sugillationes sese subducere solent; id est, ut in marginibus suis » primum clarioris rubri, et postea cærulei, flavique fierent coloris, hisque » coloribus sensim ad centrum vergentibus, tota efflorescentia in auras » abiret. Ab eo tempore rursus puellam circiter octennem, talibus macu- » lis, sed longe minoribus, et gravi itidem sanguinis per nares stillicidio » laborantem offendi, ita ut, post illustris *Zelleri*, *Mæglini*, *Binnengeri* » (obs. cent. 3, ob. 6.), et has meas observationes, persuasus quasi sim

nous avons déjà eu occasion de signaler en parlant de l'*urticaire*, l'auteur, à l'occasion de la note précédente, rapporte

» morbum hunc hæmorrhagicum infrequenter adulta, frequentius longe » infantilia, vel potius puerilia corpora, sive in fine primi, aut incremento » secundi annorum septenarii constituta, invadere, et variam pro variis » circumstanciis medelam exposcere. Mihi apud hos ægrotantes valde ex » usu fuit atque profuit aqua, vel, uti vulgo dicitur, balsamus vulnerarius » *Dippelii*, in *B. Lentilii et prodromo* descriptus, quem, interpositis pul- » veribus temperantibus et leniter expellentibus, tum cochleatim in mix- » turis, tum guttatim per vices exhibui, superatoque morbo, quemadmo- » dum in binis illis ægrotantibus cum feliciter per Dei gratiam superare » licuit, decoctum sarsæ ad tempus bibendum dedi, ut scilicet sanguini » justam temperiem et nexum rursus redderem. Cæterum ad horum mor- » borum familiam forte referendus quoque est casus a doctissimo *Smetio* » relatus in *Miscellaneis* (ib. X, p. 528), tali modo : Comitissæ Lippien- » sis viduæ natarum minima, Bernharda, maculis illis rubris, quas exan- » themata esse volunt, vulgus *die Hind-Flede* appellat; simul cum vehe- » menti febre decumbebat, necnon diarrhæa nigricante affecta, quam » dysenteria excipiebat, convaluit. »

Behrens (*Epistolica dissertatio altera.... de morbo maculoso hæmorrhagico*, etc. *Brunsvigæ*, 1735. Werlhofii Opera, tom. II), traite assez au long de la même maladie dans une dissertation spéciale dont nous extrairons encore le passage suivant :

« .... Hisce prælibatis, tua pace ad maculosum hæmorrhagicum morbum » paulisper recurrere liceat. Fidem mihi fecerunt allata commercii litterarii » Norimbergensis folia, et specialiter illud, quod hebdomade VII. *a. c.* *

* Excerpta a comm. Norico (*Werlhof. Opera.* T. II, p. 748.) — § xlviii. Morbus maculosus hæmorrhagicus. — « Puella adulta, robusta, sine causa procathartica manifesta, incidebat nuper, » versus mensium tempus, in subitam narium hæmorrhagiam ingentem, elabente sanguine limpido, » sed fœtido, una cum vomitu cruento sanguinis spissi nigerrimi. Accedebant statim circa collum et » in brachiis maculæ partim nigræ, partim violaceæ aut purpureæ, quales in malignis variolis sæpe » videntur. Prostratio virium subita, et nota mihi satis indoles morbi hujus maculosi hæmorrhagici » singularis, de quo quidem non nisi pauca apud scriptores medicos est tractatio, venæ sectionem » prohibebant. Dabam primo die remedia acida et largiter nitrosa, quæ quum nihil proficerent, sed » perdurante assidue utraque hæmorrhagia **, per nares nempe et vomitum, deliquia et extremorum » perfrigeratio, cum pulsu parvo et frequentissimo, efficacius auxilium urgerent; aucto etiam ma- » cularum numero, et toto utriusque oculi ambitu, et nasi dorso et cute circa os et mentum, livido » nigricante colore, velut a sugillatione, perfusis, dedi in mixtura quovis bihorio corticis peruviani » drachmam dimidiam, addito alternis præliis laudano liquido Sydenhami ad guttas quatuor. Substitit » sensim eo die narium sanguis ; vomitus minutus est, et altero die cessavit ; deliquia nulla redierunt ; » maculæ in dies, una cum livore faciei primo, rubicundum magis, dein pallidum colorem induerunt, » evanueruntque die septimo ; quo etiam pulsus jam naturalem motionis suæ modum receperat, viri- » bus ferme cum sanitate penitus restitutis, licet menses justo tempore non advenerint, quod ab hæ- » morrhagiis haud insolens est. »

** « Morbum hunc a nemine nisi ab auctoribus not. (Werlhof et Behrens) antecedente adductis » sub hoc nomine descriptum memini ; casus similis autem in praxi 1766 occurrens, ad quem Werl- » hofium in consilium vocaveram, probavit esse has maculas easdem, quas petechiarum nomine alii

plusieurs observations de *purpura*. Il pense que cette affection est plus commune chez les adolescents que chez les su-

» editum fuit, quod post factam ab utroque nostrum istius publicam commemorationem, tibi iterum visa sit gravis sane atque sontica ista affectio. » Parili quidem hac in re tecum usus sum fato, sed dispar admodum fuit » eventus.

» Ægra enim tua ex voto cum pristina sanitate in gratiam rediit, præ» cipue postquam, novo atque felici ausu, remedium, cujus energia in » sphacelo tam egregie se comprobavit, per analogiam adhibuisti ad hunc » quoque affectum in quo non minor, imo ad internecionem sæpe numero » æque tendens, vinculorum sanguinis vitalium dissolutio præsto est. Meum » contra ægrotantem maligna morbi indoles, subdolus genius, recte a me » superiori scriptione indicatus et simul concatenata symptomatum vis, me » in vanum contra laborante, ad meliorem vitam traduxit.

» .... Subjectum morbi, cujus jacturam tanto vehementius lugeo, fuit » vir probus, honestus, mihi valde amicus, ad quinquagesimum ætatis » annum vergens, temperamenti sanguineo-melancholici, oriundus familia » in qua plures hypochondriaco malo vehementiore, anomalisque podagræ » successibus olim laborarunt, et in cachexiam pronissimi fuerunt; ceterum » etiam animo præditus dum viveret tenerrimo, et ad curas sollicitudines» que, sive de vita, sive de aliis rebus, ita pronus ut nihil supra, sed, his » gravissimis momentis haud obstantibus, infrequenter tamen per vitam » suam ægrotaverat.... » Une affection catarrhale survient; le malade est fatigué, il perd l'appétit, son moral s'affecte : un traitement convenable est suivi d'amélioration; mais sur ces entrefaites, une violente terreur causée par un incendie détermine une recrudescence des accidents, etc.

« .... In mediis tamen his malis non tam adeo ægrotare quam potius » languescere æger videbatur, imo vero ad negotia sua nonnunquam meo » hortatu, cum levamine sinon ægritudinis, tamen animi, manus porrigebat, » quoniam nunquam lectum servare cogebatur.... De improviso enim æger » quadam die, circa Paschatis festum, mihi nunciabat, præterita nocte,

» insignire solent, variolis malo omine sese immiscentium. Exanthemata in infante quinque anno» rum, irregularis figuræ, raro lentis magnitudinem excedentia, alia minora, hinc inde cohærentia, » supra cutem non levata, neque prurientia, neque inflammationis signa exhibentia, coloris cinnabarini » læte rubentis, pauca purpurei, extremitates potissimum inferiores, dorsum atque collum obsident » adeo confertim ut discerni vix queant, et unam quasi rubedinem constituant. Color stigmatum vivi» dus sensim minuitur, sicque paulatim evanescunt intra 21 dies. Nares et os per primos morbi dies » ex incerto fonte sanguine conspurcata apparent. Morbus virium dejectione, cephalea, vomituri» tione (non cruenta), alvi segnitie, tussicula, sub quibus mens sibi semper constat, stipatus, absque » pravo symptomate sub usu corticis et acidorum mineralium sine opiatis, placide sua stadia percurrit. » — Eædem maculæ post 5-6 hebdomades in eodem infante cum variolis optimi moris complicatæ » iterum comparent, adeo parvam virium fracturam comitem habentes, ut puer in publicum prodeat » et valeat, nec magis hæmorrhagia oris vel narium in hoc ægro notatæ, quam in innumeris aliis » qui easdem cum variolis tunc temporis epidemicis in cute gerebant, pejori quidem omine. »

» Num hæmorrhagia caracterem morbi constituit particularis, vel potius cum morbo petechiali idem » est, quem pariter resoluti sanguinis signa comitari solent? Conferri merentur quæ habent PRINGLE. » Observat. on Army diseases *Append.* CIV. Ed. G. STARCK de morbo c. *Petechiis*, p. 19. » — (*Not.* D. WICHMANN, edit.)

jets d'un âge plus avancé, et qu'elle réclame, selon les cas, des méthodes diverses de traitement.

» iterum aperturam fecisse et magnam sanguinolentæ materiæ copiam profudisse, tuberculum subdurum jam ab uno alteroque anno in nate dextra, » non procul ab inferiori gutture versus perinæum gestatum.... » On reconnut un trajet fistuleux se dirigeant profondément vers le col de la vessie : il fut incisé. Quelque temps après, par la plaie qui était maintenue dilatée, survint une hémorrhagie qu'on eut peine à arrêter.

« .... Altera enim luce mihi statim æger, malo omine, binas maculas » nigras hæmorrhagicas, accurate in utroque linguæ latere, quasi ex condicto, cum aliquali ardore protusas demonstrabat. Hæc, cum antea nullibi tales in corpore conspectui sese dedissent, statim excipiebant plures, » citissime in brachiis atque cruribus inter reliquias pristinorum solitorum » scorbuticorum exanthematum erumpentes *. Simul cum satis gravi oris » odore, gingivæ jam ante a scorbuticis salibus paululum erosæ, sanguinem » stillare incipiebant, ita ut omni mane, quando æger de lecto resurgeret, » sanguine congrumato plane essent obductæ. Quarta abhinc die, post » prandium, sanguinem, adeo serosum ut is linteamina vix tingeret, nares » stillare incipiebant, sed breve ista excretio, congruo remedio adhibito, » sopiebatur.... »

.... (Après une amélioration passagère, une nouvelle hémorrhagie nasale, précédée la veille d'un état d'affaiblissement extrême, survint.) « Sanguis qui a naribus stillabat, vasculo exceptus, statim fatiscebat in gelatinam brunni coloris, cui parum seri cum intersparsis paucissimis globulis sanguineis adnotabat, summæ corruptionis manifestissimo indicio.... » Stillabat continuo e naribus sanguis, sed tam lento gradu ut vix credam » intra octo horarum spatium libram unam atque dimidiam redditam fuisse. » De momento in momentum majorem virium deperditionem æger incur- » rebat. Versus meridiem levissima epileptica accessione corripiebatur, et » circa horam quintam vespertinam extremis paulatim refrigeratis et pulsu » deficiente, placidissime sine ulla convulsione, sensibus omnibus integris, » veluti lucerna cui oleum deficit extinguebatur, et animam Creatori suo » reddebat.

» .... Sic sine dubio patet specificam quamdam sanguinis corruptionem, » ab ordinario scorbuto diversam, morbum hunc maculosum hæmorrhagi- » cum producere, hanc supervenire quidem posse simplici scorbuto, sine » eo tamen non minus occurrere, quemadmodum hæc exempla a te narrata, » ab excellentissimo *Zellero* proposita, imo a me quoque visa, satis su- » perque docent. Porro ex his quæ protuli amplius elucescit quam subdo- » lus, malignus atque periculosus morbi istius genius sit, cui ut nemo fa- » cile confidat, omnes monitos velim. » (L'auteur regrette de n'avoir pas eu, comme Werlhof, l'idée d'essayer le quinquina, qui lui paraît en effet devoir être d'un grand secours en pareil cas.)

* Il avait paru quelque temps auparavant des taches scorbutiques ordinaires aux jambes.

Dans une seconde lettre spécialement consacrée à l'histoire du *morbus maculosus hæmorrhagicus*, Behrens tire de ses recherches et de ses observations la conclusion que cette affection singulière a sa source dans une altération particulière du sang différente de celle qui produit le scorbut ordinaire, et qui peut se joindre à celui-ci ou se montrer isolément, comme le prouvent les faits cités par *Zeller*, par *Werlhof* et par *Behrens* lui-même. Il insiste sur le caractère pernicieux de cette affection, qui doit toujours inspirer une grande défiance au médecin, et il regrette, dans un cas funeste qu'il a eu sous les yeux, de n'avoir pas songé à recourir au *quinquina* (uni au laudanum), comme *Werlhof* le fit avec succès dans une observation fort curieuse. Le docteur *Wichmann*, éditeur des Œuvres de Werlhof, a inséré cette observation dans le tome II de ces Œuvres, et l'a fait suivre de la note suivante :

« Je ne me souviens pas d'avoir vu cette maladie décrite » par aucun auteur, à l'exception de *Werlhof* et *Behrens*. » Ayant eu occasion d'en observer un exemple en 1766, » *Werlhof*, que j'appelai en consultation, me confirma dans » l'opinion que ces taches étaient de la nature de celles dites » *pétéchiales* par les auteurs, et qui venaient souvent s'a- » jouter aux varioles de mauvaise nature. Chez un enfant de » cinq ans atteint de cette éruption, les taches sans élévation, » prurit ni inflammation, les unes de la grandeur d'une len- » tille, les autres plus petites, réunies et confluentes dans » quelques points, d'une couleur de cinabre peu foncée et » pourprée, occupaient surtout les membres inférieurs, le » dos et le cou, parties où elles étaient tellement rapprochées » qu'on pouvait à peine distinguer leurs intervalles, et que » la peau paraissait uniformément colorée. La maladie se » dissipa en vingt et un jours, au moyen de quinquina et » des acides minéraux. Cinq à six semaines après, les » mêmes taches reparurent sur ce même enfant, conjointe- » ment avec une *variole* de très-bonne nature, sans qu'il eût,

» d'ailleurs, la moindre faiblesse (l'enfant même put sortir » et se promener avec son éruption) et sans qu'il se montrât » la moindre hémorrhagie, non plus que dans une foule » d'autres cas observés durant la même épidémie de *va-* » *rioles*, dont plusieurs étaient graves, » etc.

On trouvera dans la note que nous avons déjà indiquée le texte latin de ces diverses citations.

TACHES SYPHILITIQUES.

Ordinairement consécutives aux diverses formes de *syphilides*, que nous avons précédemment étudiées, les taches *syphilitiques* se distinguent des *éphélides* et du *pityriasis versicolor* en ce qu'elles ont ordinairement une forme arrondie, dépassent rarement la largeur d'une pièce de 2 francs, sont, en général, peu nombreuses, se rencontrent surtout au visage et principalement au front et dans les sourcils. Elles sont le plus souvent d'un rouge cuivré, quelquefois comme noirâtres, n'occasionnent que peu ou point de prurit, ne deviennent que rarement le siége d'une faible desquammation. En outre, elles sont presque toujours accompagnées de quelques symptômes d'une infection générale, souvent d'une *iritis*, sorte de phlegmasie que l'on rencontre dans beaucoup de cas au nombre des symptômes de la syphilis constitutionnelle.

Déjà, en traitant du *purpura*, nous avons tracé le diagnostic comparatif de cette affection et des taches que peuvent laisser après elles certaines pustules syphilitiques. Il n'est pas rare, d'ailleurs, que de véritables ecchymoses scorbutiques se mêlent aux syphilides *tuberculeuse* et *pustuleuse*, surtout aux membres inférieurs, chez les sujets atteints de syphilis invétérée, et qui, presque tous, dans nos hôpitaux, tombent dans un état *cachectique* déplorable.

C'est encore une question qui n'est point entièrement résolue que celle de savoir s'il peut exister des *taches* vénériennes vraiment élémentaires. M. Biett pensait que les maculatures rougeâtres, brunâtres, cuivrées, qui peuvent être rapportées au vice vénérien, étaient toujours la trace d'une forme élémentaire pustuleuse, tuberculeuse ou autre, qui avait préexisté. J'ai pourtant observé quelquefois, chez des femmes affectées de syphilis, des taches fauve-obscur, assez analogues à celles du *pityriasis versicolor*, qui m'ont paru devoir être rapportées aux *syphilides*. Ces taches différaient de celles du *pityriasis* par l'absence du prurit et de la desquammation, la saillie très-légèrement granulée qu'elles formaient, le siége qu'elles occupaient. On en voyait derrière les oreilles, aux ailes du nez, au front, etc., tandis que, le plus ordinairement, les éphélides hépatiques occupent uniquement le tronc, et même le devant de la poitrine. Ces taches d'ailleurs offraient beaucoup plus de ténacité et une coloration plus fortement empreinte que celle du *pityriasis*; elles ne paraissaient pas avoir succédé à d'autres formes élémentaires (papuleuse, tuberculeuse ou pustuleuse); elles ont cédé à l'usage des *fumigations cinabrées* unies à un traitement interne. Tout récemment on a cru devoir rattacher à la *syphilis* des taches jaunâtres occupant la nuque, et constituant de vraies *éphélides*.

Ces taches, d'un jaune obscur et terreux, de forme irrégulière, séparées par des intervalles de peau saine et restée blanche, n'ont guère été observées que chez les femmes, ce qui tient sans doute à leur mode d'habillement.

Leur coexistence constante avec d'autres accidents syphilitiques semble devoir en effet les faire considérer comme liées à la cachexie vénérienne. Ce qui n'empêche point qu'on puisse les considérer comme des *éphélides*, c'est-à-dire comme reconnaissant pour cause occasionnelle l'action du soleil sur une peau affaiblie..., de même que l'*érythème pellagreux*, bien que lié à une cachexie spéciale, n'en reconnaît pas moins comme cause occasionnelle ou déterminante l'influence solaire.

Ces taches ont d'ailleurs quelque analogie d'aspect avec les marbrures (généralement beaucoup plus foncées) que cause sur la peau des cuisses, chez quelques femmes du peuple, la chaleur du pot de charbon désigné sous le nom de *gueux*, qu'elles placent sous leurs jupes dans la saison rigoureuse.

Comme ces dernières taches, les éphélides de la nuque sont permanentes et ne cèdent que difficilement au traitement antisyphilitique.

En somme, on voit que dans l'ordre des *taches* on retrouve, comme dans les autres, des formes syphilitiques simulant les formes étrangères à la syphilis.

Joseph Franck, dans son chapitre du *Chloasma*, parle de taches syphilitiques qui se communiquent par le contact. Mais la note dans laquelle il consigne deux exemples de cette communication est loin de dissiper les doutes que peut faire naître une semblable assertion. « J'ai observé, dit-il, un homme qui était affecté d'un chloasma, à la suite d'une maladie syphilitique, et qui communiqua la même affection à sa femme, *sans aucun autre symptôme de syphilis*. » J'ai retrouvé aussi, ajoute le même auteur, un cas à peu près semblable dans les notes de mon père : « Le 13 octobre 1797, » dit-il, je fus consulté par un homme de trente-quatre ans, » qui avait toutes les apparences de la plus parfaite santé. » Depuis cinq mois environ il était affecté de taches hépatiques » qui occupaient toute sa poitrine, mais qui jamais n'avaient » donné lieu à aucune démangeaison ou à aucune douleur. » Il m'apprit qu'autrefois il avait eu une blennorrhagie et » quelques chancres, mais que ces accidents avaient disparu » promptement sans laisser après eux aucun autre symptôme. » Quelques semaines avant de me consulter, il avait eu des » rapports avec une femme parfaitement saine, et il m'apprit » que depuis cette femme avait commencé à présenter des » taches entièrement semblables à celles qu'il portait lui- » même. » Évidemment, ce ne sont pas là des taches syphilitiques, mais bien des taches de *pityriasis*.

J'ai été moi-même consulté plusieurs fois par des maris qui croyaient avoir communiqué à leur femme les *taches hépatiques* qu'ils portaient sur la poitrine. Ces taches m'ont présenté tous les caractères du *pityriasis versicolor,* qui étant, comme je l'ai dit plus haut, entretenu par un végétal parasite, doit pouvoir en effet se transmettre, dans plus d'un cas, d'un individu à un autre.

FIN DU TOME PREMIER.

TABLE DES MATIÈRES.

TABLE ALPHABÉTIQUE.

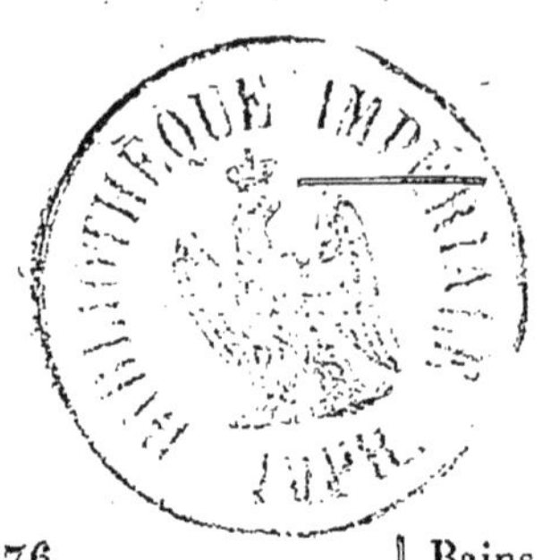

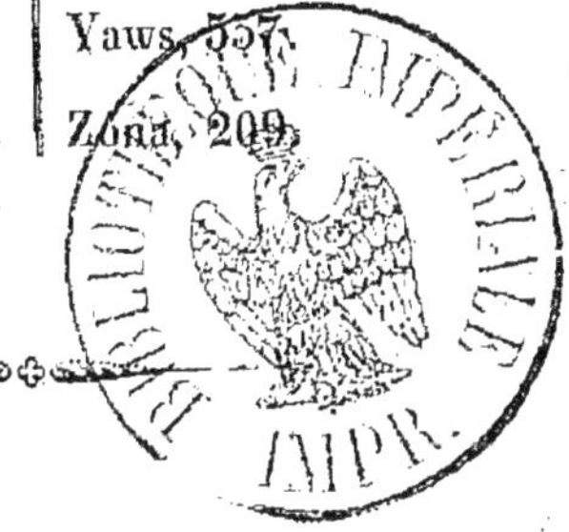

www.ingramcontent.com/pod-product-compliance
Ingram Content Group UK Ltd.
Pitfield, Milton Keynes, MK11 3LW, UK
UKHW022318190726
13856UKWH00001B/86